老年科

共病管理及疑难病例分析

秦明照 王 云◎主编

清华大学出版社

北京

内 容 简 介

临床常见的老年患者，多面临多病共存、缺乏典型症状、病情变化快、不能耐受某些检查、治疗矛盾多、治疗证据不够充分等诸多问题，这就需要老年科医生从复杂的病情中整理思路，制订出个体化的适宜的诊治方案。本书介绍了68例北京各级医院老年患者的疑难病例，除完整记录了患者的症状、体征、化验检查外，更体现出多学科团队分析并总结经验教训、提出个体化的诊断思路及处理流程、强调共病管理的协同作用。本书适合有一定老年科工作基础的老年医学科医师及老年专科培训医师、内科医师、全科医师等阅读。

图书在版编目（CIP）数据

老年科共病管理及疑难病例分析 / 秦明照，王云主编 .—北京：清华大学出版社，2021.11
ISBN 978-7-302-58178-9

Ⅰ .①老… Ⅱ .①秦… ②王… Ⅲ .①老年病—疑难病—病案 Ⅳ .① R592

中国版本图书馆 CIP 数据核字（2021）第 093709 号

责任编辑： 李　君
封面设计： 何凤霞
责任校对： 李建庄
责任印制： 丛怀宇

出版发行： 清华大学出版社
　　　　　网　　址： http://www.tup.com.cn, http://www.wqbook.com
　　　　　地　　址： 北京清华大学学研大厦A座　　　　**邮　　编：** 100084
　　　　　社 总 机： 010-62770175　　　　**邮　　购：** 010-62786544
　　　　　投稿与读者服务： 010-62776969, c-service@tup.tsinghua.edu.cn
　　　　　质量反馈： 010-62772015, zhiliang@tup.tsinghua.edu.cn
印 刷 者： 三河市东方印刷有限公司
经　　销： 全国新华书店
开　　本： 185mm×260mm　　　**印　　张：** 19.75　　　**字　　数：** 527千字
版　　次： 2021年12月第1版　　　**印　　次：** 2021年12月第1次印刷
定　　价： 138.00元

产品编号：082684-01

编委会名单

主　　编　秦明照　王　云

副 主 编　刘　谦　王洁妤　孙　颖

编　　者　(按姓氏拼音排序)

曹　剑	常　晶	陈　静	陈　清	陈雨濛	程晓玲
范月英	方向阳	付　群	高　歌	高　婷	宫慧敏
韩　伟	郝立晓	郝燕婷	何　玉	侯银静	侯原平
姜春燕	焦红梅	赖　杰	黎梦涵	李　放	李　理
李　敏	李　莹	李建华	李婧婧	李胜利	梁　逍
梁丽君	梁艳虹	廖艳红	刘　丽	刘　琦	刘　倩
刘　爽	刘亭亭	罗　佳	罗鸿宇	马金宝	马艺欣
彭　娜	乔　薇	曲歌乐	沙贵明	施　红	石金鑫
宋　昕	宋　雨	苏卫红	苏燕玲	孙　丹	孙　莹
孙倩美	孙新雅	汤　雯	王　健	王　敏	王　娜
王　宁	王　鹏	王　微	王　希	王春玲	王海军
王晶桐	王可婧	王晓娟	王云云	吴金玲	武文斌
谢　宗	徐　颖	许晓晗	许研杰	薛　磊	杨　卉
杨　玲	杨　伟	袁　莹	原向芝	张　辉	张　洁
张　琦	张　云	张德强	张改改	张少景	张铁梅
张亚欣	张仲迎	赵　慧	赵　薇	赵迎新	支攀攀
周　健	朱启伟				

前 言

　　我国已进入老龄化社会，各级医疗机构中老龄患者逐年增多，住院患者平均年龄不断增高。在临床工作中笔者深深体会到先进的辅助检查不能替代医生的综合分析判断。老年患者疾病的表现形式多样，常缺乏典型表现，共病现象普遍，治疗矛盾多，且临床试验提供的证据有限，使疾病复杂性及诊疗困难更加突出。即使是高血压、冠心病、糖尿病、慢性肾脏病、慢性阻塞性肺疾病等常见的慢性疾病，针对不同的老年患者的诊疗也有其各自的特殊性。老年患者还常常并存多种老年综合征或老年问题（如失能、营养不良、衰弱、肌少症、认知功能障碍、尿便障碍、易跌倒、焦虑抑郁、慢性疼痛、睡眠障碍、多重用药及不合理用药等），因此，需要在临床决策时综合考虑。近10年来，北京医学会老年医学分会、北京医师协会老年医学专科医师分会、首都医科大学老年医学系及首都医科大学附属北京同仁医院老年医学科每年都共同举办老年疑难病例讨论会。本书筛选了一些会议交流的疑难危重症病例，对这些病例的分析体现了老年医学以患者为中心的理念和全人、全程管理及多学科团队诊疗的模式，希望能对老年医学科医师及老年专科培训医师、内科医师、全科医师等有所帮助。

秦明照

2021年8月

目录

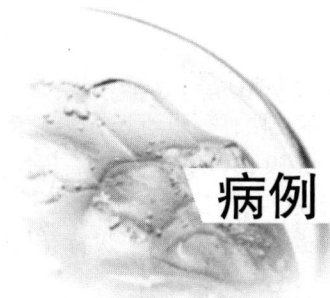

病例 1 百岁老人单核细胞增生李斯特菌败血症

【病例介绍】

1. **主诉及主要症状** 患者男性，101 岁，因"7 日内排暗红色血便 3 次，发热 1 日"入院。患者分别于 7 日前、4 日前及 2 日前排 3 次暗红色血便，每次量约 100g，伴乏力、纳差，未诉腹痛及恶心，无呕吐，无冷汗，无晕厥及黑蒙。1 日前发热，体温高峰 38.9℃，无畏寒及寒战，不伴有咳嗽及咳痰。患者逐渐出现昏睡，无法正确回答问题。

2. **既往史** 高血压 30 余年，慢性肾功能不全数年，否认抗血小板聚集药物应用史。

3. **入院查体** 体温 39.4℃、血压 149/65mmHg（1mmHg＝0.133kPa），浅昏迷，轻度气促，双侧瞳孔对光反射减弱。未见皮疹，浅表淋巴结未触及肿大。双肺呼吸音粗，肺内可闻及粗大湿啰音，未闻及哮鸣音。心界左下扩大，心率 94 次 / 分，律齐，二尖瓣区、主动脉瓣第二听诊区、三尖瓣区可闻及Ⅲ/Ⅵ级收缩期吹风样杂音，无心包摩擦音。腹韧，以右中下腹为著，压痛及反跳痛检查患者不配合，肝脾肋下未及，墨菲（Murphy）征检查患者不配合，腹部叩诊鼓音，肠鸣音弱，数分钟 1 次。双下肢无水肿。

4. **老年评估** 患者急性起病，起病前后的老年综合评估相关项目见表 1-1。

表 1-1 起病前后患者的老年综合评估情况

	ADL 评分（100 分满分）	IADL 评分（8 分满分）	Frail 量表	营养评分（MNA）	压疮评分
起病前	75 分（轻度功能障碍）	1 分（严重依赖）	衰弱前期	—	—
入院时	—	—	—	初筛异常，复筛 4 分（高风险）	7 分（严重危险）

注：不适合项目以"—"表示。ADL（Activity of Daily Living）日常生活能力评估表；IADL（Instrum ental Activity of Daily Living）工具性日常生活活动能力评估表；MNA 评分（Mini Nutritional Assessment）简易营养风险筛查。

5. **化验及检查**

血常规：白细胞计数 13.27×10^9/L，中性粒细胞百分比 89.8%，血红蛋白 84g/L，血小板计数 243×10^9/L。

粪常规（＋）；隐血：隐血阳性，未见红细胞、白细胞。

尿常规：正常。

血生化：谷丙转氨酶 17U/L，谷草转氨酶 37U/L，肌酐 92μmol/L，白蛋白 26.67g/L，前白蛋白 90mg/L，肌酸磷酸激酶 1087U/L，肌酸激酶同工酶 22U/L，电解质正常。

心梗三项＋N- 端脑利钠肽前体：TnI 0.253ng/mL，肌酸激酶同工酶 5.69ng/mL；N- 端脑利钠肽前体 10 031pg/mL。

血气分析：血乳酸 11.2mmol/L，酸碱度 7.469，氧分压 105mmHg，二氧化碳分压 32.5mmHg，碱剩余 0.6mmol/L。

凝血功能：凝血酶原时间活动度 73%，国际标准化比值 1.23，凝血酶原时间 15.8s，活化部分凝血活酶时间 44.6s，纤维蛋白原 4.89g/L，血浆 D- 二聚体 10.62μg/mL。

C 反应蛋白 173mg/L，降钙素原：0.734ng/mL。

血培养（需氧及厌氧）：单核细胞增生李斯特菌，对利奈唑胺、左氧氟沙星、万古霉素等敏感；对氨苄西林/舒巴坦中敏；对克林霉素、头孢曲松、头孢西丁、苯唑西林等耐药。

肿瘤全项：癌胚抗原（CEA）、癌抗原12-5（CA12-5）、糖类抗原19-9（CA19-9）、癌抗原15-3（CA15-3）、神经元特异性烯醇化酶（NSE）、糖类抗原72-4（CA72-4）正常，细胞角蛋白19片段（CYFRA21-1）4.36ng/mL，前列腺特异抗原（PSA）12.03ng/mL、游离前列腺特异抗原（fPSA）1.48ng/mL。

心电图：窦性心律，一度房室传导阻滞，完全性右束支传导阻滞，ST-T改变。

心脏超声：左房轻大（39mm），左室壁节段性运动异常，主动脉瓣钙化，二尖瓣钙化，主动脉瓣狭窄（轻度）伴反流（中度），肺动脉瓣反流（轻度），二尖瓣反流（中度），三尖瓣反流（轻度），肺动脉高压（轻-中度），左室收缩功能减低（EF 41%），左室舒张功能减低，升主动脉轻度扩张。

腹部超声：胆囊多发结石，淤胆；右下腹肠管样低回声，性质待查。

床边X线胸片（简称"胸片"）：左肺感染、左侧胸腔积液（图1-1）。

腹部-盆腔CT：升结肠肠壁增厚，有患结肠癌可能，左侧腹股沟疝（图1-2）。

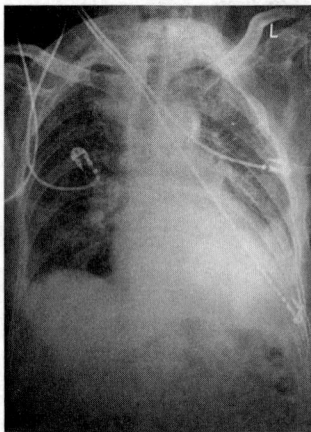

图1-1 床边胸片

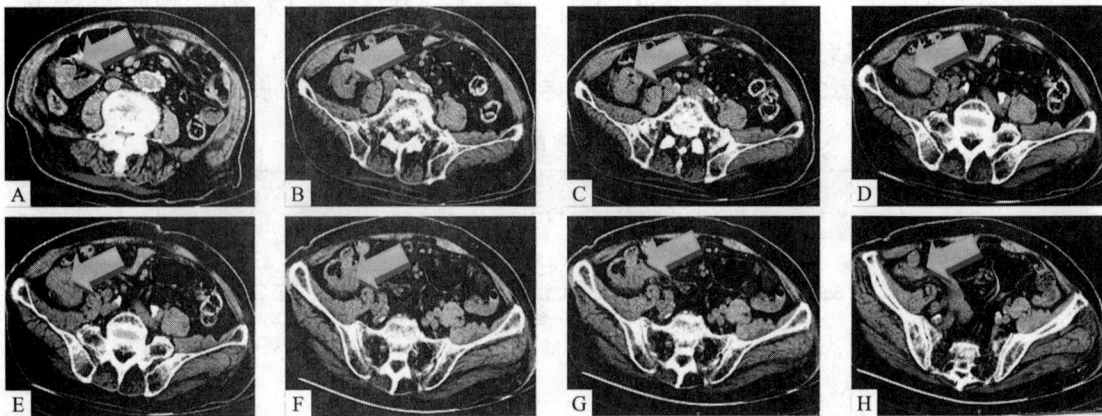

图1-2 腹部-盆腔CT
箭示升结肠病变部位（A～H）。

6. 诊治经过及疾病转归　该患者以消化道出血入院，伴有高热及意识障碍，根据其病史及腹部CT结果考虑下消化道出血、升结肠癌破溃出血可能性大。入院时患者腹部较韧，以右中下腹为著，听诊肠鸣音弱，考虑存在局限性腹膜炎可能。患者入院时即有高热，呈稽留热，血培养需氧及厌氧各两组均提示为单核细胞增生李斯特菌。追问病史，起病前有食用隔夜剩菜及速冻饺子史，考虑合并单核细胞增生李斯特菌败血症、脓毒症（SOFA评分7分）。入院第3日患者出现间停呼吸，血氧饱和度由96%下降至88%，紧急予尼可刹米、洛贝林兴奋呼吸，文丘里面罩吸氧等处理抢救一次，后恢复生命体征。患者住院期间合并多脏器功能不全：心肌损伤、慢性肾功能不全急性加重（血肌酐最高升至121μmol/L）、肝功能异常（谷丙转氨酶51IU/L，谷草转氨酶93IU/L）、凝血功能异常（国际标准化比值1.33，凝血酶原时间16.8s，活化部分凝血活酶时间54.2s，纤维蛋白原5.41g/L，D-二聚体5.63μg/mL，计算弥散性血管内凝血评分为6分），病情危重。经首都医科大学附属北京同仁医院老年医学科、感染科、血液科、普外科、检验科及北京市西城区疾病控制中心等多学科多单位会诊讨论，考虑患者高龄，外科情况予禁食、对症支持等保守治疗。我科积极抗感染治疗，维持生命体征。该患者入院后即应用美罗培南联合替考拉宁及奥硝唑抗感染治疗，应用近7日体温仍呈稽留高热。更换抗感染方案为美罗培南联合利奈唑胺抗感染治疗，其后体温高峰逐渐下降，抗生素总疗程2周后体温基本降至正常。复查血培养阴性，C反应蛋白及降钙素原等炎症指标明显下降，抗感染治疗有效。监测血常规，血小板出现轻度下降趋势，后用抗生素哌拉西林舒巴坦联合替考拉宁抗感染治疗，抗阳性菌总疗程达4周后停用替考拉宁。其他治疗予其深静脉置管维持静脉通路，监测生命体征及中心静脉压，补液、补充脂肪乳氨基酸葡萄糖注射液、间断输注悬浮红细胞、血浆、人血白蛋白等，维持水电解质酸碱平衡、抑酸止血等治疗。经以上抢救治疗患者体温恢复正常，神志清楚，能够回答问题，恢复经口进半流食。复查血象正常：白细胞计数$6.13×10^9$/L，中性粒细胞百分比71.6%，血红蛋白升至91g/L。肝肾功能基本恢复正常。凝血功能基本恢复正常：国际标准化比值1.15，凝血酶原时间14.9s，活化部分凝血活酶时间45.9s，纤维蛋白原3.17g/L，D-二聚体$3.15\mu g$/mL。心肌酶均降为正常，N-端脑利钠肽前体710pg/mL，粪隐血阴性。复查胸片：肺部感染及胸腔积液均较前明显吸收，抢救成功。出院前重新进行老年综合评估（表1-2），向患者家属宣教加强日常照护，嘱其定期复查。

表1-2　出院前后患者的老年综合评估情况

	ADL评分（100分满分）	IADL评分（8分满分）	Frail量表	营养评分（MNA）	压疮评分
起病前	75分（轻度功能障碍）	1分（严重依赖）	衰弱前期	—	—
入院时	—	—		初筛异常，复筛4分（高风险）	7分（严重危险）
出院前	35分（重度功能障碍）	1分（严重依赖）	衰弱期	初筛异常，复筛4分（高风险）	12分（高度危险）

注：不适合项目以"—"表示。

【病例讨论】

脓毒症是急危重症医学面临的重要临床问题，也是严重威胁老年患者生命的急重症之一，全球每年脓毒症患者数超过1900万，其中有600万患者死亡，病死率超过25%，存活的患者中约有300万人存在认知功能障碍。通过早期识别与恰当处理可改善脓毒症患者的预后[1]。

单核细胞增生李斯特菌（*Listeria monocytogenes*，LM）为革兰阳性杆菌，是一种典型无芽孢细胞内人畜共患病的病原菌，致病性强，具有潜在广泛扩散性。LM可在免疫功能低下的个体中，如老年人、孕妇及新生儿等引起脑膜炎、败血症等危重症。一项调查非围生期LM感染死亡高危因素的研究显示[2]，LM感染患者入院时存在血流感染在所有死亡高危因素中排在首位，病死率为23.7%。

近年来，我国及欧美国家经食品感染的李斯特菌患者呈上升趋势。该患者经疾病预防控制中心入户调查，发现了被LM污染的速冻水饺。此外，该患者当年10月入院，是北京市西城区疾病预防控制中心当年接到的第6例LM感染报告病例。老年患者是肿瘤的好发人群，推测该患者致病过程为结肠癌→肠道屏障功能减退→肠道LM感染入血→LM败血症→脓毒症→多脏器功能不全。

LM具有针对第一代喹诺酮类药物、磷霉素和头孢菌素的天然耐药性，耐药机制包括耐药基因转移、药物作用靶点改变、药物外排等。有研究报道我国即食食品来源的LM耐药率为67.5%，其中21.25%的菌株对两种及以上的抗生素耐药[3]。LM感染经验首选氨苄青霉素（氨苄西林或阿莫西林），可联合氨基糖苷类抗生素，但亦有报道称LM对青霉素耐药，本例LM即对氨苄西林/舒巴坦中敏。对于危重症患者，有文献报道可应用利奈唑胺及美罗培南抗感染治疗[4-5]。该患者起病急重，LM败血症、脓毒症，合并多脏器功能不全，且存在慢性肾功能不全急性加重，入院时经验性选用美罗培南、替考拉宁及奥硝唑抗感染，治疗效果欠佳、患者病情进行性恶化。后血培养提示LM，对于利奈唑胺敏感，故更换抗生素方案为美罗培南联合利奈唑胺，抗感染治疗有效。本病例提示利奈唑胺可作为李斯特菌败血症合并严重并发症时的抗生素选择，但需监测血小板。此外，本病例因患者高龄病重，未行结肠癌检查，结肠癌的诊断为影像学诊断。

该患者病情涉及外科、感染科、检验科、老年科、血液科等相关科室，且LM感染为食源性疾病，患者诊治过程中亦有疾病预防控制中心的参与，多单位、多学科团队评估制订诊疗计划及患者出院前康复计划。我科团队一并进行了该患者入院前、入院时、出院前不同时段的老年综合评估，发现此次脓毒症对于该患者一般情况、生活质量的打击是重大的。虽然该患者高龄且存在结肠癌，预期寿命不长，但经过此次积极救治及其后的随访，患者于此次 LM 败血症治疗成功后又存活了 5 个月。

【诊疗流程】

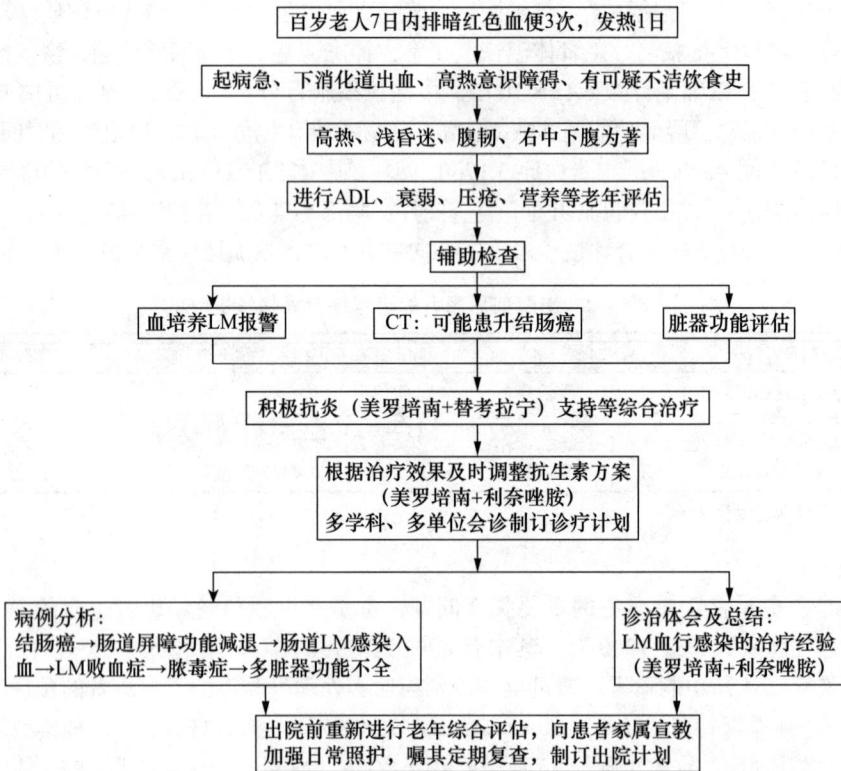

张仲迎

首都医科大学宣武医院老年医学科

参 考 文 献

［1］ 中国医师协会急诊医师分会, 中国研究型医院学会休克与脓毒症专业委员会. 中国脓毒症 / 脓毒症休克急诊治疗指南 [J]. 中国急救医学, 2019, 38 (9): 741-756.

［2］ GUEVARA R E, MASCOLA L, SORVILLO F. Risk factors for mortality among patients with nonperinatal listeriosis in Los Angeles County, 1992—2004 [J]. Clin Infect Dis, 2009, 48 (11): 1507-1515.

［3］ SHI W, QINGPING W, JUMEI Z, et al. Prevalence, antibiotic resistance and genetic diversity of Listeria monocytogenes isolated from retail ready-to-eat foods in China [J]. Food Control, 2015, 7: 340-347.

［4］ THONNINGS S, KNUDSEN J D, SCHONHEYDER H C, et al. Antibiotic treatment and mortality in patients with Listeria monocytogenes meningitis or bacteraemia [J]. Clin Microbiol Infect, 2016, 22 (8): 725-730.

［5］ CHARLIER C. PERRODEAU E′, LECLERCQ A, et al. MONALISA study group. Clinical features and prognostic factors of listeriosis: the MONALISA national prospective cohort study [J]. Lancet Infect Dis 2017; 17: 510-519.

病例 2

高龄腹痛的综合诊治

【病例介绍】

1. **主诉及主要症状** 患者男性，91 岁，因"腹痛 5 日"于 2017 年 6 月 6 日至 2017 年 6 月 27 日于我科住院。5 日前无明显诱因出现右下腹隐痛、不适，伴纳差、乏力，无发热，无恶心、呕吐，有排气排便，伴大便干燥、排便不畅，无腹泻、黏液脓血便，无尿频、尿急、尿痛、血尿，1 日前体位变化时摔倒，伴意识模糊，约 1min 后意识转清，无肢体抽搐、二便失禁，于我院急诊就诊，查血常规：白细胞计数 $14.71×10^9$/L，中性粒细胞百分比 75.6%，C 反应蛋白 12mg/L；肝、肾功能：尿素氮 16.4mmol/L，肌酐 161.4μmol/L，总胆红素 13.2μmol/L，直接胆红素 2.4μmol/L，丙氨酸氨基转移酶 46U/L，天冬氨酸氨基转移酶 79U/L；肌酸激酶、肌酸激酶同工酶、心肌肌钙蛋白（TnT）正常。急诊给予莫西沙星、氨曲南治疗。发病以来，精神尚可，食欲不佳，进食量明显减少，睡眠尚可，小便如常，近 10 日大便干燥、排便不畅，体重无明显变化。

2. **既往史** 冠状动脉粥样硬化性心脏病，经皮冠状动脉腔内血管成形术（PTCA）术后，心律失常：一度房室传导阻滞、完全性右束支传导阻滞；慢性阻塞性肺疾病；支气管哮喘？高血压病 3 级（很高危组，服用氨氯地平、缬沙坦、比索洛尔，偶测血压 140～160/60～70mmHg）；2 型糖尿病（糖尿病病史 10 余年，9 年前起改用胰岛素，近期应用门冬胰岛素早 10U、午 8U、晚 10U、甘精胰岛素 8U 睡前服用，联合阿卡波糖，平日未规律监测血糖，近日进食不规律，2 日前早餐自测血糖高，不能测出数值，家属自行给予追加 18U 门冬胰岛素，当日下午 13 时感头晕、乏力，复测血糖 5.9mmol/L，进食后好转，因近 2 日进食量少，未再应用胰岛素）；慢性肾脏病 3 期；双肾囊肿。

3. **入院查体** 神清，精神可，卧位血压 146/60mmHg，坐位血压 107/47mmHg，立位血压 82/46mmHg，右颜面部可见 3 处皮肤擦伤，皮肤、巩膜无黄染，轻度桶状胸，双肺呼吸音清，右下肺偶闻及少许湿啰音，心界向左扩大，心率 72 次/分，律齐，各瓣膜区未闻及杂音。腹软，右中上腹及剑下轻压痛，无反跳痛，肝脾肋下未及，Murphy 征阴性，肝区叩击痛阳性，双侧肾区无叩痛，肠鸣音 4 次/分，双下肢不肿，双足背动脉搏动减弱。

4. **老年评估** ADL 评分（Barthel 指数）60 分，Frail 量表评分 4 分，2002 营养风险筛查（nutrition risk screening，NRS 2002）评分 4 分，疼痛的数字分级评分（Numerical rating scale，NRS）4 分，存在多重用药。

5. **化验及检查**

血常规：白细胞计数 $10.57×10^9$/L，中性粒细胞百分比 71.20%，血红蛋白 117g/L。

尿常规阴性，粪常规＋OB 阴性。

血、尿淀粉酶正常。

糖化血红蛋白 12.80%，空腹葡萄糖 27.50mmol/L，尿酮体阴性。

降钙素原 0.21（ng/mL）。

腹部彩超：胆囊壁毛糙增厚，脂肪肝（轻度），双肾多发囊肿，脾内多发钙化灶。

肠系膜血管 B 超：未见血管狭窄。

胃肠彩超：胃、小肠、结肠未见明显异常。

立位腹平片：右上腹气液平面。

6. **初步诊断**　①腹痛原因待查：急性胆囊炎？肠梗阻？缺血性肠病？②体位性低血压；高血压病 3 级（很高危组）。③ 2 型糖尿病。④慢性肾脏病 3 期。⑤双肾囊肿。⑥冠状动脉粥样硬化性心脏病；PTCA 术后、心律失常（一度房室传导阻滞、完全性右束支传导阻滞）；心脏扩大；心功能Ⅲ/Ⅵ级（NYHA 分级）。⑦慢性阻塞性肺疾病；支气管哮喘？

7. **诊疗经过及疾病转归**　入院后根据患者发病经过、腹痛部位、右中上腹及剑突下轻压痛、肝区叩击痛阳性、炎症指标（血常规白细胞及中性粒细胞比例、C 反应蛋白、降钙素原）升高、转氨酶升高、彩超提示胆囊壁毛糙增厚、立位腹平片可见气液平面，考虑急性胆囊炎可能性大，不完全性肠梗阻诊断明确，予清流食、静脉补液、灌肠、头孢哌酮 / 舒巴坦联合奥硝唑抗感染治疗。患者有糖尿病史，入院查血糖明显升高（无酮症），予静脉泵入胰岛素降糖，后逐渐改为甘精胰岛素＋西格列汀，血糖平稳。高血压、直立性低血压：停用氨氯地平、缬沙坦，继续应用比索洛尔。入院 1 周后复查血常规：白细胞计数 10.35×10^9/L，中性粒细胞百分比 67%，血红蛋白 113g/L。血降钙素原 0.06ng/mL；复查立位腹平片未见异常。但仍间断感腹部隐痛，查体仍有剑突下、右上腹压痛，肝区叩痛阳性，遂进一步行上腹增强 CT 检查，结果示双肾多发囊肿（Bosniak Ⅰ级）；右肾中部囊性病变伴钙化、出血（Bosniak ⅡF 级）。考虑确定诊断：急性胆囊炎可能性大，不完全性肠梗阻、右肾囊肿伴出血。予卧床，避免剧烈运动，停用氯吡格雷，请泌尿外科会诊，建议保守治疗，观察 2 周后患者右上腹痛明显减轻、查体右上腹压痛亦明显减轻，遂出院继续观察，门诊随访，约 1 个月后症状消失。

【病例讨论】

患者高龄老人，因急性腹痛入院，入院时根据相关检查考虑急性胆囊炎可能性大、不完全性肠梗阻，经过相应治疗后症状体征缓解不显著，遂行上腹增强 CT 检查提示存在右肾囊肿伴出血，经停用抗血小板药物、对症保守治疗后症状缓解。老年患者病情复杂、多变，临床上应密切观察。

该患者出现不全肠梗阻，考虑与便秘相关，随着年龄的增长老年便秘患病率升高[1]。老年人因肠道生理功能发生改变，肠神经元数量减少和退行性变，Cajal 间质细胞数量的减少，以及肠道平滑肌收缩功能的减弱均可引起功能性便秘[2]。除年龄因素外，老年人便秘还可能与气候、膳食结构、体力活动量等因素有关[1]。因此，应倡导积极健康的生活方式，包括适量的运动、合理饮食以降低老年人便秘发病率。

单纯性肾囊肿是一种常见的肾脏囊性疾病。2006 年北京地区 17 821 例受检者中单纯性肾囊肿患病率为 4.16%，男性高于女性，中老年人单纯性肾囊肿患病率约 10%（＞50 岁），显著高于青壮年[3]。单纯性肾囊肿大多数无症状，一般直径达 10cm 时才出现症状，若囊内大量出血使囊壁突然伸张、包膜受压，可发生腰部绞痛。该患者出现肾囊肿出血与跌倒相关。

跌倒指突然摔倒在地面或较低的平面上[4]，是一种老年常见问题。我国 65 岁以上的社区老年居民，男性有 21%～23% 曾经跌倒过，女性该比例为 43%～44%[5]。跌倒的危害很大，轻者可致软组织损伤、关节脱臼，重者可造成多器官损伤，包括脑部损伤和骨折，跌倒还可引起情绪问题、疼痛、失能甚至死亡。在我国，跌倒是 65 岁以上老年人首位伤害死因[6]。识别其内在和外在危险因素有助于防止跌倒的再次发生。该患者共病较多，存在多重用药，相关研究表明，多重用药是老年人跌倒发生的危险因素之一。其次，患者入院前 1 日体位变化时出现跌倒，于急诊神经内科行脑血管相关检查未见明显异常，入住我科后测量立卧位血压，发现明显体位性低血压，这是造成跌倒的原因之二，入院后及时调整降压药物并予以生活方式教育，改善患者体位性低血压。患者于院外平时自行注射胰岛素，发现血糖明显升高后，在患者进食减少情况下一次性追加 18U 门冬胰岛素，出现血糖显著下降是造成跌倒的另一重要原因，需加强对患者及家属用药安全的教育。

　　高龄老人，存在衰弱、共病、多重用药、便秘、跌倒、疼痛、营养风险等老年综合征，应在合理用药基础上，加强对患者及家属的宣教，同时还需加强照护支持，鼓励其逐渐进行肢体功能康复锻炼。在有条件的医院，可早期进行老年综合评估，及时识别老人存在的健康风险，为老年人的健康管理和医疗照护提供参考。

【诊疗流程】

腹痛5日

↓

右下腹隐痛、排便不畅，体位变化后晕厥、可疑低血糖

↓

查体：直立性收缩压下降＞20mmHg，舒张压下降＞10mmHg；右中上腹及剑突下轻压痛，肝区叩痛阳性

↓

日常生活能力下降、衰弱状态、营养不良风险，中度疼痛，多重用药

↓

白细胞计数、中性粒细胞比例、降钙素原↑，空腹血糖↑谷丙转氨酶、谷草转氨酶↑

↓

| 腹X线片:右上腹气液平面 | 彩超：胆囊壁毛糙增厚，肾囊肿 | 肠系膜血管、胃肠彩超（－） |

↓

抗感染、通便、调整降糖降压方案，1周后仍有腹痛

↓

上腹CT：右肾中部囊性病变伴钙化、出血

↓

老年科、泌尿外科、普外科、临床药师、营养师多学科团队制订诊疗计划；2周后腹痛明显减轻，门诊随访约1个月后疼痛消失

↓

老年人病情复杂、隐匿，应密切观察，重视老年综合评估；老年综合征：衰弱、共病、多重用药、便秘、跌倒、疼痛、营养风险

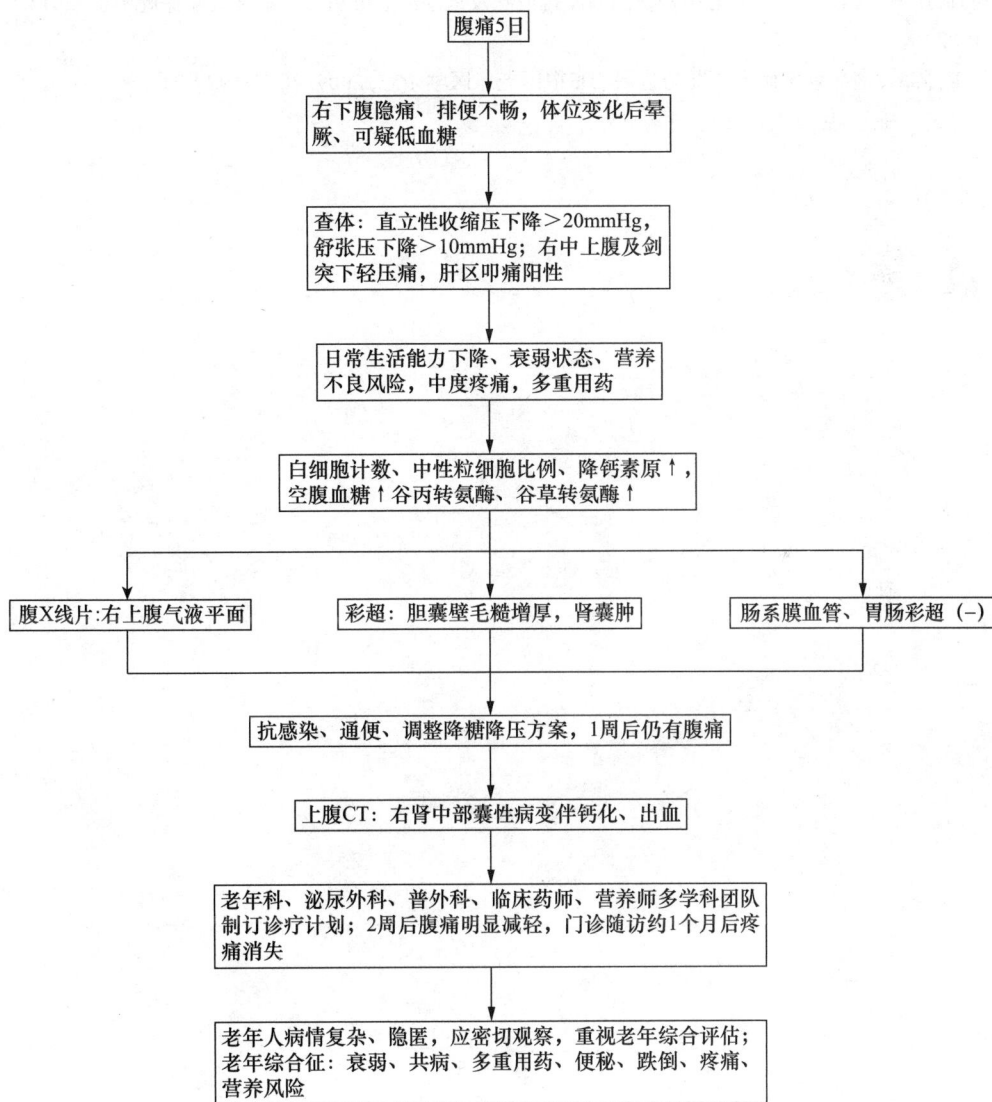

刘　倩　刘　谦　刘　琦　秦明照

首都医科大学附属北京同仁医院老年医学科

参 考 文 献

［1］于普林, 李增金, 郑宏, 等. 老年人便秘流行病学特点的初步分析 [J]. 中华老年医学杂志, 2001, 20 (2):

132-134.

［2］ 樊文娟, 方秀才. 老年人功能性便秘临床症状病理生理和治疗特殊性 [J]. 中华老年医学杂志, 2016, 35 (4): 448-451.

［3］ 魏凡, 许莹. 单纯性肾囊肿发生率与年龄和性别的关系 [J]. 中国临床保健杂志, 2008, 11 (2): 141-142.

［4］ LAMB S E, JØRSTADSTEIN E C, HAUER K, et al. Development of a common outcome data set for fall injury prevention trials: the Prevention of Falls Network Europe consensus [J]. J Am Geriatr Soc, 2005, 53 (9): 1618-1622.

［5］ 付棉, 胡才友, 吕泽平, 等. 老年人跌倒的流行现状及危险因素分析 [J]. 中国老年保健医学, 2014, 12 (3): 80-82.

［6］ 张玉, 陈蔚. 老年跌倒研究概况与进展 [J]. 中国老年医学杂志, 2009, 28 (9): 929-931.

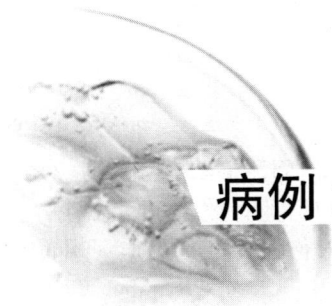

病例 3 急性心肌梗死经皮冠状动脉介入术后心包积液的诊治

【病例介绍】

1. **主诉及主要症状** 患者男性，76 岁，主因"发作性胸闷 12 个月余，发现心包积液 11 个月余，加重 7 日"入院。2017 年 3 月 28 日 16:00 点在下棋时突发胸闷、胸痛伴大汗，急诊入某三甲医院，考虑"急性前壁心肌梗死"，当日 18:00 点左右行急诊冠脉造影，示冠状动脉呈左优势型；右冠近段 100% 闭塞，血流（TIMI）0 级；左主干未见明显异常；前降支开口 99% 闭塞伴血栓影，中远段 80% 狭窄，血流 TIMI 1~2 级；回旋支粗大，未见明显异常，TIMI 3 级，在主动脉内球囊反搏术（IABP）支持下于前降支开口置入 3.0mm×15mm Resolute 支架 1 枚。术后予以盐酸替罗非班注射液泵入 24h，达肝素钠 5000U/L/12h 抗凝，阿司匹林 100mg/（次·日）、替格瑞洛 90mg/（2 次·日）抗血小板治疗；同时予以调脂、心肌营养、抑酸等治疗。术后患者血压偏低，IABP 支持下收缩压波动于 60~80mmHg，予多巴胺静脉滴注（具体不详）。4 月 6 日复查超声心动图示节段性室壁运动异常，大量心包积液，左室射血分数 47%，不除外考虑心脏破裂。于 2017 年 4 月 6 日转入我院，入院后予以 IABP、抗血小板、扩冠、调脂、抗感染等治疗，4 月 10 日病情稳定后拔除 IABP，无明显胸闷、胸痛症状发作。2017 年 6 月 10 日复查超声心动图提示仍有大量心包积液，于 6 月 14 日、15 日和 16 日 3 次共抽出血性心包积液560mL。9 月 26 日复查心脏超声再次提示大量心包积液，再次行心包穿刺引流治疗，病情稳定后于 10 月 23 日出院，出院后情况稳定。2018 年 1 月 23 日复查心脏超声再次提示大量心包积液，1 月 26 日行心包穿刺，分 4 次抽出暗红色不凝积液 590mL 后拔除引流管，2018 年 2 月 5日复查心脏超声提示极少量心包积液后出院。2018 年 2 月 28 日超声心动图可见右室前壁宽约1.4cm、左室侧壁 0.7cm、心尖部 0.7cm、左室后壁 0.7cm、右房侧壁心包 0.8cm 液性无回声区。2018 年 4 月 12 日以来出现食欲差、腹胀，伴自觉颈部发胀、头晕，偶有胸闷，无明显胸痛，无恶心、呕吐，夜间可平卧，喜高枕头（2 个枕头），无劳力性呼吸困难及夜间阵发性呼吸困难，2018 年 4 月 16 日行超声心动图：右室前壁、左室后壁及右室侧壁心包腔分别见宽约 1.8cm、1.0cm 及 1.9cm 的无回声暗区，可见部分心包脏壁层粘连征象。患者近 7 日症状较前加重，为进一步诊治来院，门诊以"冠心病、陈旧性心肌梗死、心包积液"收入院。

2. **既往史** 多发性胆囊结石；肝右叶巨大囊肿；双肾囊肿；陈旧性肺结核。

3. **入院查体** 体温 36.7℃，脉搏 75 次 / 分，呼吸 17 次 / 分，血压 111/68mmHg。眼睑及颜面部无水肿，颈静脉怒张。双肺呼吸音清，双肺未闻及干湿性啰音，心率 75 次 / 分，律齐，心音遥远，各瓣膜听诊区未闻及明显杂音。腹平软，无压痛、反跳痛，肠鸣音正常。双下肢无水肿。

4. **老年评估** Frail 量表评分 2 分；ADL 评分 60 分。

5. **化验及检查**

血常规：白细胞计数 $3.64×10^9$/L，中性粒细胞百分比 67.7%，血红蛋白 124g/L，血小板计数 $121×10^9$/L。

生化：血钾 3.48mmol/L，γ- 谷氨酰基转移酶 153U/L，总胆红素 25μmol/L，直接胆红素 10.87μmol/L，N- 端脑利钠肽前体 162.4pg/mL。

尿常规：红细胞镜检 2～8 个 /HP。

粪常规：隐血弱阳性。

凝血功能：D- 二聚体 1.45μg/mL，凝血酶原时间 16.2s，凝血酶时间测定 15.2s。

心包积液：蛋白定性试验阴性，积液细胞总数 $1.602×10^{12}$/L，白细胞计数 $2400×10^6$/L，积液比重 1.036，蛋白 58g/L，糖 3.92mmol/L，氯化物 103mmol/L，腺苷脱氨酶 11.7U/L，乳酸脱氢酶 283mmol/L。

结核杆菌培养：阴性；痰培养：未见细菌及真菌；类风湿因子：<11.4U/mL；抗链球菌溶血素 O 测定：78.6U/mL。

心电图（图 3-1，2018 年 4 月 20 日）：窦性心律不齐，低电压。

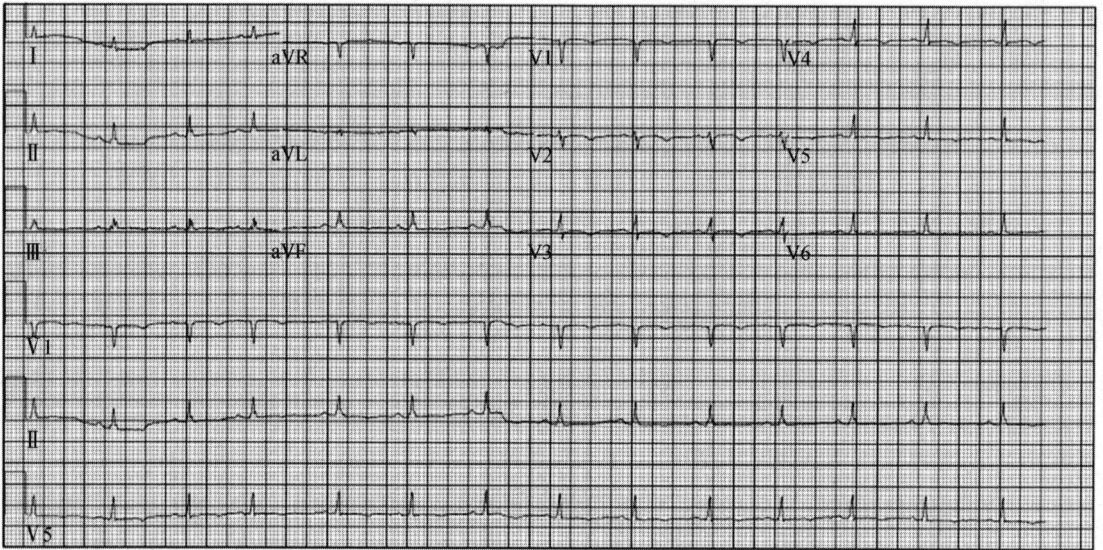

图 3-1　心电图（2018 年 4 月 20 日）

腹部超声（2018 年 4 月 23 日）：肝周、脾周及腹腔内可见游离液体，最大深度位于腹腔，深约 5.6cm。

肺 CT（2018 年 4 月 20 日）：大量心包积液。

心脏超声（2018 年 4 月 16 日）：左室室间隔、左室前壁、侧壁近心尖 2/3 室壁运动明显减弱、变薄、回声增强，多切面检查未见梗塞区范围内心肌连续性中断及彩色多普勒异常血流征象，右心室（右室）前壁、左心室（左室）后壁及右心室侧壁心包腔分别见宽约 1.8cm、1.0cm 及 1.9cm 的无回声暗区，可见部分心包脏壁层粘连，右心室游离壁心外膜可见厚约 1.0cm 强回声包裹，且限制其舒张，右房壁舒张期塌陷征。

心肌声学造影检查（2018 年 4 月 25 日）：静脉推注六氟化硫微泡，无不良反应，推药后 20s 心肌显像，未见对比剂泄漏至心包腔内。再次静脉推注六氟化硫微泡，重复检查，亦未见对比剂泄漏至心包腔内。

心脏磁共振平扫＋动态增强（2018 年 6 月 27 日）：心包腔大量积液，右心室游离缘中间部分右心室腔内自心包腔至右心室方向少量湍流信号，不除外右心室游离缘微小破裂孔所致；右心室壁不均匀增厚伴强化，考虑为心包积液后粘连性心包炎改变。

冠状动脉造影（图 3-2，2018 年 6 月 20 日）：右冠开口 2～3cm 处可见对比剂外渗。

6. 诊治经过及疾病转归　患者于 2017 年 3 月 28 日急性心肌梗死后行冠脉造影＋支架

植入，术后第9日心脏超声发现大量心包积液，左室前室间隔近心尖部似可见一宽2～3mm心肌连续性中断，考虑可能心脏破裂，但患者无明显心脏压塞症状，且当时病情不稳定，复查心包积液量逐渐减少，遂未行心包穿刺。2017年6月10日门诊复查心脏超声提示大量心包积液，入院后行心包穿刺抽液为血性积液。此后基本间隔3个月左右即出现大量心包积液，并出现纳差、腹胀等症状，抽出积液后症状改善，均为血性积液。期间考虑积液可能产生的原因包括心肌梗死后综合征、心脏破裂、手术相关出血、抗栓药物、结核感染及肿瘤等，但2017年6月15日冠脉CT三维成像检查提示整个心室壁完整无连续性中断，表明无心脏破裂口存在；心肌梗死后综合征多发生在心梗后几周至几个月，完全血性的

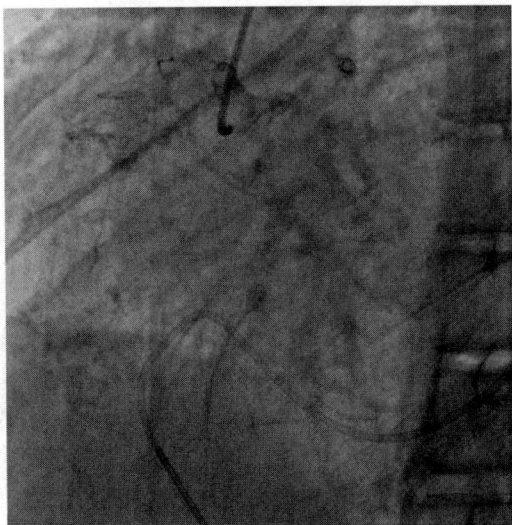

图 3-2　冠脉造影（2018 年 6 月 20 日）

比较少见，且该患者始终无发热、胸痛等相关症状，结核相关检查无明确结核依据。2017年10月查CA12-5和CA19-9升高，但正电子发射计算机断层显像（PET-CT）检查，未见代谢异常，多次积液病理检查未见肿瘤细胞。手术相关出血如导丝导致的冠脉穿孔，积液速度会很快，多有心脏压塞症状，患者心包积液速度较慢，积液量多时才出现纳差、头颈部发胀感，为慢性心包积液。风湿免疫相关指标均为阴性，不考虑风湿免疫因素引起的心包积液。排除上述可能的原因后，主要还是考虑心梗后心肌损伤及手术相关心包积液的可能。2018年6月4日心脏磁共振显示右室心腔内，右室前壁、流出道周围可见一过性针样异常湍流信号，考虑为心包腔压力大于心室腔，心包腔内血流进入右心室所致，符合心脏局部破损表现。2018年6月20日冠脉造影显示右冠脉开口2～3cm处可见大片对比剂外渗，形似血肿，可能漏入心包腔或心室，与增强磁共振示右室前壁心肌不连续处，心包腔至心室异常湍流信号处位置吻合，考虑此处渗漏至心包积液可能性大。2018年7月4日行全麻下开胸探查＋非体外循环冠状动脉旁路移植＋心包、左侧胸腔开窗术，术中所见：右室前壁靠近心尖处，心肌梗死与正常心肌交界处可见持续血液渗出，范围3cm×1cm，予以牛心包补片连续缝合修补渗液处；前降支支架处附近，心肌表面和心包有5cm×5cm范围粘连，粘连处心包边缘进行加固缝合；右侧房室沟处2cm×2cm范围心脏表面心包粘连，粘连加固缝合。外科手术后患者未再出现心包积液。

【病例讨论】

欧洲心脏病学会（ESC）于2015年公布的新版有关心包疾病诊断和治疗的指南指出，在发达国家，超过50%的心包积液都是特发性的，其他常见的原因包括肿瘤（10%～25%）、感染（15%～30%）、医源性（15%～20%）、结缔组织病（5%～15%）等；而在发展中国家，60%以上由结核引起。新版指南对心包积液进行了分类，根据发生时间分为急性、亚急性和慢性（＞3个月）；根据积液分布特点分为环形或包裹性；根据血流动力学受影响程度分为正常、心脏压塞和渗液限制型；根据积液成分分为渗出液和漏出液；根据积液量分为少量（＜10mL）、中等量（10～20mL）和大量（＞20mL）。心包积液的症状差异较大，最重要的影响因素是积液产生的速度，如在创伤或医源性损伤情况下，即使极少量的心包积液也可在数分钟内因心包内压急剧升高导致心脏压塞[1]。

该患者在急性前壁心梗、经皮冠状动脉介入术（PCI）术后第9日心脏超声发现大量心包积液，无明显心脏压塞症状，属慢性心包积液，多次查积液性质为渗出液。入院后考虑其心包积液与

心肌梗死（以下简称心梗）、手术相关，主要包括两方面：第一是心脏破裂，心脏破裂包括游离壁破裂和室间隔破裂，是急性心肌梗死后的一种灾难性机械并发症，包括乳头肌断裂、室间隔穿孔及游离壁破裂（free wall rupture，FWR），其中以 FWR 最为常见，其发生率可占心脏破裂的 90%。这一现象最早于 1649 年由哈维（Harvey）发现，发生率为 2%～4%，死亡风险极高。在经皮冠脉介入治疗时代前，心脏破裂的发生率为 6%，而在再灌注时代，接受 PCI 治疗的患者心脏破裂的发生率为 0.5%～2.0%，低于接受溶栓或未再灌注治疗的患者[2]。本田（Honda）等研究认为首次心梗、前壁心梗、女性、高血压和年龄>70 岁是心脏破裂的危险因素，这与 PCI 时代之前心梗后心脏破裂的危险因素是一致的[3]。FWR 通常表现为持续或复发的胸痛、恶心、呕吐及心脏压塞的表现，如颈静脉充盈、心音遥远，不明原因的低血压，突然的意识丧失甚至是猝死等。所以通过对急性心肌梗死后患者临床表现的仔细观察，获得疑似 FWR 的蛛丝马迹，对早期诊断及下一步治疗计划的制订有着重要的意义。超声心动图（包括经胸及经食管）是怀疑 FWR 发生时最优选的影像学检查手段，并且具有可于床旁操作及检查时间快捷等优势，所有怀疑 FWR 发生的患者必须马上进行床旁超声检查。近一段时间以来，磁共振在 FWR 的诊断中逐渐成为了一种新的选择，其优点在于可以提供一个完整可视的心脏图像，并且能够清晰地区分心脏的各个部分结构，包括心包、心肌、血栓、心外膜脂肪等。FWR 的治疗可分为外科干预及内科保守治疗两类，普遍认为外科干预是唯一具有决定性效果的治疗，是 FWR 发生时治疗的基石。从手术的操作方式上来说，目前主要包括梗死灶切除＋补片缝合、大补片直接缝合覆盖破损处及无缝线补片胶水黏合等。目前认为，外科干预比内科保守治疗更有优势，但是对于那些病变轻微、病情相对稳定的患者，特别是老年患者等外科手术极端高危的人群，保守治疗似乎更是一种优先选择。

　　该患者有多项危险因素（首次心梗，前壁心梗，年龄超过 70 岁），PCI 术后应用替罗非班 24h，低分子肝素抗凝＋阿司匹林 100mg/（1 次/日）和替格瑞洛 90mg/（2 次/日）联合抗血小板治疗，术后因血压低而用多巴胺、术后第 6 日因心率快应用地高辛等，上述因素均有可能是心脏破裂、出血加重的诱因，考虑为渗出性左室破裂（oozing type of left ventricular rupture），因此心包积液速度较慢，未出现心脏压塞症状；第二是心梗后缺血区心肌坏死、微血管损伤等慢性渗血引起的心包血性积液。既往研究发现，心梗后在梗死区心肌间有心肌出血造成夹层，从而延迟愈合，这种心肌出血反映了急性心梗后严重的微血管损伤和再灌注损伤[4-5]。近期的磁共振研究显示在接受 PCI 治疗的急性心梗患者中，25%～40% 的患者会出现心肌出血，且与不良左室重塑有关[5]。考虑到上述可能性之后，停用低分子肝素，将阿司匹林＋替格瑞洛改为阿司匹林＋硫酸氢氯吡格雷抗血小板治疗，密切监测心包积液。心梗 3 个月后门诊心脏超声检查提示仍有大量心包积液，为进一步明确诊断，我们对患者实行了心包穿刺术，穿刺液证实为血性，但反复行肿瘤、结核、自身免疫相关检查却并未见阳性发现。且患者多次查炎症指标均正常，也无发热、胸痛，无多浆膜腔积液的改变，不符合典型梗死后综合征的表现。后因患者病情稳定同意其出院观察，在此后 1 年的时间内患者仍反复生成大量心包积液，此时进一步怀疑是否存在超声无法探明的心肌梗死后心肌微小破裂，未能正常愈合，致血液持续渗出心包腔。因超声下心肌声学造影及增强磁共振均对 FWR 的诊断有着较高的敏感性，为此，进行了相关检查，结果心肌声学造影无异常发现，增强磁共振可见存在心包腔至心室方向的湍流信号，提示心肌微小裂孔的可能。经与心脏外科团队会诊讨论，考虑存在心肌微小破裂的可能，有行开胸探查＋修补的手术适应证，后对患者实行了开胸探查，证实梗死灶与正常心肌交界处可见持续的血液渗出，但病变很小，并未见到肉眼可识别的心肌破损裂口，随后在非体外循环条件下对此处进行了补片缝合修补，并完成了心包、左侧胸腔开窗及冠脉旁路移植术治疗，最终成功解决了患者反复生成大量心包积液的问题。

【诊疗流程】

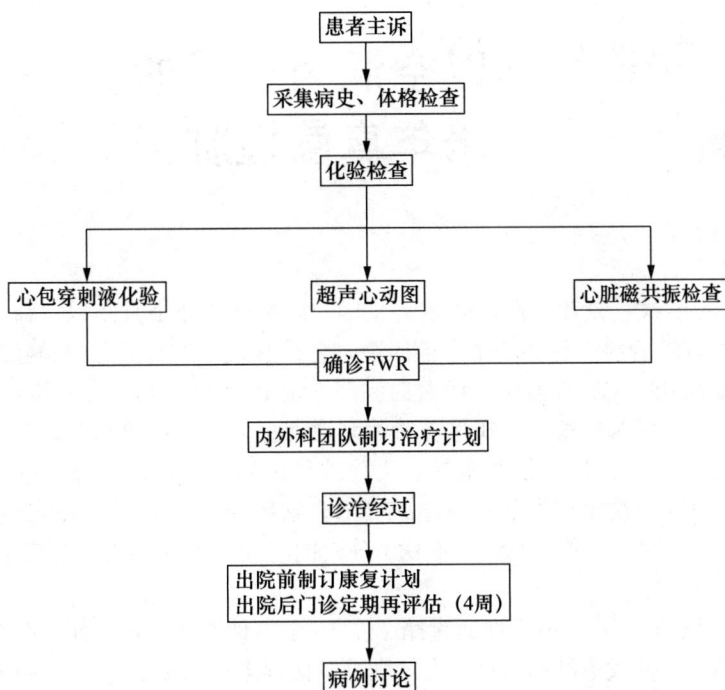

朱启伟　梁　逍　曹　剑
解放军总医院第二医学中心心内科

参 考 文 献

［1］ ADLER Y, CHARRON P, IMAZIO M, et al. 2015 ESC Guidelines for the diagnosis and management of pericardial diseases: The Task Force for the Diagnosis and Management of Pericardial Diseases of the European Society of Cardiology (ESC) Endorsed by: The European Association for Cardio-Thoracic Surgery (EACTS) [J]. Eur Heart J, 2015, 36 (42): 2921-2964.

［2］ LOPEZ-SENDON J, GURFINKEL E P, DELOPEZ S A E, et al. Global Registry of Acute Coronary Events (GRACE) Investigators. Factors related to heart rupture in acute coronary syndromes in the Global Registry of Acute Coronary Events [J]. Eur Heart J, 2010, 31 (12): 1449-1456.

［3］ DELLBORG M, HELD P, SWEDBERG K, et al. Rupture of the myocardium: occurrence and risk factors[J]. Br Heart J, 1985, 54 (1): 11-16.

［4］ VERMA S, FEDAK PW, WEISEL RD, et al. Fundamentals of reperfusion injury for the clinical cardiologist [J]. Circulation. 2002, 105 (20): 2332-2336.

［5］ ASANUMA T, TANABE K, OCHIAI K, et al. Relationship between progressive microvascular damage and intramyocardial hemorrhage in patients with reperfused anterior myocardial infarction: myocardial contrast echocardiographic study, Circulation [J] 1997, 96 (2): 448-453.

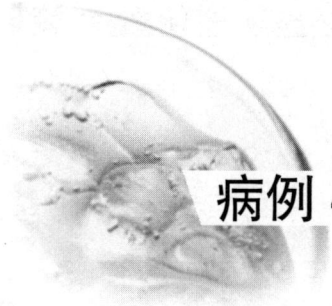

病例 4　以空洞为表现的老年真菌性肺炎

【病例介绍】

1. **主诉及主要症状**　患者男性，85 岁，主因"间断发热 2 个月"以"肺部感染"收入首都医科大学宣武医院综合科。患者 2 个月前因突发急性脑梗死于宣武医院神经内科住院，期间出现发热，体温最高 38.2℃，伴咳嗽、咳黄白黏痰，量 15～20mL/d。行胸部 CT 提示双肺散在多发棉絮模糊影，斑片状高密度影；痰培养持续多次回报为铜绿假单胞菌，明确诊断细菌性肺炎，先后予以哌拉西林舒巴坦＋依替米星、头孢地尼抗感染治疗后，患者体温降至正常，后暂停用抗生素。1 日前再次出现发热，体温 37.5℃，咳痰量每日可增至 30mL 左右，随后出现心率增快，由平均 60 次/分增至 90～100 次/分，同时左下肢小腿及足踝部轻度肿胀，伴有压痛。

2. **既往史**　诊断脑梗死、中枢性面舌瘫（左）、中枢性肢体瘫痪（左）病史 2 个月，现应用硫酸氢氯吡格雷、阿托伐他汀钙治疗。右侧腘静脉血栓形成病史 3 个月，现应用迈之灵治疗。消化道出血、直肠癌，肝转移、左肺占位(肺癌可能性大)病史 7 个月，未曾予靶向治疗及放化疗，现口服云南白药胶囊治疗。糖尿病病史 14 年，现胰岛素治疗。双眼白内障术后病史 20 余年；陈旧性肋骨骨折病史 30 余年；阑尾切除术后病史 40 年；陈旧性肺结核病史 50 多年；有肿瘤家族史。

3. **入院查体**　体温：37.8℃，呼吸：18 次/分，血压：114/60mmHg。神志清，精神弱，留置胃管状态，胸廓扩张度对称，左肺上叶、右肺中上叶叩诊浊音，左下肺呼吸音减低，右肺可闻及少量散在湿啰音，未闻及胸膜摩擦音。心率 90 次/分，律不齐，可闻及期前收缩，各瓣膜听诊区未闻及明显杂音，无额外心音。腹平软，无压痛、反跳痛及肌紧张，左下肢轻度肿胀，左上肢肌力Ⅰ级，左下肢肌力Ⅰ级，肌张力减弱，左侧 Babinski 征阳性，右侧肢体肌力Ⅳ级，肌张力正常，Babinski 征阴性。

4. **老年评估**　ADL 评分 0 分，提示患者处于重度功能障碍，日常生活完全需要依赖他人照料；Frail 量表评分 5 分，提示目前为衰弱状态；简易营养风险筛查（MNA）6 分，提示患者处于营养不良状态；疼痛视觉模拟评分（VAS）4 分，提示患者中度疼痛，并影响睡眠。

5. **检查及化验**

血常规：白细胞计数 11.43×10⁹/L、中性粒细胞百分比 82.1%。

血生化：丙氨酸氨基转移酶 90U/L、天冬氨酸氨基转移酶 84U/L、肌酐 131μmol/L、白蛋白 22.92g/L、γ-谷氨酰基转肽酶 55U/L、肌酸激酶同工酶 77U/L、乳酸脱氢酶 422U/L、α-羟丁酸脱氢酶 310U/L。

D-二聚体＞20μg/mL。

心梗三项：cTNI　0.038ng/mL、Myo　26.4ng/mL、CK-MB　0.504ng/mL；B 型钠尿肽 19 999pg/mL。C 反应蛋白 138mg/mL；降钙素原 0.446ng/mL。

粪隐血（＋）。

床旁胸片：右上肺野内带纹理模糊，左上肺团片致密度影变化不显著。

床旁下肢静脉超声：左侧股总静脉、股浅静脉、股深静脉、腘静脉血栓（完全型）、左侧胫后静脉、腓静脉血栓（部分型）、左侧髂外静脉血栓（完全型）、左侧大隐静脉血栓（入口处：完全型）、右侧腘静脉血栓（浅支：完全型、陈旧型）。

心电图：窦性心律，偶发房性期前收缩及室性期前收缩，电轴左偏，I、aVL、$V_2 \sim V_6$ 导联 T 波倒置，$V_5 \sim V_6$ 导联 ST 段压低 0.1～0.15mV（图4-1）。

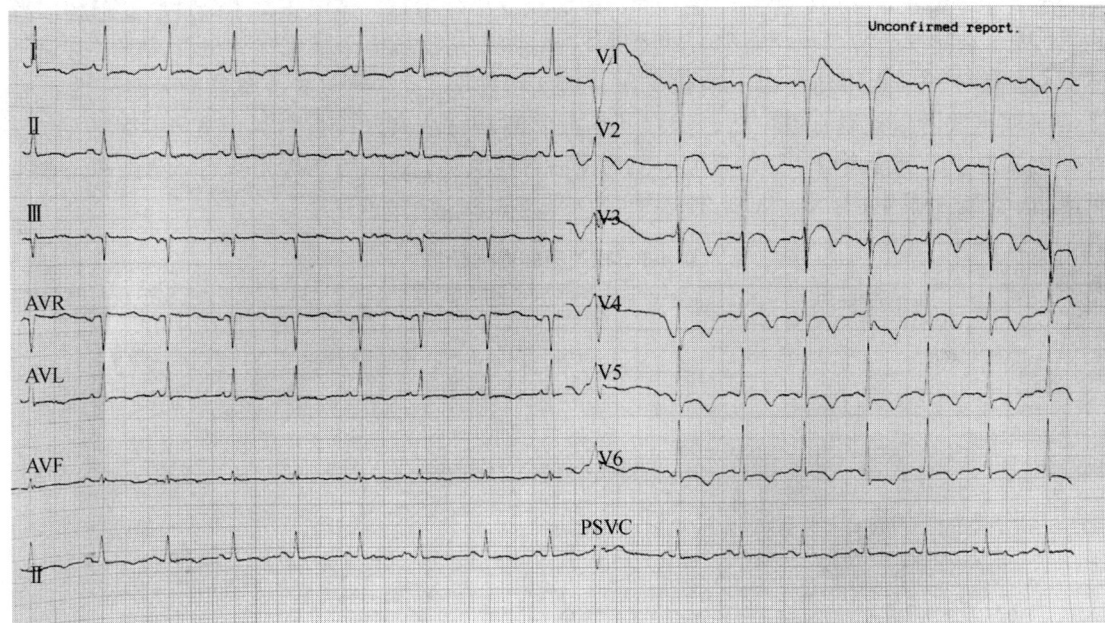

图4-1 入院时心电图

6. 诊治经过及疾病转归　患者入院时明确诊断为细菌性肺炎、脑梗死，入院药物予以莫西沙星抗感染、盐酸氨溴索化痰、硫酸氢氯吡格雷联合他汀二级预防及调节肠道菌群、改善脑循环血供等对症治疗。结合患者相关化验指标，考虑患者合并出现急性冠脉综合征、非 ST 段抬高型心肌梗死、下肢深静脉血栓及消化道出血，予以低分子肝素皮下注射，单硝酸异山梨酯微量泵入，及比索洛尔、泮托拉唑、云南白药等药物治疗。治疗期间患者持续发热，多次留取痰培养提示铜绿假单胞菌、嗜麦芽窄食单胞菌。依据药敏先后调整抗生素为莫西沙星＋依替米星、美罗培南＋万古霉素、美罗培南＋利奈唑胺＋氟康唑、环丙沙星＋派拉西林他唑巴坦钠＋利奈唑胺＋氟康唑等广谱抗生素治疗历时 20 日，效果均欠佳，体温波动在38～39.8℃，用药期间患者间断嗜睡，呼之可睁眼，自主咳痰无力，心率 110～120 次／分，心电监护可见频发室性期前收缩，白细胞计数升至 17.23×10^9/L、中性粒细胞百分比 95.4%、C 反应蛋白 256.0mg/L、降钙素原 0.68ng/mL、动脉血气 pH 7.399、乳酸 2.8mmol/L、氧分压 59mmHg、二氧化碳分压30.2mmHg，氧饱和度 91.3%。复查胸片较入院胸片无显著变化。痰找抗酸杆菌阴性，结核菌素试验阴性、抗核抗体阴性、T-Spot 阴性、1,3-β-D 葡聚糖抗原检测（G 试验）、半乳甘露聚糖抗原检测（GM 试验）阴性、ANCA、ANAs、抗 β_2- 糖蛋白抗体、抗心磷脂抗体均阴性，多次尿培养及便培养均提示阴性。

为进一步明确病因，行胸、腹、盆平扫 CT 检查，可见右肺上叶及中叶多发厚壁空洞影，壁内气液平，内壁不规则，周围絮状模糊影，双肺下叶可见斑片状模糊影，双肺底新发弧形液体密度影。请全院多学科会诊后，排除了免疫、肿瘤、结核及其他系统感染所致的发热，考虑患者发热为真菌性肺炎，真菌感染可能性大，调整抗生素方案，在当前应用的环丙沙星及特治星基础上加用卡泊芬净抗真菌治疗后，体温高峰开始呈减低趋势，于加用卡泊芬净第 3 日体温完全降至正常。同时患者精神状态好转，咳嗽、咳痰症状逐渐缓解，右侧肺部听诊啰音较前明显减少，心率逐渐降至 70～80 次 / 分，期前收缩（以下简称早搏）消失，心功能及肝肾脏器功能逐渐恢复，下肢疼痛及肿胀消退。痰培养仍多次回报铜绿假单胞菌及嗜麦芽窄食单胞菌，在持续应用卡泊芬净基础上根据药敏结果调整抗生素，期间未再出现发热。

患者于体温正常 2 周后停用卡泊芬净，改为伏立康唑治疗。体温正常 1 个月后复查胸部平扫 CT 提示右肺空洞病变吸收缩小。继续用硫酸氢氯吡格雷抗血小板聚集（患者入院时有消化道出血，低分子肝素用药疗程及消化道出血情况须注明）、单硝酸异山梨酯微量泵入改善心肌供血、比索洛尔控制心室率、云南白药止血、间断输注人血白蛋白纠正离子紊乱等治疗。复查血常规、C 反应蛋白、降钙素原、肌钙蛋白、转氨酶、肌酐等指标均基本降至正常，患者病情趋于稳定（表 4-1）。胸片对比图见图 4-2、图 4-3。

表 4-1 相关指标变化趋势

	入院	住院 20 日	住院 50 日
最高体温（℃）	37.8	39.8	36.4
血压（mmHg）	114/60	94/58	116/62
心率（次 / 分）	90	108	72
呼吸（次 / 分）	26	32	20
白细胞计数（×10^9/L）	11.43	17.23	6.11
中性粒细胞百分比（%）	82.1	95.4	61.2
血红蛋白（g/L）	130	86	110
血小板计数（×10^9/L）	167	188	274
降钙素原（mg/mL）	0.346	0.68	0.091
C 反应蛋白（mg/L）	138	256	40.7
D- 二聚体（μg/mL）	>20	>20	16.38
心肌钙蛋白 I（ng/mL）	0.038	0.041	0.012
B 型钠尿肽（pg/mL）	19 999	21 840	1924
粪隐血	阳性	阳性	阳性
谷草转氨酶（U/L）	90	128	32
谷丙转氨酶（U/L）	84	113	44
血肌酐（μmol/L）	131	142	64
血气乳酸（mmol/L）	2.3	2.8	1.4
pH	7.42	7.39	7.379
氧分压（mmHg）	61	59	74

胸部平扫 CT 对比图见图 4-4、图 4-5。

7. **临床诊断** 细菌性肺炎、右肺脓肿、真菌性肺炎、脑梗死（右侧大脑中动脉分布区）、中枢性面舌瘫（左）、中枢性肢体瘫痪（左）、急性冠脉综合征、2 型糖尿病、直肠癌伴出血、肝转移、肺占位病变（左）、肺癌可能性大、陈旧性脑梗死、下肢深静脉血栓形成、陈旧性肺结核。

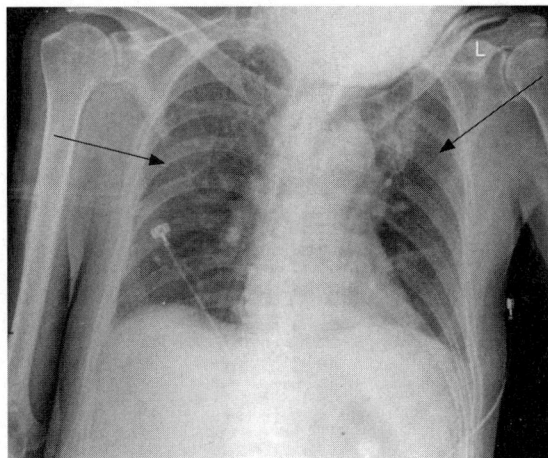

图 4-2　入院时 X 线胸片

左上肺团片致密影，右上肺纹理模糊。

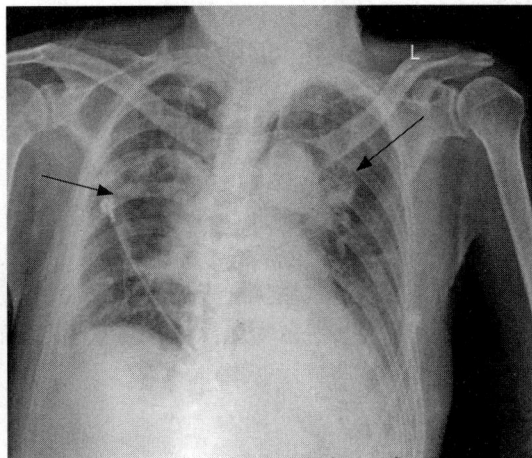

图 4-3　入院后 15 日 X 线胸片

左上肺团片影变化不大，右肺新发片状模糊影。

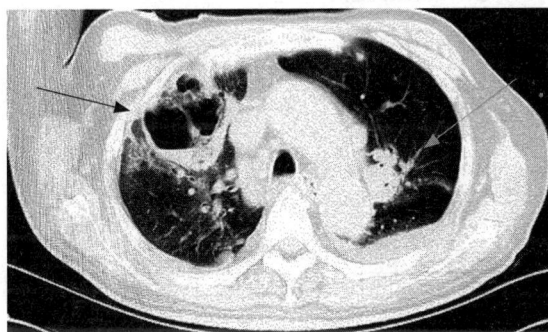

图 4-4　入院后 20 日 CT 平扫

右肺肺脓肿伴空洞形成，左肺上叶团块状软组织密度灶。

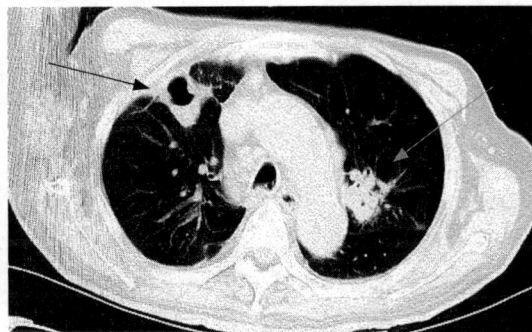

图 4-5　入院后 50 日 CT 平扫

空洞及周围絮状模糊影缩小，左肺团块影无变化。

【病例讨论】

　　老年性肺炎是影响老年人健康的主要疾病之一，也是导致老年人死亡和多脏器功能衰竭的重要因素之一。依据世界卫生组织对年龄的划分定义，该患者为高龄男性，因脑血管病后长期卧床，生活不能自理，自主咳痰能力减弱，口腔卫生较差，吞咽功能下降，存在肺部细菌感染，从而长期反复应用抗生素，又合并恶性肿瘤疾病，处于进行性消耗状态，机体免疫功能异常，呼吸系统的防御能力几乎丧失，增加了真菌感染的机会[1-4]。目前临床对侵袭性肺部真菌感染（invasive pulmonary fungal infection，IPFI）确诊的"金标准"为组织病理学活检[5-6]。对于老年人群来说，常见临床症状如发热、咳嗽、胸痛、血痰及咯血等常会因为本身严重的基础疾病及治疗的药物所混淆及掩盖，组织病理学检查又常因老年病患的条件限制难以实施。

　　本例患者 G 试验及 GM 试验均提示阴性，无真菌病原学证据，胸部 CT 无典型"曲霉球""新月征"等特征表现，但患者存在易感宿主因素，并除外了有关结核、肿瘤及免疫等因素，使用抗生素已覆盖常见耐药球菌、杆菌及念珠菌、厌氧菌，病情未得到有效控制。综上考虑，患者已符合 IPFI 的拟诊标准（EORTC/MSG 2008），即符合至少一项宿主因素、肺部感染的一项主要或两项次要临床特征。在加用卡泊芬净联合抗细菌药物治疗后，患者体温高峰逐步下降，临床症状改善，白细胞计数及中性粒百分比恢复正常，C 反应蛋白大幅下降，复查胸部 CT 肺部空洞内直径缩小，外周絮状模糊影范围缩小，可明确患者肺部空洞病变与真菌感染有关。由于真菌感染的复杂性，目前多提倡分层治疗，包括预防性治疗、经验性治疗、抢先治疗及目标性治疗。对于未确定病原学的患者，可以考虑经验性治疗，理论上应选择强效、广谱而不良反应少的药物，同时也应结合可能的感染部位、感染病原学及预防用药的种类、效价等因素。据文献报道，伏立康唑和卡泊芬净对念珠菌及曲霉菌的疗效与两性霉素 B 相当，卡泊芬净可特异性破坏真菌细胞壁完整性，对耐药曲霉菌有较好的抗菌作用，但由于其抗菌活性偏弱，加之费用昂贵，临床多在肝功能代偿能力尚可情况下联合应用伏立康唑，或先以卡泊芬净控制病情待肝功能改善后，序贯用伏立康唑治疗（伏立康唑注射剂静脉应用 7 日后调整为片剂口服 15 日）。该患者病情累及多脏器功能损害，且考虑到药物疗效及肝肾负担，故选择卡泊芬净抗真菌治疗，病情稳定 2 周后序贯伏立康唑。

【诊疗流程】

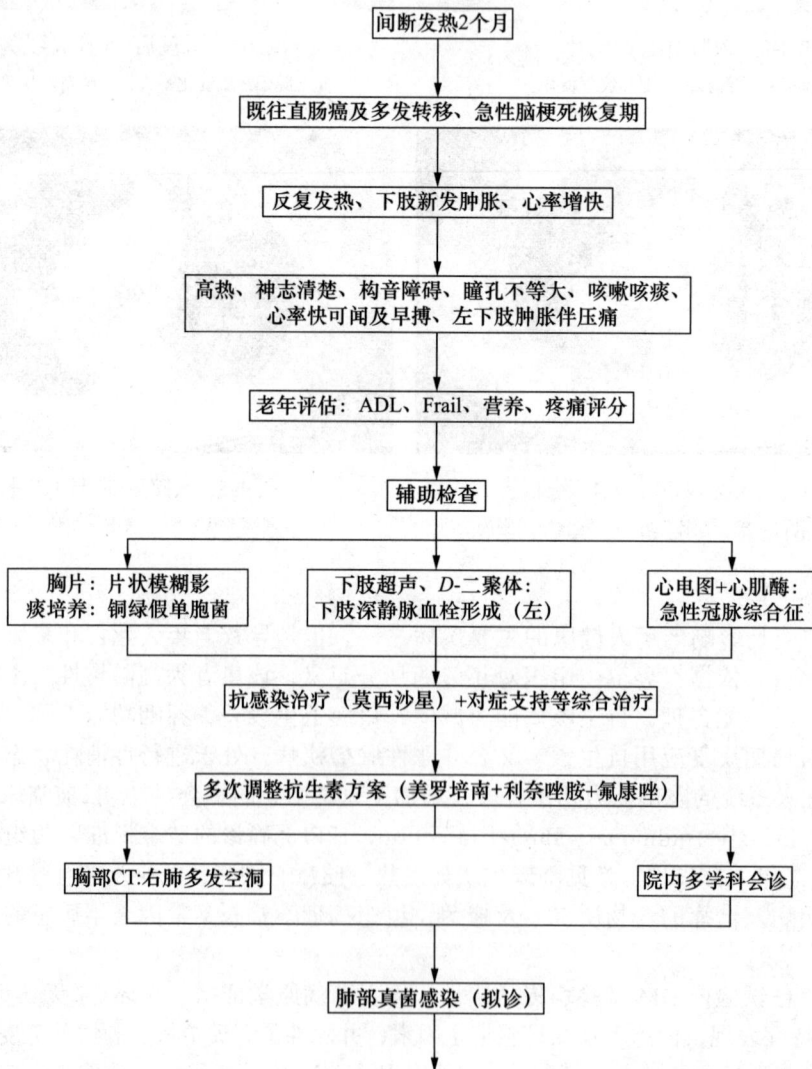

```
                    ┌──────────────┐
                    │  抗生素方案调整  │
                    └──────┬───────┘
            ┌──────────────┴──────────────┐
      ┌─────┴─────┐               ┌────────┴────────┐
      │  卡泊芬净   │               │  依据痰培养及药敏   │
      └─────┬─────┘               │    调整抗生素     │
            │                     └─────────────────┘
      ┌─────┴─────┐
      │  伏立康唑   │
      └───────────┘
```

病例分析：恶性肿瘤、急性脑梗死→神经功能受损、咳嗽排痰能力下降、吞咽困难误吸→反复肺部感染→长期应用广谱抗生素→真菌感染→多脏器功能不全

总结体会：真菌感染的诊断及治疗的抉择

重新进行老年综合评估，积极治疗原发病，预防并发症，加强护理，进行宣教、保证各脏器功能稳定

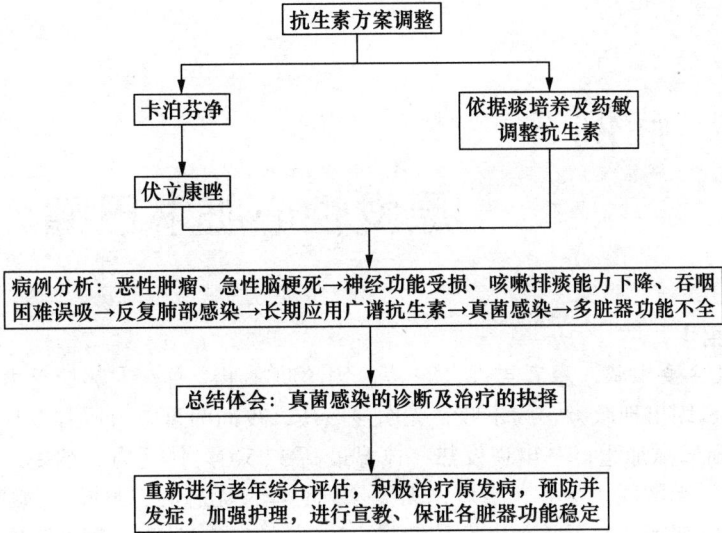

马艺欣　杨　伟
首都医科大学宣武医院老年医学科

参 考 文 献

［1］ ZHENG X, HUANG X, LUO J, et al. Effectiveness and Tolerability of Micafungin in Chinese Patients with Invasive Fungal Infections: A Retrospective [J]. Multicenter Study, 2018, 35 (9): 1400-1410.

［2］ FONTANA C, GAZIANO R, FAVARO M, et al. (1-3) -β-D-Glucan vs Galactomannan Antigen in Diagnosing Invasive Fungal Infections (IFIs) [J]. Open Microbiology Journal, 2012, 6 (1): 70-73.

［3］ BITAR D, LORTHOLARY O, L E STRAT Y, et al. Population-based analysis of invasive fungal infections, France, 2001-2010 [J]. Emerg Infect Dis, 2014, 20 (7): 1149-1155.

［4］ ZHANG X, HU J, HU Y, et al. Efficacy of Caspofungin in Unclassified Invasive Fungal Infection Cases: A Retrospective Analysis of Patients with Hematological Malignancies in China [J]. Medical Science Monitor International Medical Journal of Experimental & Clinical Research, 2018, 24 (7): 5258-5270.

［5］ ABI KHALIL S, GOURDIER A L, AOUN N, et al. Cystic and cavitary lesions of the lung: imaging characteristics and diferential diagnosis [J]. J Radiol, 2010, 91 (4): 465-473.

［6］ KEMPKER J, SHETH A, KEMPKER R. Cavitary lung lesions in arenal transplant recipient [J]. Clin infect Dis, 2011, 53 (1): 59, 94-95.

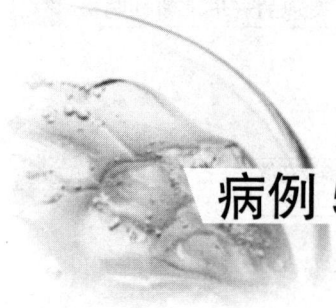

病例 5

原发性心脏淋巴瘤

【病例介绍】

1. **主诉及主要症状** 患者男性，82岁，因"咳嗽半个月，发热伴乏力1周"入院。半月前患者无明显诱因出现咳嗽，为干咳，无明显咳痰，夜间为著，口服甘草片等止咳药物，症状无缓解。1周前咳嗽加重，并出现发热，体温最高37.5℃，伴乏力、纳差，勉强耐受买菜、做饭等体力活动。无胸闷、胸痛、咯血，无头晕、心悸，无恶心、呕吐、腹痛、腹泻。1日前于外院化验提示白细胞计数正常，中性粒细胞 $1.32×10^9$/L↓（45.2%↓），血红蛋白125g/L，血小板 $47×10^9$/L↓；胸片示两肺轻度感染、心影增大。给予头孢地尼0.1g，3次/日口服，症状未见明显好转。

2. **既往史** 冠心病、冠脉支架植入术后18年，长期口服阿司匹林、瑞舒伐他汀、单硝酸异山梨酯片、富马酸比索洛尔片等药物，近1年无胸痛、胸闷发作。半年前体检，胸片及血常规无异常。否认高血压、糖尿病、脑血管病病史。否认肝炎、结核等传染病史。

3. **入院查体** 体温36.9℃，心率114次/分，呼吸22次/分，血压112/93mmHg。神志清楚，成句说话有气短。胸廓对称，呼吸增快，双肺呼吸音清晰，未闻及明显干湿啰音。叩诊心界扩大，听诊心音可，心律齐，各瓣膜听诊区未闻及病理性杂音。腹软，无压痛，肝脾肋下未触及，移动性浊音（-）。双下肢轻度水肿。

4. **老年评估** ADL评分，Frail量表评分，营养评分，疼痛评分等。

5. **化验及检查**

血常规：白细胞计数 $4.36×10^9$/L，中性粒细胞计数 $1.32×10^9$/L↓（相对值30.2%↓），淋巴细胞计数 $2.36×10^9$/L（相对值54.3%↑），单核细胞群相对值12.8%↑，血红蛋白94g/L↓，血小板计数 $19×10^9$/L↓，网织红细胞百分比0.7%。

白细胞分类：中性粒细胞百分比14%，淋巴细胞百分比62%，嗜酸性粒细胞0，嗜碱性粒细胞0，中幼粒细胞百分比1%，晚幼红细胞15/100个白细胞，异常淋巴细胞百分比5%，杆状核细胞百分比7%，单核细胞百分比1%，异型淋巴细胞百分比10%。

血生化：丙氨酸氨基转移酶139.4U/L↑，天冬氨酸氨基转移酶195.9U/L↑，白蛋白33g/L↓，尿素氮32.7mmol/L↑，二氧化碳结合率23mmol/L，血肌酐136.7μmol/L↑，血钾4.48mmol/L，血钠153mmol/L↑，血氯109.2mmol/L↑，肾小球滤过率45.32mL/min↓。

动脉血气：酸碱度pH 7.46↑，二氧化碳分压 PCO_2 22.7mmHg↓，氧分压 PO_2 157mmHg↑，碱剩余BE -5.9mmol/L↓，碳酸氢根 HCO_3^- 15.9mmol/L↓，二氧化碳总量（TCO_2）31.6mmol/L↑。

凝血功能：纤维蛋白原降解产物7.8μg/mL↑，D-二聚体5.2μg/mL↑，AT-Ⅲ 48%↓，凝血酶原时间28s↑，活化部分凝血活酶时间24s↑，空腹血糖（Fbg）2.38g/L，凝血酶时间TT 18.2s↑。

快速C反应蛋白：20.84mg/L↑。

降钙素原：0.79ng/mL，正常。

红细胞沉降率：13mm/h，正常。

痰培养：口咽部正常菌群。

血培养：无细菌生长。

尿常规：无异常。

粪常规＋隐血：无异常。

肿瘤标志物：癌抗原12-5（CA12-5）55.14U/mL，神经元特异性烯醇化酶（NSE）129.3ng/mL，甲胎蛋白（AFP）、癌胚抗原（CEA）等无异常。

自身抗体、抗中性粒细胞胞腺抗体（ANCA）、抗磷脂抗体：均阴性。

超声心动图：心脏各房室腔大小正常，室间隔基底段运动幅度减弱，余室壁厚度及运动幅度正常，房室间隔连续完整，右心房内见范围5.9cm×3.0cm的等回声团块（图5-1），质地较实，位置固定，不随心脏搏动而移动，右心房局部血流充盈缺损。大量心包积液，最宽约30mm，心脏呈"摇摆征"。射血分数为60%。

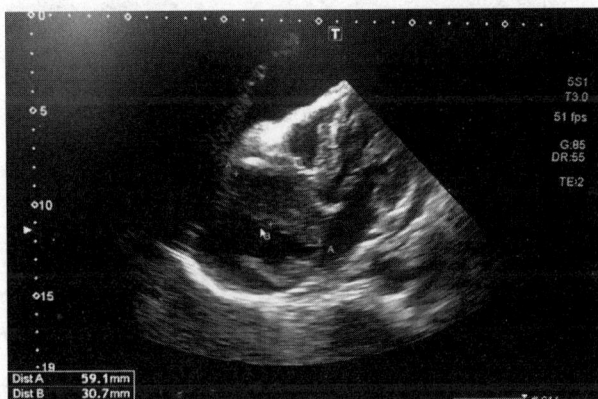

图 5-1　心脏超声可见右心房占位，5.9cm×3.0cm

胸部CT：两肺少许炎症，两肺多发纤维硬结钙化灶（图5-2）。

腹部超声：腹腔内未见明显异常占位。

下肢静脉超声：未见血栓形成。

骨髓涂片（图5-3）：骨髓增生Ⅱ级，粒系、红系细胞少见，异型细胞占97.5%，此类细胞胞体大小不等，胞核折叠有切迹，核染色质稍粗糙，可见核仁，胞质深染可见伪足状突起，分裂象易见，涂抹细胞较多，疑似淋巴瘤细胞。全片见巨核细胞3只，其中颗粒巨核细胞1只，裸核细胞2只，血小板少见。疑似淋巴瘤骨髓转移。

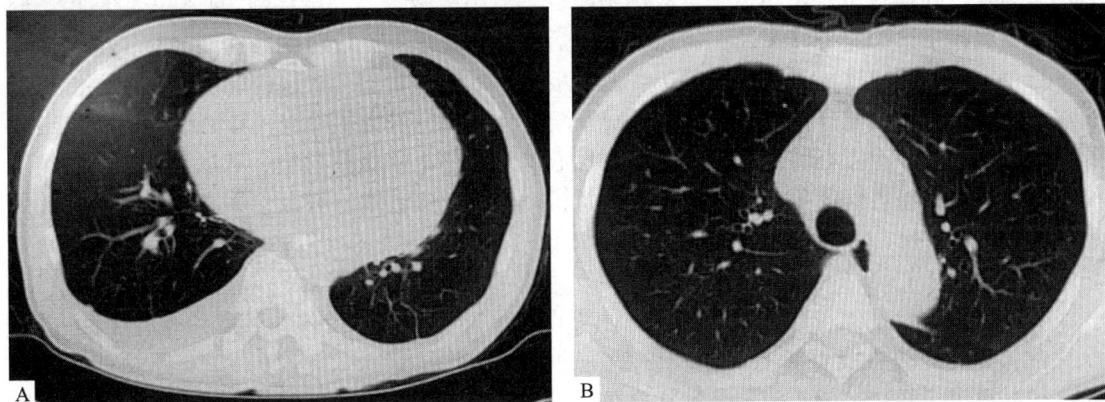

图 5-2　胸部 CT 可见少许感染（A、B）

免疫分型：异常 B 细胞可能性大。

骨髓活检（图 5-4）：不除外急性淋巴细胞白血病。

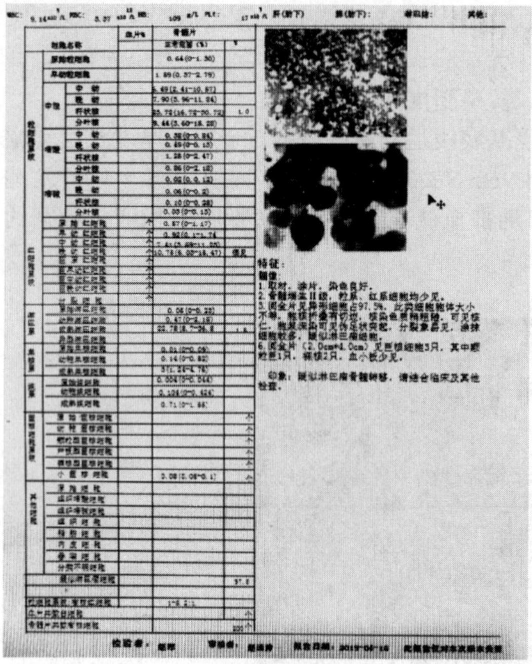

图 5-3　骨髓涂片结果

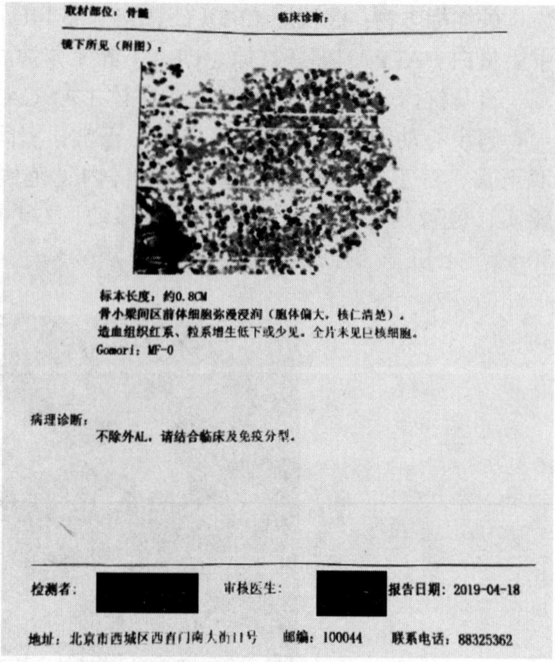

图 5-4　骨髓活检结果

6. 诊治经过及疾病转归　患者咳嗽、发热，考虑感染性疾病可能，经验性给予抗生素治疗。完善检查，患者血小板进行性下降，肝肾功能异常，心脏超声提示右心房实性占位、大量心包积液，胸部 CT 示双肺少许炎症、双侧胸腔积液。肺部感染不能解释患者疾病全貌，且患者肺部感染并不明显，痰培养阴性，先后给予头孢曲松、美罗培南抗感染治疗，高温及呼吸困难症状未见好转。结合患者血小板减少、心房占位、自身抗体均阴性、部分肿瘤标志物增高等情况，患者诊断倾向于恶性肿瘤的可能，患者腹部超声、胸部 CT 均未见占位病变，患者右心房占位性病变考虑恶性肿瘤可能性大。患者大量心包积液考虑右心房肿瘤转移相关，大量心包积液使得心肌舒缩功能受限，影响心脏泵血，患者出现乏力、气短、肝肾功能异常、胸腔积液等心功能不全表现；肿瘤侵犯骨髓导致中性粒细胞减少、血小板减少。心包穿刺、心脏占位活检、心脏磁共振或超声造影有助于诊断，但患者入院后病情迅速恶化，呼吸困难逐渐加重，生命体征不平稳，家属拒绝上述检查及操作。患者血小板持续低下，骨髓检查也许能从侧面为诊治提供线索，经与患者家属充分沟通，征得家属同意配合，顺利完成骨髓检查，骨髓结果提示 B 细胞淋巴瘤白血病期，患者心脏占位考虑为原发性心脏淋巴瘤。积极抗感染、利尿、抗心衰、输注血小板等治疗，患者病情仍持续进展，出现意识障碍、呼吸衰竭、心源性休克，积极治疗效果不佳，患者最终死亡。

【病例讨论】

心脏占位病变是比较罕见的心脏疾病，可以分原发性肿瘤、转移性肿瘤和非肿瘤性占位，原发性又分为原发性良性肿瘤和原发性恶性肿瘤，分别占 90.5% 和 9.5%[1-2]。原发良性肿瘤50% 为黏液瘤，其次是脂肪瘤和乳突状弹性纤维瘤；原发恶性肿瘤主要是肉瘤，右心恶性肿瘤发生率明显高于左心[2-3]。心脏转移性肿瘤主要来源于肺组织、乳腺和血液系统[2]，最常见转移部位是心包、心外膜和心肌层，心内膜和心腔内的转移较少见[3]。非肿瘤性占位主要有心腔内血栓、瓣膜赘生物、房间隔脂肪瘤样肥厚等[3]。

心脏淋巴瘤指累及心肌或心包的淋巴瘤，包括原发性心脏淋巴瘤和继发性心脏淋巴瘤，原发性心脏淋巴瘤较少见，在尸检中约占所有原发心脏肿瘤的2%，结外淋巴瘤的0.5%[4]。原发性心脏淋巴瘤发病机制不明确，相关报告显示在免疫功能正常的原发性心脏淋巴瘤患者中，弥漫大B细胞淋巴瘤为最常见的病理类型，约占80%[5]。继发性心脏淋巴瘤主要见于侵袭性或高度侵袭性淋巴瘤，特别是容易出现纵隔肿块的病理类型[6]。原发性心脏淋巴瘤最常见部位为右心房，充血性心力衰竭和心律失常是常见临床表现，心包容易受到累及，出现大量心包积液影响心脏舒缩功能[7]。

本例患者为老年男性，急性病程，以咳嗽、发热起病，入院诊断指向呼吸系统感染性疾患，但患者白细胞不高，白细胞分类异常，中性粒细胞比例降低，淋巴细胞比例增高，肺部感染表现不明显，比较符合呼吸道病毒感染表现。但该患者血小板明显减少，合并大量心包积液、右心房实性占位，这些都不能用单纯呼吸系统感染来解释，并且，该患者持续广谱高级抗生素治疗，体温、呼吸困难等症状未见改善，痰培养、血培养、血沉、降钙素原等均无异常，提示患者病情并非感染这么简单，患者右心房占位和血液系统异常应该是其症状的根本原因。该患者缺乏心脏占位病变的影像和病理检查，但骨髓检查的结果基本为心脏占位的性质指明了方向，骨髓检查结果提示B细胞源性淋巴瘤白血病期，从患者心脏占位特征、占位部位及病情一元论考虑，结合相关文献资料分析，患者右心房占位应考虑为原发性心脏淋巴瘤。遗憾的是患者最终病情恶化、死亡，缺乏后续观察和追踪。

本例患者的心脏占位病变另外需要考虑的疾病有肉瘤、良性肿瘤、转移性肿瘤及心房血栓。心脏肉瘤也常见于右心房，与心脏淋巴瘤难以鉴别，但肉瘤少见大量心包积液，极少出现血液系统受累，该患者合并大量心包积液、明显血液系统异常，病情进展快，均不支持肉瘤。良性肿瘤和心房血栓一般不合并大量心包积液，也不会出现骨髓异常，一般为良性过程，多位于左心房，预后良好。该患者腹部超声、胸部CT等检查未见其他占位性病灶，不支持转移性肿瘤。继发性心脏淋巴瘤主要见于侵袭性或高度侵袭性淋巴瘤，特别是容易出现纵隔肿块的病理类型。该患者无纵隔肿块，无其他部位原发病灶，不支持继发性心脏淋巴瘤。

心脏淋巴瘤治疗方式包括化疗、放疗、手术或和自体造血干细胞移植。手术治疗仅作为姑息手段用于减瘤，放疗因对心脏本身的心脏毒性使应用受限，治疗效果不佳[7]。原发性心脏淋巴瘤总体化疗反应不佳，化疗总反应率80%，中位生存时间仅为12个月[7]。该患者半年前胸片未见异常，血象正常，提示至少半年前无大量心包积液，无骨髓侵犯，但当时未行心脏超声检查，且患者此前十余年均无心脏超声检查结果，心脏占位病变的时间无法推算。患者入院已出现大量心包积液、骨髓侵犯，提示已为疾病晚期，已丧失治疗时机。

【诊疗流程】

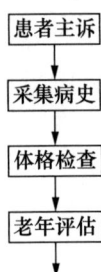

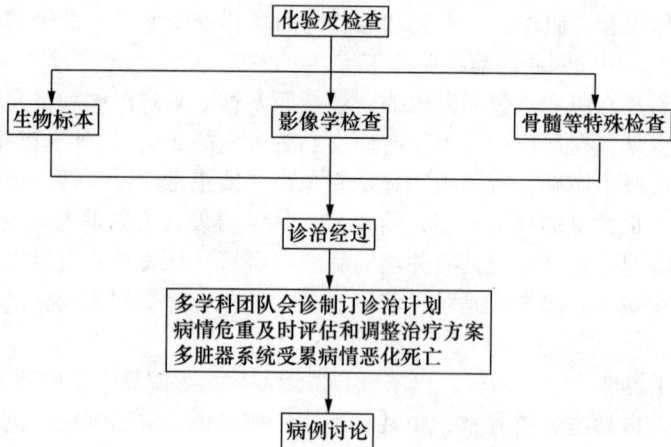

化验及检查

生物标本　影像学检查　骨髓等特殊检查

诊治经过

多学科团队会诊制订诊治计划
病情危重及时评估和调整治疗方案
多脏器系统受累病情恶化死亡

病例讨论

刘　丽　张铁梅
首都医科大学附属北京天坛医院综合内科

参 考 文 献

［1］ CRESTI A, CHIAVARELLI M, GLAUBER M, et al. Incidence rate of primary cardiac tumors: a 14-year population study [J]. J Cardiovasc Med, 2016, 17 (1): 37-43.

［2］ GOLDBERG A D, BLANKSTEIN R, PADERA RF. Tumor Metastatic to the Heart [J]. Circulation, 2013, 128 (16): 1790-1794.

［3］ 吴成强, 桂春. MSCT 诊断心脏占位性病变研究进展 [J]. 山东医药, 2018, 58 (1): 92-95.

［4］ JEUDY J, BURKE A P, FRAZIER A A. Cardiac Lymphoma [J]. Radiol Clin North Am, 2016, 54 (4): 689-710.

［5］ GOWDA R M, KHAN I A. Clinical perspectives of primary cardiac lymphoma [J]. Angiology, 2003, 54 (5): 599-604.

［6］ 杨前生, 谭文勇, 周立强. 心脏继发性淋巴瘤 65 例临床分析 [J]. 肿瘤防治研究, 2004, 31 (7): 424-425.

［7］ 李勇华, 师辰燕, 段锋祺, 等. 10 例心脏淋巴瘤患者的临床资料分析 [J]. 中华血液学杂志, 2017, 38 (2): 102-106.

病例6　94岁急性早幼粒细胞白血病患者的诊疗

【病例介绍】

1. **主诉及主要症状**　患者男性，94岁，因"间断发热伴咳嗽1个月"入院。患者1个月前无明显诱因出现间断发热，体温最高38.1℃，伴咳嗽，无痰，无寒战，无咽痛、肌肉酸痛，无胸闷。查血常规：白细胞计数 $3.88×10^9$/L、中性粒细胞计数 $2.17×10^9$/L、中性粒细胞百分比56%、淋巴细胞计数 $1.41×10^9$/L、淋巴细胞百分比36.3%、血红蛋白116g/L、血小板计数 $115×10^9$/L。胸片提示双肺渗出灶，考虑肺部感染。予头孢他啶1.5g/（次·12h）抗感染治疗后上述症状好转。2日前复查血常规：白细胞计数 $2.82×10^9$/L、中性粒细胞计数 $0.91×10^9$/L、血红蛋白113g/L、血小板计数 $99×10^9$/L；凝血功能：凝血酶原时间14.2s，纤维蛋白原定量2.11g/L，活化部分凝血活酶时间34.3s，D-二聚体11.18mg/L，纤维蛋白原降解产物44.04μg/mL，无皮下出血、鼻衄，无胸骨压痛，无关节肿痛等。为进一步诊治收入院。

2. **既往史**　前列腺癌，曾予以诺雷德治疗1年半后，持续前列腺特异性抗原（PSA）<4ng/mL，停药1年；高血压病3级（很高危）；2型糖尿病；慢性肾功能不全（CKD 3期）；严重骨质疏松；腰2椎体压缩性骨折。

3. **入院查体**　血压153/56mmHg，神清语利，自主体位，无出血点、紫癜、瘀斑，浅表淋巴结未及，无胸骨压痛，双肺呼吸音粗，双肺底闻及少许湿啰音，心界正常，心率78次/分，心尖部心音低钝，未闻明显杂音、附加音及心包摩擦音。腹软，无压痛，肝脾肋下未及，双下肢对称性、可凹性水肿。

4. **老年评估**　ADL评分60分，Frail量表评分3分，NRS 2002评分3分，VAS评分6分。

5. **化验及检查**

血常规：白细胞计数 $1.97×10^9$/L，中性粒细胞计数 $1.20×10^9$/L，血红蛋白105g/L，血小板计数 $101×10^9$/L。

凝血功能：凝血酶原时间13.8s，纤维蛋白原定量1.99g/L，活化部分凝血活酶时间28.9s，D-二聚体17.36mg/L，纤维蛋白原降解产物66.73μg/mL。

血生化：电解质正常，谷丙转氨酶22U/L，谷草转氨酶20U/L，尿酸309μmol/L，乳酸脱氢酶162U/L，肌酐114.1μmol/L，肌酐清除率47mL/min。

心梗四项：肌酸激酶同工酶（CK-MB）0.9ng/mL，Myo 33.0ng/mL，TnI 0.02ng/mL，B型利钠肽337.51pg/mL。

血管炎抗体谱、抗核抗体谱正常。

巨细胞病毒及EB病毒IgG阳性、IgM阴性。

血气分析：pH 7.472，PaO_2 59.0mmHg，$PaCO_2$ 48.4mmHg，HCO_3^- 35.1mmol/L，BE 10.3mmol/L，乳酸Lac 2.1mmol/L。

胸部CT平扫：双肺下叶渗出改变，右肺为著。

下肢静脉超声：双下肢静脉血流通畅，未见异常回声。

超声心动图：左房内径扩大，心功能指数正常，估测肺动脉收缩压35mmHg。

外周血涂片（图 6-1）：白细胞减少，偶见异常多颗粒早幼粒细胞。成熟红细胞轻度大小不等。血小板成堆易见。

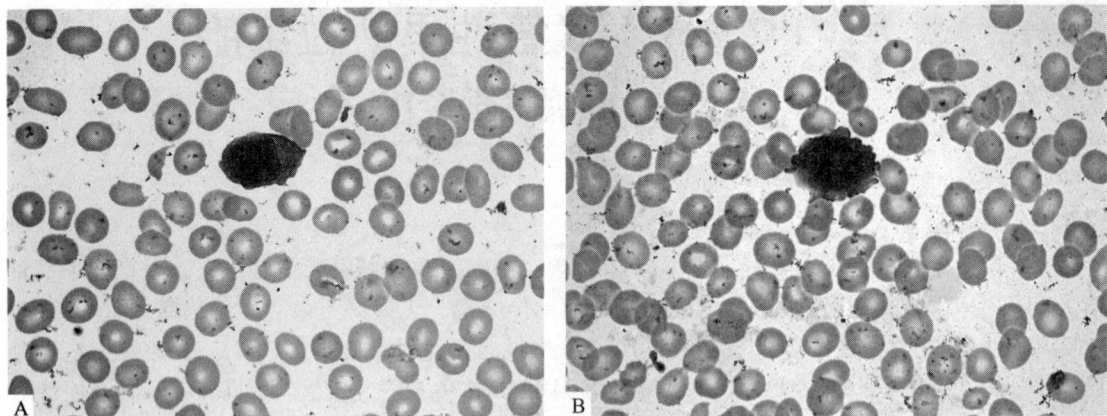

图 6-1　外周血涂片

骨髓涂片（图 6-2～图 6-4）：增生活跃，M∶E＝0.42∶1。粒系增生明显，异常多颗粒早幼粒约占 51.0%，柴束样 Auer 小体易见。红系增生，分类以中、晚幼红为主，可见巨早红、巨变、类巨变、分裂相，成熟红细胞轻度大小不等。巨核细胞不少，产板巨型核细胞少，血小板不少。

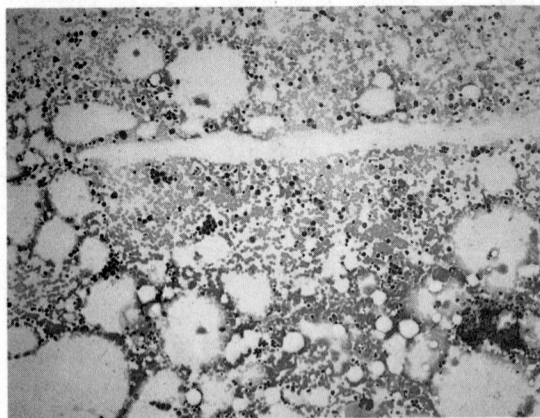

图 6-2　骨髓涂片（低倍镜，×10）增生活跃

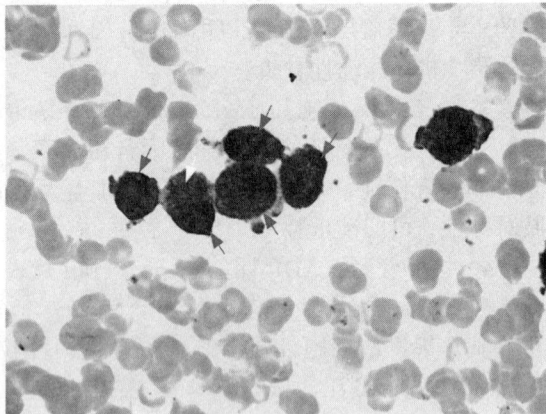

图 6-3　骨髓涂片（高倍镜，×100）
箭示异常多颗粒早幼粒细胞和柴束样 Auer 小体。

骨髓免疫分型：异常细胞占有核细胞的比例为 83.2%，主要表达 CD117、CD33、CD13、CD123、CD38、CD64、cMPO、CD4、CD15、CD56，不表达 CD34、HLA-DR，免疫表型为异常幼稚髓系细胞。

骨髓 AML 相关基因检测：PML-RARA 融合基因（S 型）阳性，拷贝数 13.09%，SF3B1 基因突变（p.K666N），WT1 基因表达增高。染色体：46XY[20]。

6. **诊治经过及疾病转归**　患者既往前列腺癌病史，此次因肺部感染入院，入院前、后多次查凝血功能 D- 二聚体明显升高，由 6.87mg/L 升至 17.36mg/L，血气分析 PO$_2$ 较前下降，由 64mmHg 降至 58mmHg，深静脉超声未见静脉血栓，超声心动图示肺动脉压正常，请呼吸与危重症医学科会诊，考虑患者高龄，长期卧床，肿瘤病史，近期存在肺部感染，低氧较前加重，存在 VTE 可能，建议予低分子肝素 0.3mL，1 次 / 日抗凝治疗，但抗凝治疗期间，D- 二聚体仍持续上升。与此同时，因血常规示三系减少，40日内白细胞从 $3.88×10^9/L$ 降至 $1.71×10^9/L$，中性粒细胞从 $2.17×10^9/L$ 降至 $0.76×10^9/L$，血红蛋白从116g/L降至97g/L，血小板从 $121×10^9/L$ 降至 $81×10^9/L$，考虑血液病可能，行外周血涂片检查，提示异常多颗粒早幼粒细胞，可能为急性早幼粒细胞白血病（APL）。迅速完善骨髓穿刺检查，当日骨髓形态学即回报：考虑急性早幼粒细胞白血病诊断。因该患者的疾病进展迅速，考虑 D- 二聚体明显升高与急性早幼粒细胞白血病相关，极易合并弥散性血管内凝血（DIC）而危及生命，遂立即停用低分子肝素。经本院及外院血液科专家讨论后认为：① APL 早期病情凶险，如不治

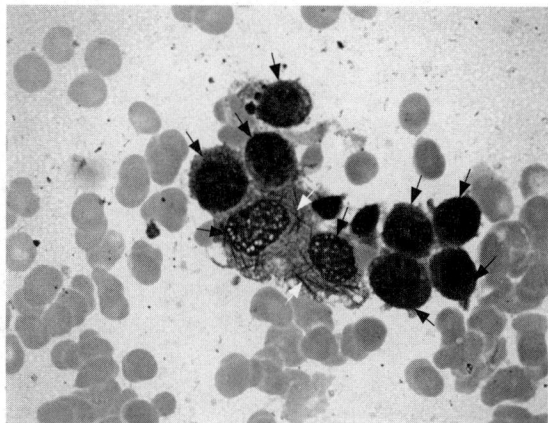

图6-4　骨髓涂片（高倍镜，×100）
箭示异常多颗粒早幼粒细胞和柴束样 Auer 小体。

疗，易合并弥散性血管内凝血导致脑出血等重要脏器出血危及生命，死亡率极高；② APL 的治疗以砷剂和视黄酸的靶向治疗为主，毒副作用较一般化疗小，患者耐受性较好；③ APL 是白血病中唯一不需要经过化疗即有治愈希望的血液肿瘤，95% 的年轻患者均可治愈；④虽然 APL 是白血病中治愈率较高的分型，但患者超高龄，合并多种疾病，而且国内外目前暂无 90 岁以上患者治疗的经验，需要在密切监测下进行治疗。经过与家属充分沟通，家属同意积极治疗。考虑到该疾病治疗早期易出现分化综合征，经讨论后决定予亚砷酸单药且剂量减半的方案：亚砷酸 5mg 1 次 / 日，静脉滴注治疗。治疗 1 周时患者出现低热，体重增加约 2kg，白细胞从 $1.97×10^9/L$ 升至 $4.65×10^9/L$，同时伴有乳酸脱氢酶明显升高（172U/L 升至 378U/L），血气分析 PO_2 较前下降（58mmHg 降至 52mmHg），考虑轻度分化综合征，加用羟基脲 500mg 隔日一次，治疗后白细胞增加速度减慢，未出现倍增趋势，体重稳定，治疗 9 日后白细胞稳定在 $7.0×10^9/L$ 左右，乳酸脱氢酶降低至 250U/L 左右，PO_2 升至 56mmHg，遂停用羟基脲。诱导治疗 33 日后复查外周血涂片：未见异常早幼粒细胞；骨髓涂片：APL 治疗至完全缓解（图 6-5、图 6-7）；基因检测结果示 PML-RARA 融合基因阳性，拷贝数 5.45%，免疫分型未见明显异常表型细胞，于治疗后第 34 日停用亚砷酸。停用亚砷酸 3 周后开始予巩固治疗方案（图 6-8）：视黄酸 20mg 两次 ×2 周，间歇 2 周，为 1 个疗程，共 7 个疗程。亚砷酸 5mg 1 次 / 日 ×4 周，间歇 4 周，为 1 个疗程，共 4 个疗程。患者目前病情平稳，已完成亚砷酸、视黄酸的第 1 个疗程，正在进行亚砷酸的第 2 个疗程。老年评估情况：ADL 评分 65 分，Frail 量表评分 3 分，NRS 2002 评分 3 分，VAS 评分 6 分。

【病例讨论】

急性早幼粒细胞白血病（APL）是一种特殊类型的急性髓系白血病，绝大多数患者具有特异性染色体易位 t（15；17）（q22；q12），形成 PML-RARA 融合基因，其蛋白产物可导致细胞分化阻滞和凋亡不足，是 APL 发生的主要分子机制[1]。APL 早期临床表现凶险，起病及诱导治疗过程中容易发生弥散性血管内凝血和栓塞而引起死亡。近 30 年来，由于视黄酸及砷剂的规范化应用，APL 已成为基本不用造血干细胞移植即可治愈的白血病[2]。

该患者超高龄，发病初期无乏力、出血等任何症状，仅化验检查发现白细胞轻度降低及 D- 二聚体升高，若非我们严密监测血常规及凝血功能变化，极易导致漏诊。监测过程中，短期内 D- 二聚体明显升高，纤维蛋白原、血小板进行性下降，表现为弥散性血管内凝血倾向，进展迅速，根据骨髓检查结果诊断为急性早幼粒细胞白血病。依据 2018 年中华医学会血液学分会制定

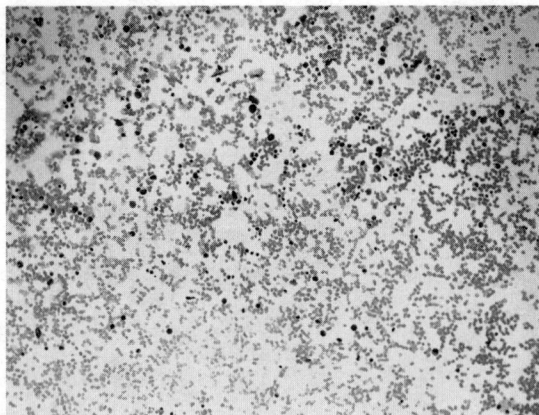

图 6-5　骨髓涂片（低倍镜，×10）增生活跃

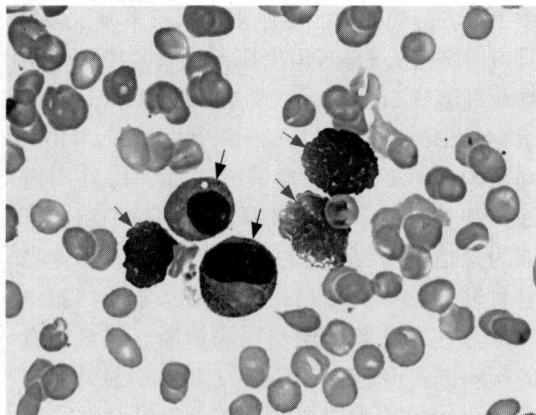

图 6-6　骨髓涂片（高倍镜，×100）

箭示中性中幼粒细胞、退化细胞。

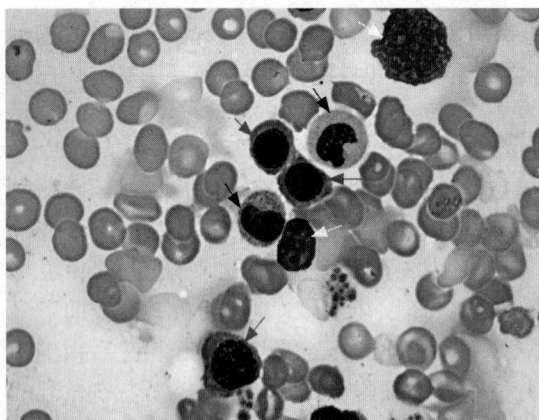

图 6-7　骨髓涂片（高倍镜，×100）

箭示中性晚幼粒细胞、有核红细胞、退化细胞。

的《中国急性早幼粒细胞白血病诊疗指南》[3]，该患者为 APL 低危人群，根据指南建议可采用视黄酸联合砷剂治疗。但该患者超高龄，目前有关老年 APL 尤其是 80 岁以上老年患者相关治疗经验非常有限，所以在治疗上需权衡利弊。APL 2006 trial 结果中提到，砷剂联合视黄酸能否提高老年 APL 患者的缓解率有待进一步证实[4]；日本有关老年 APL 的研究发现，老年 APL 患者早期诱导治疗阶段因分化综合征所致的死亡率较年轻患者更高[5]。该患者家属因担心药物的不良反应，原本选择放弃治疗。我们首先为患者进行了综合评估，虽然 ADL、Frail 评分显示有一定的功能缺陷及衰弱，但患者一般情况及生

化指标尚可，自身接受治疗的意愿十分强烈。我们又组织多家医院血液科专家会诊，讨论认为 APL 是白血病中唯一不需要经过化疗且治愈率较高的疾病，但若不予以治疗，预期寿命小于 3 个月。但该患者超高龄，多病共存，为避免诱导治疗过程中出现分化综合征等并发症，可以首先选择单用砷剂且剂量减半的方案。我们与患者家属再次进行了积极充分的沟通后，家属同意治疗。在治疗早期，出现了低氧、低热、体重增加、白细胞、血乳酸脱氢酶及尿酸升高，考虑轻度分化综合征，予羟基脲治疗后上述症状逐渐好转。该患者虽已 94 岁高龄，但我们结合综合评估结果，充分尊重患者意愿，为其制订了个体化治疗方案，疗效及耐受性良好，为高龄 APL

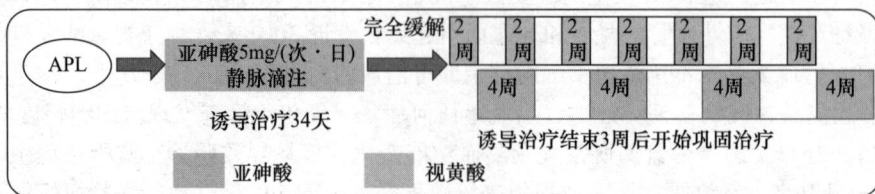

图 6-8　该患者治疗方案流程

患者的治疗提供了临床经验。

乔　薇　谢宗燕
中日友好医院保健部二部

参 考 文 献

［1］ NCCN Clinical Practice Guidelines in Oncology: Acute Myeloid Leukemia, Version 3 [Z]. (2017-05-25) [2021-8-11].https://ascopost.com/issues/may-25-2017/nccn-clinical-practice-guidelines-in-oncology-nccn-guidelines-2017-guidelines/

［2］ HU J, LIU Y F, WUCF, et al. Long-term efficacy and safety of all-trans retinoic acid/arsenic trioxide-based therapy in newly diagnosed acute promyelocytic leukemia [J]. Proc Natl Acad Sci, 2009, 106 (9): 3342-3347.

［3］ 中华医学会血液学分会. 中国急性早幼粒细胞白血病诊疗指南 (2018 年版) [J]. 中华血液学杂志, 2018, 39 (3): 179-183.

［4］ RAHME R, ADES L, THOMAS X, et al. Reducing mortality in newly diagnosed standard-risk acute promyelocytic leukemia in elderly patients treated with arsenic trioxide requires major reduction of chemotherapy: a report by the French Belgian Swiss APL group (APL 2006 trial) [J]. Haematologica, 2018, 103: e519-e521.

［5］ ONO T, TAKESHITA A, KISHIMOTO Y, et al. Long-term outcome and prognostic factors of elderly patients with acute promyelocytic leukemia [J]. Cancer Sci, 2012, 103: 1974-1978.

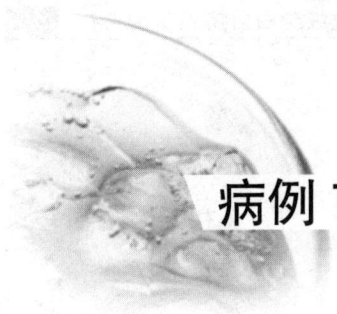

病例 7 衰弱的老年患者心脏起搏器植入术

【病例介绍】

1. **主诉及主要症状**　患者男性，99岁，主因"间断头晕1周，突发意识丧失4h"入院。患者入院1周前无明显诱因坐位时反复出现头晕，伴心悸、恶心，持续数分钟，可自行好转。发作与头部活动无关，无视物旋转、听力下降，症状间断发作，2~3次/天，未诊治。4h前在看电视时突发意识丧失，双眼上翻，呼之不应，小便失禁。无口角抽动、流涎。持续1min后患者意识恢复，意识恢复后无头晕、头痛，无肢体活动不利。120急救测血压160/100mmHg，心率50次/分，指尖快速血糖8mmol/L。

2. **既往史**　高血压病，2型糖尿病、糖尿病周围神经病变，反复低血糖，前列腺增生，高脂血症，老年精神障碍，反流性食管炎，缺铁性贫血。阵发房颤、阵发性室上速、完全性左束支传导阻滞、一度房室传导阻滞病史1年余，未使用抗凝、抗血小板药物。

1年前Holter示窦性心动过缓（最慢心率40次/分）、阵发性房颤伴长R-R间期（最长2.5s），1个月前Holter示窦性心动过缓伴不齐，完全性左束支传导阻滞，频发室上性期前收缩伴短阵房性心动过速，偶发期前收缩、窦性停搏，最长R-R间期2.8s（表7-1）。

表 7-1　历次 Holter 结果

时间	平均心率（次/分）	最慢心率（次/分）	最快心率（次/分）	停搏大于2s（次）	最长停搏（s）	最长停搏发生时间	倍他乐克	症状
2016年3月29日	59	43	72	0			早12.5mg 晚6.25mg	无
2016年4月6日	59	40	93	2	2.5	9:08	停用	无
2016年9月9日	71	36	110	25	2.7	10.32	无	无
2016年12月26日	60	34	88	5	2.6	18:25	无	无
2017年3月7日	59	33	139	44	2.8	8:34	无	无

3. **入院查体**　体温36.5℃，呼吸16次/分，血压200/120mmHg。神志清楚，双肺呼吸音粗，未闻及干湿啰音。心率54次/分，律齐，各瓣膜听诊区未闻及杂音，未闻及心包摩擦音。腹软，无压痛，肝脾肋下未触及，双下肢无水肿。神经系统查体：语言流利，高级皮层功能未见明显异常。颅神经未见明显异常。四肢肌力5级，肌张力尚可，肱三头肌、肱二头肌、桡骨膜反射、膝腱反射、跟腱反射均可正常引出。针刺觉，音叉震动觉，皮层复合觉未见明显异常。指鼻试验、轮替试验、跟膝胫试验双侧稳准，Romberg征阴性。Babinski征、Chaddock征、Hoffman征均为阴性。颈无抵抗。

4. **老年评估**　Fried表型衰弱评估为4分（不能完成步速测量、握力下降、疲劳、体力活动减少），Frail量表评估为4分（疲劳、不能上一层楼、不能走500m，患5种以上疾病），临床衰弱量表评估患者为严重衰弱（CFS 7级）。

5. 化验及检查

血常规：血红蛋白 97g/L，其余检查正常。

血生化：血钾 4.1mmol/L、血钠 142mmol/L、肌酐 88μmol/L、尿素氮 9.4mmol/L、血糖 5.06mmol/L、谷丙转氨酶 8.5U/L、谷草转氨酶 8.0U/L、白蛋白 37.6g/L、尿酸 472μmmol/L。

心肌酶谱：CK 152U/L、CK-MB 12U/L、hs-TNT 0.028ng/mL、B 型利钠肽 285pg/mL；糖化血红蛋白 6.5%。*D*- 二聚体 1.6mg/L。

心电图（图 7-1）：窦性心动过缓，完全性左束支传导阻滞，一度房室传导阻滞，心率 53 次 / 分。

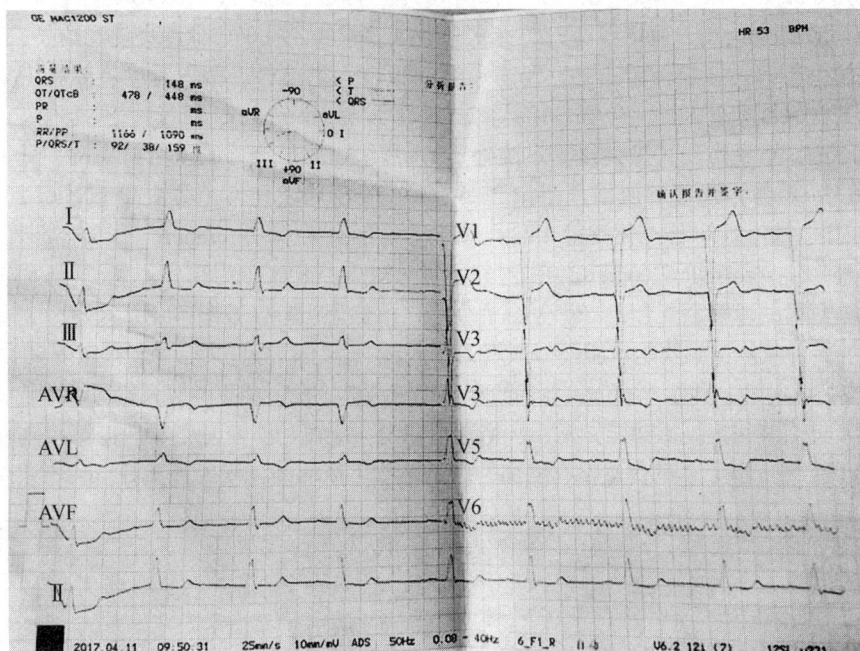

图 7-1　心电图

床旁胸片：双肺少许炎性改变。

超声心动：左室壁节段性运动异常，双房轻度扩大，主动脉瓣钙化伴少量反流，二尖瓣环钙化伴二尖瓣少量反流，三尖瓣少量反流，EF 56.2%，据三尖瓣反流压差法估测肺动脉收缩压约为 40mmHg。

头颅 CT：双侧多发腔隙性脑梗死、脑白质脱髓鞘、老年脑，脑动脉硬化。

头颅 MRI：脑多发缺血梗死灶、脑多发微出血、老年脑、脑白质脱髓鞘改变，右侧 Wallerain 变性，弥散加权成像（DWI）未见异常高信号影。

6. 入院诊断

（1）晕厥待查：①心源性晕厥？②癫痫？③高血压 3 级。

（2）2 型糖尿病：糖尿病性周围神经病变。

（3）高脂血症。

（4）心律失常：①窦性停搏；②阵发性房颤；③阵发性室上速；④完全性左束支传导阻滞。

（5）腔隙性脑梗死。

（6）反流性食管炎。

（7）缺铁性贫血。

（8）前列腺增生。

7. 诊疗经过及疾病转归　患者以"晕厥待查"由急诊收入神经内科，入院后未再发生晕厥，无头晕、黑蒙、心悸，心电监测提示窦性心动过缓，最慢心率45次/分，指尖血氧饱和度96%~99%，心内科会诊，结合既往窦性心动过缓、窦性停搏病史，考虑心源性晕厥，于入院第3日转入心内科，行心脏永久起搏器植入术，术后起搏器感知起搏功能良好，术后第1日发作房颤，给予盐酸胺碘酮静脉滴注转复窦性心律，监测指尖血氧饱和度下降，最低78%，患者无胸闷、喘憋、胸痛症状，查体左肺呼吸音低，床旁胸片（图7-2）示左侧气胸，压缩约85%，胸外科行闭式引流术，指尖血氧饱和度升至99%，4日后复查胸片肺复张良好，拔除闭式引流管。起搏器置入术后第3日开始发热，最高体温39.6℃，伴寒战，血常规白细胞11.37×10⁹，中性粒细胞百分比89%，C反应蛋白84mg/L，血培养（-），床旁胸片（图7-3）示双肺少许炎症，给予头孢哌酮钠/舒巴坦钠抗感染治疗后2日体温正常，于术后第5日转入老年科。转入后患者体温正常，持续低氧血症（指尖血氧饱和度88%~90%，动脉血压氧分压60.6mmHg），极度疲乏、卧床，间断恶心、呕吐、腹部不适，进食障碍，进食量不足院外1/3，情绪焦虑，合并肠道菌群失调、低钾血症（血钾2.9mmol/L），低蛋白血症（血清白蛋白27.5g/L）、凝血功能异常（凝血酶原时间20s、活化部分凝血活酶时间52s、国际标准化比值1.82）、糖尿病酮症（血糖24mmol/L、尿酮体阳性）、心力衰竭（呼吸困难、NT-proBNP 6706pg/mL）、营养不良（MNA-SF评分为3分），反复与家属沟通、交待病情，取得家属的理解、配合，治疗上给予吸氧，抗焦虑治疗，及时停用抗生素，避免肠道菌群失调进一步加重，减停不必要的口服药以减轻胃肠刺激，给予口服肠内营养粉剂（安素）、静脉滴注氨基酸营养支持，补液、利尿、强化胰岛素治疗，控制液体平衡，纠正心衰及糖尿病酮症，肌注维生素K及输注新鲜血浆纠正凝血功能异常，病情逐渐稳定，凝血功能恢复正常，血糖控制良好，指尖血氧饱和度可达95%以上，进食量略有增加，但仍不能下床活动，于5月4日出院（住院24日）。

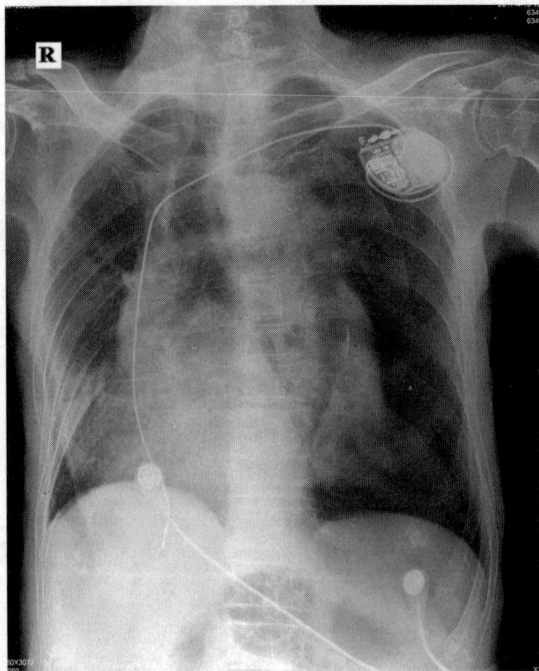

图7-2　床旁X线胸片（1）　　　　　　　图7-3　床旁X线胸片（2）

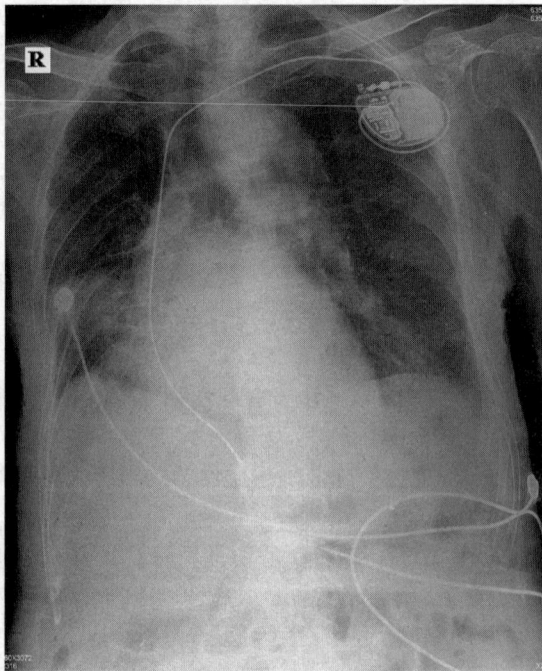

【病例讨论】

从专科的角度看这似乎是一个成功的案例，神经内科首诊收治患者入院，结合既往有窦性停搏病史，心内科大夫判断为心源性晕厥，并且为这位近百岁的老人成功地植入了永久性心脏起搏器，似乎解决了老人心源性晕厥的问题。但是，老人从安装心脏起搏器开始，先后出现气胸、感染、凝血功能异常、心力衰竭、糖尿病酮症、肠道菌群失调、电解质紊乱等并发症，老年综合征方面突出表现为进食障碍、营养不良、焦虑、活动能力下降等，住院时间长达 24 日，出院时仍不能下床活动，患者生活质量严重受损。

　　老人的病情变化似乎都是独立发生、都有各自的病因，但是从现代老年医学理念考虑，以上病情变化并不是孤立的，老年人健康状况存在明显的异质性，即存在生物年龄，同样生理年龄的人接受救治可能得到不同的治愈结果，这种现象可用老年人衰弱与否来解释。衰弱是老年人群常见的临床综合征，其核心是与老化有关的生理储备和多系统功能下降，导致机体易损性增加、抗应激能力减退[1]，衰弱老人经历外界较小的刺激即可导致临床一系列不良事件的发生，例如潜在有害药物治疗或联合用药、跌倒、急性病、外科手术和心脏介入治疗等有可能造成衰弱患者出现严重的不良后果，甚至死亡。

　　衰弱评估方法目前没有统一，常用的有衰弱指数（frailty index，FI）[2]、Fried 衰弱表型评估[3]、Frail 量表[4]、临床衰弱量表（clinical frailty scale，CFS）[5] 等。本例患者采用 Fried 表型衰弱评估为 4 分（不能完成步速测量、握力下降、疲劳、体力活动减少），Frail 量表评估为 4 分（疲劳、不能上一层楼、不能走 500m，患 5 种以上疾病），临床衰弱量表评估患者为严重衰弱（CFS 7 级），均提示这是一位处于衰弱状态的高龄老人，初始治疗引发上述一系列不良健康问题。由于老年人存在异质性——即衰弱，国外、国内老年医学专家已相继出台一些术前综合评估的建议和共识，例如美国开始关注住院老年患者术前或心脏介入治疗前衰弱的评估，中华医学会老年医学分会于 2015 年制定的《老年患者术前评估中国专家建议》[6] 推荐应用 Frail 量表对老年患者进行术前衰弱评估，2017 年 3 月发表的《老年患者衰弱评估与干预中国专家共识》[7] 也指出衰弱老人很多检查和治疗会导致并发症，有时会增加患者负担并损害其生活质量，因此对中、重度衰弱老人应仔细评估患者情况，避免过度医疗行为。目前我国老年科医生已经开始重视衰弱评估，首都医科大学老年医学系已经制订了适合老年患者使用的综合评估方案，相信在未来的工作中，老年科医生将会有更多的评估手段去应对越发复杂的临床工作。

【诊疗流程】

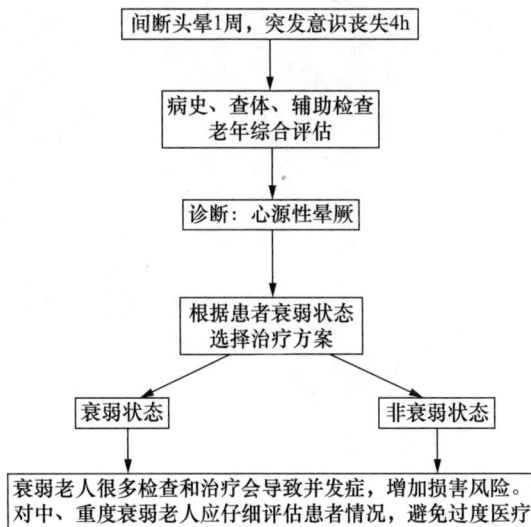

王　鹏

首都医科大学附属复兴医院综合科

参 考 文 献

［1］　COOPER C, DEREW, EVANW, et al. Frailt and sarcopenia: definitions and outcome parameters [J]. Osteoporos Int, 2012, 23 (7): 1839-1848.

［2］　SEARLE S D, MITNITSKI A, GAHBAUER E A, et al. A standard procedure forcreating a frailty index [J]. BMC Geriatr, 2008, 8 (1): 1471-2318.

［3］　FRIED L P, TANGEN C M, WALSTON J, et al. Frailty in older adults: evidence for a phenotype [J]. J Gerontol A Biol Sci Med Sci, 2001, 56 (3): 146-156.

［4］　ABELAN VAN KAN G, ROLLAND Y, BERGMAN H, et al. The I. A. N. A Task Force on frailty assessment of older people in clinical practice [J]. J Nutr Health Aging, 2008, 12: 29e37.

［5］　ROCKWOOD K, SONG X, MACKNIGHT C, et al. A global clinical measure of fitness and frailty in elderly people [J]. CMAJ, 2005, 173 (5): 489-495.

［6］　中华医学会老年医学分会, 解放军总医院老年医学教研室. 老年患者术前评估中国专家建议 (2015) [J]. 中华老年医学杂志, 2015, 34 (11): 1273-1280.

［7］　中华医学会老年医学分会. 老年患者衰弱评估与干预中国专家共识 [J]. 中华老年医学杂志, 2017, 36 (3): 251-256.

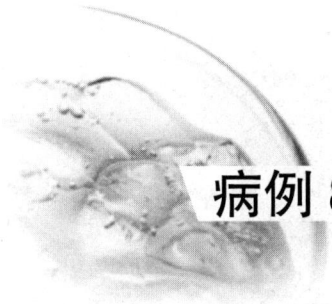

病例 8 消化道出血罕见原因 ——主动脉肠瘘

【病例介绍】

1. **主诉及主要症状** 患者男性，85岁，因"反复黑便5个月余"入院。患者入院前5个月出现反复排黑便伴心悸、头晕不适，血红蛋白由115g/L降至70g/L，院外胃镜示浅表出血性胃炎，予抑酸、补液、止血、输血等治疗2周，复查胃镜示胃黏膜病变恢复正常出院。出院后患者乏力进行性加重，伴纳差、消瘦明显，病程中间断发热，体温最高38.5℃，化验白细胞计数15.45×10⁹/L，血红蛋白78g/L，粪隐血阳性，予抗感染、对症输血、补蛋白、补液等治疗效果欠佳。入院前半个月出现右髋部疼痛明显，伴右膝关节屈曲不能伸直，伴活动障碍，为进一步诊治入院。

2. **既往史** 高血压3级（很高危），腹主动脉下段局限性夹层动脉瘤，右侧髂总动脉局限性夹层动脉瘤伴假性动脉瘤形成，右髂动脉瘤腔内隔绝术。吸烟5支/日×15年。

3. **入院查体** 体温36.5℃，呼吸18次/分，心率95次/分，血压119/95mmHg，神志清楚，贫血貌，恶病质状，双肺呼吸音粗，右下肺散在湿啰音，心律齐，舟状腹，腹韧，全腹无压痛、反跳痛，右下腹髂窝处似可触及一包块，边界不清，无压痛，可闻及腹主动脉杂音伴传导，肠鸣音弱，右膝关节屈曲不能伸直，伴活动障碍，双下肢中度可凹性水肿，右侧略重，双足背动脉搏动弱。

4. **老年评估** ADL评分2分，Frail量表评分4分，MNA-SF评分5分，VAS评分7分。

5. **化验及检查**

血常规：白细胞计数8.13×10⁹/L，中性粒细胞百分比82.3%，血红蛋白58.2g/L，血小板计数195×10⁹/L。

血生化：血钾3.52mmol/L，血钠131mmol/L，谷丙转氨酶6U/L，谷草转氨酶11U/L，肌酐61μmol/L，尿素氮5.8mmol/L。

凝血功能：凝血酶原时间15.8s，活化部分凝血活酶时间50.8s，凝血酶原活动度71%，D-二聚体8.9μg/mL，纤维蛋白原降解产物20.01μg/mL，空腹血糖Fbg 4.57g/L。

肿瘤标志物：CEA 0.99ng/mL，CA12-5 27.51U/mL，CA19-9 4.69U/mL，AFP 0.64ng/mL。

胃镜示慢性浅表性胃炎；结肠镜无明显异常发现。

腹盆增强CT：腹主动脉增宽，腹主动脉下段及右侧髂总动脉支架植入术后；右侧髂总、髂外动脉血栓形成，右侧髂外动脉内少量气体影；下段腹主动脉及髂总动脉周围低密度影，部分积液，少量气体；右侧腰大肌及髂腰肌包裹积液（图8-1）。

6. **诊治经过及疾病转归** 入院后予禁食水、抗感染、静脉营养、止血、间断输注蛋白及血细胞比容、纠正电解质紊乱等治疗。监测患者血红蛋白反复下降，最低58.2g/L，1周内先后予血细胞比容8U输注，患者消化道活动性出血，量较大，2~3排深棕色软便1次，量不多，但其胃镜及结肠镜未见明确消化道出血灶，消化道出血量与血红蛋白下降速度明显不吻合。病程中，患者腰部及右髂区疼痛持续不缓解，监测右侧腰大肌及髂腰肌包裹积液，间隔3日后肿物超声比较，范围有所扩大。患者消化道出血原因不明，伴发热、腰痛、右髋部疼痛不适，请

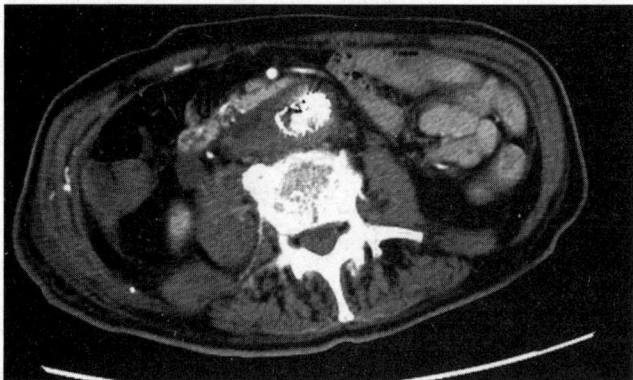

图 8-1　腹部 CT

动脉周围脂肪间隙模糊，局部可见气泡影；动脉局限性膨出；动脉与周围肠管分界不清。

血管外科、普外科、介入科、骨科、消化科等多科室全院会诊，考虑与其腹主动脉、右髂动脉支架术后血管内膜破损、出血形成血肿、继发感染有关，同时高度考虑存在血肿感染、侵蚀肠道可能导致十二指肠、小肠瘘。进一步完善十二指肠镜证实为十二指肠水平部瘘（图 8-2）。诊断考虑消化道大出血、腹主动脉瘤十二指肠水平部瘘、腹主动脉右髂总动脉支架术后感染。后经外科联合会诊，行剖腹探查，腹主动脉支架取出＋腹腔脓肿切除＋腋双股动脉搭桥术＋十二指肠瘘修补＋空肠营养管置入术。腹腔引流液培养为粪肠球菌、白色假丝酵母菌，予抗细菌、真菌联合治疗。术后患者合并心功能不全、急性肾损伤、肺部感染等情况，予改善脏器功能、间断输注血浆、蛋白支持治疗，经治疗后患者病情稳定，住院 67 日，患者病情好转出院。

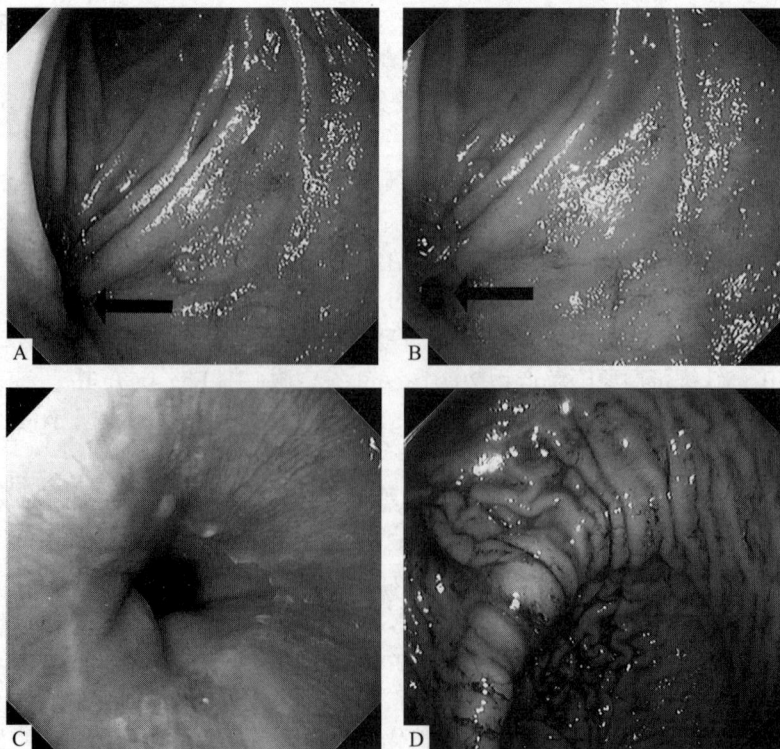

图 8-2　十二指肠镜

十二指肠降段近水平部可见瘘口，有少量新鲜渗血（A～D）。

【病例讨论】

不明原因消化道出血（OGIB）占消化道出血3%～5%，其中主动脉消化道瘘（aortoenteric fistula，AEF）为消化道出血少见的原因之一[1]。该疾病往往导致消化道大出血、低血容量性休克，若诊断治疗不及时或不当，则后果更为严重，死亡率高。AEF分为原发性（primary aortoenteric fistula，PAEF）与继发性（secondary aortoenteric fistula，SAEF）。PAEF指主动脉瘤壁与邻近肠道发生侵蚀交通形成的病变，在尸检中其发病率为0.04%～0.07%。好发于老年人，男性多于女性，尤其是吸烟者。其中85%的动脉瘤源于动脉粥样硬化，15%源于感染性疾病，少见病因为主动脉先天性疾病、梅毒、感染、创伤、大动脉炎等。SAEF指腹主动脉移植物（人工血管或覆膜支架）重建术后发生的移植物侵蚀肠道形成的穿透性病变。目前随着主动脉瘤手术方式的完善、手术例数增多，继发性主动脉消化道瘘的发病率有所增加，可达3%左右，若存在人工血管感染，则可高达20%[2]。

腹痛、腹部搏动性包块和消化道出血三联征是主动脉消化道瘘的典型症状，三联征发生率为11%～25%[3]。患者通常以间断便血为首发症状而就诊，患者病程中如出现意识障碍、周围循环血容量不足表现，血红蛋白急剧下降，可表现为消化道大出血，病情凶险。该类疾病患者腹痛部位表现不一，通常与原发疾病部位相关；若患者出现发热、白细胞增高等感染表现，应考虑是否合并腹腔感染。病程长的患者可能因长期出血、消耗、入量不足等原因，可出现乏力、纳差、消瘦等非特异性症状。体征表现中，需密切观察患者生命体征、神志意识变化，腹部查体应关注患者是否存在腹部压痛、肠鸣音减弱、下肢动脉搏动减弱、腹部包块等体征。详细的病史询问及体格检查有利于医生在接诊患者过程中进行病情和诊断的初步判断。

辅助检查方面，B超、CT、血管造影、放射性核素扫描及消化内镜等对AEF诊断有一定意义，但均缺少特异性，而且阳性率较低。派克（Peck）等[4]报道，36例AEF的诊断检出率分别是内镜29%（8/28），CT 29%（5/17），剖腹探查57%（21/36），尸检确诊6%（2/36）；13例主动脉造影发现2例假性动脉瘤；而且9例患者因为内镜检查结果误导了诊断。总体来说，消化内镜对于该疾病诊断检出率低，有学者研究指出，快速、无创的增强CT多作为一线诊断措施，若有下列特征性CT表现，诊断即可成立[3]：①肠道（尤其是十二指肠）周围动脉瘤壁失去连续性、主动脉内或后腹膜区域出现气体；②紧邻主动脉壁气体、失去正常脂肪间隔；③主动脉人工血管周围对比剂外溢。其中，动脉周围气泡影除动脉肠瘘所致外，尚需警惕动脉周围合并感染如产气杆菌等致病的可能。PAEF好发于跟腹主动脉相邻的十二指肠第三部。SAEF指腹主动脉瘤已行血管修复术或放置支架后，发病部位与手术位置、术后感染部位有关。

总之，原发性主动脉消化道瘘是极为罕见、致命的消化道出血原因，早期诊断和治疗至关重要。对每一个因消化道出血就诊患者，应充分结合其病史、体征及辅助检查排除该疾病的可能，尤其是对于合并动脉粥样硬化的老年人。AEF临床诊断较为困难，术前诊断率不足50%，主要依靠剖腹探查及死亡后尸检确诊。AEF典型的"三联征"发生率低，约94%的PAEF有特征性的"前哨性出血"，此为一种间隙性的轻中度出血，是发生大出血的前兆症状。快速、无创的增强CT检查多作为一线诊断措施；积极有效的抗生素和早期手术干预是目前最有效的治疗方法。手术仍然是彻底治愈动脉重建后肠道出血最常用和最有效的方法。主动脉消化道瘘死亡率高，可达56%～82%，多数死于尚未诊断或准备手术时；手术死亡率亦高达36%～77%。对存在腹主动脉瘤、具有腹主动脉瘤手术史、反复消化道出血、腹部或腰背部疼痛、不明原因的发热患者，高度怀疑AEF并进行鉴别诊断。对该疾病有深入的认识，并保持足够的警惕性是治疗成功的关键，对高度怀疑AEF者，应毫不迟疑地行剖腹探查，明确诊断[5]。

【诊疗流程】

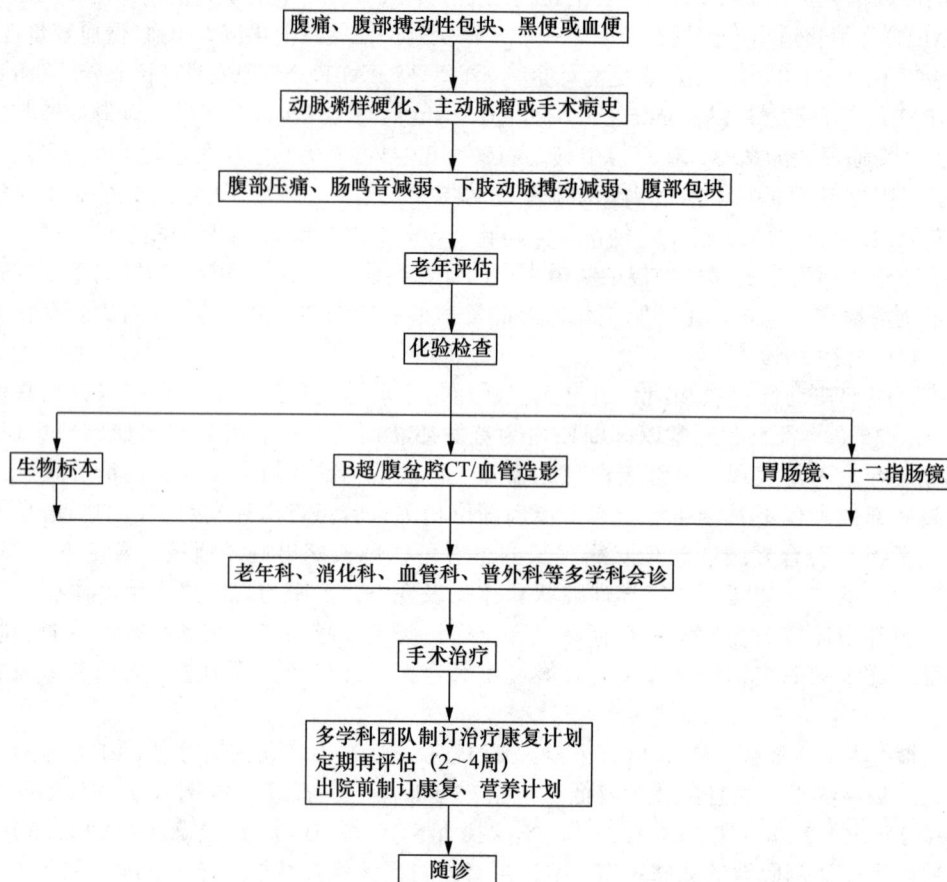

罗　佳　孙　颖

首都医科大学附属北京友谊医院老年医学科

参 考 文 献

［1］中华消化杂志编辑委员会. 不明原因消化道出血的诊治推荐流程 (2012 年 3 月上海) (修改稿) [J]. 胃肠病学, 2012, 17 (6): 426-429.

［2］ODEMIS B, BASAR O, ERTUGRUL I, et al. Detection of an aortoenteric fistula in a patient with intermittent bleeding [J]. Nat Clin Pract Gastroenterol Hepatol, 2008, 5 (4): 226-230.

［3］SAERS S J, SCHELTINGA M R. Primary aortoenteric fistula [J]. Br J Surg, 2005, 92 (2): 143-152.

［4］PECK J J, EIDEMILLER L R. Aortoenteric fistulas [J]. Arch Surg, 1992, 127 (10): 119l-1193.

［5］RICHARDS CRN, MCMURRAY R, CRIMAN E. Primary aortoduodenal fistula: a rare entity with lethal effects [J]. BMJ Case Reports, 2016, DOI: 10. 1136/bcr-2016-217001.

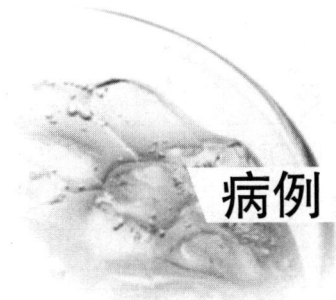

病例 9　老年阵发性心房颤动患者合并多系统疾病的治疗选择

【病例介绍】

1. 主诉及主要症状　患者男性，90 岁，因"发作性胸闷 1 个月余，再发 2h"入院。1 个月前无明显诱因出现胸闷、心慌、气短，无明显胸痛，无咳嗽、咳痰，无发热，无腹痛、腹胀等不适，自行口服硝酸甘油片治疗，并卧床休息，症状未见好转，当地门诊部行心电图检查提示房颤心律，心率 110 次 / 分，未行特殊治疗，为求进一步诊治，转运至我院急诊，急诊以"初发房颤"收入于我院心内科。入科后予以胺碘酮 75mg 负荷剂量后，以 0.5～1mg/min 持续静脉泵入，24h 后转为窦性心律，后症状未再发，未服用胺碘酮等药物。当日 15:00 左右患者午休后自觉胸闷，脉搏快，症状较前相似，无胸痛、黑矇，无头晕、头痛，无反酸、烧灼感等不适，自扪脉律不齐，于当地门诊部行心电图检查提示房颤心律，心率 100 次 / 分，予以速效救心丸口含后于我院急诊就诊，复查心电图仍为房颤心律。

2. 既往史　冠心病；高血压 3 级（极高危）；IgA 肾病、慢性肾脏病 3 期；腔隙性脑梗死；脂肪肝；左侧甲状腺全切术后；右侧甲状腺囊肿摘除术后。

3. 入院查体　体温 36.8℃，血压 131/74mmHg，心率 95 次 / 分，神志清楚，查体合作，双肺呼吸音清，未闻及明显干湿啰音。心界不大，心律绝对不齐，第一心音强弱不等，未闻及病理性杂音。腹膨隆、软，全腹无压痛，无反跳痛及肌紧张，肝脾肋下未触及，肠鸣音正常。双侧足背动脉搏动好，双下肢无水肿。

4. 化验及检查

血常规：血红蛋白 129.0g/L；白细胞计数 12.57×10⁹/L；中性粒细胞百分比 85.9%；血小板计数 199×10⁹/L。

血生化：总胆固醇 3.33mmol/L；甘油三酯 1.72mmol/L；低密度脂蛋白 1.99mmol/L；谷丙转氨酶 21U/L；谷草转氨酶 15U/L；肌酐 106μmol/L；血钾 4.68mmol/L；血钠 135mmol/L；C 反应蛋白 0.89mg/dL；血清白蛋白 35.1g/L；氨基末端脑利钠肽前体 866.1pg/mL。

心肌酶谱：肌红蛋白 77ng/mL；TnI 0.037μg/L；TnT：0.030ng/mL。

凝血功能：血浆 D- 二聚体测定 1.54μg/mL。

粪隐血：（＋）。

心电图（图 9-1）：心房颤动，心率 93 次 / 分。

心脏超声：心房不大，左房内径 37mm，右房内径 37mm，升主动脉扩张伴主动脉瓣反流，肺动脉高压（估测肺动脉收缩压 45mmHg），主肺动脉扩张，左室舒张功能减退，LVEF 67%。

甲状腺超声：甲状腺大部分切除术后，右侧残余腺体内结节。

血管超声：腹主动脉粥样硬化，腹部大静脉、门静脉、肝静脉未见异常，双上肢、下肢静脉超声未见血栓。

胸部 CT 平扫：左下肺后基底段索条影，考虑慢性炎症，右下肺小结节，考虑陈旧病变。

5. 诊治经过及疾病转归　①患者此次因阵发性房颤入院，发病在 48h 以内，予以胺碘酮 75mg 静脉推注后以 1mg/min 持续静脉滴注转复治疗，24h 后转复为窦性心律，维持 1h 后停用

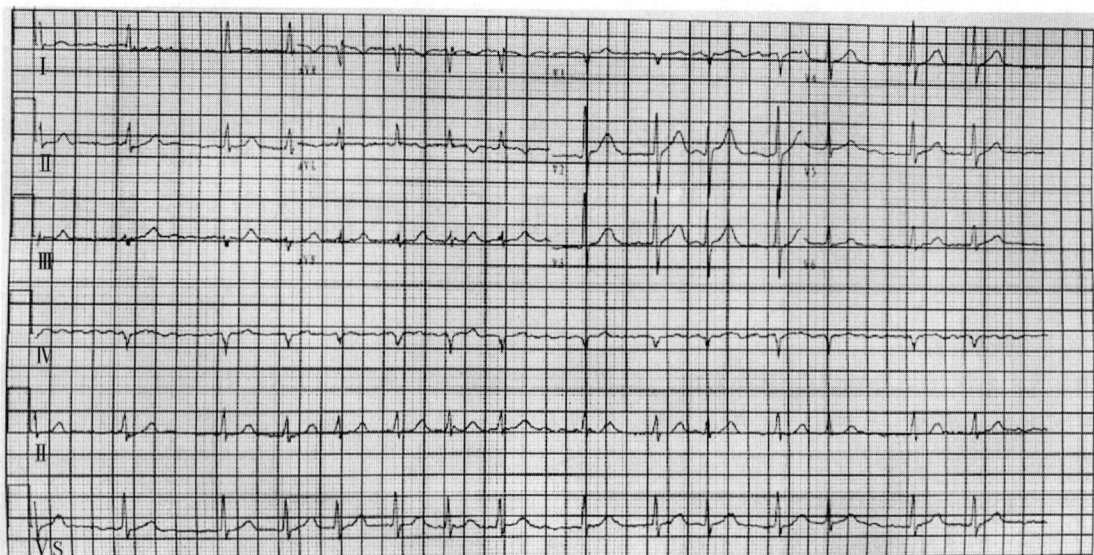

图 9-1　心电图

胺碘酮。②患者既往有左侧甲状腺全切术病史，长期服用左甲状腺素钠片替代治疗，入院查甲状腺功能：FT_3 2.42pmol/L、FT_4 25.34pmol/L、TSH 0.069μU/mL，提示甲状腺功能亢进，考虑此次复发房颤，与甲状腺功能亢进（FT_4 升高，TSH 降低）具有一定相关性，经内分泌科会诊，多次复查甲功 7 项指标，逐渐将左甲状腺素钠片调整至合适剂量。③患者入院后出现尿频、尿痛症状，尿常规：尿白细胞满视野，白细胞计数 $10.81×10^9$/L、中性粒细胞比例 73%，均高于正常，考虑泌尿系感染可能性大，给予氟氧头孢钠抗感染治疗，治疗 1 周后尿频、尿痛症状，炎症指标恢复正常，停用抗生素。入院 40 日后患者进食少量水果后出现腹痛、腹泻症状，复查白细胞、中性粒细胞百分比明显升高，尿常规未见明显异常，胸部 CT 提示双肺未见明显新发炎性渗出影，结合患者腹部不适症状，考虑胃肠道感染可能性大，给予头孢哌酮钠 / 他唑巴坦钠抗感染治疗，腹部不适逐渐消失，炎症指标逐渐恢复正常。④患者 IgA 肾病病史多年，入院时应用甲泼尼龙片治疗，考虑患者反复不同部位感染与长期应用激素有关，且复查 24h 尿蛋白定量较前好转，经肾内科会诊，逐渐将甲泼尼龙片减量，嘱出院后门诊定期复查 24h 尿蛋白定量，根据结果，肾内科门诊调整激素治疗方案。⑤患者入院时 CHA2DS2-VASc 评分 3 分，HAS-BLED 评分为 3 分，为卒中高危，同时也为出血高危，考虑患者合并冠心病，给予利伐沙班 10mg 每日一次抗凝治疗。入院第 11 日，复查血红蛋白降低，粪隐血阳性，考虑患者肾性贫血合并胃肠道慢性出血，暂停用利伐沙班，给予重组人促红素及铁剂治疗。入院第 20 日，患者诉右下肢无力，查体双下肢皮温正常，无明显水肿，行双下肢静脉超声提示右侧小腿肌间静脉血栓形成，经血管外科会诊，恢复小剂量利伐沙班 5mg，1 次 / 天治疗，2 周后复查下肢血管超声提示右下肢肌间静脉血栓部分再通，继续维持小剂量利伐沙班抗凝治疗。

【病例讨论】

心房颤动患病率随年龄增长而升高的趋势非常明显，40 岁的患病率为 0.3%，而 60～80 岁的患病率达到 5%～9%，为老年人临床最常见的心律失常之一。老年房颤治疗策略主要包括房颤病因或诱因的治疗、节律控制、控制房颤心室率、抗凝、预防血栓栓塞事件[1]。该患者为高龄，房颤持续时间在 48h 内，为阵发性房颤，既往有冠心病、高血压等器质性心脏病，入院化验提示甲状腺功能亢进，入院后在应用胺碘酮转复房颤的同时，治疗原有器质性心脏疾病，纠正甲亢，积极对房颤的病因及诱因进行治疗。

新指南推荐 CHA2DS2-VASc 评分代替了 CHA2DS2 评分，是目前最常用预测房颤患者发生血栓栓塞风险的评分系统[2]。危险因素包括充血性心力衰竭、高血压、糖尿病、血管病变（心肌梗死、周围血管病和动脉斑块）、年龄 65～74 岁和女性分别为 1 分，年龄≥75 岁、既往卒中 / 短暂性脑缺血发作 / 血栓栓塞分别为 2 分。评分为 0 分者不需要抗凝治疗；评分为 1 分者既可口服抗凝药物或阿司匹林，也可不予抗栓治疗；≥2 分者均应抗凝治疗。该患者高龄、有高血压、血管病变病史，CHA2DS2-VASc 评分为 3 分，应进行抗凝治疗。抗凝治疗可防止血栓栓塞事件发生，但药物应用过量可能导致出血。ESC 房颤指南、加拿大心血管指南、欧洲心脏节律协会等均推荐应用 HAS-BLED 评分[3-4]，≥3 的视为高危患者，应规律复诊，严密观察以防止出血事件（Ⅱa）。HAS-BLED 评分危险因素包括高血压（收缩压大于 160mmHg）、肝肾功能异常、脑卒中、出血病史或出血倾向、国际标准化比值不稳定、老年（>65 岁）、药物（如联用抗血小板药物或非甾体抗炎药）/ 嗜酒（每项 1 分，最高 9 分），出血高危患者无论接受华法林还是阿司匹林治疗，均应谨慎，并在开始抗栓治疗之后，加强复查。该患者高龄、高血压病史、存在消化道出血，HAS-BLED 评分为 3 分，为出血高危。高血压、卒中史、老年的因素与血栓与出血均相关，需谨慎评估。目前认为，这些患者接受抗凝治疗的益处可能更大。该患者反复出现粪隐血阳性，入院后发生下肢静脉血栓，血栓与出血矛盾较为突出，我们在治疗时有效地利用评分系统，对病情进行初步判断，谨慎应用抗凝药物的同时，密切监测患者出凝血和相关指标，根据患者出凝血情况，对抗凝方案作出及时调整，使患者在抗凝治疗中得到最大获益。

患者反复不同部位感染，除与高龄、基础疾病多等因素相关外，长期应用激素导致其免疫力减低也是重要因素。患者 IgA 肾病病史多年，近半年病情出现反复，激素应用为当前治疗 IgA 肾病的重要手段之一。因此，该患者在抗感染治疗的基础上，请肾内科专家协同诊疗，在抑制 IgA 肾病进展的同时，及时调整激素剂量，减少激素应用的不良反应也是改善患者长期预后的关键。

该患者合并多种慢性基础疾病，各个疾病之间可互为病因及诱因，治疗方式也存在矛盾，在疾病演变过程中，如何选择最优的治疗方式，个体化治疗，需要密切观察并准确判断病程及疾病的主要矛盾，多学科联合诊疗，制订最佳的治疗策略，达到延长患者生存期，提高生活质量的最终目的。

【诊疗流程】

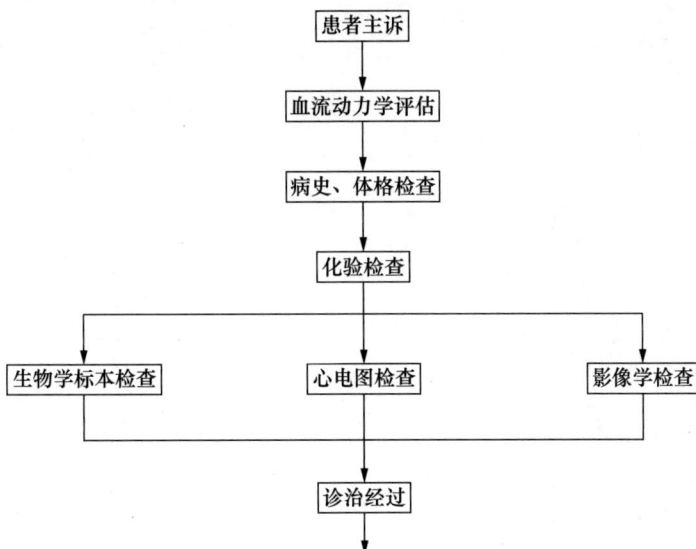

多学科团队会诊制订治疗计划
多学科团队定期再评估（1周）
出院后定期门诊随访评估（2～4周）

↓

病例讨论

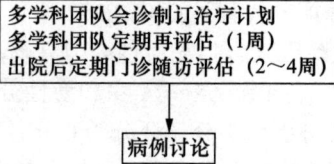

李建华　曹　剑

解放军总医院第二医学中心心内科

参 考 文 献

［1］　张存泰, 阮磊. 老年心房颤动的治疗 [J]. 中国实用内科杂志, 2017, 37 (4): 287-289.

［2］　OLESEN J B, TORPPEDERSEN C, HANSEN M L, et al. The value of the CHA2DS2-VASc score for refining stroke risk stratification in patients with atrial fibrillation with a CHADS2 score 0-1: A nationwide cohort study [J]. Thromb Haemost, 2012, 107 (06): 1172-1179.

［3］　PISTERS R, LANE D A, NIEUWLAAT R, et al. A novel user-friendly score (HAS-BLED) to assess 1-year risk of major bleeding in patients with atrial fibrillation: the Euro Heart Survey [J]. Chest, 2010, 138 (5): 1093-1100.

［4］　ANDRADE J G , MACLE L , NATTEL S , et al. Contemporary Atrial Fibrillation Management - A comparison of the current AHA/ACC/HRS, CCS, and ESC guidelines [J]. Canadian Journal of Cardiology, 2017: S0828282X17303070.

病例 10
高龄心力衰竭患者的病情分析

【病例介绍】

1. **主诉及主要症状** 女性患者，90 岁，因"间断双下肢水肿 2 年余，加重伴胸闷 5 日"入院。近 2 年余间断出现双下肢对称性、可凹性水肿，伴胸闷、憋气、活动后气短，曾行心脏彩超提示节段性室壁运动异常（室间隔、下壁），左房增大，全心扩大，心脏收缩功能减低（LVEF 最低至 38%），起搏器植入术后，心包积液（中量），中度肺动脉高压（PASP 57mmHg），应用抗血小板药物、硝苯地平控释片、氯沙坦氢氯噻嗪联合美托洛尔降压、改善心室重构、利尿、醛固酮拮抗剂螺内酯等综合治疗，上述症状可减轻。患者 2 个多月前受凉后出现咳嗽、咳痰，咳少许白黏痰，无发热，伴纳差。近 5 日无明显诱因上述症状再次加重，静息状态下感胸闷，无明显胸痛。

2. **既往史** 冠心病陈旧性心肌梗死支架植入术后起搏器植入术后；高血压 3 级（极高危组）；2 型糖尿病；血脂异常。

3. **入院查体** 血压 P138/66mmHg，神清，精神可，皮肤、巩膜无黄染，唇、甲无明显发绀，双颈静脉略充盈，双肺呼吸音粗，双肺底闻及少许湿啰音，心率 62 次 / 分，心脏各瓣膜听诊区未闻明显杂音、附加音及心包摩擦音。腹软，无压痛，未及包块，肝脾肋下未及，双下肢对称性、可凹性水肿，无杵状指（趾）。

4. **老年评估** ADL 评分 40 分，Frail 量表评分符合 3 条，考虑衰弱综合征；NRS 2002 评估 4 分，存在营养风险。MNA-SF 8 分，存在营养不良风险。

5. **化验及检查** 血常规：白细胞 7.83×10^9/L，中性粒细胞百分比 63.7%，血红蛋白 123g/L，血小板 179×10^9/L。

血生化：电解质正常，谷丙转氨酶 37.6U/L，谷草转氨酶 45.7U/L，肌酐 88.4μmol/L。

心脏四项：CK-MB 2.6ng/mL B 型利钠肽 2499pg/mL，cTnI 0.09ng/mL，Myo74.4ng/mL。

血气分析：pH 7.405，PaO_2 94.2mmHg，$PaCO_2$ 38mmHg，BE 0.6mmol/L，Lac 1.7mmol/L。

凝血五项：D- 二聚体 1.15mg/L，其余正常。

动态心电图：窦性心律，起搏器心律。单发室上性期前收缩 7 个，单发室性期前收缩 16 个见图 10-1 至图 10-3。

核医学肺通气灌注扫描提示右肺下叶后基底短（亚段）、左肺下叶背段（亚段）肺栓塞见图 10-4 至图 10-6。

胸部 CT 提示双肺感染性病变，心脏增大，心包及双侧胸腔积液见图 10-7 至图 10-9。

心脏超声：提示起搏器植入术后，左房增大，左室壁略增后，下壁及室间隔运动幅度减低，肺动脉高压，心包积液（中量），LVEF 53% 见图 10-10。

下肢静脉彩超：左小腿肌间静脉血栓形成，右小腿肌间静脉局部内径增宽，血流淤滞状态。

6. **诊治经过及疾病转归** 患者既往有冠心病、陈旧性心肌梗死、支架植入术后、起搏器植入术后病史，射血分数最低至 38%，此次因全心衰竭入院，入院后完善相关检查，考虑合并肺部感染。治疗方面：ARB 复合制剂（氯沙坦氢氯噻嗪）、联合 β 受体阻滞剂（美托洛尔）

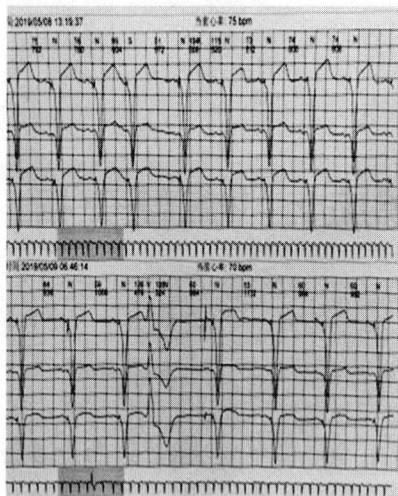

图 10-1 24h 动态心电图（1）

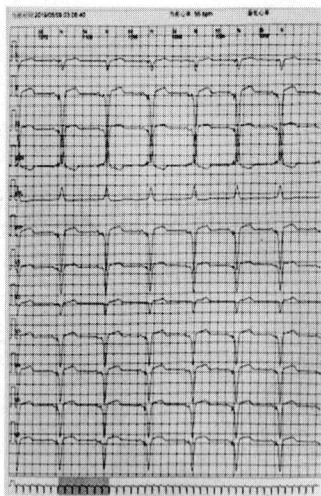

图 10-2 24h 动态心电图（2）

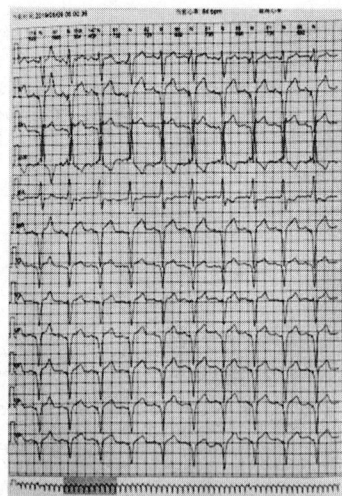

图 10-3 24h 动态心电图（3）

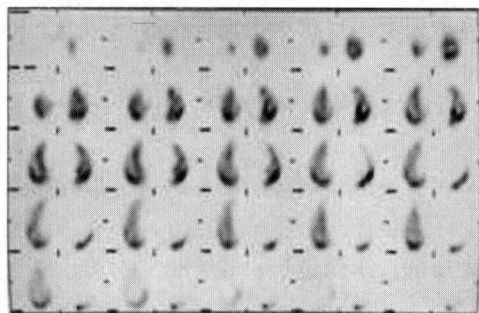

图 10-4 放射性核素肺通气灌注扫描（1）

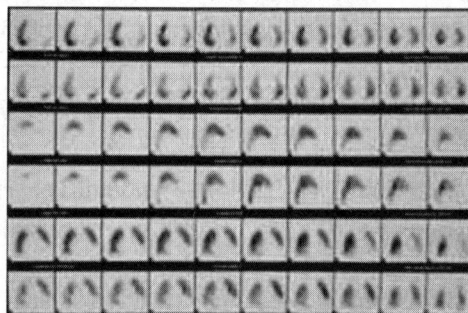

图 10-5 放射性核素肺通气灌注扫描（2）

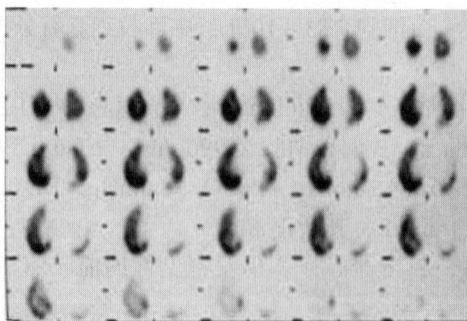

图 10-6 放射性核素肺通气灌注扫描（3）

降压、改善心室重构，托拉塞米利尿、减轻心脏前负荷；米力农强心，改善心功能；单硝酸异山梨酯扩冠；阿司匹林抗血小板聚集，他汀调脂及稳定粥样斑块；莫西沙星抗感染、氨溴索化痰，并控制入量，瑞格列奈片、胰岛素控制血糖等综合治疗，胸闷、喘憋、咳嗽、咳痰症状及双下肢水肿明显减轻。入院第 2 日，下肢静脉 B 超提示：左小腿肌间静脉血栓形成，右小腿肌间静脉局部内径增宽，立即启动低分子肝素抗凝治疗。静脉血栓（DVT）的血栓脱落堵塞到肺部血管可导致肺血栓栓塞症（PTE），结合患者的 D- 二聚体升高，考虑 PTE 可能性大，立即行核素肺通气灌注扫描，然后发现右肺下叶后基底短（亚段）、左肺下叶背段（亚段）

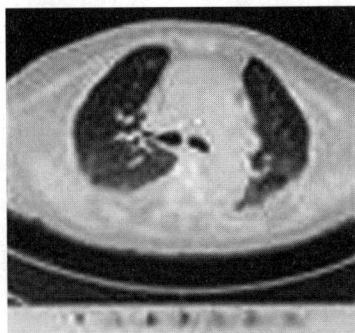

图 10-7　胸部 CT（1）　　　　图 10-8　胸部 CT（2）　　　　图 10-9　胸部 CT（3）

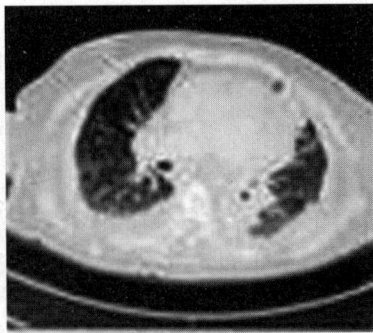

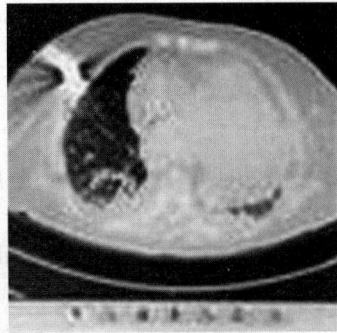

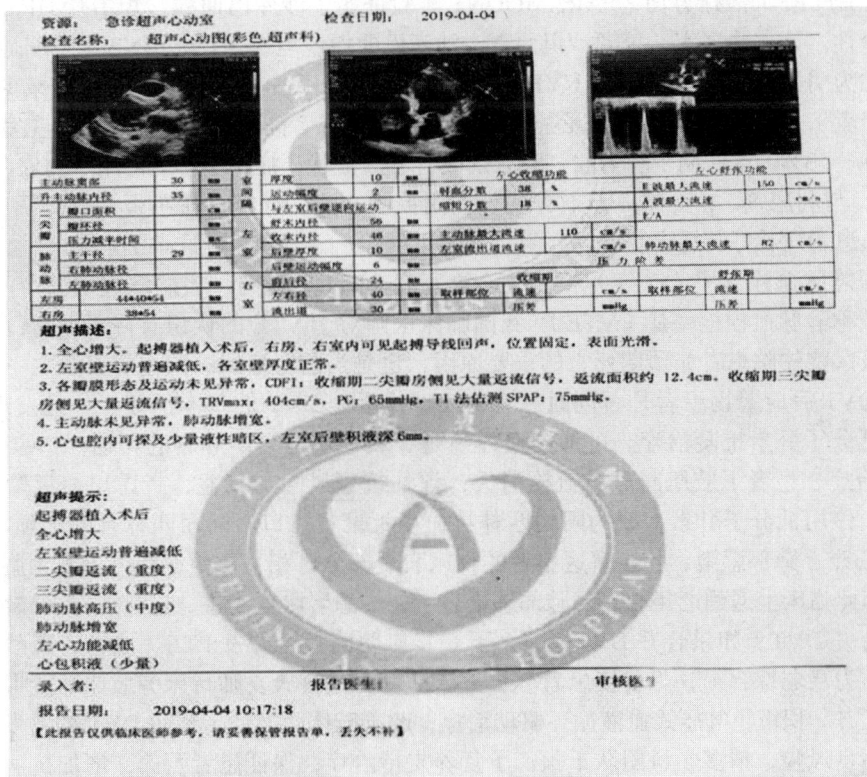

图 10-10　超声心动图

肺栓塞，证实了我们之前的推断。继续低分子肝素抗凝治疗，此后复查彩超提示下肢静脉血栓消失。抗凝 15 日后，评估患者的抗凝出血风险与获益，考虑出血风险高，与家属沟通后，停用低分子肝素，改为长期口服阿司匹林抗血小板聚集，预防静脉血栓栓塞症（VTE）复发。患者高龄，卧床为主，Frail 量表评分，考虑衰弱综合征。患者卧床为主，日常生活不能自理，需别人帮忙，请多学科团队介入。我科康复师行床旁康复训练。营养评分考虑存在营养风险及营养不良风险，需营养支持治疗，请营养师干预营养。建议：患者无饮水呛咳、吞咽困难，无消化问题、食欲缺乏，饮食尚可，白蛋白低 34.2g/L，予高蛋白（乳清蛋白）饮食、高维生素、低脂饮食，忌食辛甘油腻食物，以免增加血液黏度，加重病情。患者高龄老人，存在心功能不全、肺部感染、VTE、高血压、糖尿病、衰弱、营养风险及营养不良风险等，多病共存，经强心、利尿、抗凝、降脂稳定斑块等治疗，多学科干预治疗，患者症状逐渐好转。考虑患者心功能差，LVEF 波动在 38%～53%，予沙库巴曲缬沙坦代替 ARB（氯沙坦）长期口服，改善心功能，出院后继续冠心病二级预防治疗：阿司匹林、匹伐他汀，降压、降糖等治疗。

【病例讨论】

2019 年欧洲心脏病学会心力衰竭协会专家共识报告：在新发心功能衰竭（HF）或失代偿性慢性心功能衰竭（CHF）住院患者中，血管紧张素受体 – 脑啡肽酶抑制剂（ARNI）获一线推荐。沙库巴曲缬沙坦钠（诺欣妥）是首个 ARNI，可抑制 RAAS 并调节利钠肽系统，是心衰领域近 20 年来的突破性创新药物。我国最新发布的《中国心力衰竭诊断和治疗指南》，新增了 ARNI，将其列为 I 类推荐。HFrEF 患者（NYHA I～IV级），建议先予小剂量 ACEI/ARB＋β 受体阻滞剂，逐渐增加至目标剂量或最大耐受剂量，按需使用利尿剂，若患者 NYHA II～III级，血压可耐受 ACEI/ARB（收缩压＞95mmHg），那么停用 ACEI/ARB，换用 ARNI。在射血分数保留的心力衰竭（HFpEF）治疗方面，PARAMOUNT 实验证实了沙库巴曲缬沙坦治疗 HFpEF 患者的疗效和安全性。该实验证实，较缬沙坦而言，沙库巴曲缬沙坦组 NT-proBNP 水平明显降低，糖尿病患者尤为明显。治疗 36 周后，NYHA 分级改善，左心房重构逆转且体积随之减少（尤其是窦性心律患者），左室射血分数或左心室体积无变化。该患者高龄，合并糖尿病，左室射血分数波动在 38%～53%，急性期予米力农、利尿剂改善心衰症状，症状缓解后停用米力农，予 ARNI 代替 ARB，与利尿剂、β 受体阻滞剂等联合应用控制心衰，继续抗血小板治疗、调脂、降压、降糖治疗，患者症状好转后出院。

下肢深静脉血栓形成（DVT）和肺血栓栓塞症（PTE）是同一疾病病程的两个不同阶段，这两个病统称静脉血栓栓塞症（VTE）。我国临床医师对于 VTE 的认识有待于提高，VTE 是目前国内各级医院住院患者非预期死亡的重要原因，也是当前医疗纠纷的主要根源之一[1]。彩超发现患者 DVT 后应警惕患者是否同时患有 PTE。抗凝是 DVT 的基本治疗。一旦发现 DVT 应立即启动低分子肝素抗凝治疗。可抑制血栓蔓延、利于血栓自溶和管腔再通[2]。该患者经积极的抗凝治疗，患者下肢肌间静脉血栓消失，评估抗凝风险与获益，考虑出血风险高，与家属沟通后，停用低分子肝素，改为阿司匹林抗血小板聚集。口服阿司匹林有助于预防 VTE 的复发[1]。心衰、肺部感染、肺栓塞这三者的临床表现部分可相互重叠，都可表现为胸闷、喘憋伴咳嗽，因此临床上遇到老年心衰、肺部感染患者，如患者卧床为主，应首先行下肢静脉彩超，明确是否合并 DVT，如果合并 DVT，那么下一步应明确是否并发 PTE。该患者高龄，卧床为主，经评估为衰弱综合征，为了使患者尽早下床活动，我科康复师行床旁肢体功能训练，改善肢体功能状态。积极予气压式血液循环驱动治疗，改善肢体微循环，预防 DVT 的复发。营养评估有营养不良风险，请多学科团队干预，予营养支持治疗，保证患者营养，增加抗病能力，减少致残概率，尽早回归社会。

【诊疗流程】

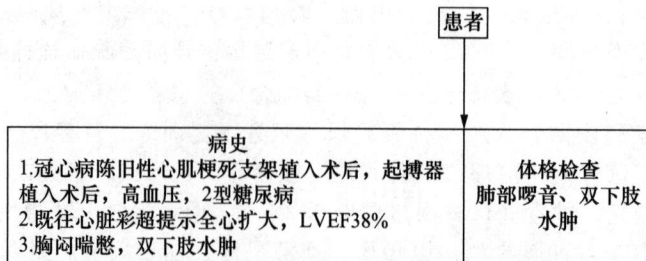

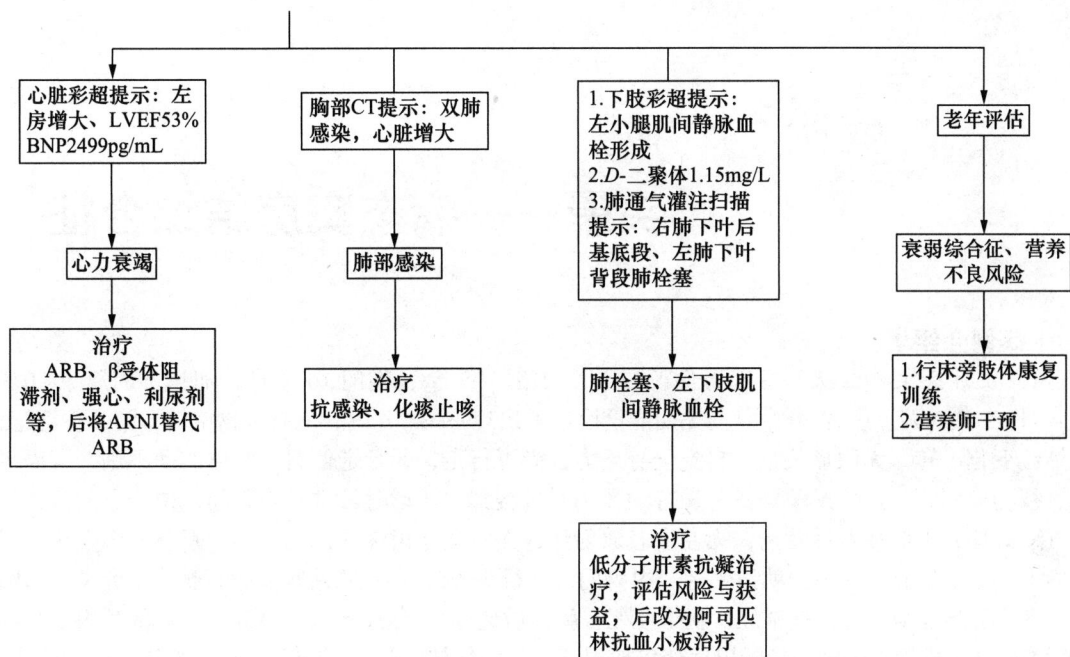

心脏彩超提示：左房增大、LVEF53% BNP2499pg/mL
↓
心力衰竭
↓
治疗
ARB、β受体阻滞剂、强心、利尿剂等，后将ARNI替代ARB

胸部CT提示：双肺感染，心脏增大
↓
肺部感染
↓
治疗
抗感染、化痰止咳

1.下肢彩超提示：左小腿肌间静脉血栓形成
2.D-二聚体1.15mg/L
3.肺通气灌注扫描提示：右肺下叶后基底段、左肺下叶背段肺栓塞
↓
肺栓塞、左下肢肌间静脉血栓
↓
治疗
低分子肝素抗凝治疗，评估风险与获益，后改为阿司匹林抗血小板治疗

老年评估
↓
衰弱综合征、营养不良风险
↓
1.行床旁肢体康复训练
2.营养师干预

廖艳红
北京老年医院老年示范病房

参 考 文 献

［1］《中国血栓性疾病防治指南》专家委员会. 中国血栓性疾病防治指南 [J]. 中华医学杂志, 2018, 98 (36): 2861-2888.

［2］中华医学会外科学分会血管外科学组. 深静脉血栓形成的诊断和治疗指南 (第三版) [J]. 中国血管外科杂志 (电子版), 2017, 9 (4): 250-257.

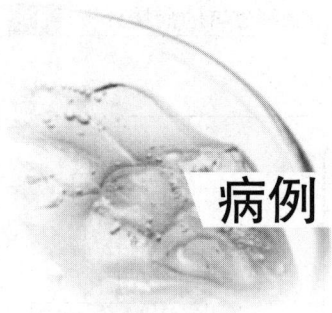

病例 11

头晕——病态窦房结综合征

【病例介绍】

1. **主诉及主要症状** 患者男性，77岁，主因"头晕、胸闷10个月，加重2周"于2019年4月15日入院。患者10个月前无明显诱因经常出现头晕、耳鸣，偶有视物旋转，常为昏沉感，与体位变化、转颈无明显关系，自觉全身乏力，尚可行走，无行走偏斜、肢体活动不利、言语不清、视物模糊、一过性黑蒙等，头晕持续数小时可缓解。活动时经常发作胸闷，位于心前区，伴憋气、心悸，无胸痛及后背痛，无左上肢放射痛，无左侧牙齿疼痛，无恶心、呕吐，无发热，半年内上述症状反复发作，曾就诊于神经内科门诊，行头MRI示双侧基底节区、侧脑室旁及半卵圆中心多发腔隙性缺血灶、梗塞灶，脑干梗死；脑白质变性。MRA示脑动脉硬化，双侧颈内动脉颅内段C6～C7段管腔纤细，给予甲磺酸倍他司汀、盐酸氟桂利嗪、安脑丸、心元胶囊等药物治疗，头晕无明显缓解。2周前患者头晕、胸闷症状加重，性质同前，就诊于我科门诊，查心电图提示：心率45次/分，心律不齐；窦性心动过缓；Ⅰ导、aVL导联T波倒置，V_1～V_6导联T波低平。血清肌钙蛋白T 16.83ng/L，略升高，现为求进一步诊治收入我科。

2. **既往史** 高血压病史40余年，平素口服拉西地平、厄贝沙坦控制血压，血压控制尚可；冠心病病史40余年，现口服阿司匹林100mg，1次/日。否认糖尿病病史，否认手术史，否认输血史，否认药物及食物过敏史。

3. **入院查体** 体温36.7℃，心率54次/分，呼吸18次/分，血压131/76mmHg。神清，言语流利。高级皮层功能正常。双侧瞳孔等大等圆，直径约3mm，对光反射灵敏。眼动充分，眼位居中，未见眼震。双侧鼻唇沟对称，伸舌居中，咽反射存在。颈软，无抵抗。四肢肌力Ⅴ级，肌张力适中，腱反射（＋）。双肺呼吸音粗，未闻及明显干湿啰音。心率54次/分，律不齐，各瓣膜听诊区未闻及病理性杂音。腹软，无压痛，无反跳痛，肝脾未触及。足背动脉搏动可。双下肢无水肿。神经耳科检查：甩头试验阴性，Dix-hallpike试验阴性，Roll-test阴性。扫视、平滑追踪阴性。听力测定：正常。

4. **辅助检查**

血常规（2019年4月14日）：白细胞（WBC）$5.11×10^9$/L，红细胞（RBC）$4.98×10^{12}$/L，血红蛋白（Hgb）152g/L，血小板（Plt）$145×10^9$/L，中性粒细胞百分比（NEUT）54.8%，C反应蛋白（CRP）1mg/L。

凝血功能（2019年4月14日）：凝血酶原时间11.2s，活化部分凝血活酶时间28.1s，国际标准化比值1.01，D-dimer 66ng/mL。

血生化＋心肌酶（2019年4月14日）：谷丙转氨酶10U/L，谷草转氨酶12U/L，白蛋白ALB 41g/L，肌酸激酶CK 78U/L，乳酸脱氢酶119U/L，血糖GLU 7.36mmol/L，血尿素氮BUN 7.1mmol/L，肌酐Cr 134μmol/L，血尿酸UA 421μmol/L，血钾4.34mmol/L，血钠141mmol/L，血氯104.8mmol/L，肌酸激酶同工酶1.6ng/mL，cTnT 16.83ng/L，MYO 71.49ng/mL，B型利钠肽301.4pg/mL。

心电图（2019年4月15日）：心率HR54次/分，心律不齐；窦性心动过缓；Ⅰ导、aVL导联T波倒置，V_1～V_6导联T波低平，V_4～V_6导联ST段低0.05mV，较前日ST段压低加深。

头 MRI＋MRA（2018 年 7 月 23 日，笔者医院）：双侧基底节区、侧脑室旁及半卵圆中心多发腔隙性缺血灶、梗塞灶、软化灶；脑干梗死；脑白质变性；老年性脑改变。脑动脉硬化，双侧颈内动脉颅内段 C6～C7 段管腔纤细，建议颅脑动脉 CTA 进一步检查。

胸 CT（2018 月 7 月 23 日，笔者医院）：双肺慢性支气管炎、肺气肿及肺间质改变，合并散在少许炎症；右肺上叶、下叶肺大疱；心脏增大，主动脉硬化；双侧后下胸膜轻度增厚。

头颈 CT 血管造影（CTA）（2018 年 7 月 28 日，笔者医院）：颈内及颅内血管硬化；双侧颈内动脉 C5～C6 段局部管腔重度狭窄；左侧椎动脉 V4 段局部管腔中度狭窄；主动脉、右侧头臂干及双侧锁骨下动脉起始处血管硬化，左侧锁骨下动脉起始处局部管腔轻度狭窄；右侧椎动脉弦细，右侧椎动脉 V4 段显影浅淡至不显影，必要时 DSA 检查见图 11-1，图 11-2。

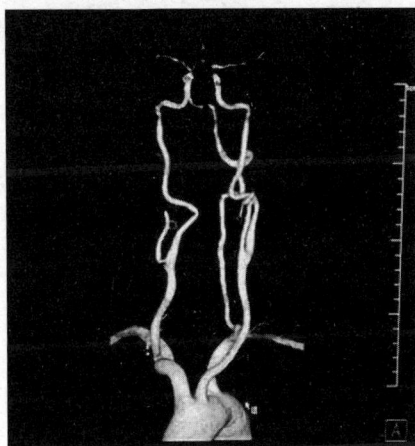

图 11-1 头颈 CTA（1）　　　　图 11-2 头颈 CTA（2）

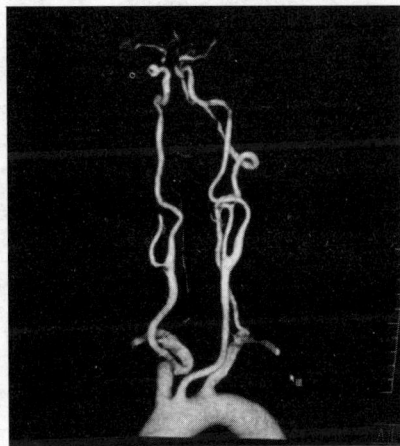

5. **入院诊断**　①头晕待查；②心律失常：窦性心动过缓；③冠状动脉粥样硬化性心脏病：不稳定性心绞痛、心功能Ⅲ级（NYHA 分级）；高血压 2 级（极高危）；高脂血症。

6. **诊治经过及疾病转归**　入院后给予心电血压监测，持续低流量吸氧。给予阿司匹林联合硫酸氢氯吡咯雷双联抗血小板聚集，拉西地平、厄贝沙坦降压，阿托伐他汀调脂、稳定斑块，单硝酸异山梨酯扩冠，丹参多酚酸盐活血通脉，天麻素对症止晕治疗。完善 24h 动态心电图、动态血压、超声心动图等检查。动态心电图结果回报最长 R-R 间期 2.44s，频发室性期前收缩，部分呈二联律，部分呈三联律，部分成对，最慢心率 32 次 / 分，可见窦性停搏，二度窦房传导阻滞见图 11-3、图 11-4。脑干听觉诱发电位（BAEP）：双侧听觉传导通路未见异常。

入院后行老年综合评估，ADL 评分 5 分，IADL 6 分，BI 指数 85 分，MNA 12 分，焦虑 12 分，抑郁 2 分，MMSE 27 分。完善相关检查，血常规、尿常规、心肌酶、B 型利钠肽、凝血功能、甲状腺功能正常。生化示 TP 62g/L，ALB 38g/L，肝肾功能、血糖正常，低密度脂蛋白 2.18mmol/L，超声心动图：主动脉瓣反流（少量）、二尖瓣反流（少量）、EF58%。立即组织心内科、神经内科、耳鼻喉科、营养科、康复科、药剂科多学科会诊。心内科认为患者二度窦房传导阻滞诊断明确，R-R 间期超过 2s，有头晕、胸闷症状，心电图 V4～V5 导联有动态改变，考虑为冠状动脉供血不足所致窦房结功能下降，随时有心搏骤停风险，建议于上级医院行心脏起搏器植入术。神经内科认为患者多处血管管腔中重度狭窄，属于脑卒中风险极高危人群，应给予血管病二级预防治疗。但患者表现为孤立性头晕，无其他神经系统阳性体征，考虑头晕为大脑皮质功能整体下降所致，患者无明显焦虑、抑郁情绪，不考虑后循环缺血或精神心理性疾病所致的头晕。耳鼻喉科认为患者头晕非旋转性，头晕与体位无关，无耳鸣、听力下降，不考虑耳源性疾病所致头晕。营养科认为患者血清白蛋白水平稍低，可加强蛋白摄入，每日蛋白摄入 0.8g～1g/kg 体重，选

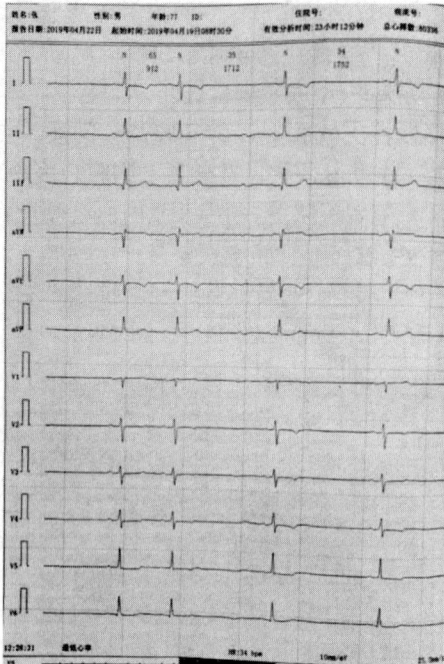

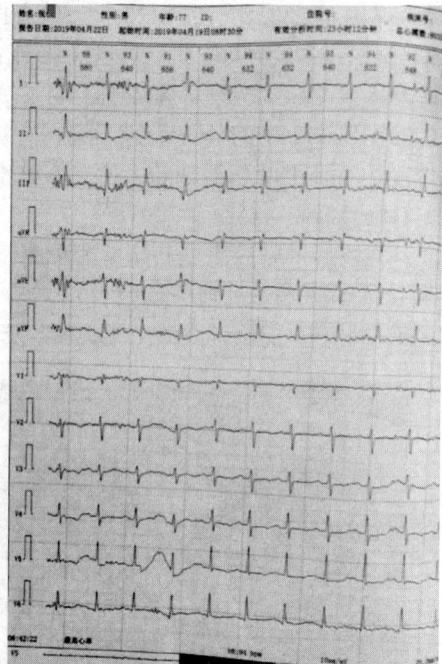

图 11-3　24h 动态心电图（HR 34 次 / 分）　　图 11-4　24h 动态心电图（HR 94 次 / 分）

用优质蛋白质如鱼虾类、蛋类、乳类、豆制品等。康复科考虑患者目前心率较慢，仍存在头晕、胸闷症状，以静卧休息为主，尚不建议行康复训练，待症状明显缓解，可行心肺功能训练。药剂科认为患者已给予血管病二级预防药物，用药合理，目前症状缓解，可继续应用。

患者住院 10 日后症状好转出院，仍有头晕、胸闷，于协和医院心内科住院确诊病态窦房结综合征，给予心脏起搏器植入术。术后患者头晕症状消失，胸闷减轻，活动量大时稍感胸闷。

【病例讨论】

头晕是老年人中常见且严重的健康问题，在 60 岁以上人群中患病率达 30%，85 岁以上人群中更是高达 50%，头晕是导致年龄相关失能的重要因素[1]。

头晕的病因众多，涉及神经、耳科、心脏、精神心理等多学科疾患，只有全面准确把握头晕的概念和诊断才能提高头晕的诊治效果。本患者就曾经多次在神经内科就诊始终关注脑血管病变而忽略了其存在的心律失常问题导致头晕持续 10 个月无明显疗效。

1972 年美国的德拉克曼（Drachman）和哈特（Hart）提出头晕分类[2]，将头晕分为四大表现：眩晕、晕厥前、失衡和头重脚轻。由于没有对这些概念做出进一步的阐述和确切的定义，除眩晕外，人们对其他概念理解上容易出现歧义。2009 年巴拉尼学会对前庭症状进行了新的分类，分为眩晕、头晕、姿势性症状、前庭 - 视觉症状几类，对各种症状的界定更为清晰，概念间理解上的歧义也大为降低，但也存在临床疾病不能解释的问题，因此 2017 年我国眩晕诊治多学科专家共识同时提出以上两种定义和分类，并延续了之前头晕、眩晕、头昏的概念。

与年轻患者不同，老年患者较少表现为强烈的眩晕感，而更多表现为头晕和平衡功能障碍。这一现象可能与多系统老化、退行性变有关，如前庭功能和本体感觉的丧失、中枢神经系统整合功能下降以及与年龄相关的外周感觉信息传入障碍。

国内外最新文献资料统计显示[3]，头晕常见病因主要有良性发作性位置性眩晕（BPPV）、前庭性偏头痛、精神源性头晕、非前庭系统疾病性头晕、后循环缺血或脑卒中。老年持续性头晕具有多形式、多病因的特点。一项美国横断面研究[4]纳入 417 例 65～95 岁连续的在社区全科医生处就诊的慢性头晕。结果显示，晕厥前是最多见的头晕亚型，占69%；一种以上头晕亚型占44%；心血管疾病是重要病因，占57%，其次是周围前庭病（14%）和精神疾患（10%）；药物不良占23%；62%的患者有两种以上的头晕病因。像本例患者，出现头晕、胸闷等类似晕厥前表现，尽管脑血管存在多发中重度狭窄，仍不能忽略对心脏疾患的检查。而本患者经过心脏起搏器植入术后头晕症状消失，提示病态窦房结综合征即是引起患者头晕的病因所在。对于无神经系统阳性体征和前庭周围系统疾病的孤立性头晕，应该更多考虑心血管疾病而非后循环缺血或脑卒中。

【诊疗流程】

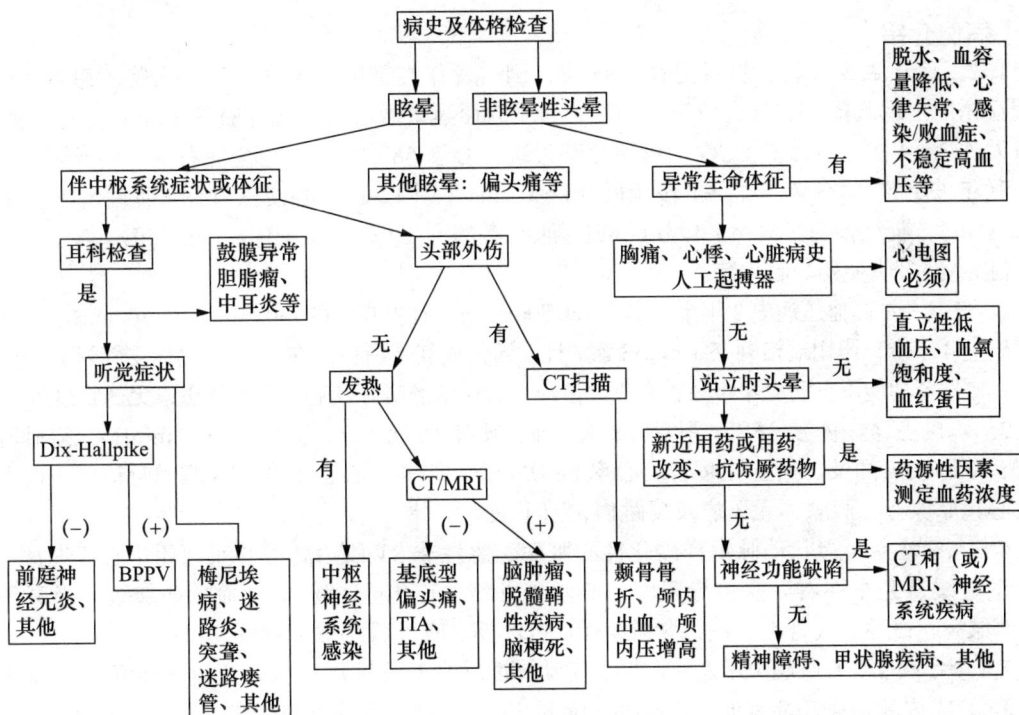

李 敏

北京市隆福医院老年病科

参 考 文 献

［1］ MUELLER M, STROBL R, JAHN K, et al. Burden of disability attributable to vertigo and dizziness in the aged: results from the KORA-Age study [J]. Eur J Public Health, 2014, 24 (4): 802-807.

［2］ DRACHMAN D A, HART C W. Approach to dizzy patient [J]. Neurology, 1972, 22 (4): 323-334.

［3］ 邱峰, 戚晓昆. 神经内科门诊 367 例有眩晕主诉患者的病因分析 [J]. 中华内科杂志, 2012, 51 (5): 350-352.

［4］ MAARSINQH O R, DROS J, SCHELLEVIS F G, et al. Causes of persistent dizziness in elderly patients in primary care [J]. Ann Family med, 2010, 8 (3): 196-205.

［5］ 头晕诊断流程建议专家组. 头晕的诊断流程建议 [J]. 中华内科杂志, 2009, 48 (5): 435-437.

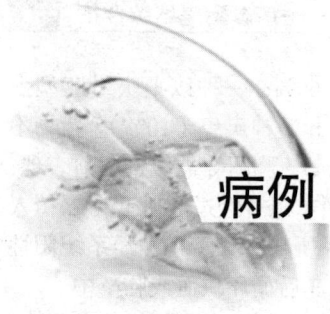

病例 12 挑战极限——超高龄极高危急性心肌梗死患者的救治

【病例介绍】

1. 主诉及主要症状 患者男性，95岁，因"发作性胸闷、憋气3日"入院。患者3日前无明显诱因出现胸闷、憋气，位于心前区，舌下含服速效救心丸6粒并吸氧30min左右可缓解，每日发作3～4次，急诊查ECG示窦性心动过缓，心率58次/分、完全性右束支传导阻滞、下壁导联T波倒置，V_2～V_5导联ST段压低0.1～0.2mV（图12-1）；心梗三项心肌肌钙蛋白I（TnI）0.12ng/mL↑、肌红蛋白（Myo）124ng/mL↑、肌酸激酶同工酶（CK-MB）5.4ng/mL，以"急性非ST段抬高型心肌梗死"收入院。

2. 既往史 高血压病史2年余，最高160/80mmHg，血压波动在130～140/70～80mmHg；2型糖尿病病史4年余，服用瑞格列奈1mg，3次/日，糖化血红蛋白控制在6.5%；慢性支气管炎病史20余年；慢性肾功能不全病史4年余，未正规诊疗。否认烟酒嗜好及冠心病家族史，无药物过敏史。

3. 入院查体 体温36℃、脉搏58次/分、呼吸16次/分、血压139/75mmHg。双肺呼吸音粗，双肺底可闻及少量湿性啰音，心率58次/分、律齐、心音正常、各瓣膜听诊区未闻及杂音及心包摩擦音，腹软，无压痛及反跳痛，双下肢无水肿。

4. 入院诊断 冠状动脉粥样硬化性心脏病、急性非ST段抬高型心肌梗死、心律失常：窦性心动过缓、完全性右束支传导阻滞、心功能Ⅱ级（Killip分级）、高血压病2级（极高危）、2型糖尿病、慢性支气管炎、慢性肾脏病（CKD5期、良性肾小球动脉硬化可能）。

5. 诊疗经过 心脏超声示左室肥厚、主动脉瓣反流（轻度）、二尖瓣反流（轻度）、三尖瓣反流（轻度）、左室舒张功能减低，EF60%。胸部CT示双肺间质性改变伴多发渗出，肺大疱，右肺多发小结节，左侧胸腔积液（少量）。复查心梗三项示TnI 0.51ng/mL↑，Myo 141.8ng/mL↑，CK-MB 7.13ng/mL↑；生化示BUN 14.95mmol/L↑，Cr 185μmol/L↑，eGFR 26mL/（min·1.73m²），TC 3.99mmol/L，谷丙转氨酶9U/L，HbA1c 6.5%，TG 0.71mmol/L，HCY 32.43μmol/L↑，BS 5.34mmol/L，血钾3.5mmol/L，Hb105g/L↓。治疗上给予患者特级护理，吸氧，心电监护，阿司匹林及氯吡格雷抗血小板，阿托伐他汀钙调脂，硝苯地平控释片降压，阿卡波糖片降糖，尼可地尔、硝酸酯类药物及磷酸肌酸钠等改善心肌供血、营养心肌治疗。因患者肾功能较差，肌酐清除率<30mL/（min·1.73m²），未予低分子肝素抗凝治疗。住院期间患者反复发作胸痛、胸闷及喘憋，并进行性加重，多于用力排便后（依从性较差）更明显，持续吸氧并休息半小时左右可缓解，发作时心电图有动态变化，与入院时心电图相比，aVR导联ST段抬高约0.05mV，V_2～V_6导联ST段压低0.2至0.3mV（图12-2）。于入院后1周复查心梗三项较前明显升高，TnI 30ng/mL↑，Myo 340.7ng/mL↑，CK-MB 65.43ng/mL↑，心功能进行性恶化，复查NT-proBNP 34 128ng/mL↑，肾功能不全进展，BUN 12.29mmol/L，Cr 220μmol/L↑，肌酐清除率21mL（min·1.73m²）↓。结合患者的病情，考虑心梗面积存在延展，合并心衰及肾衰加重，迅速调整药物治疗方案，将阿托伐他汀钙调至40mg，每晚1次；立即使用负荷剂量氯吡格雷300mg；交替静脉滴注硝酸甘油与尼可地尔；严格控制出入量，加用利尿剂减轻心脏负荷。但患者仍在休息时反复发作剧烈胸痛，药物保守治疗效果极差，随时可能出现大面积心梗、心衰加重、恶性心律失常、猝死等风险，充分向患者家属交代

病情，患者超高龄，基础疾病较多，冠脉血供及心功能、肾功能差，行冠脉造影检查及经皮冠状动脉介入（PCI）术治疗过程中随时可能出现恶性心律失常、心源性休克、对比剂肾病、肾功能急性衰竭进而透析的风险，家属表示理解，并同意给予患者行冠脉造影检查及冠脉支架植入术（图12-3、图12-4）。患者于入院后第10日行冠脉造影示三支病变，左主干（LM）开口局限狭窄30%～40%，LM远段局限狭窄90%，前降支（LAD）开口100%闭塞，回旋支（LCX）中段节段狭窄70%～80%，右冠脉（RCA）中段节段狭窄80%～90%，RCA远段节段狭窄60%～70%，后降支（PDA）开口节段狭窄80%～90%，RCA可见向LAD提供侧支循环。根据心电图特点考虑本次病变的罪犯血管为LM-LAD开口病变，因患者不能耐受长时间平卧及肾功能较差，对比剂不能过多，故首先尝试开通右冠脉保证RCA供血同时改善侧支循环，择期处理LM-LAD病变（图12-5、图12-6）。术后当晚患者出现喘憋加重、少尿等急性心衰表现，心梗三项TnI 21.28pg/mL↑，Myo 291.2pg/mL↑，CK-MB 43.25pg/mL↑，B型利钠肽（NT-proBNP）32 858pg/mL↑，不除外心肌再灌注损伤，给予呋塞米、吗啡、尼可地尔及无创呼吸机辅助通气等治疗，症状逐渐缓解，并持续给予水化保护肾功能，术后监测肾功能及血红蛋白较前无动态改变，故未行肾脏替代治疗（CRRT）。患者病情基本稳定后于术后1周行第2次冠脉介入治疗，予LM末端及LAD开口处病变植入支架1枚，术后继续给予冠心病二级预防药物治疗。于第2次PCI术后1周患者出现咳嗽、咳黄痰，质稠不易咳出，血象明显升高，胸片提示双肺多发渗出，考虑存在肺部感染，给予头孢哌酮钠/舒巴坦钠抗炎、氨溴索化痰、雾化吸入等治疗（图12-7至图12-9）。患者于术后12天出现明显腹胀，精神状态较差，无恶心、呕吐，无腹痛及停止排便、排气，急查血常规示血红蛋白58g/L，粪隐血（＋），血压下降至97/60mmHg，复查腹部B超除外腹膜后血肿，考虑出现上消化道出血，给予禁食水、停用抗血小板药物、补液及静脉营养支持、持续PPI类药物静脉滴注、凝血酶口服、悬浮红细胞4U及200mL血浆纠正贫血、扩充血容量等治疗，上消化道出血停止后恢复氯吡格雷75mg，1次/日。患者于入院后第40天病情稳定后好转出院。

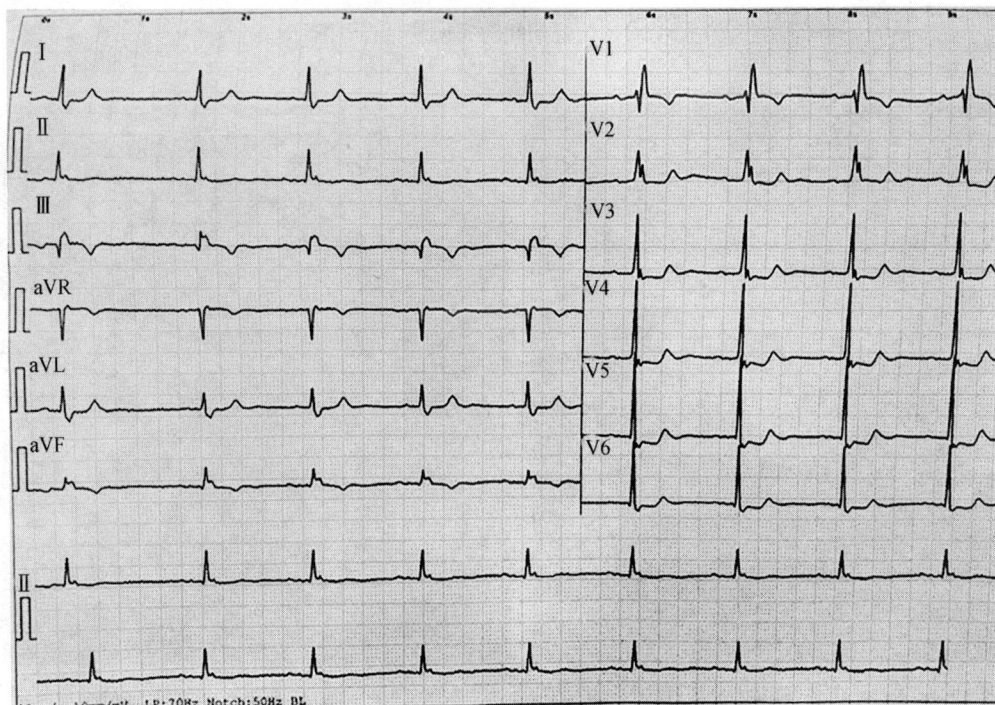

图12-1　入院时心电图

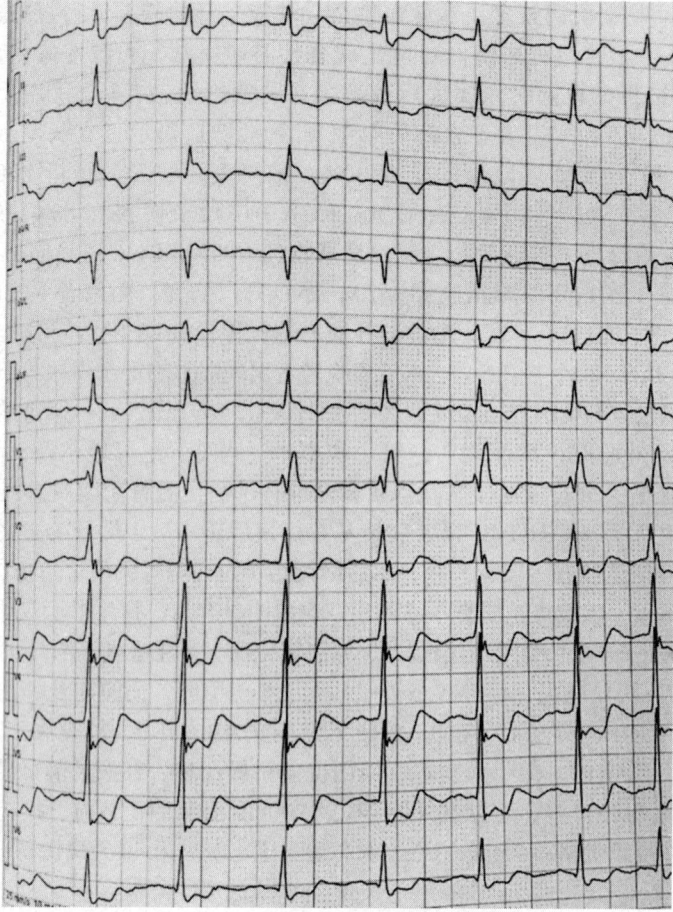

图 12-2　住院期间胸痛加重时心电图

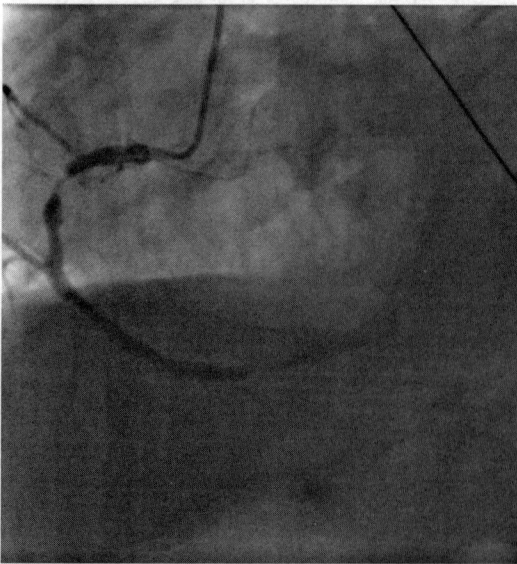

图 12-3　RCA 病变及 PCI 术后情况（1）

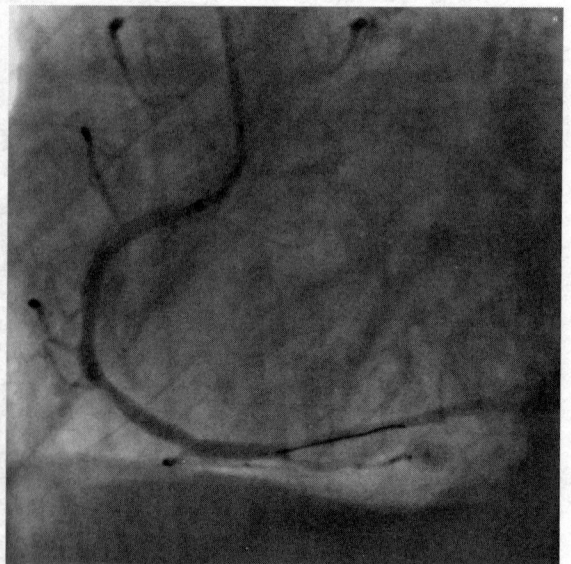

图 12-4　RCA 病变及 PCI 术后情况（2）

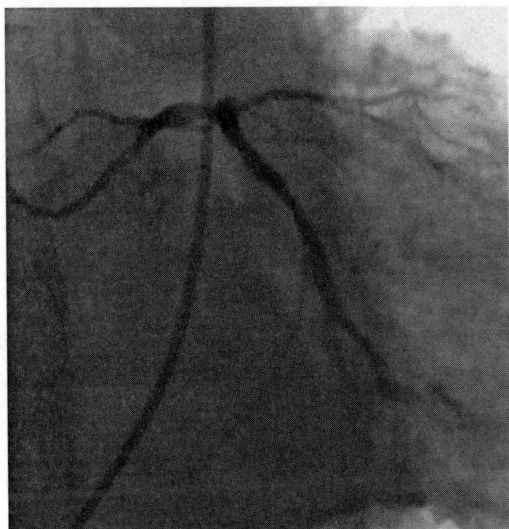

图 12-5　LM-LAD 病变及 PCI 术后情况（1）

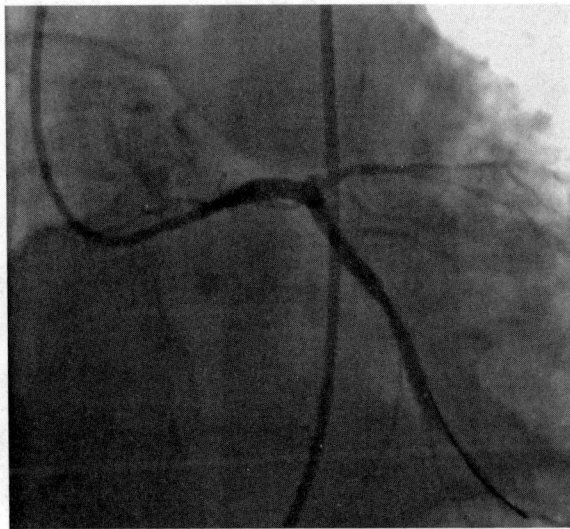

图 12-6　LM-LAD 病变及 PCI 术后情况（2）

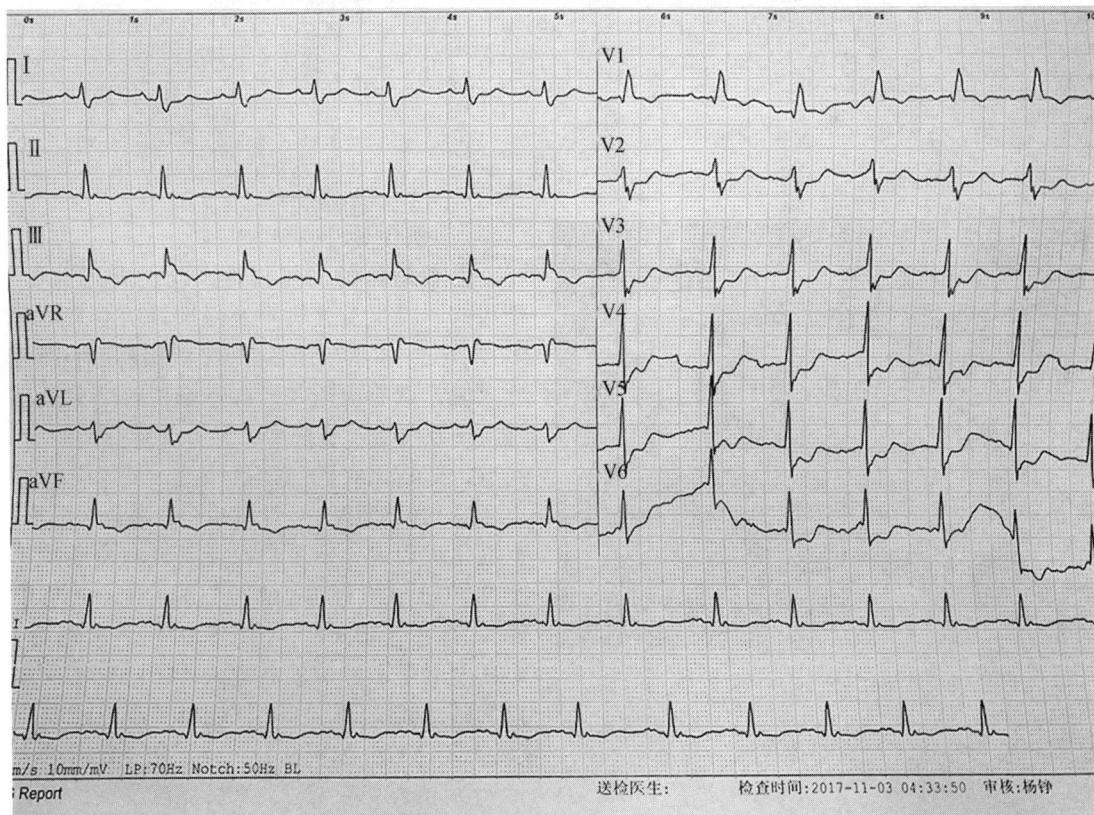

图 12-7　第 1 次 PCI 术后心电图

门诊住院号：7
检查编号：2017110916158

RV5+SV1 : 1.21+0.00=1.21mV
RV1+SV5 : 0.81+0.38=1.19mV

ST-T改变

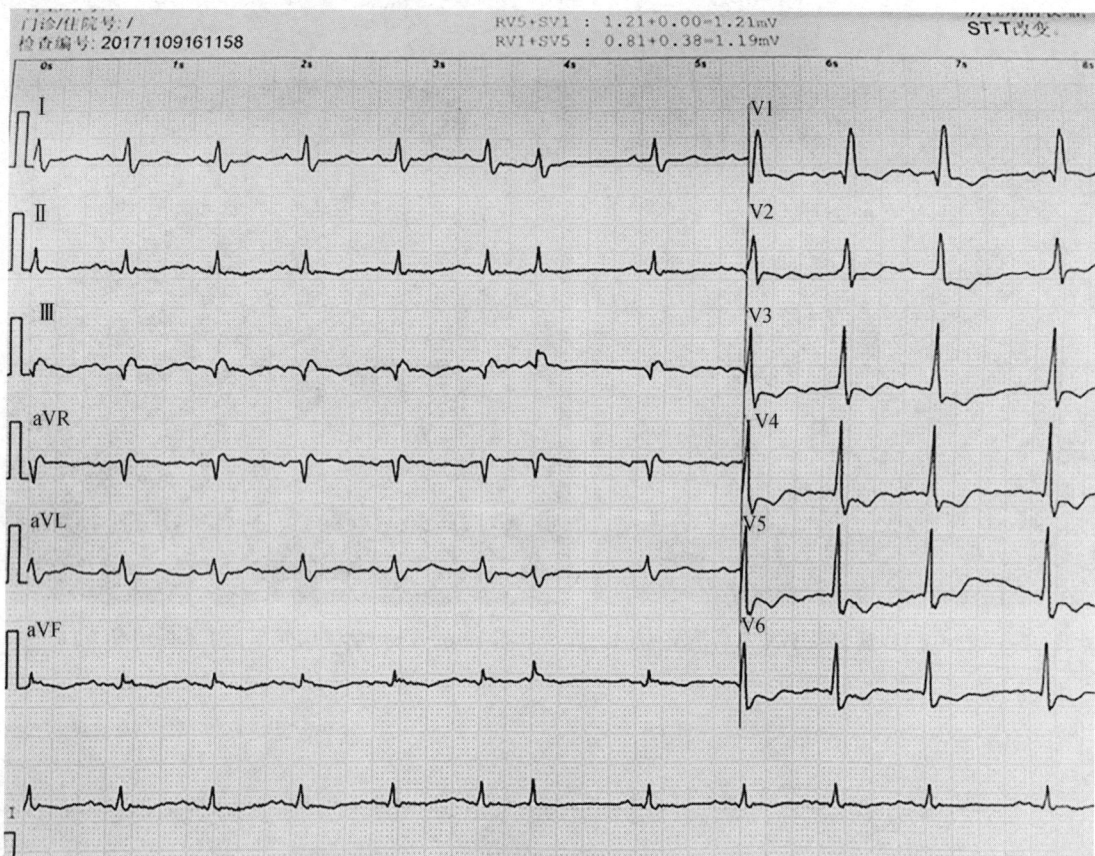

图 12-8　第 2 次 PCI 术后心电图

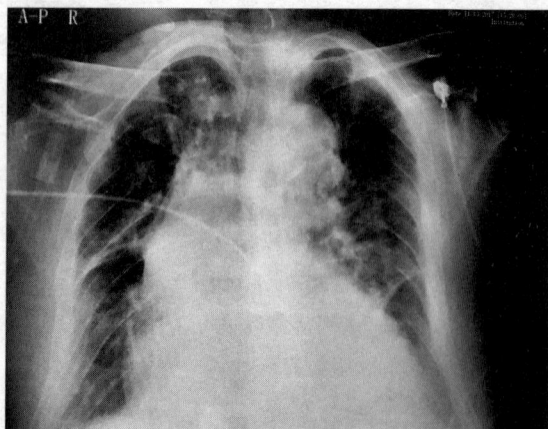

图 12-9　术后 1 周胸片

【病例讨论】

患者超高龄老年男性，既往有高血压、糖尿病、慢性支气管炎及慢性肾功能衰竭等多种病史，本次因急性非 ST 段抬高型心肌梗死入院，从心电图及冠脉造影检查结果提示左主干及严重三支病变，患者反复发作胸痛、喘憋，药物保守治疗效果极差，同时合并心力衰竭、肺部感染、慢性肾功能衰竭急性加重、上消化道出血、低蛋白血症、电解质紊乱等疾病，GRACE 评分 217 分，为发生心血管事件死亡的高危人群，CRUSADE 评分 58 分，为发生出血事件的极高危人群，已反复向患者家属交代病情，随时可能出现心梗面积的延展、心衰加重、恶性心律失常、猝死等风险，家属表示理解并积极配合医疗工作，冒着极大的风险完成两次 PCI 术（RCA 中段及 LM-LAD 开口分别植入支架 1 枚，术后克服了冠脉血管缺血再灌注损伤所致的急性心衰、肺部感染、上消化道出血等并发症后病情稳定出院。从该病例我们可以得到如下启示。

1. 术前风险评估　根据《非 ST 段抬高型急性冠状动脉综合征诊断和治疗指南》[1]，给予患者行缺血及出血风险评估。对于入院后评估为缺血风险极高危人群，宜早期造影明确病变特征，如有条件，宜早期行介入治疗，及时缓解心肌缺血，改善心功能[2]。常用缺血风险评估有 TIMI 评分及 GRACE 评分。TIMI 积分为住院期间风险的评分，包括 7 项指标，即年龄≥65 岁、≥3 个危险因素（高血压、糖尿病、家族史、高脂血症、吸烟）、已知冠心病（冠脉狭窄≥50%）、过去 7 日内应用阿司匹林（ASA）、严重心绞痛（24h 内发作＞2 次）、ST 段偏移≥0.5mm 和心肌损伤标志物增高。每项 1 分，简单易行，但缺点是没有定量每一项指标的权重程度，每项指标的分数也没有差别，且未包括心力衰竭和血液动力学因素（如血压和心率），因此降低了对死亡风险的预测价值。GRACE 积分系统为住院期间及出院半年内的风险评分，优点在于对多项指标进行评估准确性较高，但需电脑软件或上网测得。此外，其缺乏血压的分层，且一些指标在分数分配上是否恰当，也值得探讨（表 12-1）。

表 12-1　GRACE 积分评估 NSE-ACS 患者住院期间及出院至 6 个月的死亡风险

风险分类	住院期间		出院至 6 个月	
	GRACE 评分	病死率（%）	GRACE 评分	病死率（%）
低	≤108	<1	≤88	<3
中	109～140	1～3	89～118	3～8
高	>140	>8	>118	>8

进行出血评分，NSTE-ACS 患者既有缺血风险导致的心血管事件（包括死亡与再梗死），也有因临床合并症或抗栓治疗等引起的出血风险（包括胃肠道和其他重要脏器出血）。出血与缺血对死亡率的影响同样重要。CRUSADE 出血积分系统包括基础血细胞比容、肾功能、心率、性别、糖尿病、外周血管疾病或脑卒中、收缩压及入院时心力衰竭 8 个指标（表 12-2）。

表 12-2　CRUSADE 出血风险评估

危险因素	积分	危险因素	积分
基础血细胞比容（%）		性别	
<31	9	男性	0
31～33.9	7	女性	8
34～36.9	3	糖尿病	
37～39.9	2	否	0
≥40	0	是	6
肌酐清除率［mL（min·1.73m²）］		心率（次/分）	
≤15	39	≤70	0
16～30	35	71～80	1
31～60	28	81～90	3
61～90	17	91～100	6
91～12	7	101～110	8
>120	0	111～120	10
收缩压（mmHg）		≥121	11
≤90	10	心力衰竭体征	
91～100	8	否	0
101～120	5	是	7
121～180	1	外周血管疾病或脑卒中	
181～200	3	否	0
≥201	5	是	6

　　根据 GRACE 评分及 CRUSADE 评分，评估该患者为 ACS 发生心血管事件死亡的高危人群及发生出血事件的极高危人群，同时存在高龄，慢性肾功能不全等行 CAG 及 PCI 术的相对禁忌证，PCI 治疗风险极大，但患者药物保守治疗效果不佳，若不给予尽快血运重建，可能出现再发心肌梗死、急性心力衰竭、恶性心律失常、猝死等风险，预后极差。

　　2. 术后并发症的预防

　　（1）避免肾脏损害的药物、根据肾功能调整用药的剂量、酌情给予保护肾脏的药物、改善心功能预防肾功能恶化，术前及术后给予充分水化，密切监测肾功能，做好术后行 CRRT 准备。

　　（2）进行肺部感染的预防，患者高龄，卧床状态，全身状态较差，心肺功能较差，容易发生肺部感染，可在经验性抗炎治疗的基础上，完善病原学检查并给予针对性治疗，同时应注意预防肠道二重感染。

　　（3）预防消化道出血。抗血小板药物治疗研究亚组分析显示，65 岁以上人群较之 65 岁以下人群从抗血小板治疗中获益更多，但高龄也是消化道损伤的独立危险因素。对于长期服用小剂量阿司匹林的患者，幽门螺杆菌（HP）感染是消化道出血的独立危险因素[3]，根除 HP 可降低溃疡和出血的复发。患者超高龄，是发生出血的高危人群，PCI 术后需双联抗血小板治疗，故应密切监测粪隐血及血红蛋白变化情况。及时发现上消化道出血很重要，可在冠心病二级预防药物的基础上加用 PPI 类药物抑酸、保护胃黏膜治疗，一旦出现上消化道出血，应加强支持，必要时给予输血避免循环衰竭。

　　从该病例中我们可以得到以下启示：①对于急性冠脉综合征（ACS）患者，早期进行危险分层具有重要的意义。尽早筛选出高危患者，制订及时有效的抗栓及药物治疗方案及早期合理的血管重建方案，最大限度地挽救心肌和心功能。②缺血风险和出血风险评分系统广泛应用于 ACS 风险评估，对于临床的心血管疾病高危患者，其缺血风险和出血风险的升高是并行的，无论是采取药物治疗或是血运重建，均应权衡利弊和个体化评估。以本患者为例，出血高危患者不代表就一定不能进行冠脉支架植入术，需详细评估患者的综合情况，与家属进行充分的沟通，做好各种准备预案。③对于左主干加三支病变的患者行介入治疗时，首先进行冠脉造影充分评估冠脉血管情况，确定罪犯血管，综合制订介入治疗方案。以该患者为例，根据临床表现、心电图结果，考虑 LM-LAD 开口病变为罪犯血管，但冒然处理风险极大，经仔细分析后发现 RCA 对 LAD 有侧支循环，故首先处理 RCA 病变保证右冠脉供血区域及侧支循环血流贯通为处理左侧病变保驾护航；其次对于高龄，心衰合并肾功能不全患者，应尽量缩短手术时间及减少对比剂的用量，降低围手术期不良事件的发生。

【诊疗流程】

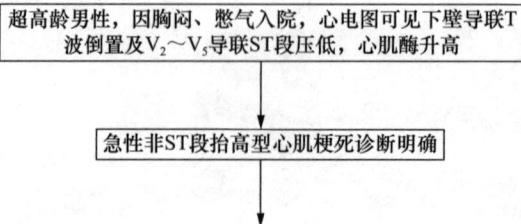

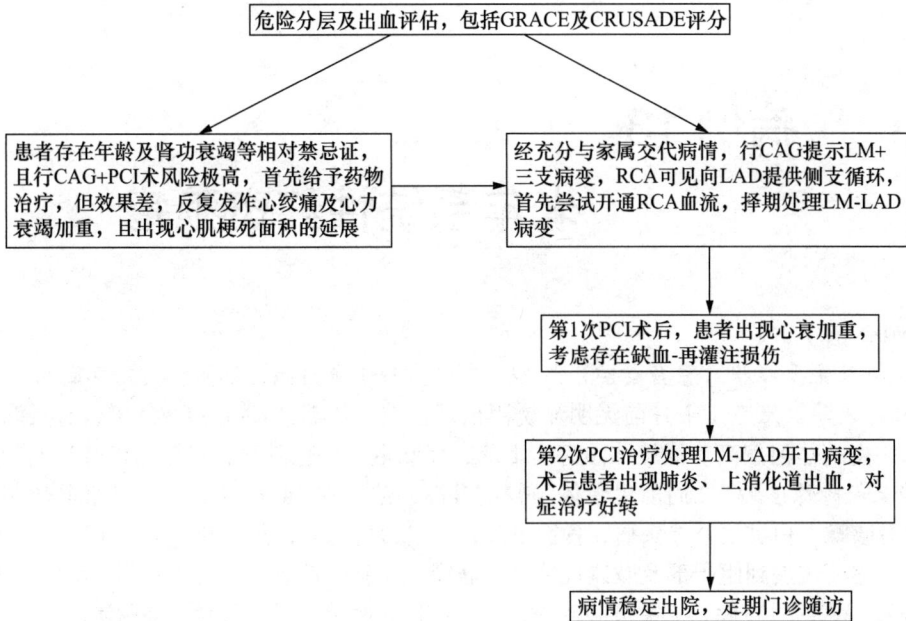

```
            ┌──────────────────────────────────────┐
            │  危险分层及出血评估，包括GRACE及CRUSADE评分  │
            └──────────────────────────────────────┘
                ↙                          ↘
┌──────────────────────────┐   ┌──────────────────────────────┐
│ 患者存在年龄及肾功衰竭等相对禁忌证，  │   │ 经充分与家属交代病情，行CAG提示LM+ │
│ 且行CAG+PCI术风险极高，首先给予药物 │   │ 三支病变，RCA可见向LAD提供侧支循环， │
│ 治疗，但效果差，反复发作心绞痛及心力 │   │ 首先尝试开通RCA血流，择期处理LM-LAD │
│ 衰竭加重，且出现心肌梗死面积的延展   │   │ 病变                         │
└──────────────────────────┘   └──────────────────────────────┘
                                            ↓
                            ┌──────────────────────────────┐
                            │ 第1次PCI术后，患者出现心衰加重，   │
                            │ 考虑存在缺血-再灌注损伤          │
                            └──────────────────────────────┘
                                            ↓
                            ┌──────────────────────────────┐
                            │ 第2次PCI治疗处理LM-LAD开口病变，  │
                            │ 术后患者出现肺炎、上消化道出血，对  │
                            │ 症治疗好转                   │
                            └──────────────────────────────┘
                                            ↓
                            ┌──────────────────────────────┐
                            │ 病情稳定出院，定期门诊随访        │
                            └──────────────────────────────┘
```

张 琦 王春玲

应急总医院老年医学科

参 考 文 献

[1] ANDERSON J L, ADAMS C D, ANTMAN E M, et al. 2012 ACCF/AHA focused update incorporated into the ACCF/AHA 2007 guidelines for the management of patients with unstable angina/non-ST-elevation myocardial infarction: a report of the American College of Cardiology Foundation/American Heart Association Task Force on Practice Guidelines [J]. J Am Coll Cardiol, 2013, 61 (23): e179-347.

[2] SERRUYS P W, MORICE M C, KAPPETEIN A P, et al. Percutaneous coronary intervention versus coronary-artery bypass grafting for severe coronary artery disease [J]. N Engl J Med, 2009, 360 (10): 961-972.

[3] KAUFMAN D W, KELLY J P, WIHOLM B E, et al. The risk of acute major upper gastrointestinal bleeding among users of aspirin and ibuprofen at various levels of alcohol consumption [J]. Am J Gastroenterol, 1999, 94 (11): 3189-3196.

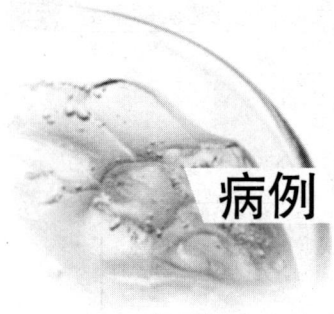

病例 13

老年系统性红斑狼疮

【病例介绍】

1. **主诉及主要症状** 患者女性，71岁，因"发热1个月余，加重伴皮疹2周余"于2018年7月20日入院。患者1个月前无明显诱因出现发热，体温波动在37～38℃，有畏寒，无寒战，午后、夜间体温偏高，清晨体温有所下降，伴咳嗽、白色黏痰，口服布洛芬等药物退热体温可好转，未特殊诊治。2周前患者体温较前升高，波动在38.0～39.0℃，口服退热药物效果欠佳，仍有咳嗽、白黏痰，伴头痛、食欲下降，有进食后恶心，无呕吐，面部出现皮疹，红色，融合成片，逐渐进展到躯干部及肢体近端，伴瘙痒，无痰中带血、咯血、胸闷、胸痛，无尿频、尿急、尿痛，无腹痛、腹泻，无关节肿痛等，后就诊仁和医院，予"激素"静脉滴注5日，发热、皮疹好转，停止静脉滴注后再次出现发热、皮疹，不伴瘙痒。9日前就诊天通苑中医医院，行血常规提示血象高，予静脉滴注阿奇霉素1次，后停用，患者仍有持续发热，今为进一步诊治就诊我院门诊，以"发热待查"收入我科。病程中患者精神睡眠尚可，大便长期干燥，小便正常，体重有所下降，具体不详。

2. **既往史** "类风湿关节炎"病史多年，曾服用阿司匹林治疗，近10余年无活动。腔隙性脑梗死，左侧大脑中动脉闭塞，高脂血症，左锁骨下动脉狭窄并窃血病史7年，未规律服用调脂及抗血小板药物。焦虑、抑郁病史7年，间断服用西酞普兰或氟哌噻吨美利曲辛片。近3年来血压多在140/60mmHg左右，偶有血压偏高，150/70mmHg左右，未降压治疗。半年前发现血糖升高，考虑糖耐量受损，未使用降糖药物治疗。3个月前患者出现口干、腮腺炎，2个月前因"咳嗽伴全身肌肉酸痛20余日，发热1日"就诊我科，诊断肺炎、双侧腮腺炎，予左氧氟沙星、头孢呋辛、奥硝唑抗感染，症状改善后出院，同时住院期间完善血SS-A、SS-B抗体阳性，考虑干燥综合征可能，后院外口服中药治疗，患者口干症状缓解。其他病史包括慢性萎缩性胃炎、反流性食管炎、颈椎病、甲状腺结节、结肠多发息肉等。

3. **入院查体** 体温38.5℃，呼吸18次/分，血压88/46mmHg。神志清楚，言语流利，面部、躯干部散在暗红色皮疹，融合成片。双肺呼吸音粗，双肺未闻及明显干湿啰音。心率81次/分，律齐，心脏各瓣膜听诊区未闻及杂音。腹平软，全腹无压痛、反跳痛及肌紧张，肝脾肋下未及，肠鸣音4～5次/分，双下肢不肿。四肢肌力、肌张力正常，腱反射对称存在，双侧病理征未引出。

4. **老年综合评估** 患者急性起病，入院ADL评分60分，日常生活需要帮助；MNA-SF评分3分，提示营养不良；衰弱筛查量表评分3分，提示衰弱；同时合并有焦虑、抑郁等。

5. **化验及检查** 血常规（2018年7月20日）：白细胞计数$7.56×10^9$/L，中性粒细胞计数$6.23×10^9$/L，中性粒细胞百分比82.4%，血红蛋白101g/L，血小板计数$230×10^9$/L。降钙素原0.189ng/mL。N-末端B型钠尿肽原250.9ng/L。血生化：钾3.77mmol/L，钠136.0mmol/L，氯106.2mmol/L，总钙1.96mmol/L，尿素氮3.90mmol/L，肌酐59.0μmol/L，总蛋白57.3g/L，白蛋白23.9g/L，总胆红素3.4μmol/L，丙氨酸转氨酶12.9U/L，C反应蛋白24.10mg/L。

血沉（2018年7月22日）：30mm/h。呼吸道病原体抗体IgM阳性。结核菌抗体阳性。抗链球菌溶血素 O 阴性。自身抗体组合：抗核抗体 1 : 640，SS-A 抗体、SS-B 抗体、Ro-52 抗体阳性，余阴性。抗 CCP 抗体阴性。ANCA 阴性。类风湿因子 21.5U/mL。抗心磷脂抗体阴性。Coombs 试验阳性。补体无异常：C3 0.91g/L，C4 0.25g/L。

　　胸部 CT 平扫（2018 年 7 月 23 日）：双肺炎症、肺不张实变，双侧胸腔积液，双侧腋窝多发小淋巴结，建议复查。

　　胸部 CT 平扫（2018 年 7 月 26 日）：对比胸部 CT（2018 年 7 月 23 日）：双肺炎症，较前病灶增多；双侧胸腔积液，液量较前增多，双下肺膨胀不全；双侧腋窝多发小淋巴结。

　　胸腔积液常规（2018 年 7 月 27 日）：黄色，清晰，比重 1.020，细胞总数 340×10⁶/L，有核细胞总数 35×10⁶/L，单核细胞数 11×10⁶/L，多核细胞数 23×10⁶/L；胸腔积液生化：钾 4.14mmol/L，钠 145.0mmol/L，氯 113.3mmol/L，葡萄糖 7.97mmol/L，总蛋白 22.7g/L，白蛋白 12.1g/L，乳酸脱氢酶 185.0U/L；胸腔积液癌胚抗原 2.76ng/mL；胸腔积液腺苷酸脱氨酶 2.9U/L。

　　常规化学检查（血）（2018 年 7 月 28 日）：白蛋白 25.4g/L。乳酸脱氢酶 374.0U/L。

　　6. 诊疗经过及疾病转归　患者入院后 7 月 20 日予左氧氟沙星 0.5g 1 次 / 日抗感染，及化痰、补液等治疗。患者持续发热，体温 38～39℃，于 7 月 22 日升级为美罗培南 1g 每 8 小时一次联合万古霉素 1g 每 12 小时一次抗感染。7 月 27 日下午行右侧胸腔穿刺术。7 月 27 日降级为注射用头孢哌酮钠 / 舒巴坦钠 3.0 每 12 小时一次联合万古霉素 1g 每 12 小时一次抗感染，加用氟康唑静脉滴注抗真菌，甲泼尼龙 40mg 1 次 / 日静脉滴注。患者体温降至正常，皮疹逐渐好转消失，咳嗽、咳痰好转。8 月 1 日下午患者再次出现发热，体温 38.1℃，予对症降温后体温好转。8 月 3 日激素改为泼尼松 45mg 1 次 / 日口服。8 月 4 日患者体温上升，最高 39℃，胸闷加重，予调整抗生素为可乐必妥 0.5g 1 次 / 日联合万古霉素 1g 每 12 小时一次抗感染，同时继续氟康唑静脉滴注，余予利尿等治疗。8 月 5 日患者呼吸困难加重，血氧饱和度下降，持续面罩吸氧，氧流量 10L/min，氧饱和度 89%～90%，皮疹加重，加用亚胺培南 / 西司他汀钠 1g 每 6 小时一次，甲泼尼龙调整为 40mg 1 次 / 日静脉滴注，并予无创呼吸机辅助呼吸治疗，脉氧维持在 95% 水平。8 月 7 日转至北京大学人民医院 ICU 治疗，完善 PET-CT 示：脾脏及骨髓 FDG 代谢弥漫性增高，考虑非特异性异常摄取，可符合 CTD 表现；双侧间质性肺病可见高 FDG 代谢活性，考虑 RD-ILD 可能性大；胸膜 FDG 代谢增高，双侧胸腔积液，考虑胸膜炎性病变累及可能性大；盆腔积液。予甲泼尼龙 80mg 1 次 / 日，注射用亚胺培南 / 西司他汀钠＋环丙沙星静脉滴注。8 月 9 日考虑"皮肌炎可能性大"，予环磷酰胺 0.4g 静脉滴注 1 次，磺胺甲噁唑预防卡肺，查血自身抗体（MCV）阳性，肺泡灌洗液 EB 病毒抗（EBV）阳性，8 月 10 日开始甲泼尼龙 500mg×3d，序贯 80mg 1 次 / 日静脉滴注，联合更昔洛韦抗病毒、丙种球蛋白、白蛋白等治疗。8 月 7 日至 16 日期间血常规：白细胞计数：（15.5→8.3→6.3→5.9→5.4→5.8）×10⁹/L；Hb：108→100→92→85→82→75g/L；血小板计数：（165→155→165→119→112→75）×10⁹/L。患者呼吸困难明显改善，8 月 16 日转至风湿免疫科进一步治疗，诊断为系统性红斑狼疮，继续予激素、抗感染、丙种球蛋白等治疗，患者病情稳定后出院。

【病例讨论】

　　系统性红斑狼疮（systemic lupus erythematosus，SLE）是自身免疫介导的弥漫性结缔组织病，血清中可出现以抗核抗体为主的多种自身抗体。SLE 可在任何年龄段发病，但其发病高峰为 15～40 岁，超过 50 岁的初发 SLE 占患者总数的 6.8%～18%，称为晚发性 SLE，也称为老年 SLE[1]。老年发病的 SLE 较为少见，但随着人类寿命的延长及人口老龄化程度逐渐加重，老年人群 SLE 的患病率逐年增加。

　　老年人群本身具有的功能退化等特点使 SLE 的临床表现与一般人群存在较多差异，间质性肺炎、浆膜炎、贫血、血小板减少、神经病变及继发性干燥综合征在老年 SLE 中发生率较非老年 SLE 人群高；与之相反，典型的蝶形红斑、光敏、口腔黏膜溃疡、狼疮性肾炎及淋巴腺病的发生率则显著低于非老年组。另外，血清学方面，ds-DNA 阳性率和低补体血症一般提示 SLE 疾病活动，而两者在老年 SLE 中的发生率显著降低；类似的，抗 Sm 抗体和 U1RNP 抗体等 SLE 特异性抗体在老年 SLE 中阳性率也同样较低，而抗 Ro/SSA 和抗 La/SSB 抗体阳性率在老年 SLE 患者人群中显著升高[2]。

一篇针对不同年龄系统性红斑狼疮患者肺部表现的 Meta 分析显示，SLE 的肺部受累发生率随着年龄的增长而增加，其中晚发 SLE 间质性肺疾病发生率是早发 SLE 的 3 倍，且胸膜炎及胸腔积液亦较常见[3]。该患者为老年女性，急性起病，以发热为主要表现，肺部表现突出，影像学提示间质性肺疾病改变，病情进展迅速，并出现呼吸衰竭。老年患者，急性起病，既往考虑有干燥综合征，伴有发热、皮疹、胸腔积液，但患者抗 ds-DNA、抗 Sm 抗体阴性，皮疹不典型，无肾脏受累、补体降低等，最初抗感染效果差时即考虑有狼疮倾向，但因临床表现不典型未确诊，后随着疾病的进展及转归得以明确诊断。根据 2012 年国际狼疮协作组 SLE 分类标准，该患者存在脱发（追问病史）、浆膜炎、溶血性贫血、至少一次血小板减少、ANA 阳性及直接抗人球蛋白阳性，符合系统性红斑狼疮的诊断。

老年 SLE 患者肺血管、胸膜、肺实质、气道及呼吸肌等部位均可受累，表现为咳嗽、胸闷、胸痛等非特异性呼吸道症状，加之 SLE 活动期发热，易误诊为肺部感染性疾病。老年 SLE 患者蝶形红斑、口腔溃疡、狼疮性肾炎等特征性表现发生比例明显低于非老年患者，故对怀疑 SLE 者不应拘泥于特征性表现。对出现不明原因发热、肺间质病变、多浆膜腔积液、皮肤损害的老年患者，需行风湿性疾病相关检查，避免诊断和治疗的延误。

宫慧敏　张改改

清华大学第一附属医院（北京华信医院）老年医学科

参 考 文 献

［1］鲍春德，吕良敬. 老年系统性红斑狼疮诊治进展 [J]. 实用老年医学, 2008, 22 (1): 17-20.

［2］王苏丽，吕良敬. 不容忽视的老年系统性红斑狼疮 [J]. 老年医学与保健, 2019, 25 (1): 1-3.

［3］MEDLIN J L, HANSEN K E, MCCOY S S, et al. , Pulmonary manifestations in late versus early systemic lupus erythematosus: A systematic review and meta-analysis [J]. Semin Arthritis Rheum, 2018, 48 (2): 198-204.

病例 14

前纵隔占位

【病例介绍】

1. **主诉及主要症状**　患者男性，82岁，因"间断咳嗽、咳痰、喘憋20年，加重1周"入院。患者20年前开始出现间断咳嗽、咳痰，为黄白黏痰，伴活动后气促，休息后可缓解，无发热、咯血，无胸痛、胸闷、双下肢水肿等，曾就诊外院完善肺功能检查提示"慢性阻塞性肺疾病"，长期应用沙美特罗替卡松粉吸入剂50mg/500mg，2次/日吸入治疗。患者仍有间断咳嗽、咳痰、喘憋发作，多于秋冬季节出现，多予"消炎、平喘"等治疗后症状可缓解，平时无喘憋发作，可上3层楼。1周前无明显诱因再次出现咳嗽、咳黄白黏痰，上1层楼即出现气促，性质同前，无发热、胸痛等不适。

2. **既往史、个人史、家族史**　6年前因咳痰、喘憋行胸部CT检查时发现前纵隔结节（类圆形结节影，大小1.5cm×0.9cm），未诊治。4年前确诊高血压病，规律控制。4个月前发现血小板减少，波动在60×10⁹/L左右，未诊治。2日前出现腰骶部疼痛，活动时加重。吸烟60年，20支/日。

3. **入院查体**　血压140/70mmHg，心率84次/分，呼吸20次/分，血氧饱和度SpO_2 100%，神志清，精神差，皮肤、巩膜无黄染，浅表淋巴结未及肿大。桶状胸，双肺呼吸音粗，未及干湿啰音。心律齐，未闻及杂音和附加音。腹部膨隆，腹软，无压痛、反跳痛，肝、脾肋下未及，肠鸣音正常，5次/分，未闻及血管杂音。双下肢无可凹性水肿，病理征阴性。

4. **老年评估**　ADL评分70分（轻度功能障碍）。

5. **初步化验及检查**

血常规：白细胞10.6×10⁹/L，中性粒细胞百分比89.4%，血红蛋白115g/L，血小板50×10⁹/L。

血生化：谷丙转氨酶21U/L，ALB 34.0g/L，Cr 83μmol/L，总胆固醇（CHO）3.45mmol/L，血钾3.68mmol/L，血钠147.3mmol/L，肾小球滤过率（eGFR）75.31mL/（min·1.73m²）。

尿常规：比重1.016，蛋白（±），白细胞12/μL，红细胞9/μL，细菌282/μL。

粪常规：软便，隐血（−）。

凝血功能：凝血酶原时间12.7s，活化部分凝血活酶时间25.9s，FIB 293mg/dL，*D-*二聚体1068ng/mL。

血气分析：pH 7.481，$PaCO_2$ 32.7mmHg，PaO_2 79.2mmHg，血氧饱和度95%，HCO_3^- 26.3mmol/L。

C反应蛋白：6.25mg/L。

降钙素原：＜0.1μg/L。

痰涂片：（白细胞＞25，上皮细胞＜10）G^+球菌成对少量。

痰培养：无致病菌生长。

支原体/衣原体/军团菌IgM抗体：阴性。

Fe/Vit B_{12}/FA：均为正常。

肿瘤标志物：癌胚抗原（CEA）、甲胎蛋白（AFP）正常，糖链抗原19-9（CA19-9）754.90U/mL↑（正常值0～39U/mL），细胞角蛋白19的可溶性片段（CYFRA21-1）3.85ng/mL↑（正常值0～3.3ng/mL），

神经元特异性烯醇化酶（NSE）24.75ng/mL↑（正常值 0～16.3ng/mL），血清胃泌素释放肽前体 92.1pg/mL↑（正常值 0～65.7pg/mL），前列腺特异抗原（PSA）11.260ng/mL↑（正常值 0～4ng/mL）。

颈动脉彩超：双侧颈动脉硬化并右侧颈动脉斑块形成。

下肢静脉彩超：双侧小腿肌间静脉血栓。

肺功能：（吸入支气管扩张剂后）FEV_1/FVC 48.13%，FEV_1 实际 / 预测 36.9%。

胸部 CT：前纵隔肿块较前明显增大（4.6cm×3.8cm），恶性病变可能；双肺多发小结节，转移瘤可能；右肺上叶斑片影较前增大；右肺中叶及左肺上叶舌段肺不张较前加重。新发双侧胸腔积液并双肺下叶膨胀不全。纵隔内及双侧肺门部分淋巴结较前增大。扫及肝内多发低密度灶（小类圆形，最大直径 0.9cm），性质待定（图 14-1）。

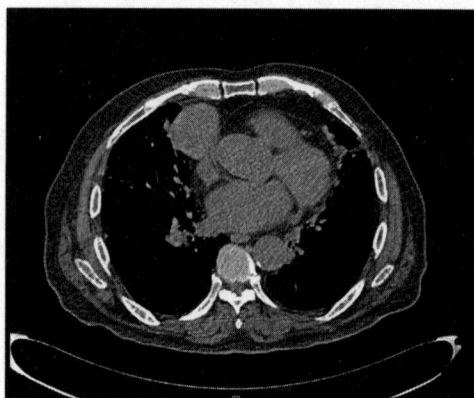

图 14-1　前纵隔肿块

6. 诊疗经过　患者老年男性，既往有长期吸烟史，间断咳嗽、咳痰、活动后喘憋 20 余年，多于秋冬季节发作，肺功能结果提示吸入支气管扩张剂后 $FEV_1/FVC<70\%$，结合患者症状考虑慢性阻塞性肺疾病急性加重（GOLD3 级，C 组）诊断明确，予哌拉西林钠 / 舒巴坦钠 5g 每 8 小时一次，静脉滴注、茶碱缓释片 200mg 2 次 / 日口服、普米克令舒 / 沙丁胺醇 / 异丙托溴铵雾化吸入及降压、营养支持等治疗。患者目前有以下问题尚未解决。①前纵隔占位、肺占位、肝占位：患者胸部 CT 提示前纵隔占位，且双肺多发小结节、肝内多发低密度灶，考虑恶性病变可能性大，前纵隔占位常见病变为胸腺瘤 / 胸腺癌、淋巴瘤、生殖细胞肿瘤及胸内甲状腺肿，患者目前无胸痛、咳嗽、发热、体重减轻等症状，明确诊断需依赖进一步病理检查，但患者家属拒绝进一步穿刺活检；②血小板减少：常见导致老年人血小板减少的原因包括原发血液系统疾病（如再生障碍性贫血等）、恶性肿瘤、药物相关血小板减少（如肝素、磺胺类等）、感染（如脓毒症等）、自身免疫性疾病及其他慢性病（如肝硬化等），患者无相关用药史、无重症感染表现、无肝硬化等慢性表现，患者目前考虑合并恶性肿瘤，但需进一步除外免疫相关因素，经家属同意必要时完善骨髓穿刺除外血液系统原发疾病；③腰骶部疼痛：老年人腰骶部疼痛的原因包括腰椎间盘突出、骨质疏松、椎体骨折等外伤因素，结合该患者情况也需考虑恶性肿瘤骨转移引发疼痛的可能，需进一步完善影像学检查协助评估病情。

7. 进一步化验检查

血沉 ESR：5mm/h。

免疫球蛋白：IgA 1.42g/L，IgG 7.9g/L，IgM 0.273g/L（正常值 0.46～3.04g/L），Kappa 621mg/dL，Lambda 282mg/dL（正常值 313～723mg/dL），β_2 微球蛋白：3.70mg/L（正常值 1～3mg/L），Kappa/Lambda：2.20；自身抗体谱：ANA、ANCA、抗 Sm、心磷脂抗体、β_2 糖蛋白为阴性。

^{13}C 呼气试验：阴性。

腰骶椎磁共振：腰椎多发异常信号，考虑转移瘤可能性大。腰椎退行性骨关节病，腰椎侧弯，L1-5/S1 椎间盘膨出，并 L4/5 椎间盘左后突，腰椎多发脂肪沉积可能大，L3/4 椎体相对缘终板炎。L3 水平椎管内小结节。

全身骨显像：脊柱多发血运代谢增强灶及四肢长骨近段血运代谢增强，不除外恶性病变。

上腹部增强 MR 扫描：肝脏多发异常信号结节影，应鉴别转移瘤、血管源性肿瘤等；肝脏 S8 段小囊肿；胆囊结石；双肾多发囊肿；右肾复杂囊肿；十二指肠憩室。

头颅增强 MR 扫描：额叶、双侧基底节区、半卵圆中心、桥脑多发腔隙灶及软化灶，脑白质病可能大，右侧为著；脑萎缩；双侧上颌窦、双侧筛窦炎症；左侧顶枕部皮下小结节。请结合临床，必要时复查或进一步检查。

骨髓穿刺涂片：骨髓增生活跃，血小板少，可见成团分类不明细胞（淋巴细胞？转移瘤细胞？）。

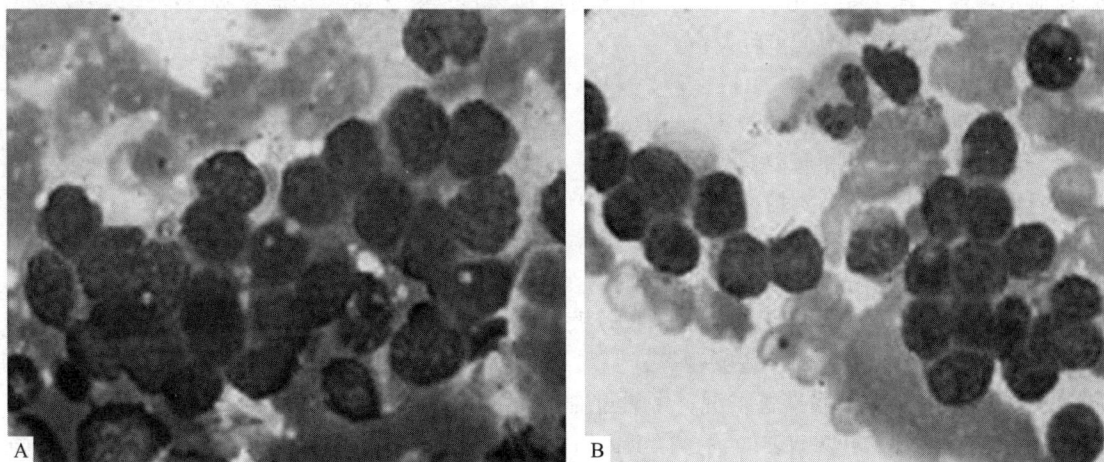

图 14-2 骨髓穿刺涂片

骨髓流式细胞 / 基因 / 染色体：除外血液系统原发疾病。

骨髓活检病理：在（髂后）骨髓穿刺活检标本牛骨梁间脂肪组织可见灶片状骨髓成分及三系成分，灶状异型细胞，细胞卵圆形，胞质稀少，免疫组化染色结果：CK（＋），CD20（－），PAX-5（－），CD3（－），CD5（＋），CD23（局灶＋），CyclinD1（＋），CD25（－），Ki-67（60%＋），CD38（－），CD10（－），BCL-6（－），TdT（－），CD34（－），CD99（－），CgA（＋），Syn（＋），CD56（＋），TTF-1（＋），p63（－），p40（－），CK5/6（＋），结合临床病史，符合神经内分泌癌（小细胞癌）。

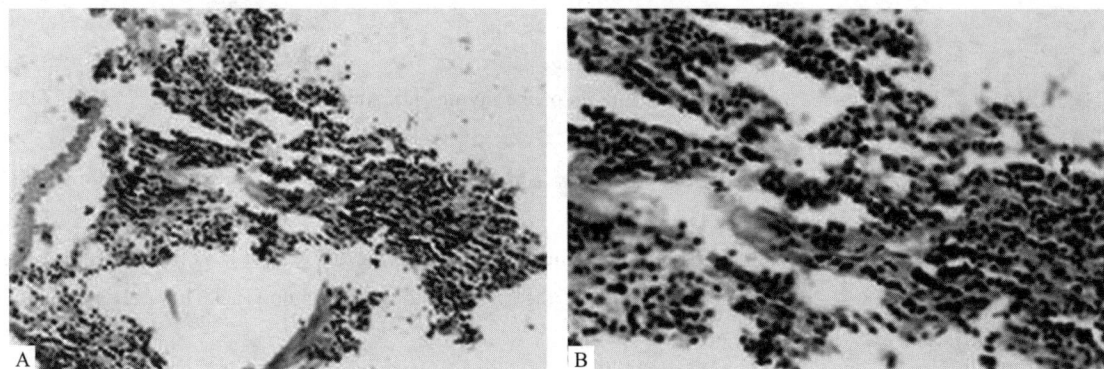

图 14-3 骨髓活检病理

正电子发射断层显像 -X 线计算机体层成像（PET-CT）：全身多发氟 18F- 脱氧葡萄糖（FDG）代谢增高灶，可符合神经内分泌癌伴双肺、右肺门淋巴结、肝脏及多发骨转移，考虑病变来源于前纵隔可能性大，建议组织病理学检查进一步诊断；前列腺右侧边缘 FDG 代谢增高灶，不除外恶性病变可能，建议必要时进一步检查；甲状腺右叶密度不均，结甲不除外，建议超声进一步检查；右肺中叶及左肺上叶舌段肺不张；双肺散在少许肺气肿；胆囊结石；十二指肠憩室；

双肾多发囊肿；脊柱退行性变，T12 椎体轻度压缩骨折。

8. 诊断及转归 ①胸腺神经内分泌癌、肺转移、肝转移、骨转移、骨髓转移；②慢性阻塞性肺疾病急性加重（GOLD3 级，C 组）；③肌间静脉血栓形成（下肢）；④高血压病（3 级，极高危）。

入院后经抗感染、化痰等治疗后，咳嗽、咳痰、喘憋逐渐缓解，腰痛无明显变化，监测血常规血小板波动在（50～70）×10⁹/L，患者及家属考虑后拒绝进一步治疗胸腺神经内分泌癌，出院回家，门诊间断随诊 1 年后失访。

【病例讨论】

胸腺神经内分泌癌（neuroendocrine tumor，NET），又称胸腺类癌，是一种相对罕见的恶性肿瘤，在原发胸腺恶性肿瘤中，NET 最少见，占胸腺肿瘤的 2%～5%，在所有类癌中，约 0.4% 原发于胸腺。几乎所有病例均报道于成人，中位年龄约为 54 岁，男性明显多见。2004 年 WHO 将胸腺 NET 按组织学分类为高分化神经内分泌癌和低分化神经内分泌癌，高分化 NET 可进一步分为两类：典型类癌和非典型类癌，低分化 NET 可分为小细胞和大细胞变异型。

胸腺 NET 的大小差异很大，肿瘤生长较大者可出现咳嗽、呼吸困难、胸痛、上腔静脉综合征和因压迫喉返神经所致的声音嘶哑等，但约 1/3 的胸腺 NET 没有症状，经胸部影像学检查时偶然发现。胸腺 NET 有侵袭性情况，可通过血行和淋巴发生扩散转移，20%～40% 的患者在就诊时就有远处转移，常见的远处转移部位包括肺和胸膜、骨骼、肝脏、胰腺及胸壁。此外，部分胸腺 NET 患者可表现出内分泌特性引起副肿瘤综合征，如 ACTH 异位产生的库欣（Cushing）综合征、促生长激素异位产生的肢端肥大症、SIADH 或心房钠尿肽不当分泌所致的低钠血症、多关节病、近端肌病、周围神经病等。由于胸腺 NET 较罕见，目前仍无大样本的报告和病例研究，缺乏前瞻性试验，对于可切除病灶的患者，手术是治疗的基础，而对于次全切除或不可切除的患者，辅助放疗或化疗可以起一定作用（尚不清除减瘤手术是否能带来生存获益）。

王晶桐　黎梦涵
北京大学人民医院老年科

参 考 文 献

［1］ CHAER R, et al. Primary neuroendocrine tumors of the thymus [J]. Ann Thorac Surg, 2002, 74 (5): 1733-1740.

［2］ GAUR P C, LEARY J C, YAO. Thymic neuroendocrine tumors: a SEER database analysis of 160 patients [J]. Ann Surg, 2010, 251 (6): 1117-1121.

［3］ FILOSSO P L. Neuroendocrine tumors of the thymus [J]. J Thorac Dis, 2017, 9 (15): S1484-1490.

［4］ BOHNENBERGER H. Neuroendocrine tumors of the thymus and mediastinum [J]. J Thorac Dis, 2017, 9 (Suppl 15): S1448-S1457.

病例 15

脾淋巴瘤合并胃肠间质瘤

【病例介绍】

1. **主诉及主要症状** 患者女性，67岁，因间断发热10个月收住院。入院前10个月无明显诱因出现发热，体温最高 38.4℃，多为午后及傍晚发热，有畏寒无寒战，患者发热伴有尿频、尿急、排尿灼热感，排棕绿色稀便 2～3 次/日，伴颜面水肿，伴心悸气短，四肢无力，无咳嗽、咳痰、无自汗，无关节痛等不适，予布洛芬口服体温可降至正常，在当地诊所就诊考虑泌尿系感染，给予克林霉素及炎琥宁输液治疗 4 日，后应用中药治疗，2～3 周体温逐渐降至正常，此后间断反复发热，症状同前。入院前 2 周再次出现发热及排尿灼热感，测体温最高 38.3℃，应用奥硝唑、左氧氟沙星 4 日仍有发热，同时伴有心悸胸闷，无胸痛。患者于某专科医院就诊，行冠脉造影及 CTPA 检查，结果阴性。为系统诊治发热原因转至综合医院，患者自发病以来，无咽痛流涕、无咳嗽咳痰、无关节肿痛，无脱发及皮疹，睡眠、精神、饮食尚可；二便如上述，体重无明显改变。

2. **既往史** 体健。

3. **个人史** 生于内蒙古，长期居住内蒙古，无畜牧工作史。否认吸烟、酗酒史。

4. **入院查体** 体温 38.0℃，血压 110/70mmHg，心率 80 次/分，呼吸 18 次/分。神清，精神可，BMI＝28.6kg/m²，面色口唇苍白，无咽红及扁桃体肿大，浅表淋巴结未触及肿大，双肺呼吸音清，未闻及干湿啰音，心率 80 次/分，心律齐，未闻及病理性杂音，腹软，腹部无包块，无压痛，无反跳痛，肝脾未触及，Murphy 征阴性，肝区无叩击痛，肾区无叩击痛，无移动性浊音，肠鸣音正常，双下肢不肿。

5. **老年评估** ADL 评分 90 分，Frail 量表评分 1 分，MNA-SF 评分 12 分，握力 21.3kg。

6. **化验及检查**

血常规：白细胞计数 $5.88×10^9/L$，中性粒细胞百分比 65.4%，血红蛋白 101g/L，血小板计数 $293×10^9/L$。

血生化：血清转氨酶、碱性磷酸酶、总胆红素、血清肌酐、乳酸脱氢酶等均在正常范围内。

支原体、衣原体抗体 IgM 和 IgG 均阴性；血培养 3 次阴性；降钙素原（PCT）0.09ng/mL；血沉 110mm/h。

结核菌感染 T 细胞斑点试验（T-SPOT-TB）阴性。

EB 病毒、巨细胞病毒抗体 IgM 阴性、IgG 阳性。

甲型病毒性肝炎、乙型病毒性肝炎、丙型病毒性肝炎病毒及人类免疫缺陷病毒（HIV）、梅毒螺旋体（TP）抗体均阴性。

自身抗体及抗中性粒细胞抗体谱阴性。

肿瘤标志物阴性。

心脏超声、腹部超声、泌尿系超声未见异常。

胸部高分辨 CT 及全腹部增强 CT 未见肿大淋巴结及异常改变。

PET-CT（图 15-1）：脾脏弥漫性病变，标准摄取值（SUVₘₐₓ）10.2。

骨髓穿刺细胞形态学检查：淋巴细胞占 19.5%，可疑异常细胞 7%；浆吞噬细胞易见，吞噬

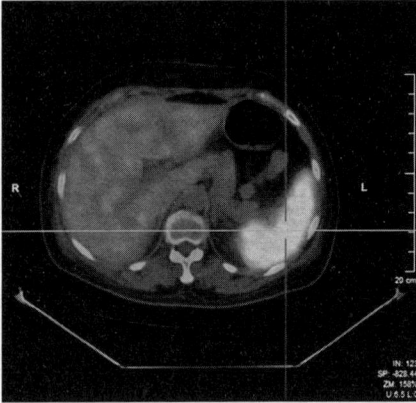

图 15-1　PET-CT

细胞可见嗜血现象。

7. 诊治经过及疾病转归　入院完善检查后，行开腹脾切除术，术中见胃大弯侧壁层下小结节一枚，手术切除。病理所见：脾脏大小 14cm×12cm×3.8cm，重量410g，切面红褐色，未见明显结节。镜下：全脾脾窦扩张，充满异型淋巴样细胞，局部侵犯脾索，细胞中等大小，以脾窦浸润为主，并累及动静脉血管，局部可见白髓残留。免疫组化：CD20/CD79a/CD5/Mum-1/Bcl-2（+），CD3/CD10/CD23/Bcl-6/CD138/CD163/CD34/CyclinD1（-），Kappa/Lambda 散在阳性，Ki-67 约 80% 阳性。病理诊断：脾非霍奇金 B 细胞淋巴瘤，弥漫大 B 细胞淋巴瘤，非生发中心来源，CD5 阳性。胃结节为灰白色不规整组织，直径 0.7cm，镜下：梭形细胞肿瘤，肿瘤细胞呈编席状排列，核分裂象约<5/50HP，其周围血管内可见弥漫大 B 细胞淋巴瘤细胞浸润。免疫组化：SMA（-），Desmin（-），Vimentin（+），CD34（+），CD117（+），S-100（-），ki-67-LI（<5%），Dog-1（+），CD20（+）。病理诊断：胃肠间质瘤，极低危险度，其周围血管内可见弥漫大 B 细胞淋巴瘤细胞浸润。脾切除术后 12 日，患者接受 R-CHOP 化疗方案：利妥昔单抗（rituximab）600mg，第 0 日；环磷酰胺 1.4g，第 1 日；多柔比星脂质体 40mg，第 1 日；长春新碱 4mg，第 1 日；甲泼尼龙 100mg，第 1~5 日。患者经过 3 个疗程后病情有所缓解，好转出院。

【病例讨论】

该患因发热待查入院，结合症状、体征，完善相关感染性发热（常见细菌、病毒及非典型病原体支原体、衣原体，特殊病原体感染如结核）、非感染性发热（自身免疫性疾病、肿瘤）相关辅助检查。感染性疾病检查多为阴性，且患者在院外及入院后应用抗感染治疗效果欠佳，体温 37.3~39℃。胸部 CT 及腹部 CT 未见明确实体瘤及淋巴结肿大，此时行骨髓穿刺，并同时进行全身 PET-CT 检测以协助判断病情。检查结果提示明显有意义的为 PET-CT 检查脾脏弥漫性病变，SUV_{max}10.2。经全院病例讨论，包括血液科、放射科、肝胆外科、感染科等，经与患者及家属沟通，确定脾切除术。手术病理确诊脾淋巴瘤。

脾脏原发性的淋巴瘤非常少见，据相关统计，其在全身所有的恶性淋巴瘤中仅占不到 1%，但是在脾脏原发性的恶性肿瘤中占首位，可有多种临床表现，也可以仅有发热、腹部不适或脾肿大。脾淋巴瘤的病理分型与其他部位的淋巴瘤基本相同，分霍奇金淋巴瘤和非霍奇金淋巴瘤，以后者更多见[1-5]。

脾切除术对于脾淋巴瘤患者既是诊断方法——术后可以病理及免疫组化明确诊断，又是治疗方法——切除病变的脾脏。脾切除术已被证实为脾淋巴瘤有效的治疗措施，可明显改善患者的预后[6-8]。但是，老年患者耐受手术的能力下降，脾淋巴瘤患者多伴有脾大，腹腔镜脾脏切除术难度增大，且容易造成相应术后并发症。开腹脾切除术愈合时间长，优点是可腹腔探查，发现其他病变。如本例患者通过开腹切除脾脏术中发现胃部结节，可同时切除并明确病理诊断。有学者回顾性分析 1982—2013 年的 30 余年间，脾切除或脾穿刺诊断淋巴瘤的 87 例患者的临床资料，得出脾切除术对早期脾淋巴瘤患者诊断及改善预后生存期有明显益处[8]。

淋巴瘤伴胃肠间质瘤是少见病例，既往曾有少数个案报道[9-10]。胃肠间质瘤与非霍奇金淋巴瘤是相互独立存在的疾病，病理组织学与免疫组化表现均有各自的特点。既往曾报道胃镜病理诊断为非霍奇金淋巴瘤，在行择期手术切除时，发现空肠肿物，术后病理证实为肠道间质瘤[1]。胃肠道间质瘤是一种非定向分化的肿瘤，是胃肠道独立的一类间叶肿瘤，半数以上发生于胃，多见于胃体和胃窦。本例患者因考虑为脾淋巴瘤，择期行脾切除术，术中发现胃大弯小肿物病理诊断胃肠道间质瘤，即脾弥漫大 B 淋巴瘤合并胃肠道间质瘤。

【诊疗流程】

```
          患者主诉
            ↓
          采集病史
            ↓
          体格检查
            ↓
          老年评估
            ↓
          化验检查
            ↓
  ┌──────────┼──────────┐
生物标本   影像学检查   相关的特殊检查
  └──────────┼──────────┘
            ↓
          诊治经过
            ↓
      多学科团队会诊
      脾切除
      病理诊断
            ↓
          病例讨论
```

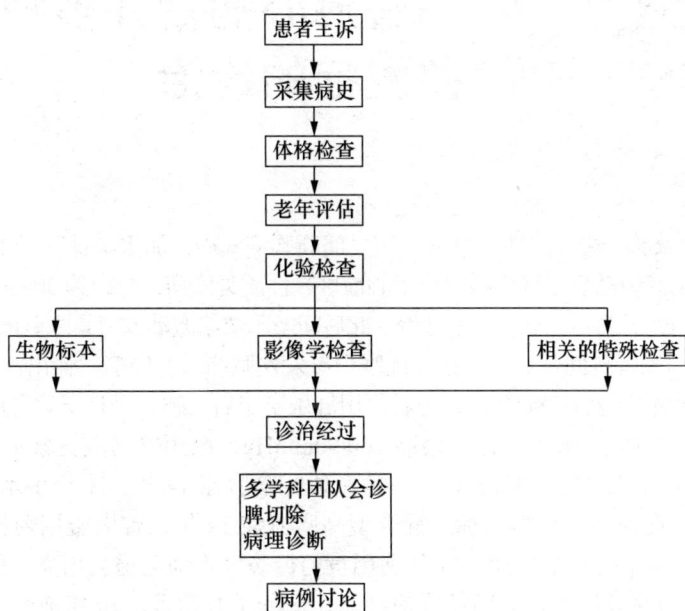

常　晶　陈　清　方向阳　孙倩美
首都医科大学附属北京朝阳医院综合科

参 考 文 献

［1］KEHOE J, STRAUS D J. Primary lymphoma of the spleen. Clinical features and outcome after splenectomy [J]. Cancer, 1988, 62 (7): 1433-1438.

［2］MA J, JIANG Z, DING T, et al. Splenectomy as a diagnostic method in lymphoma-associated hemophagocytic lymphohistiocytosis of unknown origin [J]. Blood Cancer, 2017, 7 (2): e534.

［3］IANNITTO E, TRIPODO C. How I diagnose and treat splenic lymphomas [J]. Blood, 2011, 117 (9): 2585-2595.

［4］LI M, ZHANG L, WU N, et al. Imaging findings of primary splenic lymphoma: a review of 17 cases in which diagnosis was made at splenectomy [J]. PLoS One, 2013, 8 (11): e80264.

［5］MOLLEJO M, ALGARA P, MATEO M S, et al. Large B-cell lymphoma presenting in the spleen: identification of different clinicopathologic conditions [J]. Am J Surg Pathol, 2003, 27 (7): 895-902.

［6］HAN S M, TENG C L, HWANG G Y, et al. Primary splenic lymphoma associated with hemophagocytic lymphohistiocytosis complicated with splenic rupture [J]. J chin Med Assoc, 2008, 7l (4): 210-213.

［7］王秀艳, 刘英, 赵惠荣. 原发性脾脏非霍奇金淋巴瘤 1 例 [J]. 中国老年学杂志, 2014, 34 (5): 1377-1378.

［8］BAIREY O, SHVIDEL L, PERRY C, et al. Characteristics of primary splenic diffuse large B-cell lymphoma and role of splenectomy in improving survival [J]. Cancer, 2015, 121 (17): 2909-2916.

［9］林华欢, 骆新兰, 梅平. 胃肠间质瘤伴淋巴瘤 2 例病理分析 [J]. 癌症, 2002, 21 (2): 223-224.

［10］王俊涛, 闵晓红, 袁静, 等. 肠道多原发性恶性肿瘤——结肠淋巴瘤伴空肠间质瘤 1 例 [J]. 临床与实验病理学杂志, 2013, 29 (11): 1273-1274.

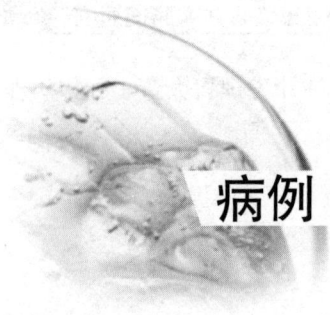

病例 16 高龄冠心病合并多种并发症的诊治

【病例介绍】

1. **主诉及主要症状** 患者女性，87岁，因"间断胸痛6周，加重半日"于2018年2月10日入院。患者6周前于情绪激动后出现胸痛，位于心前区，性质为隐痛，持续约30min，休息后缓解，无放射痛、无心慌胸闷，无恶心、呕吐，未诊治。此后间断于情绪激动或劳累之后出现上述症状，服用中成药治疗。半日前患者日间劳累，于夜间睡眠中突发左胸痛，为钝痛，伴出汗，口服速效救心丸5粒，症状无明显缓解，胸痛持续约2h，患者服用舒乐安定后入睡。今日于我科住院进一步诊治。

2. **既往史** 高血压病16年，血压最高160/90mmHg，服用富马酸比索洛尔2.5mg 1次/日，血压控制110～130mmHg/60～70mmHg。右侧额顶叶脑膜瘤14年，未行手术，监测无变化。2型糖尿病12年，饮食控制，血糖达标。混合型高脂血症12年，曾因服用阿托伐他汀钙发生药物性肝损害，近10年未行调脂治疗。11年前因贲门撕裂发生消化道大出血。曾长期接触有机溶剂，发生过多次药物性肝损害，如阿托伐他汀钙、低分子肝素等。70年前曾患肺结核，未行治疗。否认肝炎等传染病史。3年前行右眼白内障手术。

3. **入院查体** 体温36.5℃，呼吸20次/分，心率70次/分，血压130/64mmHg，神清，口唇无发绀，颈动脉未闻及杂音，双肺呼吸音清，心音可，心律齐，各瓣膜区未闻及病理性杂音，腹软，无压痛及反跳痛，双下肢不肿。

4. **老年评估** ADL评分20分，Frail量表评分1分，营养评分1分（NRS 2002），疼痛评分：2分（视觉模拟评分法，VAS）。

5. **化验及检查**

血常规：白细胞计数7.7×10^9/L，中性粒细胞百分比58%，血红蛋白125g/L，血小板计数117×10^9/L。

粪隐血：阴性。

凝血功能：凝血酶原时间14.7s，凝血酶原活动度69%，D-二聚体0.15mg/L。

血生化：电解质正常，谷丙转氨酶（ACT）34U/L，谷草转氨酶（AST）36U/L，谷氨酰转移酶（GGT）68U/L，总胆红素（TBil）17.9μmol/L，血肌酐（Cr）94.1μmol/L，尿酸（UA）487μmol/L，总胆固醇（CHO）4.71mmol/L，甘油三酯（TG）1.29mmol/L，低密度脂蛋白（LDL-C）2.80mmol/L。

心梗四项：肌钙蛋白I（TnI）0.34ng/mL，B型利钠肽203.51pg/mL。

胸部CT平扫：双肺多发陈旧病变，双侧胸膜稍厚。

既往2017年心电图（图16-1）：大致正常。

入院时心电图（图16-2）：Ⅱ、Ⅲ、aVF、V_3～V_6导联ST段压低，T波倒置。

术后出院前心电图（图16-5）：V_4～V_6导联T波低平。

超声心动图：左房37mm，左室舒张末径48mm，左室射血分数64%，主动脉硬化，主动脉瓣硬化，二尖瓣关闭不全（轻度），心包积液（少量）。

6. **诊治经过及疾病转归** 入院后考虑患者为"急性非ST段抬高型心肌梗死"，但因患者及家属对既往发生过药物性肝损害及上消化道大出血而心存恐惧，仅同意阿司匹林100 1次/日、

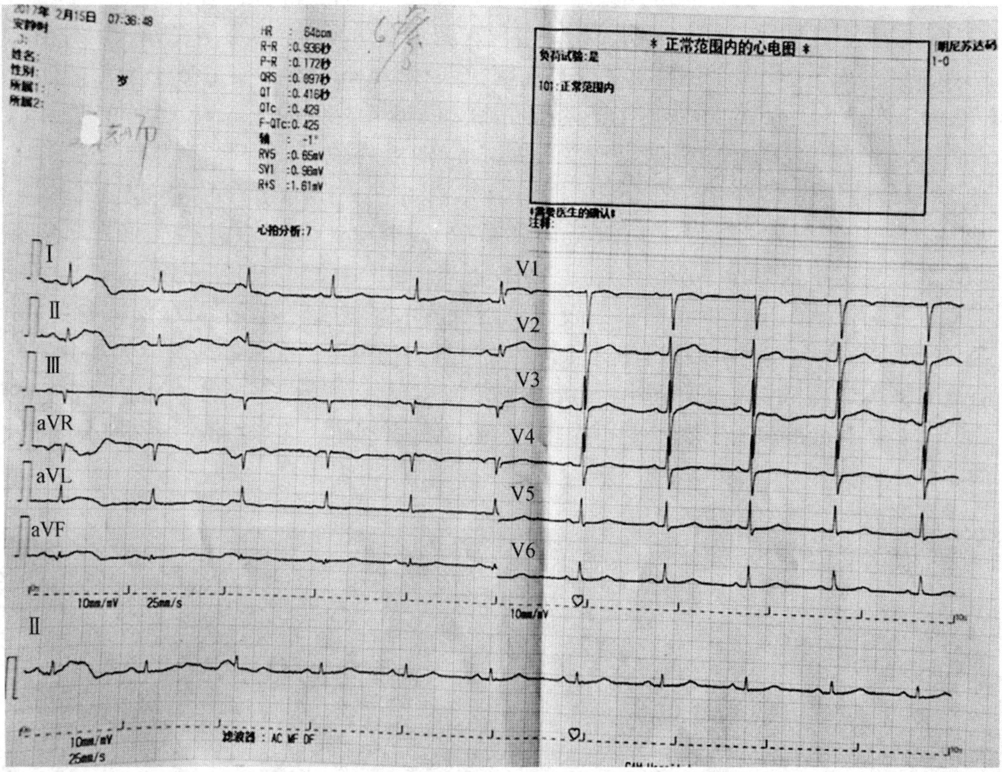

图 16-1 2017 年体检心电图：大致正常心电图

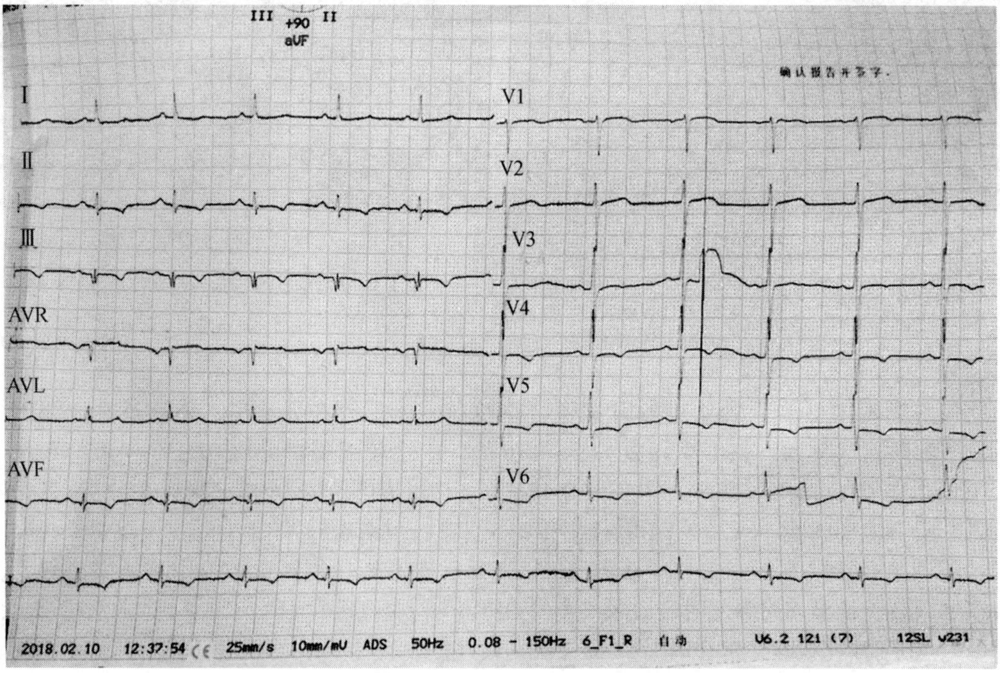

图 16-2 入院时心电图：Ⅱ、Ⅲ、aVF、$V_3 \sim V_6$ 导联 ST 段压低，T 波倒置

普伐他汀 20mg 1 次 / 日、单硝酸异山梨酯缓释片 20mg 2 次 / 日、富马酸比索洛尔 2.5mg 1 次 / 日起始治疗。患者于住院后，反复无明显诱因出现左胸及肩背部疼痛，心电图较入院时相比，未发生明显 ST-T 动态变化。于住院后第 9 日在阿司匹林 100mg 1 次 / 日基础上加用硫酸氢氯吡格雷 75mg 1 次 / 日。入院 13 日后 TnI 降至正常，CHO 4.24mmol/L，TG 3.47mmol/L，LDL-C 2.39mmol/L，将每晚 20mg 普伐他汀改为每晚 5mg 瑞舒伐他汀。但患者仍有反复胸痛，遂于 2 月 27 日行冠脉造影检查（图 16-3，图 16-4），术中见：LAD 近段狭窄 90%～95%，中段可见肌桥，D1 中段狭窄率 90%；LCX 近段狭窄 75%～90%，RCA 中段狭窄 90%，远段狭窄 50～70%，后侧支中段狭窄 90%，分别于 LAD 近段、D1 中段病变处各放置支架 1 枚，手术过程顺利。术后转入 ICU 继续治疗，发现手术当日的术前谷丙转氨酶 332U/L，GGT 576U/L，Tbil 48.84μmol/L，考虑瑞舒伐他汀引起急性药物性肝损伤可能性大，停瑞舒伐他汀，并给予还原性谷胱甘肽 1.2g 1 次 / 日，天晴甘美 20mL 1 次 / 日静脉输液治疗。3 月 6 日肝功能基本恢复正常，LDL-C 2.21mmol/L，因担心他汀类药物再次引起肝损伤，遂加用依折麦布 10mg 1 次 / 日降脂治疗。

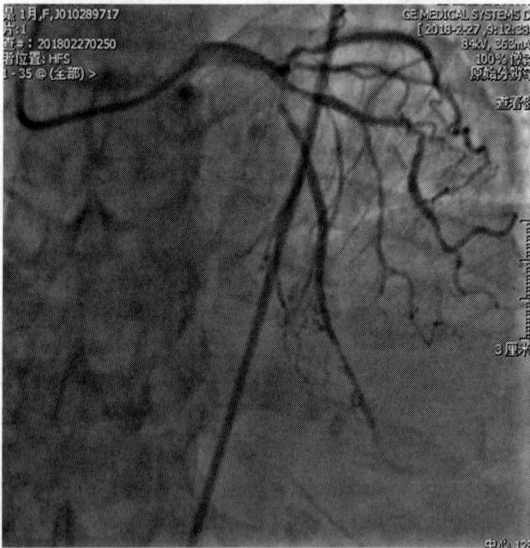

图 16-3　冠状动脉造影

LAD 近段狭窄 90%～95%，中段可见肌桥，D1 中段狭窄率 90%；LCX 近段狭窄 75%～90%，RCA 中段狭窄 90%，远段狭窄 50%～70%，后侧支中段狭窄 90%。

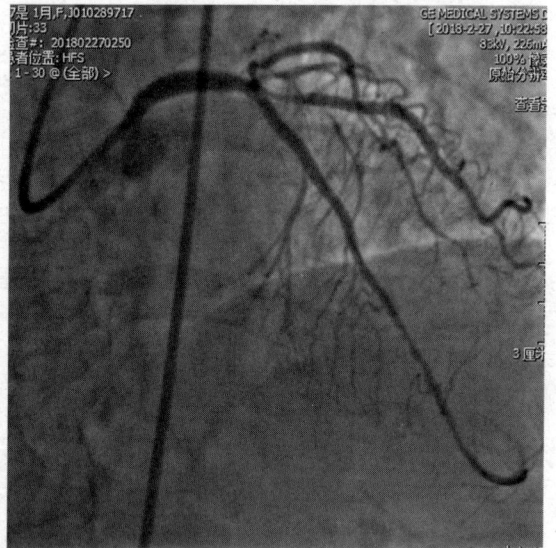

图 16-4　冠状动脉造影支架置入术后

分别于 LAD 近段、D1 中段病变处各放置支架 1 枚。

此外，患者术后当天卧床进餐时发生严重呛咳，术后第 3 日发热，体温最高 38.4℃。查体：右肺湿啰音。化验：白细胞计数 11.82×10⁹/L，中性粒细胞百分比 61.3%，Hb 120g/L。快速 C 反应蛋白 21.9mg/L。胸片：双肺散在斑片影，右下肺明显。考虑"吸入性肺炎"，吞咽功能障碍（洼田饮水试验 4 级）。给予哌拉西林钠 / 他唑巴坦钠 4.5g 每 8 小时一次抗感染，并予以吞咽功能训练，抗生素治疗 3 日后体温正常，7 日后血常规恢复正常，停用抗生素。然而，患者却在术后第 4 日出现粪颜色明显加深，查便 OB（＋），血红蛋白 113g/L，考虑"上消化道出血"。加用每晚 40mg 泮托拉唑，替普瑞酮 50mg 2 次 / 日，继续双联抗血小板治疗，同时严密监测粪隐血及血常规，此后复查 5 次粪 OB（−），血红蛋白无进行性下降。出院前（3 月 19 日）复查血常规、肝功、肾功、TnI、B 型利钠肽均正常，心电图（图 16-5）V₄～V₆ 导联 T 波低平。血脂：CHO 5.39mmol/L，LDL-C 3.20mmol/L，TG 3.95mmol/L。因血脂未达标，在使用依折麦布的基础上加用每晚 20mg

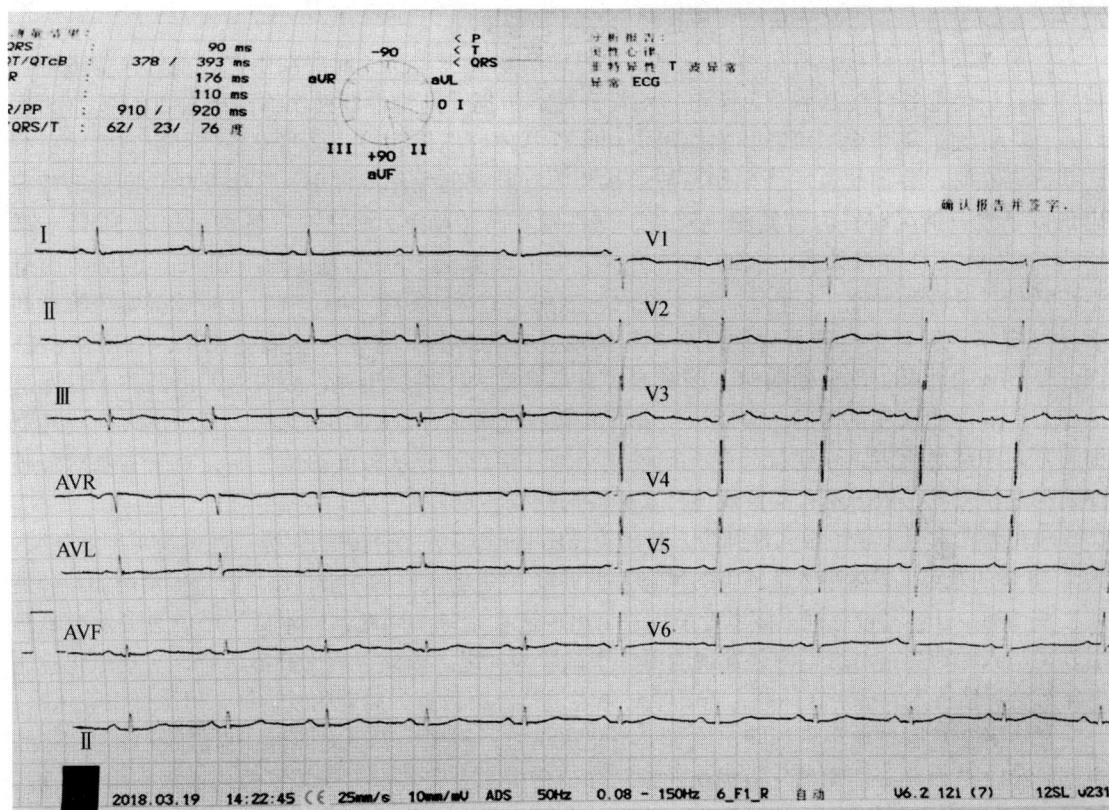

图 16-5　出院前心电图：$V_4 \sim V_6$ 导联 T 波低平

普伐他汀。患者出院 3 周后复查血、尿、粪常规，肝肾功能均正常，血脂：CHO 5.21mmol/L，LDL-C 1.91mmol/L，TG 2.89mmol/L，普伐他汀加量为每晚 30mg。建议患者继续冠心病规范化二级预防治疗，2 个月后行右冠状动脉血运重建，但患者出院后未再发作胸闷、胸痛症状，不同意再次行介入手术。出院后 1 年，复查 LDL-C 1.87mmol/L，血、尿、粪常规及肝功能正常，药物治疗改为：依折麦布 10mg 1 次 / 日、每晚 30mg 普伐他汀、硫酸氢氯吡格雷 75mg 1 次 / 日、富马酸比索洛尔 2.5mg 1 次 / 日、单硝酸异山梨酯缓释片 20mg 1 次 / 日治疗，目前随访 1 年 5 个月，病情稳定。

老年评估：ADL 评分 20 分，Frail 量表评分 0 分，营养评分 1 分（NRS 2002），疼痛评分：1 分（视觉模拟评分法，VAS）。

【病例讨论】

高龄患者急性冠脉综合征（ACS）的发病机制与其他年龄组无区别，但冠脉病变常呈现多支血管多部位弥漫病变的特点，临床表现为 NSTEMI 比例较高。临床症状对于判断 ACS 发生具有重要意义，但高龄患者往往心绞痛症状不典型，甚至呈现无症状 ACS，所以对可疑心绞痛的高龄患者，应住院动态观察心电图和心肌标志物的变化。《美国 2014 年非 ST 段抬高型急性冠脉综合征管理指南》[1] 要求在下列患者中进行侵入性诊断性评估：①药物治疗失败的患者（难治性心绞痛、静息心绞痛或积极药物治疗时疗效有限）；②非侵入性的运动试验提示有缺血的客观证据（心电图动态变化，心肌灌注缺损）的患者；③有提示高危预后风险临床指标（如高 TIMI 或 GRACE 评分）的患者。该患者在经过积极药物治疗后仍反复出现胸痛，因此依据指南应该进行冠状动脉造影检查，此类患者往往合并多种合并症及并发症，需要权衡利弊，不强求一次手术干预多支、多处病变，应选择分次、择期 PCI。

该患者既往长期接触有机溶剂，曾多次出现药物性肝损伤，此次在由普伐他汀改为瑞舒伐他汀 4 日后出现谷丙转氨酶及总胆红素明显升高。根据《药物性肝损伤诊治指南 2015》[2] 诊断要点：①详细采集病史，可疑药物应用史和除外其他肝损伤病因；②当有基础肝病或多种肝损伤病因存在时，叠加的急性肝损伤易被误认为原有肝病的发作或加重；③生化学诊断标准建议出现以下之一情况时谷丙转氨酶≥5U/L，碱性磷酸酶（ALP）≥2U/L，特别是伴有 5'- 核苷酸酶或 GGT 升高且排除骨病引起的 ALP 升高，谷丙转氨酶≥3U/L 且 Tbil ≥2U/L；④必要时肝组织活检。急性和慢性：6 个月后发生谷丙转氨酶、谷草转氨酶、ALP、Tbil 持续异常为慢性药物性肝损伤。患者更换瑞舒伐他汀后 4 日出现肝功能异常，谷丙转氨酶≥5U/L，Tbil≥2U/L，因此急性药物性肝损伤诊断明确。因转氨酶升高幅度大、进展迅速，故应立即停药并予以保肝治疗。待肝功能恢复正常后，应用依折麦布及普伐他汀治疗，LDL-C 达标，且未出现药物性肝损害。对于高龄患者，不建议起始大剂量强化他汀治疗，应从较低剂量开始；对于有基础肝脏疾病的老年患者，依折麦布及普伐他汀安全性与耐受性良好。

该患者在术后发生了吸入性肺炎。希尔克（Hilker）等[3] 研究表明，吸入性肺炎与年龄相关，大于 75 岁的老年人发生吸入性肺炎的风险为小于 60 岁患者人群的 6 倍，而且随着年龄增加其肺炎死亡率增加，且容易被忽视。该患者平日并未出现进食呛咳的问题，但术后平卧位进餐发生呛咳引发了吸入性肺炎，对患者测评发现洼田饮水试验为 4 级。因此，对于高龄患者，应规范化应用老年综合评估技术发现潜在问题，若提早对患者进行健康教育，启动康复训练，可降低误吸风险。

该患者在双联抗血小板期间出现了上消化道出血，表现为粪隐血阳性，血红蛋白轻度下降。根据《2012 抗血小板药物消化道损伤的预防和治疗中国专家共识》[4] 识别消化道损伤高危人群，年龄大于 65 岁，既往消化道病史，双联抗血小板药物，幽门螺杆菌（HP）（＋），使用非甾体抗炎药（NSAIDs）或糖皮质激素等。该患者属于抗血小板药物消化道损伤的高危人群，但患者及家属因担心药物性肝损伤，在抗血小板治疗之初，拒绝使用质子泵抑制剂（PPI）治疗，导致其发生消化道出血。《急性冠状动脉综合征特殊人群抗血小板治疗中国专家建议 2018》[5] 指出具有高危消化道血风险的 ACS，推荐双联抗血小板基础上服用 PPI 1～3 个月；既往有消化道出血史及抗血小板治疗过程中发生消化道出血的 ACS 患者，联合应用 PPI 3～6 个月，其后考虑继续或间断服用；双联抗血小板期间发生消化道出血的患者，在尽快明确出血原因并积极治疗原发病的基础上，权衡出血和缺血风险，决定是否停用抗血小板治疗及何时治疗：①轻度出血无须停用双联抗血小板；②明显出血（血红蛋白下降＞3g 或需要住院治疗，但未引起血流动力学紊乱），可首先停用阿司匹林；③危及生命的活动性出血，停用所有抗血小板药物，病情稳定后，在安全的情况下尽快恢复抗血小板治疗，一般 3～5 日后恢复氯吡格雷，5～7 日后恢复阿司匹林治疗。该患者出现消化道损伤后，因考虑其轻度出血，故继续双联抗血小板，并加用每晚 40mg 泮托拉唑 40mg，1 次 / 日治疗，粪隐血转阴，血红蛋白稳定。双联抗血小板治疗一年后，停用阿司匹林及 PPI，维持硫酸氢吡格雷 75mg，1 次 / 日。

老年冠心病患者往往临床症状不典型，合并多种合并症及并发症，在诊治上给老年科医生带来巨大挑战，需要我们充分评估，权衡利弊后进行个体化治疗。

【诊疗流程】

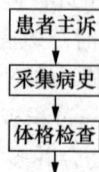

患者主诉

采集病史

体格检查

```
                    ┌──────────┐
                    │ 老年综合评论 │
                    └──────────┘
                         │
                    ┌──────────┐
                    │  辅助检查  │
                    └──────────┘
                         │
        ┌────────────────┴────────────────┐
   ┌──────────┐                      ┌──────────┐
   │ 实验室化验 │                      │ 影像学检查 │
   └──────────┘                      └──────────┘
        └────────────────┬────────────────┘
                    ┌──────────┐
                    │  诊治经过  │
                    └──────────┘
                         │
              ┌────────────────────┐
              │ 多学科团队会诊制订治疗方案 │
              └────────────────────┘
          ┌──────────────┴──────────────┐
┌─────────────────────┐       ┌──────────────────────────────┐
│      ACS治疗         │       │ 并发症的处理                   │
│ PCI术后双抗+他汀+β受体阻滞剂 │       │ 1.消化道出血：PPI              │
│                     │       │ 2.肝功能异常：调整降脂方案，保肝治疗 │
└─────────────────────┘       └──────────────────────────────┘
          └──────────────┬──────────────┘
                    ┌──────────┐
                    │  复查再评估 │
                    └──────────┘
                         │
                    ┌──────────┐
                    │  病例讨论  │
                    └──────────┘
```

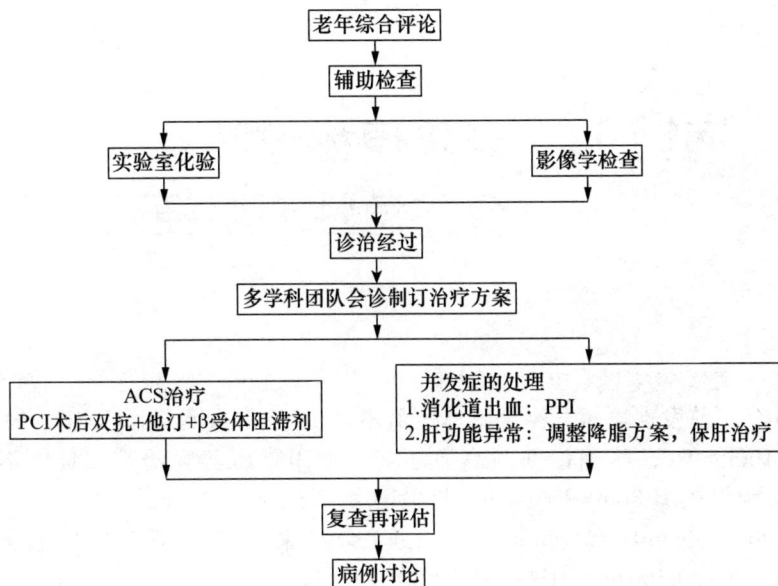

乔　薇　王　希
中日友好医院保健部二部

参 考 文 献

［1］ 2014 AHA/ACC Guideline for the Management of Patients With Non-ST-Elevation Acute Coronary Syndromes [Z]. (2014-05-01) [2021-8-15] DQI: 10. 1016/j. jacc. 2014. 09. 017.

［2］ 中华医学会肝病学分会. 药物性肝损伤诊治指南 2015 [J]. 临床肝胆病杂志, 2015, 31 (11): 1752-1768.

［3］ HILKER R, POETTER C, FINDEISEN N, et al. Nosocomial pneumonia after acute stroke: implications for neurological intensive care medicine [J]. Stroke, 2003, 34: 975-981.

［4］ 2012 抗血小板药物消化道损伤的预防和治疗中国专家共小组. 2012 抗血小板药物消化道损伤的预防和治疗中国专家共识 [J]. 中华内科杂志, 2013, 52 (3): 264-270.

［5］ 中国医师协会心血管内科医师分会. 急性冠状动脉综合征特殊人群抗血小板治疗中国专家建议 [J]. 中华心血管病杂志, 2018, 46 (4): 255-266.

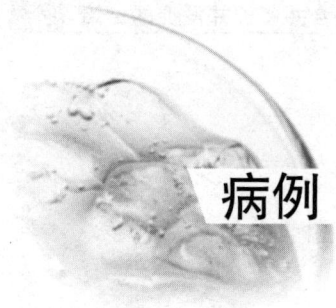

病例 17 老年便秘致脓毒症 合并急性心肌梗死

【病例介绍】

1. **主诉及主要症状** 患者女性，88岁，因"发现血压升高 30 余年，控制不佳 1 个月"入院。患者 30 余年前发现血压升高（具体数值不详），后多次测量血压均高于 140/90mmHg，最高血压 180/100mmHg，明确诊断为高血压病，加用降压药物治疗（具体不详）。近 1 年来患者应用缬沙坦胶囊 80mg 1 次 / 日、苯磺酸氨氯地平片 2.5mg 1 次 / 日降压治疗，监测血压控制在 120～130mmHg/50～60mmHg。近 1 个月来患者出现血压控制欠佳，波动于 130～150mmHg/70～80mmHg，为进一步治疗收入我科。

2. **既往史** 陈旧性脑梗死 4 年未遗留后遗症。便秘 1 个月。

3. **入院查体** 血压 137/51mmHg，神清，精神可，双肺呼吸音粗，未闻及明显干湿啰音，心界不大，心率 60 次 / 分，律齐，心音正常，未闻及杂音、附加音及心包摩擦音。腹软，叩诊鼓音，无压痛及反跳痛，未触及腹部包块，肝脾肋下未触及，肠鸣音 4 次 / 分，双下肢不肿。

4. **老年评估** ADL 评分 100 分，Fried 衰弱表型量表评分 0 分，MNA-SF 评分 13 分，疼痛评分 0 分。患者日常生活能力正常，无衰弱，营养状况正常，无疼痛。

5. **化验及检查**

血常规：白细胞计数（WBC）$8.42 \times 10^9/L$，中性粒细胞百分比（N%）56.3%，血红蛋白（Hb）111g/L，血小板计数（PLT）$296 \times 10^9/L$。

血生化：电解质正常，肝肾功能正常，谷丙转氨酶（ALT）16U/L，谷草转氨酶（AST）31U/L，肌酐 Cr 66μmol/L。

心电图：窦性心律，胸前导联 T 波低平倒置（图 17-2～图 17-4）。

心脏超声：左房径 LA 38mm，左室舒张径 LVIDd 49mm，射血分数 EF 54.7%，超声提示左房增大（轻），二尖瓣反流（轻），主动脉瓣钙化，主动脉瓣狭窄（轻），左室舒张功能减退，室壁阶段运动异常。

腹部及盆腔 CT（图 17-1）：结肠多发粪石，直肠多发粪石，伴直肠扩张，盆腔少量积液。

6. **诊治经过及疾病转归** 患者高血压病诊断明确，入院后予患者缬沙坦胶囊 80mg 1 次 / 日联合苯磺酸氨氯地平片 2.5mg，1 次 / 日降压治疗，监测血压水平。完善心电图 Holter 及动态血压，平均血压 126/56mmHg，有血压偏低现象，最低为 96/41mmHg，故停用苯磺酸氨氯地平片，继续应用缬沙坦胶囊 80mg 1 次 / 日降压治疗。心电图 Holter 提示有 ST-T 改变（Ⅰ、aVL、Ⅱ、Ⅲ、aVF、V_2、V_3、V_4、V_5、V_6），考虑不除外冠心病可能，予阿托伐他汀降脂稳定斑块治疗。患者便秘，结肠多发粪石，予乳果糖通便，肥皂水灌肠治疗。考虑消化道出血风险大，故未予抗血小板聚集治疗。入院第 10 天患者出现畏寒、寒战，测体温 38.9℃，伴恶心，呕吐黄色胃内容物 100mL，查体无明显异常。复查血常规白细胞计数 $11.61 \times 10^9/L$，中性粒细胞计数 $8.50 \times 10^9/L$，血小板计数 $308 \times 10^9/L$。结合患者结肠多发粪石，近期灌肠，考虑消化道感染可能性大，予抽取血培养，留取大便验球杆比及细菌培养，莫西沙星注射液抗菌及对症退热治疗。入院后第 11 天患者血培养结果为大肠埃希菌，考虑诊断脓毒症，予美罗培南联合莫西沙星注

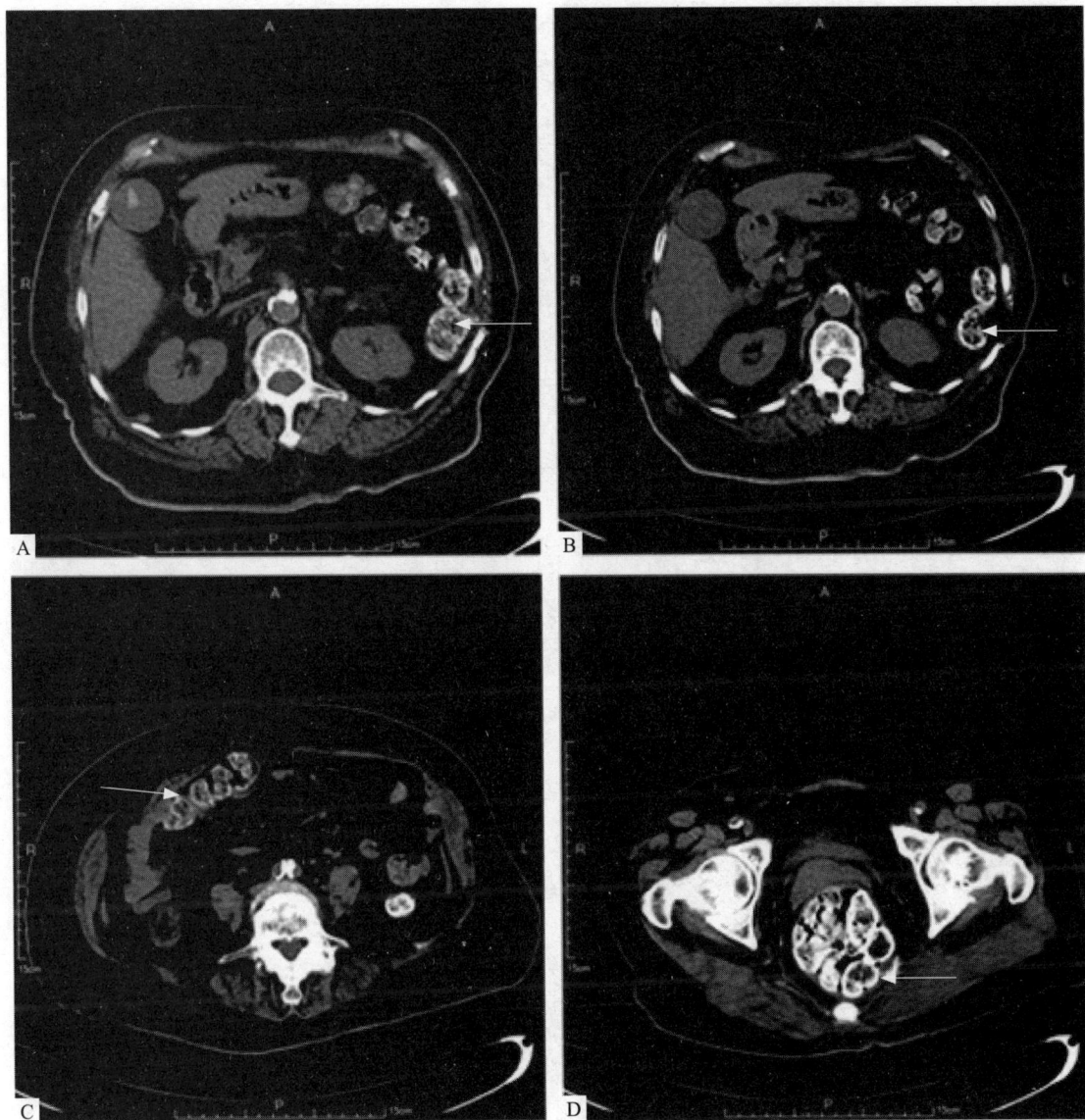

图 17-1　腹部及盆腔 CT

箭头处所指为结肠粪石（A~D）。

射液抗感染治疗。入院后第 12 天患者出现喘息，气促，血压为 84/43mmHg，体温 38.6℃，且伴有畏寒，寒战。血常规回报：白细胞计数 23.70×10^9/L，中性粒细胞百分比 96.3%、血红蛋白 112g/L，血小板计数 193×10^9/L；血生化：谷丙转氨酶 389U/L、DBIL 10.06μmol/L、γ-GGT 111U/L、ASL 582U/L、CK 292U/L、CK-MB 42U/L、Cr 99μoml/L；血钾 4mmol/L、血钠 131mmol/L；凝血功能国际标准化比值 1.55、凝血酶原时间 18.3s、活化部分凝血活酶时间 63.3s、纤维蛋白原（Fib）5.80g/L、D- 二聚体＞20μg/mL；患者出现呼吸急促，收缩压＜100mmHg，脓毒症诊断进一步明确，且伴有肝功能异常及凝血功能障碍，根据培养结果调整抗生素为美罗培南联合替考拉宁，患者出现低血压，停用硝酸异山梨酯及降压药物，予保肝、补液及去甲肾上腺素泵入升压治疗。入院 13 天患者出现恶心，未呕吐，右上腹疼痛，查体 Murphy 征阳性。患者发热时复查 ECG 提示胸前及下壁导联广泛的 ST-T 压低（图 17-3），无明显的胸闷、胸痛。查心梗三项＋B 型利钠肽：cTnI 1.18ng/mL、Myo 152ng/mL、CK-MB 8.17ng/mL、NT-proBNP

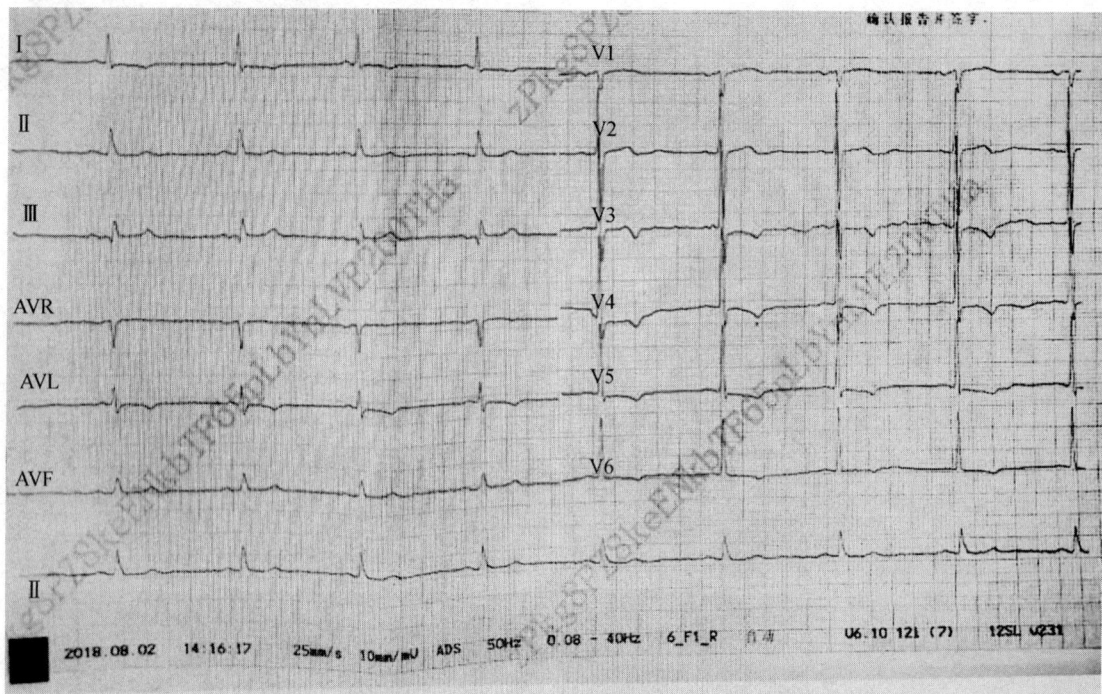

图 17-2 初始心电图

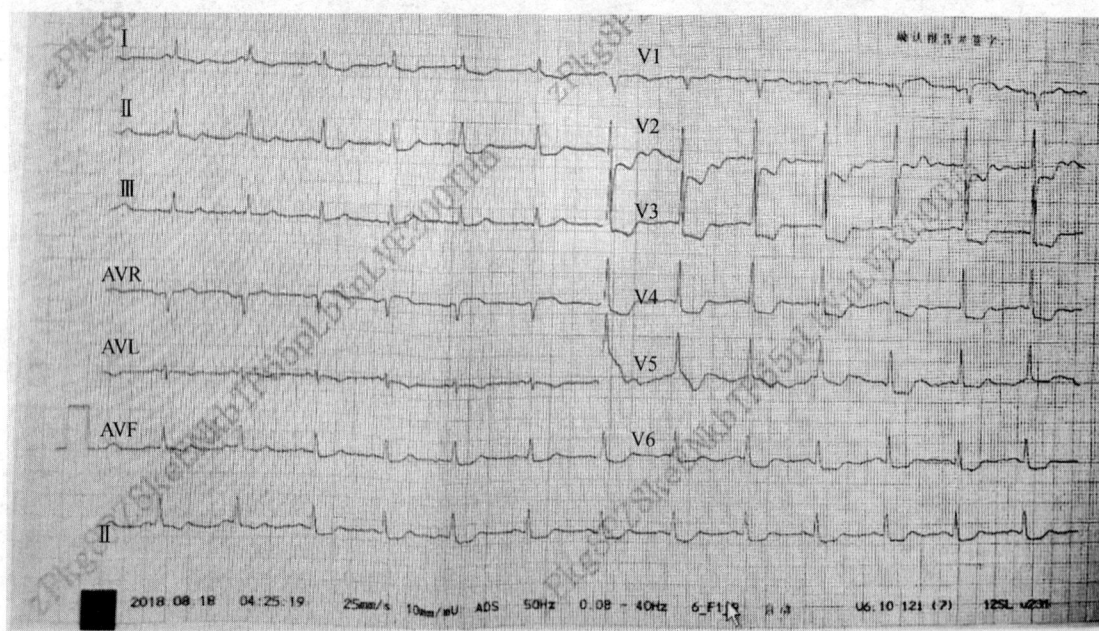

图 17-3 心电图演变，多个导联 ST 段压低

8168pg/mL。考虑患者诊断的急性非 ST 抬高型心梗。予患者硝酸异山梨酯微量泵入 2mg/h 改善心肌供血治疗，并给予低分子肝素 0.4g 1 次 / 日皮下抗凝治疗。患者结肠多发粪石，考虑消化道出血风险大，故暂未予抗血小板聚集药物。请多科会诊，考虑患者脓毒症、冠状动脉粥样硬化性心脏病、急性非 ST 段抬高型心肌梗死、凝血功能异常诊断明确，患者目前无急性肠梗阻及腹膜炎，无急诊外科手术干预指征，且患者生命体征不稳定，继续当前抗感染治疗方案，

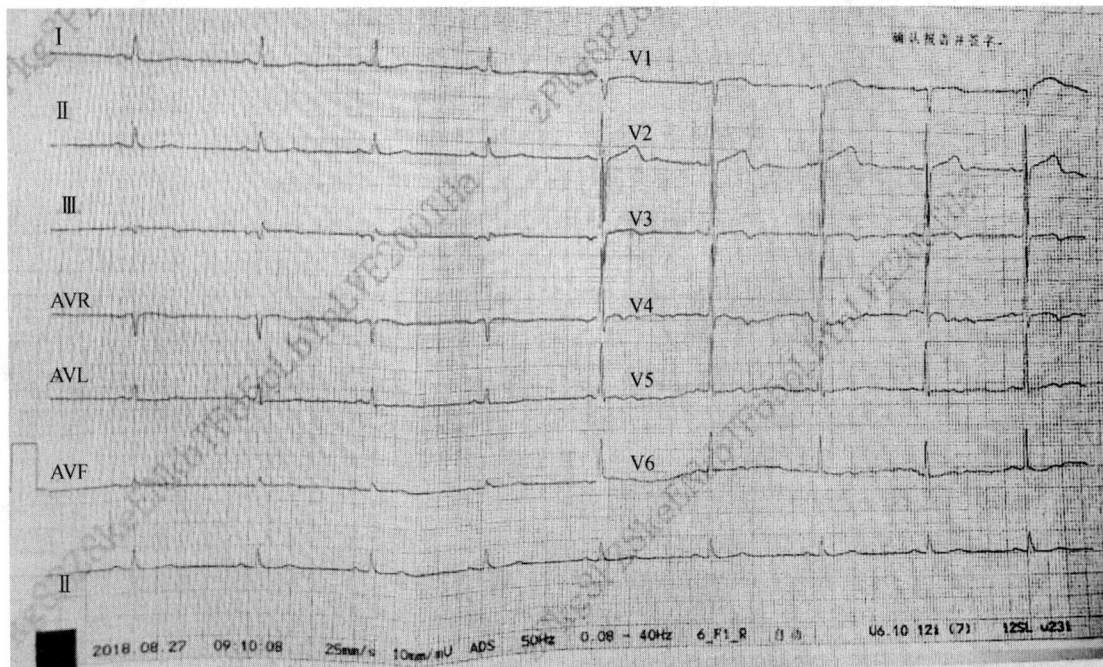

图 17-4　心电图变化 ST 段较前恢复

并注意复查相关血象及炎症因子，注意患者体温变化，维持生命体征。继续加强药物通便治疗，保证排便通畅。目前合并心血管、肝脏、肾脏、凝血系统等多脏器损害，继续持续液体复苏，监测出入量，避免加重心脏负担，予以输注血浆、护肝、抑酸等对症支持治疗，注意监测各脏器功能，维持水电解质平稳，注意监测有无出血倾向。入院第 14 日患者右中上腹压痛明显，伴有反跳痛，Murphy 征阳性，考虑存在胆囊炎，复查腹部 CT 提示有急性胆囊炎，无结肠粪石。再次请外科会诊考虑目前无胆道梗阻、胆道感染征象且处于心肌梗死急性期，暂无急诊手术指征，予患者禁食、肠外营养支持、抗感染、保肝、保护胃黏膜等内科保守治疗。在患者入院后第 16 日，体温逐渐下降，至第 18 日患者体温可降至正常。复查心电图压低的ST 段较前恢复，心肌酶恢复正常。血压恢复正常，并加用厄贝沙坦片降压治疗。后患者间断有胸闷、胸痛发作，心电图有胸前导联 ST 段压低，心肌酶升高，行冠脉造影检查提示 LCX近段破裂斑块及血栓，狭窄 99%，植入支架 1 枚，术后予低分子肝素抗凝，阿司匹林、硫酸氢氯吡格雷片抗血小板聚集，阿托伐他汀钙片降脂稳定斑块，福辛普利钠片改善心肌重构等治疗，患者未再出现胸闷、胸痛，好转出院。

【病例讨论】

我国早已进入人口老龄化社会，且老年人口数众多。老年人常患有多种慢性病[1]。同时患有两种或两种以上疾病即为共病。共病会降低老年人的功能独立性，甚至增加死亡风险。老年综合征指老年人由于多种疾病或原因共同造成的，不能明确分类为具体疾病的一个或一组症候群[2]。关于老年综合征应包含的种类，目前国际上尚无统一定义，常见的老年综合征包括跌倒、失禁、慢性便秘、压疮、营养不良、谵妄、多重用药、日常生活能力下降等。

便秘是老年人常见的老年综合征之一，研究显示老年人便秘患病率为 11.5%～32.6%[3]，且随着年龄的增长老年人便秘的患病率会增加。该患者同时患有高血压病和陈旧性脑梗死，且合并有老年综合征便秘。

老年人易发生便秘的原因有很多。首先，老年人本身的生理特点，老年人咀嚼功能的减退，消化酶分泌的减少，胃肠功能蠕动的减少，会造成肠内容物在肠道内停留时间的增加，使水分吸收过多造成粪便干结，不易排出。另外，老年人活动量的减少，蔬菜水果进食较少，均为易发便秘的原因。该患者平时活动量较少，进食蔬菜水果量较少，因便秘形成结肠多发粪石，灌肠通便治疗过程中出现发热，伴有畏寒、寒战，出现脓毒症，而后继发急性非 ST 段抬高型心肌梗死。脓毒症指因感染引起宿主反应失调而导致危及生命的器官功能障碍。脓毒症诊断标准：当脓毒症相关序贯器官衰竭［sequential（sepsis-related）organ failure assessment，SOFA］评分较基线上升≥ 2 分时可诊断。因 SOFA 评分比较复杂，临床上也可使用床旁快速 SOFA（quick SOFA，qSOFA）标准识别重症患者，如果符合 qSOFA 标准中的至少 2 项时，应进一步评估患者是否存在脏器功能障碍[4]。该患者符合 qSOFA 标准中的呼吸频率≥22 次 / 分，收缩压≤100mmHg；且患者需应用去甲肾上腺素，SOFA 评分为 3 分，脓毒症可诊断。脓毒症休克指在脓毒症基础上，出现的持续性低血压，经过充分液体复苏后仍需血管活性药物维持平均动脉压≥65mmHg 以及血乳酸≥2mmol/L。脓毒症患者有易于发生急性心肌梗死的倾向。纳森尼尔（Nathaniel）等通过对 2 602 854 名脓毒症患者进行调查发现，4.5% 的脓毒症患者合并有急性心肌梗死，大部分为非 ST 段抬高型心肌梗死（71.4%），接受冠脉支架植入术或冠脉搭桥手术的心梗患者较保守治疗患者死亡率较低（$OR=0.47$，$95\%CI\ 0.44\sim0.50$）[5]。该患者脓毒症后出现了急性非 ST 段抬高型心肌梗死，行冠脉造影检查 LCX 近段破裂斑块及血栓，狭窄 99%，植入支架 1 枚。该病例患者高龄。因为便秘引发了脓毒症，后出现了急性心梗，若能及早进行便秘的干预，可能避免急危重症的发生，因此对于老年科医生而言，更应该多注重老年综合征的评估管理，及早干预，提高老年人的生活质量，避免一些危急重症的发生。

张亚欣

首都医科大学宣武医院老年医学科

参 考 文 献

［1］ 王丽敏, 陈志华, 张梅, 等. 中国老年人群慢性病患病状况和疾病负担研究 [J]. 中华流行病学杂志, 2019, 40 (3): 277-283.

［2］ 刘森, 何耀, 吴蕾, 等. 老年综合征的定义、评估工具及应用 [J]. 中华保健医学杂志, 2015, 17 (6): 513-515.

［3］ SANCHEZ M I, BERCIK P. Epidemiology and burden of chronic constipation [J]. 2016, 25 (Suppl B): 11-15.

［4］ 中国医师协会急诊医师分会, 中国研究型医院学会休克与脓毒症专业委员会. 中国脓毒症 / 脓毒性休克急诊治疗指南 (2018) [J]. 中国急救医学. 2018, 38 (9): 741-756.

［5］ SMILOWITZ N R, GUPTA N, GUO Y, et al. Comparison of Outcomes of Patients With Sepsis With Versus Without Acute Myocardial Infarction and Comparison of Invasive Versus Noninvasive Management of the Patients With Infarction [J]. The American journal of cardiology, 2016, 117 (7): 1065-1071.

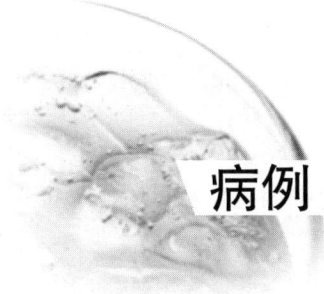

病例 18 呕吐、腹泻、营养不良原因待查

【病例介绍】

1. **主诉及主要症状** 患者女性,68岁,因"间断恶心、呕吐1年,加重伴腹泻2个月"入院。1年前患者无明显诱因出现间断恶心、呕吐,呕吐物为水样胃内容物,非喷射性,每日一两次,与进食无关,伴食欲下降,未治疗。后发作频率逐渐增加,每日呕吐3~5次不等,性质同前。

2个月前患者症状明显加重,每日呕吐10余次,伴腹泻,黄色稀水样便,每日10余次,总量约300mL,伴脐周阵发性腹痛,每日3~4次,每次5min左右,可自行好转,伴发热,体温最高达38.2℃,无明显规律,不予特殊治疗体温可自行降至正常。无咳嗽、咳痰、尿频、尿急、尿痛,无呕血、黑便、黏液脓血便等。曾就诊于扬州市第一人民医院,完善血常规提示Hb 79g/L,生化提示Cr 372μmol/L,BUN 23.36mmol/L,ALB 33.5g/L;血气分析提示pH 7.29,PCO$_2$ 23mmHg,PO$_2$ 100mmHg,HCO$_3^-$ 11.1mmol/L,腹部CT平扫示直肠远端管壁增厚,肠系膜脂肪间隙模糊伴多发淋巴结。

1个月前当地医院复查腹部CT提示升结肠壁水肿增厚,直肠远端管壁可疑增厚,腹盆腔及两侧胸腔少量积液,肠系膜周围淋巴结增大。完善肿瘤相关标志物均正常,大便原虫相关检测阴性。当地医院予以保护胃黏膜、调节肠道菌群等对症治疗,效果欠佳,同时伴随尿量减少,大约500mL/d。

20日前就诊于北京协和医院,完善生化示Cr 226μmol/L,BUN 13.31mmol/L,ALB 27g/L。粪隐血阳性,苏丹染色阴性,尿量仍为500mL/d,予以抑酸、补液等治疗,效果不佳。

1日前就诊于我院,查肌酐627μmol/L,血钾3.4mmol/L。为求进一步诊治入住我科。患者自发病以来,精神、睡眠、食欲差,每日进食100~150g两主食及少许蔬菜及肉类,体重下降10kg左右。

2. **既往史** 2型糖尿病史20余年,6年前诊断为糖尿病视网膜病变,行视网膜光凝术,2年前出现双下肢水肿、低蛋白血症、贫血,行肾脏穿刺提示糖尿病肾病,当时血肌酐200~300μmol/L,尿量正常,应用α酮酸、促红细胞生成素EPO治疗。高血压病史2年,最高200/50~60mmHg,曾口服硝苯地平控释片、酒石酸美托洛尔降压治疗,血压控制欠佳。曾患甲肝,已愈。

3. **入院查体** 体温36.8℃ 心率110次/分 呼吸20次/分 血压167/87mmHg,神志清楚,肾病面容,睑结膜苍白,贫血貌,口唇及甲床无发绀,颈静脉无怒张,无桶状胸;双肺叩诊清音,双肺呼吸音粗,双肺未闻及干湿啰音,心率110次/分,心律齐,各瓣膜听诊区未及病理性杂音,腹软,全腹无压痛,肝脾肋下未触及,肠鸣音4次/分,双下肢无水肿。

4. **老年评估** ADL评分80分;NRS 2002评分4分;疼痛评分(视觉模拟评估法)1分。

5. **化验及检查**

血常规:白细胞计数11.1×10^9/L,中性粒细胞百分比84.4%,血红蛋白86g/L。

尿常规:隐血阳性(＋),尿蛋白阳性(＋＋＋)。

粪检查:隐血阳性,有脂肪滴(苏丹Ⅲ染色阴性);粪真菌、细菌培养、阿米巴、沙门菌、志贺菌、难辨梭状杆菌均阴性。

N-端脑利钠肽前体 NT-proBNP 2993pg/mL↑，后多次复查＞20 000pg/mL↑；糖化血红蛋白 HbA1c 5.2%；ESR 矫正：12mm/h。

降钙素原 0.23ng/mL↑；甲状旁腺 PTH 107.9pg/mL↑。

免疫指标：IgM 0.202g/L↓，IgE 161.1U/mL↑，C3 0.366g/L↓。免疫固定电泳、ANA、抗 ds-DNA、抗 ENA 谱、ANCA、抗心磷脂抗体、IgG 亚型均阴性。

炎性肠病四项、自身免疫相关抗体阴性。

肿瘤标志物：胃泌素释放肽前体 92.9pg/mL↑，糖类抗原 Cyfra21-1 5.7ng/mL↑，癌胚抗原 CEA 8.82ng/mL↑，余在正常范围。

北京协和医院肠道杯状细胞抗体检测：抗肠杯状细胞 IgG1∶10 抗肠杯状细胞 IgA 阴性。

BUN、Cr、UA 波动情况（表 18-1）。

表 18-1 BUN、Cr、UA 波动情况

项目	5月27日	5月28日	6月3日	6月7日	6月10日	6月14日	6月18日	6月26日	7月5日	7月15日
Cr（μmol/L）	601	537	450	363	335	362	271	240	212	179
BUN（mmol/L）	24.0	21.7	11.0	6.6	6.5	9.5	7.9	9.8	10.9	21.8
UA（μmol/L）	721	678	621	540	557	631	512	517	565	506
I/O（mL）	1660/400	1550/450	2300/920	3160/1980	2050/2280	2320/865	2630/1560	2090/1550	2750/2365	1750/1670

注：Cr 血肌酐；BUN 尿素氮；UA 血尿酸；I/O 每日出入量。

Cr 变化趋势见图 18-1。

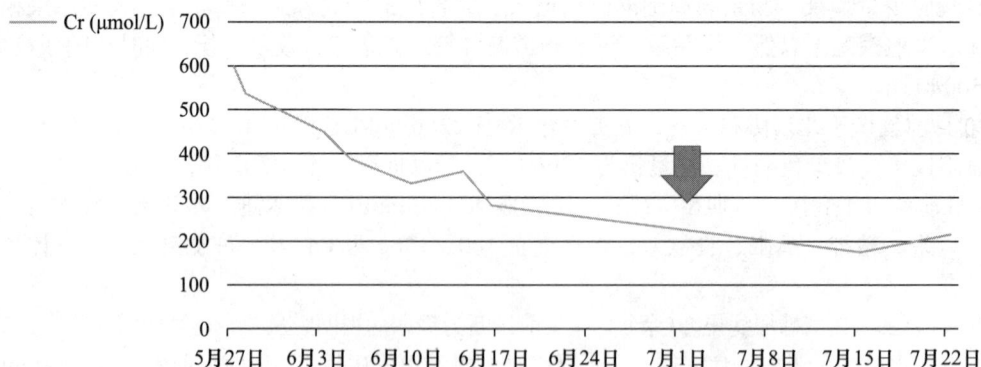

图 18-1 Cr 变化趋势

血气分析波动情况（表 18-2）。

表 18-2 血气分析波动情况

项目	5月27日	6月1日	6月8日	6月12日	6月16日
pH	7.275	7.204	7.288	7.337	7.37
PCO_2（mmHg）	21.6	21.3	24.4	24.7	26.7
PO_2（mmHg）	100	94.5	90.6	96.5	84.3
BE（mmol/L）	−15.3	−18.0	−13.7	−11.4	−8.9
HCO_3^-（mmol/L）	9.8	8.2	11.4	12.9	15.1

注：pH 酸碱度；PCO_2 二氧化碳分压；PO_2 氧分压；BE 血液碱剩余；HCO_3^- 血碳酸氢根。

胃镜（图18-2、图18-2）：齿状线溃疡性质待定，十二指肠多发溃疡。

肠镜（图18-4）：结肠及回肠末端黏膜水肿原因待定，结肠黑变病、结肠息肉。

胶囊内镜：十二指肠散在糜烂，空肠和回肠绒毛缩短，小肠蠕动快。

胃镜病理(图18-5)：黏膜重度慢性活动性炎，局灶伴糜烂及表面坏死，小肠绒毛显著萎缩，杯状细胞及潘氏细胞消失，隐窝底部可见上皮细胞凋亡，间质淋巴浆细胞及中性粒细胞浸润，偶见淋巴细胞聚集灶。小肠黏膜改变符合吸收障碍性疾病的形态改变。

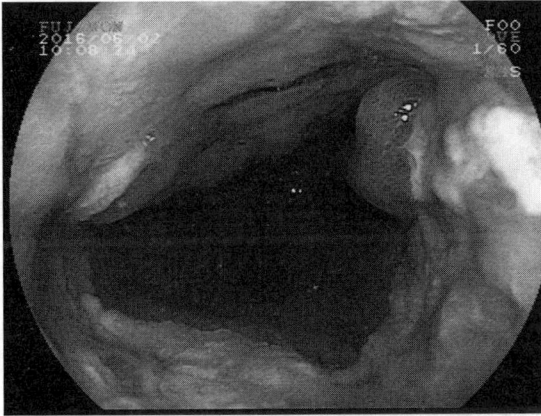

图18-2 齿状线上方黏膜粗糙，纵行溃疡

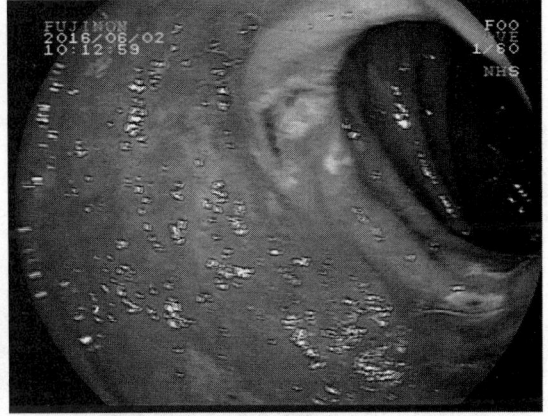

图18-3 十二指肠散在多发糜烂，浅溃疡

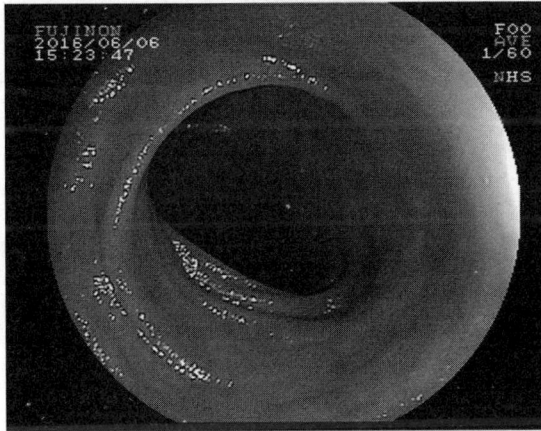

图18-4 末段回肠水肿

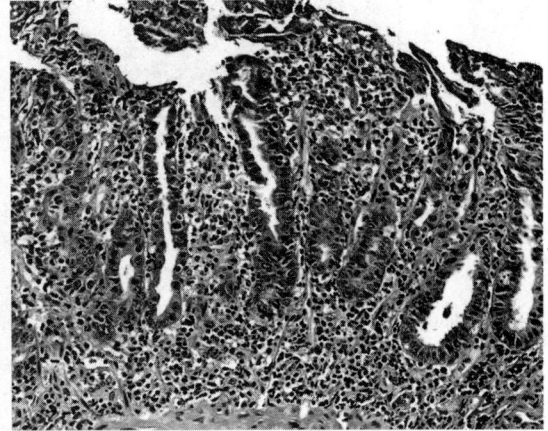

图18-5 十二指肠降部病理

小肠绒毛萎缩，黏膜变扁平；隐窝内潘氏细胞及杯状细胞消失，上皮内淋巴细胞轻度增多，偶可见凋亡现象；固有膜炎细胞浸润，以淋巴细胞为主，伴有中性粒细胞及嗜酸性粒细胞浸润。

病理补充诊断：以患者血清免疫荧光检测，于小肠绒毛表面近腔缘及非杯状细胞上皮细胞胞质内见IgG及IgA荧光阳性信号，提示患者可能存在循环抗肠上皮细胞抗体，考虑自身免疫性肠炎可能性大，病变主要累及小肠。

免疫荧光结果：IgA阳性，IgG阳性，IgM阴性。

肠镜病理：回肠末端黏膜慢性炎伴淋巴滤泡，升结肠水肿黏膜慢性炎伴黑变病，乙状结肠水肿黏膜慢性炎，固有层灶状水肿伴黑变病，直肠黏膜水肿。

正电子发射计算机断层显像（PET-CT）（图18-6）：食管下段（累及长度3.1cm SUV_{max} 6.1，

延迟 SUV_{max} 10.0）、胃及多组肠管代谢增高（十二指肠 SUV_{max} 8.1，延迟 SUV_{max} 10.7；空肠 SUV_{max} 5.6，延迟 SUV_{max} 8.5；直肠远端 SUV_{max} 5.9，延迟 SUV_{max} 48.2），考虑炎性可能性大。

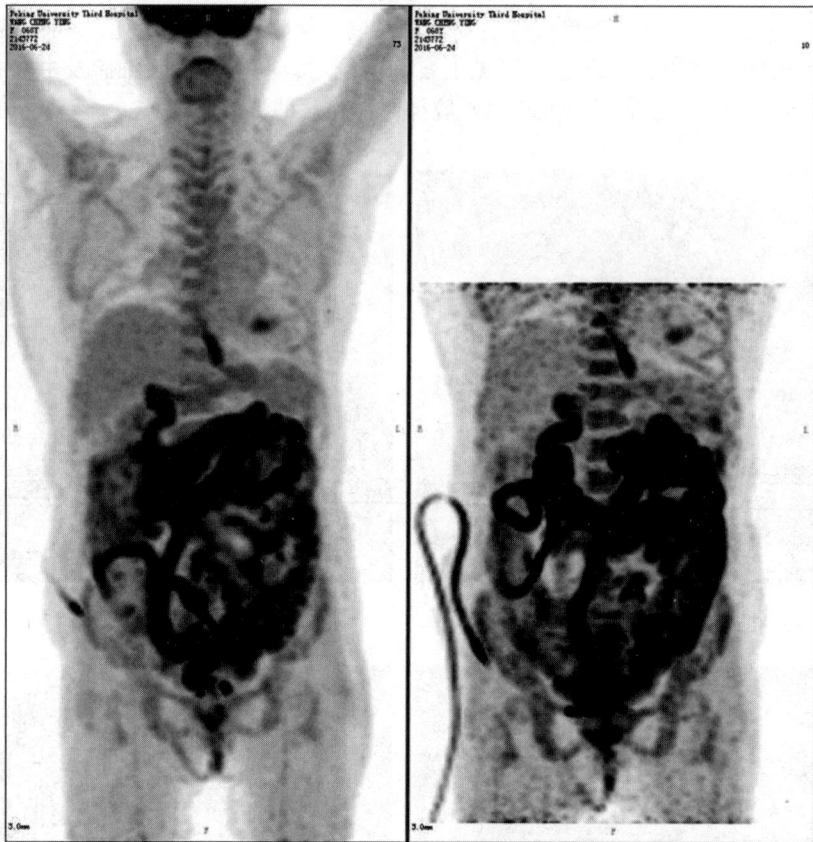

图 18-6　胃及多组肠管代谢增高

6. 诊治经过及疾病转归　患者老年女性，既往有 2 型糖尿病、糖尿病肾病、肾功能不全以及高血压等病史，本次因呕吐、腹泻水样物来诊，病史长达 1 年，近 2 个月症状有加重，辗转多家医院治疗效果不佳。平日血肌酐水平波动在 200～300μmol/L，入院前我院查血肌酐水平 627μmol/L，同时伴有尿量减少，考虑慢性肾功能不全急性加重，肾功能急性恶化的原因考虑为肾前性。入院后予以补液，维持电解质平衡、纠酸等治疗后血肌酐水平较前明显下降，血肌酐维持在 200μmol/L 左右。患者出入量及血肌酐波动情况见表 18-1。

针对呕吐、腹泻，入院后予以禁食、补液等对症支持治疗，症状仍无改善。患者病情复杂，常规对症支持治疗，效果不理想。请全院多学科联合会诊，完善胃肠镜等常规检查，结果提示十二指肠多发溃疡，结肠及回肠末端黏膜水肿，予以 PPI 抑酸、L- 谷氨酰胺呱仑酸钠颗粒修复胃黏膜糜烂、替普瑞酮胶囊促进胃黏膜修复、匹维溴铵片降低胃肠道活动、利福昔明抗炎调整肠道菌群等治疗后，效果差，呕吐腹泻并无好转，遂进一步完善了胶囊内镜、PET-CT 以及肠杯状细胞染色等免疫相关指标。最后结合小肠黏膜病理及免疫检测结果（结果如上述），诊断考虑为成人自身免疫性肠病，使用甲泼尼龙 40mg 静脉滴注治疗 7 日后呕吐腹泻明显好转，改为口服甲泼尼龙片 32mg 口服一周，呕吐消失，腹泻每日 2～3 次，继续减量甲泼尼龙片至每日 28mg，呕吐腹泻消失，进半流食，排成型软便。遂出院。出院后院外激素规律减量，消化科门诊随诊，半年时随访病情平稳。

在治疗过程中，患者血小板曾出现下降，考虑可能与质子泵抑制剂（PPI）应用有关，停用PPI 后患者血小板恢复正常。患者凝血功能曾出现异常，予以输注新鲜冰冻血浆后恢复正常（血小板及凝血功能变化趋势见图 18-7）。

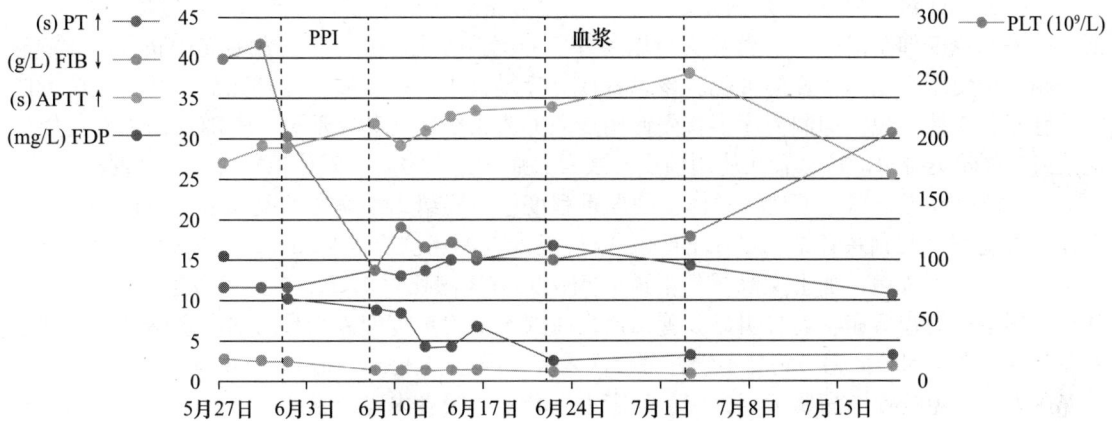

图 18-7 血小板及凝血功能变化趋势

PPI：质子泵抑制剂；PT：凝血酶原时间；FIB：纤维蛋白原；APTT：活化部分凝血活酶时间；
FDP：纤维蛋白原降解产物；PLT：血小板计数。

患者入院时体型消瘦，白蛋白低，予以补充白蛋白的同时，予以佳膳口服以营养支持（白蛋白及输注情况见表 18-3）。

表 18-3 白蛋白及输注情况

项目	5 月 27 日	6 月 1 日	6 月 16 日	6 月 18 日	7 月 3 日	7 月 8 日	7 月 15 日
ALB（g/L）	25	20			27		30
输注白蛋白		10g×5d	10g×3d	20g×20d		10g×3d	

【病例讨论】

自身免疫性肠炎（autoimmune enterocolitis，AIE）是一种发病原因尚不明确的罕见疾病，以难治性腹泻、重度营养吸收不良、小肠绒毛萎缩、血清中存在抗肠上皮细胞抗体或抗杯状细胞抗体为特点，亦称为自身免疫性肠病（autoimmune enteropathy）。主要发生在儿童，成人自身免疫性肠病（adult autoimmune enteropathy，AAE）更为罕见，1997 年首次报道成人病[1]。目前对于该疾病的认识尚不足，非常容易漏诊或者误诊。

目前 AAE 的国际诊断标准：①成人发生的慢性腹泻（病程＞6 周）；②吸收不良；③特征性的小肠病理学改变，包括部分或完全的小肠绒毛萎缩，深部隐窝淋巴细胞增多，隐窝凋亡体增多，少量上皮内淋巴细胞（intraepthelial lymphocytes，IEL）；④除外其他引起小肠绒毛萎缩的疾病，包括麦胶性肠病、难治性乳糜泻、小肠淋巴瘤，同时无麦胶饮食和停止可疑药物后病情不能纠正；⑤存在抗肠上皮抗体和（或）抗小肠杯状细胞抗体阳性。前 4 项为确诊必备项目，自身抗体阳性更支持诊断，但阴性不能排除[2]。

该患者老年女性，因恶心、呕吐、腹泻入院，病程长达 1 年，入院前 2 个月上述症状加重，呕吐物为水样胃内容物，大便黄色稀水样，每日 10 余次，入院后相关检查提示：贫血、低白蛋白血症，胶囊内镜提示空肠和回肠绒毛缩短，胃镜病理提示小肠绒毛显著萎缩，杯状细胞及潘氏细胞消失，隐窝底部上皮细胞凋亡，间质淋巴浆细胞及中性粒细胞浸润，小肠黏膜改变符合吸收障碍性疾病的形态改变。血清肠道杯状细胞抗体检测提示抗肠杯状细胞 IgG 1∶10，抗肠杯状细胞 IgA 阴性。病理免疫荧光提示患者存在循环抗肠上皮细胞抗体，病变主要累及小肠。结合患者症状、体征及相关检查，在排除其他胸腺瘤、淋巴瘤、其他自身免疫性疾病后，该患者明确诊断为自身免疫性肠病。

治疗上，针对 AAE 的治疗尚缺乏共识。治疗方案应注重多方面协同治疗，包括营养支持、预防感染和免疫抑制治疗[3]。营养支持以肠外营养支持为主，并与肠内营养支持联合，注意输液管路长期使用引起菌血症的可能。该患者在治疗过程中予以口服营养补充剂以及输注白蛋白以静脉营养支持。免疫抑制治疗多首先使用皮质醇激素缓解症状，部分长期随诊的患者使用环孢素或硫嘌呤类维持。该患者在使用糖皮质激素后症状完全缓解，随访半年疾病未复发。

AIE 预后取决于消化道症状和体征的严重程度、胃肠组织学病变的范围和严重程度、是否存在肠外受累。目前关于成人 AIE 的预后资料很少。阿克拉姆（Akram）[4]等对 15 例随访了 1～4.8 年，死亡 1 例，加上文献[5-7]报道的病例共有 4 例死亡，其中 2 例对激素治疗无反应，其余 2 例激素治疗后症状均有明显改善，死亡原因主要为免疫抑制治疗后的严重感染。本例患者在出院后半年因肺部感染鲍曼不动杆菌再次入院，经过抗感染治疗后好转出院。

成人自身免疫性肠病属于罕见病，临床中小肠镜、胶囊内镜、肠杯状细胞抗体的检测并非常规检查，而糖尿病、慢性肾功能不全又极易出现消化道症状，故容易造成该病的诊断延误。因此，在临床工作中，如果患者有严重的呕吐、腹泻，常规治疗效果不佳时，应注意排除该病的可能性。

郝燕婷　朱　昀

北京大学第三医院老年科

参 考 文 献

［1］CORAZZA G R, BIAGI F, VOLTA U, et al. Autoimmune enteropathy and villous atrophy in adults [J]. Lancet, 1997, 350 (9071): 106-109.

［2］FREEMAN H J. Adult autoimmune enteropathy [J]. World J Gastroenterol, 2008, 14 (8): 1156-1158.

［3］孟灵梅, 李渊, 等. 成人自身免疫性肠病一例并部分文献分析 [J]. 中华全科医师杂志, 2015, 14 (10): 774-777.

［4］KRAM S, MURRAY J A, PARDI D S, et al. Adult autoimmune enteropathy: Mayo Clinic Rochester experien [J]. Gastroenterol Hepatol, 2007. 5 (11): 1282-1290.

［5］MITOMI H, TANABE S, IGARASHI M, et al. Autoimmune enteropathy with severe atrophic gastritis and colitis in an adult: proposal of a generalized autoimmune disorder of the alimentary tractl [J]. Scand J Gastroenterol, 1998, 33 (7): 716-720.

［6］ROGAHN D, SMITH C P, THOMAS A. Autoimmune enteropathy with goblet: 716 dantibodies [J]. J R Soc Med, 1999, 92 (6): 311-312.

［7］LEÓN F, OLIVENCIA P, RODRIGUEZ-PENA R, et al. Clinical and immunological features of adult-onset generalized autoimmune gut disorder [J]. Am J Gastroenterol, 2004, 99 (8): 1563-1571.

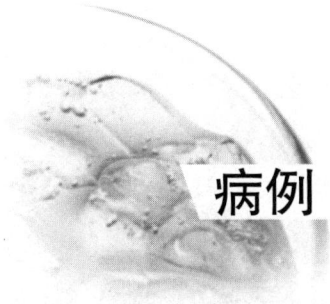

病例 19 高龄 2 型糖尿病足坏疽伴感染诊治

【病例介绍】

1. **主诉及主要症状** 患者女性，89 岁，因"发现血糖升高 15 年，左足踇趾皮肤发黑伴破溃 2 周"入院。患者 15 年前因感下肢无力、视物模糊于社区医院测随机血糖高达 20mmol/L，无烦渴多饮、多尿、多食、消瘦，于社区医院诊断"2 型糖尿病"予口服二甲双胍，因腹泻遂换用皮下注射精蛋白生物合成人胰岛素 30R 治疗并自行调整用法用量，偶社区医院测血糖空腹＞11mmol/L、餐后＞15mmol/L（具体不详），自行逐渐加量精蛋白为生物合成人胰岛素 30R 早 8→18U，午 8→18U，晚 8→18U，未规律监测血糖，未控制饮食，平素活动量少，间断感下肢无力，无肢体末端感觉异常或感觉减退，无视野缺损、失明，无胸闷、胸痛、心前区不适，体重下降约 10kg，未重视。1 年前社区医院偶测餐后 2h 血糖达 18～20mmol/L，自行调整精蛋白生物合成人胰岛素 30R 早 20U 午 20U 晚 20U，偶测空腹血糖 9～11mmol/L、餐后 2 小时血糖 13～15mmol/L，未再诊治。2 周前无诱因左足踇趾皮肤发黑，伴左足踇趾根部红肿、破溃及渗出，无明显疼痛及渗血，无发热，近 3 日感左足踇趾疼痛，程度中等可耐受，左足踇趾根部仍红肿，破溃处结痂、渗出较前减少。

2. **既往史** 高血压 3 级（极高危）；低钾血症；疑诊"冠心病" 20 年；高脂血症；脂肪瘤；甲状腺结节切除术后；耳聋；便秘；失眠。

3. **入院查体** 体温 36℃，呼吸 20 次/分，血压 184/82mmHg（左侧）、179/79mmHg（右侧），神清，精神可，口唇无发绀，粗侧听力明显减低，浅表淋巴结未触及肿大，双肺呼吸音粗，双下肺可闻及少许湿啰音，未闻及干啰音及哮鸣音，叩诊心界左大，心律齐，心率 78 次/分，各瓣膜听诊区未闻及杂音及额外心音，腹软，无压痛，未及反跳痛，上腹部皮下可触及一直径约 2.5cm 包块、质韧、边界清、活动度好，肝脾肋下未及，移动性浊音阴性，腹部未闻及血管杂音，肠鸣音 4 次/分；双下肢胫前及足背轻度凹陷性水肿，左足踇趾趾端皮肤呈黑紫色、根部红肿破溃伴少量渗出、局部结痂、皮温发凉，左足第二趾皮肤呈紫色、皮温发凉，双侧足背动脉搏动弱、左侧为著、左侧胫后动脉搏动弱（图 19-1、图 19-2）。

4. **老年评估**

（1）Fried 衰弱评估方法：满足 4 条，存在衰弱。

（2）功能状态和跌倒风险评估：ADL 评分 75 分。起立行走试验（TUGT）计时 46s，活动障碍，步态中度异常；约翰霍普金斯跌倒风险评分 12 分，中度跌倒风险。

（3）认知评估：MMSE 20 分（患者文化程度小学，配合），提示认知正常。

（4）抑郁评估：GDS 量表（30 个条目）8 分，正常。

（5）谵妄评估：CAM-S 量表术前评分 2 分，显著谵妄。

（6）心脏评估（非心脏手术）：运动耐量评估为 4MET～10MET，中等。改良心脏危险指数（RCRI）评分 2 分，分级 3 级，心脏并发症发生率 6.6%。拟行外周动脉成形术，属于心血管风险中等风险（1%～5%）手术[1]。

（7）脑卒中风险评估：Essen 卒中风险评分量表 6 分，提示极高危风险。

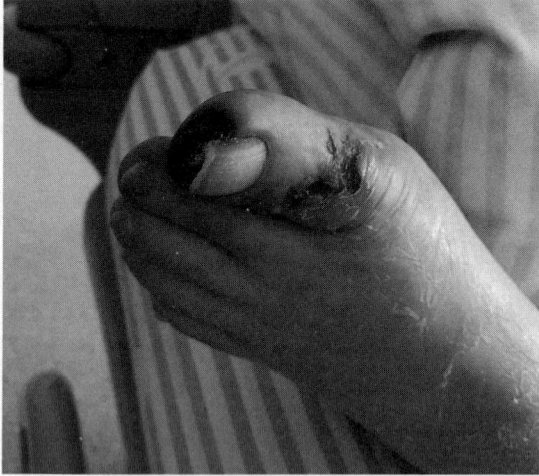

图 19-1　2 型糖尿病足感染

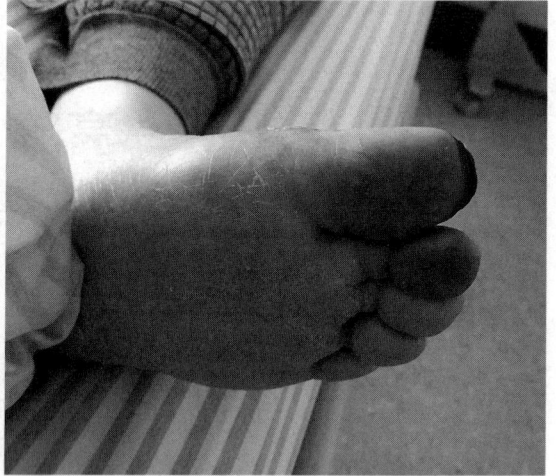

图 19-2　2 型糖尿病足趾端坏疽

（8）肾功能评估：Cockcroft-Gault 公式估算内生肌酐清除率 49.22～59.24mL/（min·1.73m²），CKD-EPI 公式估算肾小球滤过率（eGFR）72.63～90.88mL/（min·1.73m²）。

（9）血栓与出血风险评估：Caprini 模型评估静脉血栓栓塞症 VTE 风险评分 8 分，风险等级高危。手术出血风险中危[2]。

（10）营养评估：NRS2002 评分 2 分，营养不良风险。

5. 化验检查

入院前 2 日外院生化：空腹葡萄糖 15.3mmol/L，肌酐（Cr）61.2μmol/L，尿素氮（BUN）7.1mmol/L，血钾 2.80mmol/L，血钠 133.0mmol/L。

入院当日急查血气分析（未吸氧）：乳酸（Lac）1.50mmol/L，酸碱度（pH）7.392，二氧化碳分压（$PaCO_2$）44.0mmHg，氧分压（PaO_2）69.6mmHg，碱剩余（BE）1.5mmol/L，血氧饱和度（SaO_2）94.7%，血钾 3.70mmol/L。

心梗三项＋NT-proBNP：心肌肌钙蛋白 I（cTnI）0.001ng/mL，肌红蛋白（Myo）7.47ng/mL，肌酸激酶同工酶（CK-MB）0.754ng/mL，N- 末端 B 型钠尿肽前体（NT-proBNP）207pg/mL。

血常规：白细胞 $9.22×10^9$/L，L% 23.0%，中性粒细胞百分比 72.4%，Hb 120g/L，血小板 $250×10^9$/L。

生化：谷丙转氨酶 11U/L，谷草转氨酶 21U/L，CK 24U/L，肌酸激酶同工酶 8U/L，Cr 54μmol/L，BUN 8.16mmol/L，血钾 4.16mmol/L，血钠 140.0mmol/L。

入院第 2 日生化（暂停补钾）：谷丙转氨酶 10U/L，谷草转氨酶 20U/L，γ- 谷氨酰转肽酶（γ-GT）32IU/L，总胆红素（TBil）11.86μmol/L，直接胆红素（DBil）3.59μmol/L，肌酸激酶（CK）20U/L，肌酸激酶同工酶 8U/L，白蛋白（ALB）36.59g/L，前白蛋白 208mg/L，Cr 65μmol/L，BUN 6.28mmol/L，TG 1.39mmol/L，TC 5.33mmol/L，HDL-C 1.43mmol/L，LDL-C 3.49mmol/L，血钾 4.34mmol/L，血钠 140.0mmol/L。

C 反应蛋白（CRP）10.00mg/L，血沉（ESR）57mm/h，糖化血红蛋白（HbA1c）9.4%。

甲状腺功能无异常。肿瘤标志物：甲胎蛋白（AFP）7.69ng/mL，复查 AFP 8.56ng/mL。

凝血功能：凝血酶原时间 13.2s，活化部分凝血活酶时间 31.3s，纤维蛋白原 6.16g/L，血浆 D- 二聚体 0.91μg/mL。抗凝血酶Ⅲ 109.00%；蛋白 C 126.00%，蛋白 S 101.00%。

尿常规：尿酮体阴性（－），尿蛋白弱阳性（±），亚硝酸盐阴性（－），尿葡萄糖阳性（1＋），细菌 61.30/μL，白细胞（高倍视野）0.70HPF，红细胞（高倍视野）1.30HPF。尿微量白蛋白/肌酐 771.2mg/g。

24 小时尿蛋白定量：0.28g/24h。尿香草扁桃酸浓度（VMA）0.83mg/24h。尿游离皮质醇 93.24μg/24h。尿钾 11.80mmol/24h。

血浆醛固酮 -5 肾素活性比值（ARR）测定：1.23 阴性（临床测定血浆醛固酮与直接肾素浓度，以 5.7 为切点）。

粪常规＋隐血（OB）：棕黄色软便，镜检未见红白细胞，OB 弱阳性（＋－）。

入院第 5 日复查血钾：3.27mmol/L。

粪常规＋OB：棕黄色稀软便，镜检未见红白细胞，OB 弱阳性（＋－）。

入院第 9 日复查粪便 OB 阳性（＋）。

入院第 14 日复查 2 次粪便 OB 阴性（－）。

心电图（图 19-3）：窦性心律，左心室肥厚伴劳损。

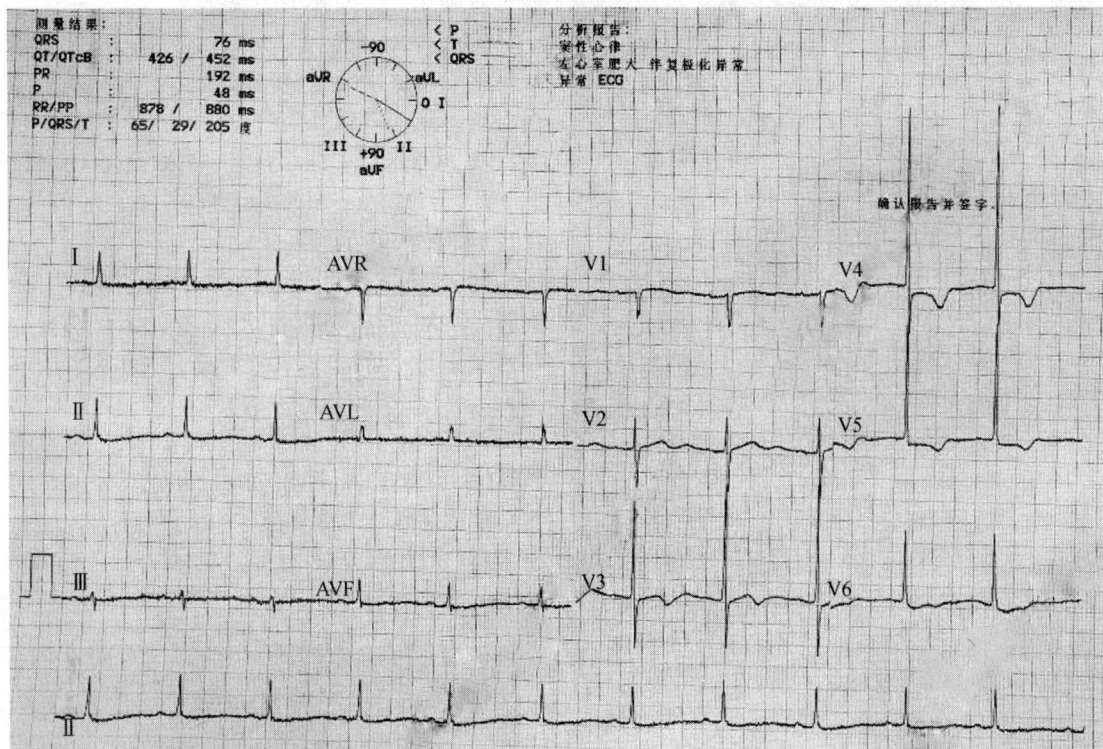

图 19-3　心电图

下肢动脉 PVR/PPG 及踝肱指数（ABI）：肱动脉（参考）右侧 177mmHg，左侧 170mmHg；小腿右侧 128mmHg 指数 0.72，左侧 97mmHg 指数 0.55；踝部右侧 123mmHg 指数 0.69，左侧 100mmHg 指数 0.56。

下肢动脉 B 超：双下肢动脉内 - 中膜不均增厚伴斑块（多发）；双侧股浅动脉节段性狭窄（近 - 中段：左侧 70%～99%；右侧 50%～69%）；双侧胫前动脉节段性闭塞。

髂动脉 B 超：双侧髂动脉内 - 中膜不均增厚伴斑块（多发）。

颈动脉 B 超：双侧颈动脉内 - 中膜不均增厚伴斑块（多发）；无名动脉缺如。

TCCD：高阻型脑血流改变；基底动脉狭窄（轻度）。

肾动脉 B 超：高阻型肾血流频谱。

腹部 B 超：肝内多发胆管结晶（肝内可见多个点状强回声伴彗星尾）；胆囊多发结石；右肾囊肿（0.9cm 无回声，形态规则，边界清，后壁回声增强）。

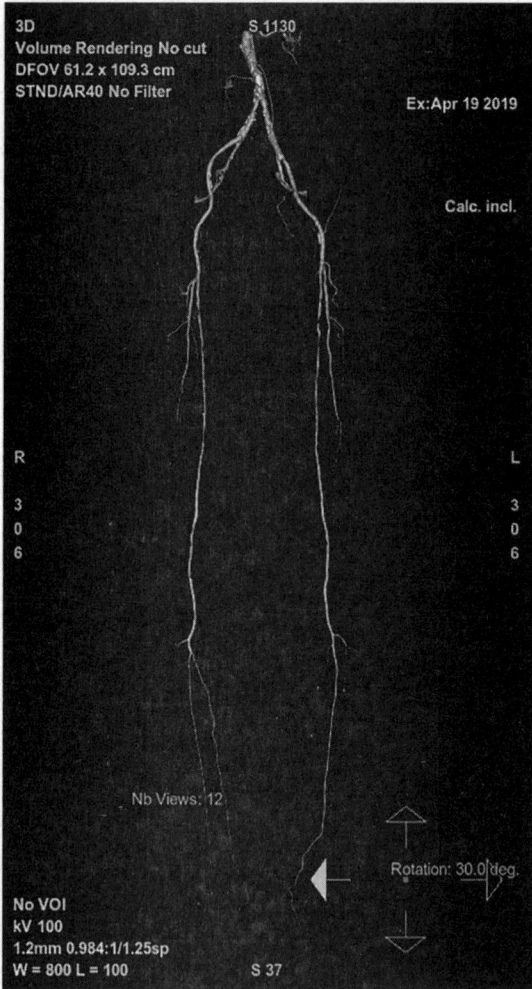

图 19-4 下肢动脉 CTA 3D 重建影像

肾上腺 B 超：肝肾间低回声（大小 2.0cm× 1.1cm 低回声，形态规则，边界清，CDFI 未见明显血流信号），可能来源右肾上腺，建议其他影像学检查。

左足正斜位平片：左足退行性改变，左足蹬趾根部软组织内少量低密度影，未见明确骨质破坏。

胸部 CT：双肺陈旧病变；慢支肺气肿；心影大；甲状腺左叶结节，胆囊稍大。

下肢动脉 CTA（图 19-4）：腹主动脉及下肢动脉硬化，多发狭窄闭塞。

头颅 MRI 平扫（入院第 2 日）：左侧小脑半球部病变，可能考虑脑膜瘤；右侧侧脑室下角旁脑梗死恢复期；脑白质变性；脑萎缩。

头颅 MRI 增强＋DWI（入院第 10 日，图 19-5）：左侧小脑半球乙状窦旁异常信号，考虑脑膜瘤。

肾上腺平扫＋增强 CT（图 19-6、图 19-7）：双肾上腺增生（双侧肾上腺增粗，未见明显异常密度影）；双肾多发囊肿；急性胆囊炎；胆囊结石。

肺功能：FVC 1.02L，FEV_1 0.85L，FEV_1 占预计值 58%，FEV_1/FVC 83%，结论：限制性通气功能障碍，程度为中度。

超声心动图：EF 72.7%，LA 39mm，LVIDd 49mm，LVPWd 10mm，左房增大，双室舒张功能减退，室壁节段运动异常。

Holter：窦性心律，窦性心动过缓，偶发房性期前收缩，偶发加速的房性逸搏及加速的房性逸搏心律，短阵房性心动过速（部分伴 2：1 下传），偶发室性期前收缩，ST-T 改变，Q-T 间期延长，U 波改变，最小心率 51 次／分、最大心率 107 次／分，平均心率 72 次／分。

6. 诊治经过及疾病转归 患者高龄女性，2 型糖尿病病史明确，但长期未控制饮食、未规范降糖治疗，以 2 型糖尿病足坏疽伴感染入院，既往有高血压、低钾血症、外院疑诊冠状动脉粥样硬化性心脏病、高脂血症及多种老年综合征。入院时血压、血糖、炎症指标均升高，左足蹬趾趾端皮肤呈黑紫色、根部红肿破溃伴少量渗出、局部结痂、皮温发凉，左足第二趾皮肤呈紫

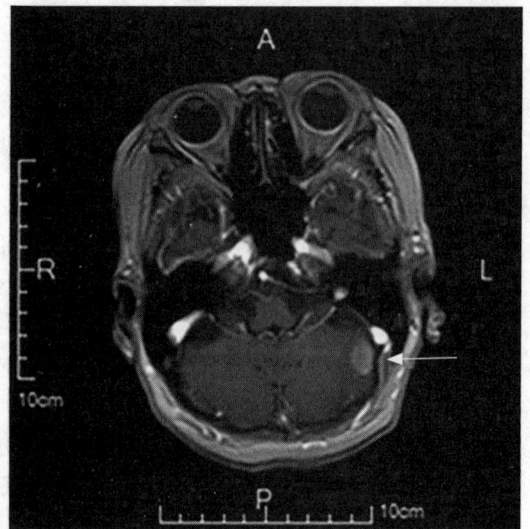

图 19-5 头颅增强 MRI
箭示脑膜瘤。

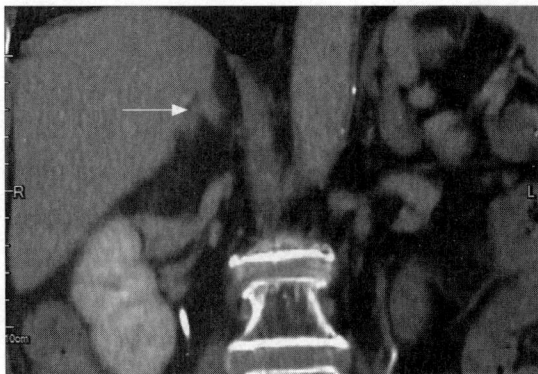

图 19-6　肾上腺增强 CT

箭示右侧肾上腺。

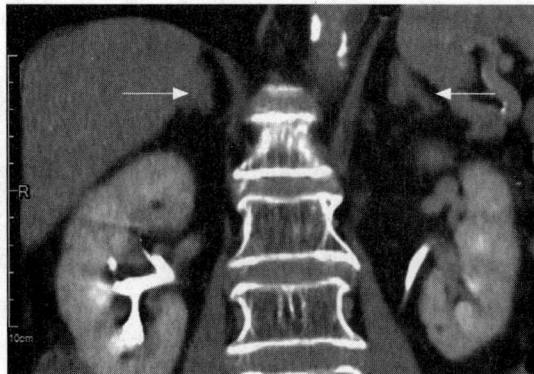

图 19-7　肾上腺增强 CT

箭示双侧肾上腺。

色、皮温发凉，双侧足背动脉搏动弱，予低盐低脂糖尿病饮食，门冬胰岛素及甘精胰岛素强化降糖，监测空腹血糖 9～11mmol/L、餐后 2 小时血糖 11～15mmol/L。糖尿病足呈湿性坏疽伴感染，Wagner 分级 4 级，TEXAS 分级 2 级 D 期，同时存在下肢动脉粥样硬化闭塞症，予局部消毒清创换药，因粪隐血阳性未予双联抗血小板，仅予阿司匹林抗血小板，阿托伐他汀钙降脂稳定斑块及甲钴胺营养神经治疗，先后应用哌拉西林钠 / 舒巴坦钠及头孢呋辛钠抗感染，及改善微循环、扩张血管、抑酸、调节肠道菌群等综合治疗。平素血压未控制，入院时血压升高，血钾偏低，肾动脉 B 超除外肾动脉狭窄，予硝苯地平控释片及厄贝沙坦降压，血压有所下降，但停止补钾后血钾下降，虽查 24 小时尿钾正常、ARR 阴性，结合肾上腺增强 CT 不支持原发性醛固酮增多症，仍予螺内酯诊断性治疗。患者衰弱，头颅 MRI 提示脑膜瘤（左侧小脑半球）、右侧侧脑室下角旁脑梗死恢复期，但无相应神经系统症状，结合 TCCD 提示高阻型脑血流改变、基底动脉狭窄（轻度），将降压目标值放宽至收缩压＜150mmHg 且避免低于 130mmHg 或降压过快，以保证脑血管灌注。经抗感染、降糖、降压、降脂、改善循环、补钾等治疗及相关检查评估重要脏器功能后，患者一般情况稳定转入血管外科拟行局部麻醉下股动脉血管成形术，但患者于进入手术室后发作谵妄、难以配合手术，遂取消手术、返回病房对症后好转。进而拟行全麻下股动脉血管成形术，高龄、合并多种基础疾病及老年综合征，术前评估存在中度限制性通气功能障碍、心脏评估运动耐量中等，RCRI 评分 2 分，脑卒中风险评估极高危，麻醉 ASA 分级 3 级，全麻手术风险高，请麻醉科、心脏内科、呼吸科、神经内科、神经外科、泌尿外科等多学科讨论：患者目前无急性心血管事件，但肺功能通气储备较差，脑梗死恢复期，肾功能不全，有术中心血管意外、血压偏低及波动致脑血管灌注不足、术中出血、全麻术后呼吸功能不全、对比剂肾病、急性肾损伤等风险，术前继续目前治疗加强照护，待病情平稳手术，并做好带管转入 ICU 准备。于入院后第 11 日行全麻下股动脉血管成形术（左侧）＋髂动脉造影术＋下肢动脉造影术，手术过程顺利，失血量 20mL，术中血压维持于 155～170/55～60mmHg，术毕拔除气管插管送入监护室监护 1 日后生命体征平稳转回血管外科普通病房，术中及术后均未发生严重大出血并发症、血栓栓塞及急性心脑血管事件，左侧足背动脉搏动良好。监测粪隐血恢复阴性，于术后第 4 日阿司匹林基础上加用氯吡格雷 50mg 1 次 / 日双联抗血小板，继续抗感染、降糖、降压、降脂、改善循环、补钾、营养神经治疗，于术后第 5 日好转出院。

【病例讨论】

糖尿病足是糖尿病最严重的慢性并发症之一，重者可以导致截肢和死亡。截肢（包括大截肢和小截肢）后的 5 年死亡率高达 40%[3]。糖尿病足溃疡（DFU）是糖尿病足最常见的表现，积极预防和治疗 DFU 可明显降低糖尿病患者的截肢率及死亡率，保护肢体功能，提高患者生活质量。糖尿病肾病、糖尿病周围神经病变（DPN）、自主神经病变及下肢动脉病变（LEAD）等是糖尿病足发生的重要危险因素，吸烟、血糖控制差、伴有踝反射缺失的 DPN、LEAD 是糖尿病足溃疡复发的独立危险因素[4]。

该患者高龄，2 型糖尿病病史多年、未正规诊治，自行调整治疗，血糖控制不达标。出现了糖尿病足坏疽伴感染、双侧股浅动脉狭窄、双侧胫前动脉闭塞、左侧胫后动脉闭塞等并发症，对老年患者应加强对疾病的健康宣教，帮助患者正确认识病情，提高治疗依从性，有利于改善预后。患者 DFU 病变位于趾端，边缘清晰、伤口床呈黑棕色，伴静息痛，温度偏低，左侧足背及胫后动脉搏动极弱，符合缺血性溃疡，故治疗上除清创、抗感染、营养神经外，应重点解决下肢缺血。患者 ABI 示小腿左侧 0.55、踝部左侧 0.56，为中度动脉病变，缺血性溃疡且 Wagner 分级 4 级是糖尿病 LEAD 进行外科血运重建的适应证[4]，遂在积极抗血小板、降糖、降压、降脂、改善循环等内科药物治疗基础上，积极行外科血管成形术有助于改善患者近远期预后。患者同时合并高血压、脑梗死恢复期、高脂血症、冠心病不除外等多种疾病，存在衰弱状态及谵妄发作，同时高龄、失眠、疼痛、躯体功能下降、听力损害、多重用药均是围手术期谵妄发生的风险因素[5]，故实施全身麻醉手术。外周动脉成形术为中等心血管风险（1%～5%）手术[1]，但高龄、共病状态，全身麻醉下围手术期发生心脑血管事件风险较高，因此完善老年围手术期评估兼顾生理 - 心理精神的平衡状态，通过多学科会诊及协作，有助于最大程度地降低手术风险、减少可能并发症。该患术前通过多科讨论，充分考虑术中术后心、肺、肾、脑等重要脏器功能保护是手术顺利完成的关键，这也充分体现了多学科协作的诊疗模式对老年共病的科学评判和处理，使得患者得以获得个性化立体的安全治疗，最大程度维护了器官功能和生活质量。

【诊疗流程】

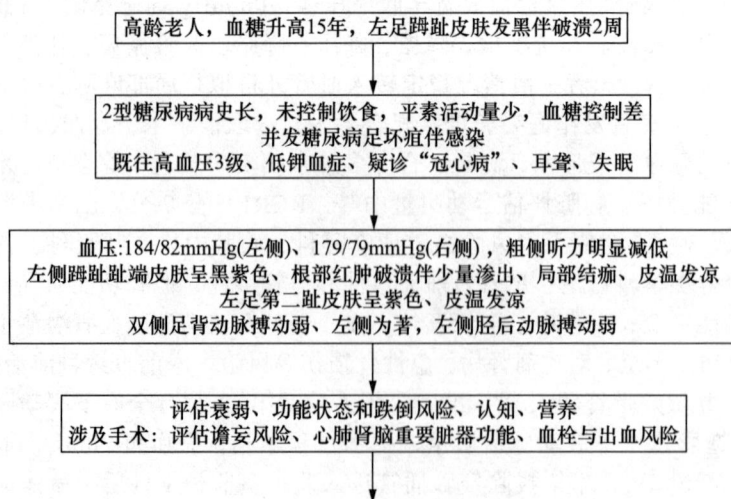

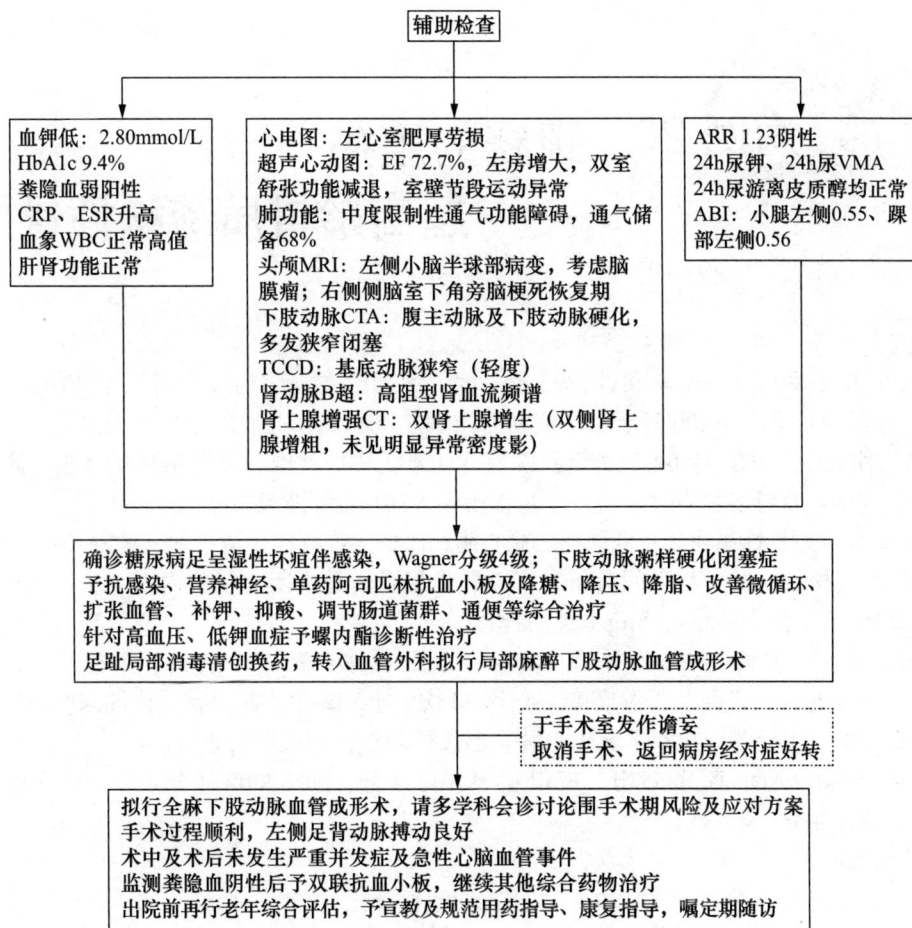

辅助检查

血钾低：2.80mmol/L HbA1c 9.4% 粪隐血弱阳性 CRP、ESR升高 血象WBC正常高值 肝肾功能正常

心电图：左心室肥厚劳损
超声心动图：EF 72.7%，左房增大，双室舒张功能减退，室壁节段运动异常
肺功能：中度限制性通气功能障碍，通气储备68%
头颅MRI：左侧小脑半球部病变，考虑脑膜瘤；右侧侧脑室下角旁脑梗死恢复期
下肢动脉CTA：腹主动脉及下肢动脉硬化，多发狭窄闭塞
TCCD：基底动脉狭窄（轻度）
肾动脉B超：高阻型肾血流频谱
肾上腺增强CT：双肾上腺增生（双侧肾上腺增粗，未见明显异常密度影）

ARR 1.23阴性
24h尿钾、24h尿VMA
24h尿游离皮质醇均正常
ABI：小腿左侧0.55、踝部左侧0.56

确诊糖尿病足呈湿性坏疽伴感染，Wagner分级4级；下肢动脉粥样硬化闭塞症
予抗感染、营养神经、单药阿司匹林抗血小板及降糖、降压、降脂、改善微循环、扩张血管、补钾、抑酸、调节肠道菌群、通便等综合治疗
针对高血压、低钾血症予螺内酯诊断性治疗
足趾局部消毒清创换药，转入血管外科拟行局部麻醉下股动脉血管成形术

于手术室发作谵妄
取消手术、返回病房经对症好转

拟行全麻下股动脉血管成形术，请多学科会诊讨论围手术期风险及应对方案
手术过程顺利，左侧足背动脉搏动良好
术中及术后未发生严重并发症及急性心脑血管事件
监测粪隐血阴性后予双联抗血小板，继续其他综合药物治疗
出院前再行老年综合评估，予宣教及规范用药指导、康复指导，嘱定期随访

李　莹
首都医科大学宣武医院老年医学科

参 考 文 献

［1］ KRISTENSEN S D, KNUUTI J, SARASTE A, et al. 2014 ESC/ESA Guidelines on non-cardiac surgery: cardiovascular assessment and management: The Joint Task Force on non-cardiac surgery: cardiovascular assessment and management of the European Society of Cardiology (ESC) and the European Society of Anaesthesiology (ESA) [J]. Eur Heart J, 2014, 35 (35): 2383-2431.

［2］ DARVISH-KAZEM S, DOUKETIS J D. Perioperative management of patients having noncardiac surgery who are receiving anticoagulant or antiplatelet therapy: an evidence-based but practical approach [J]. Semin Thromb Hemost, 2012, 38 (7): 652-660.

［3］ XU Z, RAN X. Diabetic foot care in China: challenges and strategy [J]. Lancet Diabetes Endocrinol, 2016, 4 (4): 297-298.

［4］ 中华医学会糖尿病学分会, 中华医学会感染病学分会, 中华医学会组织修复与再生分会. 中国糖尿病足防治指南 (2019 版) (Ⅱ) [J]. 中华糖尿病杂志, 2019, 11 (3): 161-189.

［5］ 中华医学会老年医学分会, 解放军总医院老年医学教研室. 老年患者术前评估中国专家建议 (2015) [J]. 中华老年医学杂志, 2015, 34 (11): 1273-1280.

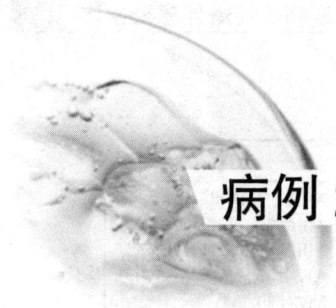

病例 20 蹊跷的腹痛
—— 超高龄骨质疏松性骨折

【病例介绍】

1. **主诉及主要症状** 患者女性，92 岁，因"活动时左下腹疼痛半日"于 2014 年 5 月 15 日入院。患者当日下午 16:00 时于家中活动时出现左下腹痛，此后每于翻身及坐起时左下腹痛加重，休息时减轻。下午 19:00 时送至我院急诊，X 线片示腰椎、骶尾椎骨质增生；腹部 B 超示胆囊术后改变，双肾多发囊肿。为进一步诊治收入病房。平素便秘。

2. **既往史** 原发性高血压、糖尿病、冠心病、胃炎。曾有消化道出血，间断使用 PPI 治疗。3 年前因骨质疏松、左股骨粗隆间骨折，行左股骨粗隆间骨折闭合复位内固定术，术后口服碳酸钙 0.75 2 次 / 日、骨化三醇 0.25μg 1 次 / 日治疗。

3. **入院查体** 身高 155cm，体重 51.5kg，血压 120/70mmHg，神清，精神差，急性痛苦病容。双肺呼吸音清，未闻及干湿啰音。心率 70 次 / 分，律齐，各瓣膜听诊区未闻及杂音。腹软，左下腹压痛，无反跳痛。双下肢无水肿，巴氏征阴性。四肢肌力正常。

4. **老年评估** ADL 评分 55 分，Frail 量表评分 4 分，NRS2002 评分 4 分，疼痛评分 NRS 数字分级法评分 4 分。

5. **化验及检查**

血常规：白细胞计数 6.39×10^9/L，中性粒细胞百分比 67.5%，血红蛋白 118g/L，血小板计数 222×10^9/L。

尿常规：比重 1.003，红细胞 0/HPF、白细胞 0.5/HPF、细菌 100/μL。

粪常规：黄色有形软便，未见异常。

血生化：电解质正常，谷丙转氨酶 22U/L，谷草转氨酶 28U/L，总胆红素（TBil）21μmol/L，直接胆红素（DBil）8.8μmol/L，脂肪酶、淀粉酶正常。血钙 2.48mmol/L，血磷 0.97mmol/L。

心肌酶谱：CK 62U/L，CK-MB 10U/L，Myo 118.0ng/mL，cTnI ＜0.05ng/mL，*D*-dimer ＞5000ng/mL，B 型利钠肽 152pg/mL。

血气分析（FiO_2 33%）：pH 7.407，PaO_2 176mmHg，$PaCO_2$ 40.0mmHg，BE 0.6mmol/L，SO_2 99.1%。

肿瘤标志物：CA12-5 38.8U/mL 升高，CA19-9 52.5U/mL 升高，CEA 8.48ng/mL 升高。

腹部 B 超：胆囊切除术后、肝外胆管增宽双肾囊肿。

盆腔 B 超：老年性子宫，左侧附件区见囊性回声，大小约 2.0cm×1.3cm，内见分隔，右侧附件未见明显异常。

腹部血管 B 超：未见异常。

心电图：窦性心律，室性期前收缩，ST-T 改变。与 2013 年 7 月比较无变化。

心脏超声：主动脉瓣硬化并关闭不全（轻度），二尖瓣关闭不全（轻度），三尖瓣关闭不全（中度），左房扩大，左室舒张功能减低，肺动脉高压（中度）。

头部、腹部及盆腔 CT：双侧基底节区、放射冠区多发脑梗死，胆囊术后改变。左肾多发囊性病变；左肺下叶炎性改变。

胸腰椎 X 线片：胸腰椎退行性变。

胸腰椎 MRI：①T12 椎体异常信号，压缩骨折（图 20-1、图 20-2）？②腰椎退行性变：诸椎间盘突出。

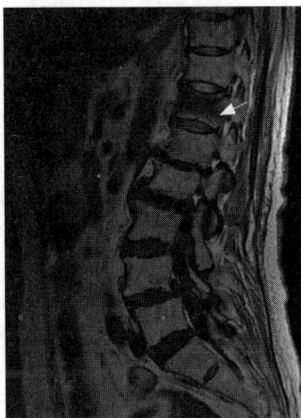

图 20-1 胸腰椎 MRI

T12 椎体异常信号，压缩骨折可能（箭示）。

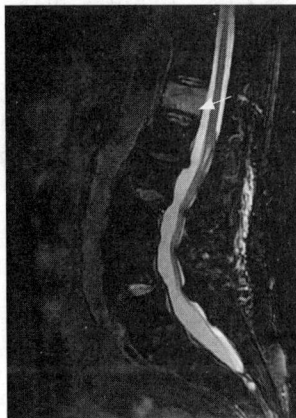

图 20-2 胸腰椎 MRI

T12 椎体异常信号，压缩骨折可能（箭示）。

6. 诊治经过及疾病转归　入院后完善腹部、盆腔 B 超、尿粪常规，请妇科、普外科会诊除外急腹症；心梗四项、心电图、腹部血管 B 超及超声心动图等除外心血管疾病。再次详细查体，发现胸椎下段椎体叩痛（＋），虽胸腰椎 X 线片仅显示退行性变，但我们进一步完善了胸腰椎MRI：①T12 椎体异常信号，压缩骨折？②腰椎退行性变：诸椎间盘突出。请骨科会诊，考虑患者胸 12 椎体压缩性骨折明确，可行骨水泥注射治疗，但鉴于患者年龄及基础疾病，骨水泥注射治疗有一定风险，建议保守治疗，卧床 4 周，应用钙剂及鲑鱼降钙素；完善 iPTH 等检查除外继发性因素后可给予特立帕肽或唑来膦酸治疗。患者经保守治疗 20 天后腹痛明显减轻。予以钙剂 1200mg/d、骨化三醇 0.25μg 1 次 / 日、维生素 D 800IU/d、特立帕肽 20μg 1 次 / 日治疗后出院。特立帕肽治疗 1 年半后，自 2016 年 10 月开始口服阿仑膦酸钠 70mg 每周一次，其他治疗同前。2019 年 3 月复诊，平日生活可自理，身高 155cm，体重 54.5kg。各项化验指标如下：血白蛋白（ALB）38g/L、血钙 2.39mmol/L、血磷 0.94mmol/L、肌酐清除率（Ccr）54mL/min，骨源性碱性磷酸酶（BAP）12.75μg/L，全片段甲状旁腺激素（iPTH）20.0pg/mL，尿钙（UCa）6.62mmol/24h，尿磷（UP）29.12mmol/24h。骨质疏松三项：25- 羟维生素 D（25-OHD）84.9nmol/L，人抗酒石酸酸性磷酸酶（TRACP）1.87U/L，血清 Ⅰ、Ⅲ型胶原免疫组化测定（CTX）0.03ng/mL。骨密度指标变化详见表 20-1。复查老年综合评估：ADL 评分 65 分，Frail 量表评分 3 分，NRS2002评分 2 分，疼痛评分 NRS 数字分级法评分 0 分。

表 20-1　骨密度变化

骨密度（hologic）	2016 年	2019 年
L1~L4	0.965g/cm^2（T 值 -0.7）	1.093g/cm^2（T 值 -0.4）
股骨颈	0.375g/cm^2（T 值 -4.3）	0.531g/cm^2（T 值 -2.9）

【病例讨论】

　　骨质疏松的患病率随增龄明显升高。骨质疏松症导致身体功能受损、生活质量下降，若发生骨折可显著增加致残率和病死率，并带来极大的家庭和社会经济负担。国内基于影像学的流行病学调查显示，50 岁以上女性椎体骨折患病率约为 15%，50 岁以后椎体骨折的患病率随增龄而渐增，80 岁以上女性椎体骨折患病率可高达 36.6%[1]。有效的抗骨质疏松症治疗可显著降低骨质疏松性骨折的发生，对已发生骨折的患者也可降低再次发生骨折的风险[2]。

骨质疏松的危险因素包括可控因素和不可控因素。不可控因素主要有种族、老龄化、女性绝经，此患者均具备。可控因素包括不健康生活方式和疾病如糖尿病，以及药物影响如质子泵抑制剂加重了该患者骨质疏松的风险。对于骨质疏松及其高危人群应积极筛查骨密度和胸腰椎正侧位片。该患者高龄、糖尿病、有 PPI 使用史，属于骨质疏松极高危人群。

该高龄患者以腹痛待查就诊，老年人腹痛需与急腹症、心血管疾病等鉴别。经相应的检查后常见的腹痛原因均被除外。结合严重骨质疏松病史、查体发现胸椎下段椎体叩痛（＋），虽胸腰椎 X 线片仅显示胸腰椎退行性变，但我们仍进一步完善了胸腰椎 MRI 平扫，结果发现 T12 椎体异常信号，压缩性骨折可能。提示当椎体楔型变不明显时，胸腰椎 X 线片具有一定的局限性，如患者有明确的椎体叩痛等体征，必须进一步完善胸腰椎体磁共振检查。

胸椎骨折时，椎后关节、椎旁肌肉、韧带同时受损，局部渗出，粘连压迫脊神经后支的感觉神经末梢或脊神经，产生牵涉痛。T12 椎体相应脊神经后支及脊神经的传入纤维所对应的区域，为脐到耻骨联合连线中点水平，所以 T12 椎体压缩骨折可表现为左下腹痛。另外，胸椎骨折还可出现骨折局部软组织水肿、疼痛、呼吸时胸痛等症状；椎骨损伤严重时，会伴有脊髓神经的损伤，表现为受累平面以下的感觉及运动功能障碍，出现麻木、刺痛、无力等临床症状。老年患者容易出现自发性骨折，所以，即使没有明确跌倒、外伤史，当出现上述症状时，也应考虑到骨折的可能。

在治疗上，该患者 2011 年严重骨质疏松、左股骨粗隆间骨折后仅补充钙剂和活性维生素 D，未及时启动抗骨质疏松药物治疗，2014 年再次发生 T12 骨折。钙剂和维生素 D 是骨质疏松治疗的基础。2013 版中国居民膳食营养素参考摄入量建议：成人每日钙推荐摄入量为 800mg（元素钙），50 岁及以上人群每日钙推荐摄入量为 1000～1200mg。65 岁及以上老年人因缺乏日照以及摄入和吸收障碍常有维生素 D 缺乏，维生素 D 用于骨质疏松症防治时，剂量可为 800～1200IU/d。建议老年人血清 25- 羟维生素 D 水平应达到或高于 75nmol/L，以降低跌倒和骨折风险[3]。该患者给予补充元素钙 1200mg/d，维生素 D 800IU/d 作为骨质疏松的基础治疗，25- 羟维生素 D 水平为 84.9nmol/L，监测尿钙无明显升高。

骨质疏松性骨折后应积极给予抗骨质疏松药物治疗，包括骨吸收抑制剂或骨形成促进剂等。骨吸收抑制剂双膦酸盐类，是目前临床上应用最为广泛的抗骨质疏松症药物。但该类药物可能存在胃肠道不良反应、一过性"流感样"症状和肾脏毒性等，该患者超高龄，既往有胃炎、消化道出血病史，应用双膦酸盐类药物出现上述副作用可能性增大。另外，超高龄老人多为低转换型骨质疏松，此患者两次发生骨折，是骨质疏松骨折的极高危人群，故可考虑使用骨形成促进剂。特立帕肽［重组人类甲状旁腺素（PTH）1-34］间歇给药时，具有促松质骨形成作用，增加骨密度，改善骨质量，降低椎体和非椎体骨折的发生风险。目前有文献表明甲状旁腺类似物在增加绝经后骨质疏松患者的椎体骨密度方面可能优于阿仑膦酸钠。而且甲状旁腺类似物在高龄骨质疏松患者可以降低骨折的风险。2018 年《中国老年骨质疏松症诊疗指南》对于椎体或非椎体骨折极高风险老年人群或严重骨质疏松症患者，可使用甲状旁腺素类似物，以提高骨密度及降低骨折风险。特立帕肽 20μg/d 皮下注射，治疗持续时间建议不超过 2 年[4]。甲状旁腺素类似物停药后，应使用其他骨吸收抑制剂序贯治疗，以防止骨密度下降及骨折风险增加[5]。因此我们为患者首先选取了特立帕肽 20μg 1 次 / 日作为抗骨质疏松药物治疗，1 年半后改为双膦酸盐序贯治疗 3 年，有效地改善了患者骨密度。依据 2017 年《原发性骨质疏松诊疗指南》口服双膦酸盐治疗满 5 年、静脉双膦酸盐满 3 年后对于骨折低风险人群可考虑实施药物假期[3]。患者此次复查股骨颈骨密度 T 为 −2.9，建议继续口服双膦酸盐治疗，此后每年评估是否启动药物假期治疗。治疗后患者的 ADL 评分、Frail 量表评分、NRS 2002 营养风险筛查评分及疼痛评分均较 2014 年有明显改善，患者身高无缩短，体重较前增加，未再有新发骨折，提示超高龄骨质疏松性骨折的早期干预、早期治疗对于预防再发骨折，提高功能及生存质量极为重要。

【诊疗流程】

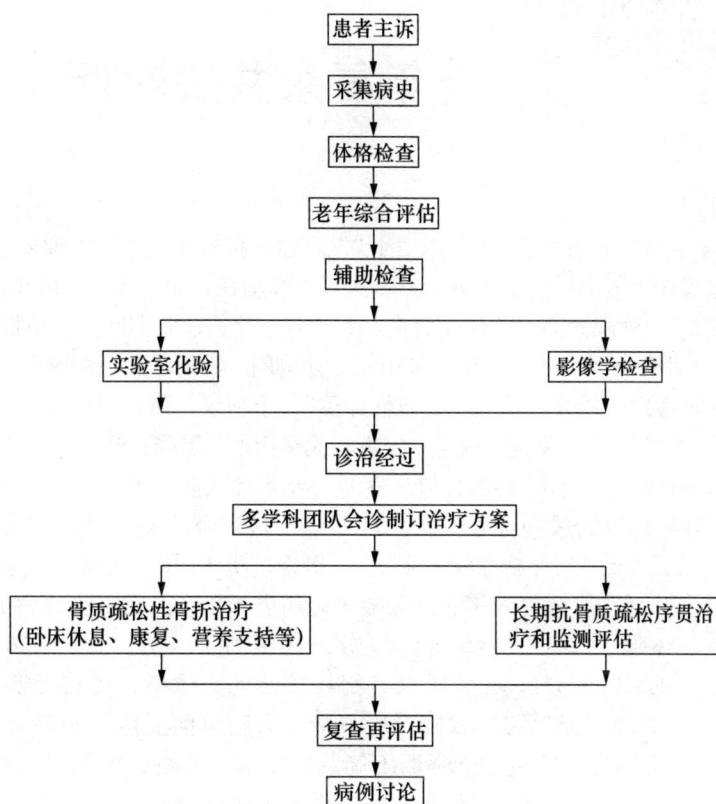

乔　薇　王　娜
中日友好医院保健部二部内分泌科

参 考 文 献

［1］LING X, CUMMINGS S R, MINGWEI Q, et al. Vertebral fractures in Beijing, China: the Beijing Osteoporosis Project [J]. J Bone Miner Res, 2000, 15 (10): 2019-2025.

［2］CAMACHOPM PETAKS M. BINKLEY N, et al. Ameriean Association of Clinical Endocrinologists and American College of Endocrinology clinical practice guidelines for the diagnosis and treatment of postmenopausal osteoporosis-2016 [J]. Endocr Pract, 2016, 22 (4): 1-42.

［3］中华医学会骨质疏松和骨矿盐疾病分会. 原发性骨质疏松症诊疗指南 (2017) [J]. 中华内分泌代谢杂志, 2017, 33 (10) 890-913.

［4］COMPSTON J, COOPER A, COOPER C, et al. UK clinical guideline for the prevention and treatment of osteoporosis [J]. Arch Osteoporos, 2017, 12 (1): 43.

［5］中国老年学和老年医学学会骨质疏松分会. 中国老年骨质疏松症诊疗指南 [J]. 中国骨质疏松杂志, 2018, 24 (12): 1541-1565.

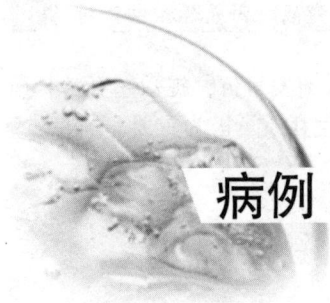

病例 21

老年复杂共病治疗

【病例介绍】

1. 主诉及主要症状 患者女性，77岁，因"发现血小板减少5年余，加重1个月伴胸闷、呼吸困难"入院。患者5年前出现血小板减少，多次复查波动在（30~40）×10^9/L，未予治疗。1个月前因"腹痛伴发热"，外院诊断"急性胆囊炎"并住院治疗，住院期间查血小板17×10^9/L，间断输注单采血小板，血小板波动在（15~50）×10^9/L。伴胸闷、呼吸困难、端坐呼吸，间断出现胸痛，活动耐量明显下降，考虑"慢性心功能不全急性加重"，予利尿、强心等治疗后症状有改善。无头晕、头痛，无皮肤、巩膜黄染，无皮肤瘀点、瘀斑，无鼻出血、黑粪、呕血，无光过敏、牙齿脱落、雷诺现象。入院前3日复查血小板18×10^9/L。为进一步诊治入院。近1个月体重下降6kg。

2. 既往史 40年前诊断风湿性心脏病，34年前（1985年）行"经胸二尖瓣闭式扩张术"，27年前（1992年）行"经皮二尖瓣球囊扩张术"。房颤病史14年，口服倍他乐克缓释片控制心室率及华法林抗凝。胆囊结石病史6年。高尿酸血症病史1年余。睡眠障碍病史40余年。

3. 入院查体 体温36.0℃，心率80次/分，呼吸18次/分，血压120/80mmHg。身高168cm，体重52kg，BMI 18.42kg/m^2。神清，精神差，无力体型，皮肤无瘀点、瘀斑，全身浅表淋巴结无肿大，颈静脉无怒张。双肺呼吸音清，右肺可闻及散在干啰音。心界扩大，心率90次/分，心律绝对不齐，第一心音强弱不等，二尖瓣区可闻及Ⅲ/Ⅵ级收缩期吹风样杂音，脉搏短绌。腹平坦，腹软，无压痛、反跳痛，肝脾肋下未触及，Murphy征（-），双下肢无水肿。

4. 化验及检查

血常规：白细胞计数4.15×10^9/L，中性粒细胞百分比60.8%，血红蛋白120g/L，血小板计数28×10^9/L。

血生化：血钾4.4mmol/L，血钠133.8mmol/L，血氯96.1mmol/L，谷丙转氨酶8U/L，谷草转氨酶19U/L，γ-谷氨酰转肽酶（GGT）65U/L，总胆红素（TBil）21.5μmol/L，直接胆红素（DBil）12.1μmol/L，肌酐（Cr）92μmol/L。

心肌酶谱：肌酸激酶同工酶（CK-MB）0.4ng/mL，肌红蛋白（Myo）27.3ng/mL，肌钙蛋白I（cTnI）0.01ng/mL，B型利钠肽759.93pg/mL。

自身免疫抗体谱：抗核抗体（ANA）、抗双链DNA抗体（dsDNA）、ENA谱、抗中性粒细胞胞浆抗体（ANCA）均阴性。

肿瘤标志物：血清骨胶素21-1（CYFRA）3.52ng/mL↑，癌抗原12-5（CA12-5）42.4U/mL↑，余肿瘤标志物阴性。

骨髓穿刺：骨髓增生活跃，全片可见巨核细胞56个，幼稚巨核细胞占2/56，颗粒巨核细胞占36/56，产板巨核细胞数减少，仅占1/56，考虑特发性血小板减少性紫癜（ITP）。

骨髓活检：少许骨及骨髓组织，造血组织占30%，增生大致正常，粒红比大致正常，巨核系形态分布大致正常，可见小灶成熟淋巴细胞及浆细胞。免疫组化：MPO（粒系＋），CD235（红系＋），CD61（巨核系＋），CD34（血管＋），CD117（1%＋），CD3（-），CD20（1%＋），CD138（浆细胞＋），特殊染色结果：铁染色（-），网染（＋）。

心脏彩超：风湿性心脏病，二尖瓣狭窄（中－重），PHT 法测有效瓣口面积 $1.0\sim1.2cm^2$，二尖瓣关闭不全（轻），三尖瓣关闭不全（重），肺动脉高压（轻－中），双房右室扩大，左心功能减低，左室舒张末期前后内径 38mm，左室舒张末期容积 62mL，LVEF 45%。

腹部 B 超：胆囊结石，胆囊壁增厚。

腹部 CT：胆囊多发结石，急性胆囊炎，左侧肾盂旁囊肿，左肾盏小结石。

5. **诊治经过及疾病转归** 患者此次住院为明确血小板减少原因，经过诊治确诊为原发免疫性血小板减少症。

6. **老年共病评估及管理** 见表21-1。

表 21-1 老年复杂共病评估

	0无 1有，无症状 2有症状，药物可控制 3药物控制不了症状 4症状极其严重，危及生命				
缺血性或器质性心脏病				√	
原发性心律失常			√		
非缺血、器质性心脏病	√				
高血压	√				
脑卒中	√				
周围血管疾病	√				
糖尿病	√				
血液系统疾病		√			
胃肠道疾病	√				
肝胆疾病			√		
肾脏疾病	√				
呼吸系统疾病	√				
帕金森病	√				
非血管性神经疾病	√				
肌肉骨骼疾病	√				
恶性肿瘤	√				

该患者主要存在血小板减少、胆囊炎（胆囊结石）、风湿性心脏瓣膜病、心功能不全、房颤等共病，此次入院前 1 个月诊为急性胆囊炎，且感染诱发慢性心功能不全急性加重及血小板的进一步下降，不能耐受急诊手术，经积极抗感染治疗后症状改善。这些疾病相互影响及制约，使患者生活质量严重下降，甚至威胁到生命。该患者有胆囊结石、慢性胆囊炎，若不进行根治性手术，以后还会出现急性发作，极易诱发慢性心功能不全急性加重、血小板进一步减少及抗凝出血风险明显增高等情况，且患者风湿性心脏瓣膜病史 40 余年，心脏已达到失代偿状态，已开始严重影响患者的生活质量。根据 2018 年《中国慢性胆囊炎、胆囊结石内科诊疗共识意见》[1]，需考虑外科治疗。但因患者合并多种共病，在进行胆囊手术前，除需要积极纠正血小板减少外，还需要评估心脏情况能否承受手术风险，经全面评估后认为应首先解决心脏瓣膜问题、改善患者心功能，或进行心脏手术的同时进行胆囊切除术，以最小的创伤获得最大的收益。

7. **内科疾病优化管理** 患者风心病史 40 年，曾行"经胸二尖瓣闭式扩张术"及"经皮二尖瓣球囊扩张术"，房颤病史 14 年。长期口服华法林，心功能、活动耐量进行性下降，步行100m 即有呼吸困难、气短，只能耐受基础活动，生活质量严重下降。入院后复查超声心动提示双房右室扩大，二尖瓣中－重度狭窄，轻度关闭不全，三尖瓣重度关闭不全，左心功能减低，左室舒张末期前后内径只有 38mm，LVEF 45%。请心外科会诊，考虑患者存在 LVEF＜50%，心胸比＞0.70，心功能Ⅲ～Ⅳ级，体重在标准体重的 85% 以下，符合重症心脏瓣膜病，认为患者虽具备外科手术指征，但手术风险极高，需进行全面的围手术期评估及积极准备。在充分评估患者的全身情况并与家属沟通后，决定行心脏手术。2016 版《成人原发免疫性血小板减少症诊断与治疗中国专家共识》[2] 中指出一线治疗方案为糖皮质激素或免疫球蛋白，考虑到患者存在慢性胆囊炎急性发作，感染风险高，存在心功能不全，激素治疗有加重水、钠潴留风险，因此围手术期选择静注人免疫球蛋白治疗，停用华法林，予依诺肝素 4000U 每 12 小时一次抗凝，予螺内酯、呋塞米、托拉塞米利尿，地高辛强心等改善心功能不全症状，同时加强营养及对症支持治疗。围手术期静注人免疫球蛋白 25g 1 次 / 日共 7 天，血小板达 80×10⁹/L 后出院至天津泰达医院行心脏手术，术前再次予人免疫球蛋白 25g 1 次 / 日共 4 天，血小板达正常水平。

8. 手术　2019 年 4 月 2 日于天津泰达医院在全麻体外循环下行二尖瓣生物瓣置换＋三尖瓣成形＋左房减容术＋左房血栓清除术＋左心耳缝闭＋右房减容术＋右心耳切除术。

9. 术后治疗　术后予多巴胺升压、地高辛强心、呋塞米＋氢氯噻嗪＋螺内酯利尿、华法林抗凝，辅以营养支持、调整胃肠道动力、调节肠道菌群、通便等治疗。术后第 9 天患者出现发热，体温最高 38.3℃，伴白细胞升高（14.3×10⁹/L）、C 反应蛋白升高（63.1mg/L）、降钙素原升高（0.26ng/mL），胸部 CT 平扫提示双下肺浸润斑片影（右侧为重），考虑肺部感染，予美罗培南抗感染治疗后体温及炎性指标均下降。术后第 14 天再次出现发热，伴白细胞、C 反应蛋白再次升高，予特治星抗感染，同时查葡聚糖试验升高（873.5pg/mL），考虑合并真菌感染，先后予氟康唑、伏立康唑抗真菌治疗后转入我院继续治疗。

转入后患者卧床，进少量流食，嗓音嘶哑，精神焦虑，睡眠差。术后我们给予严格的容量管理；继续伏立康唑抗真菌治疗；复查血小板又一度降到 8×10⁹/L，再次静注人免疫球蛋白 25g 1 次 / 日共 7 天，后服用艾曲波帕每日 25mg，维持血小板 50×10⁹/L 以上，华法林 1～1.5mg 抗凝治疗，国际标准化比值 2.0 左右；积极的营养支持，给予特殊营养配餐均衡饮食，提高蛋白质摄入，在心功能能承受的情况下每日热量逐步达到 35kcal/（kg·d）（1kcal＝4.18kJ），住院期间体重增加 4kg；积极改善焦虑、抑郁状态，调整助眠药物改善睡眠障碍；逐步开始床旁康复，随着体力恢复逐步过渡至康复科行自重训练，出院前可平地行走 300～500m。复查超声心动左室舒张末期直径 44～40mm，LVEF 56%。评价心功能Ⅱ～Ⅲ级。出院 2 个月后随访，患者生活自理，活动耐量明显提高，可平地行走 1000m 及上 2 层楼，生活质量明显改善。

【病例讨论】

随着生活方式、生活环境的改变及老龄化进程的加速，人类疾病谱发生了根本性变化，威胁人类健康的主要疾病已经转变为慢性非传染性疾病。《中国老龄事业发展报告（2018）》数据显示，到 2018 年我国 60 岁以上老年人口超过 2.3 亿，65 岁及以上的老年人口达 1.1883 亿，老龄化水平达 16.7%，老年人口中患有慢性疾病者超过 1 亿。2012 年美国老年医学会组织专家针对临床医师制定了老年共病患者临床管理的指导原则[3]，包括①要考虑患者的意愿：要在共病患者完全知情的情况下将患者的意愿加入到临床防治策略的决策之中；②评估证据的可靠性：要充分认识到所用临床试验证据的局限性，合理地解读或应用有关共病患者的研究文献及其结论；③要考虑预后：要基于老年共病患者的危险分层、疾病负荷、治疗的获益、风险与最终预后（包括生存期、功能状态和生活质量）等因素综合预测临床预后；④临床操作可行性：在对共病患者制订临床方案时要考虑治疗的复杂性与可行性；⑤优化临床干预与管理方案：在众多的方案中选择那些获益更大、风险更小、能最大限度改善生活质量的干预手段，确保共病患者治疗利益最大化[4]。该患者主要存在 ITP、胆囊炎、风湿性心脏瓣膜病、房颤等共病，在入院前 1 个月发作急性胆囊炎，诱发了心功能不全急性加重，也因感染而使血小板明显减少，患者生活质量严重下降，甚至威胁到生命。经过综合评估，考虑到患者的疾病负荷，治疗的获益、风险及预后，充分评估治疗的可行性，并在充分尊重患者及家属意愿的前提下，组织了多学科会诊，制订了患者的治疗方案：首先解决心脏问题，改善患者心功能，做好围手术期评估和术前准备，提升血小板水平，平衡好出血及血栓风险，加强支持治疗，为手术创造条件。在多学科协作、心脏外科大夫高超技术及老年科共病管理、细微调整及全方位支持治疗下，患者获得了较好的临床结果。

人口老龄化程度的不断进展、心血管疾病发病率逐年上升，血栓栓塞性疾病的防治逐渐受到各学科的重视。患者持续性房颤、术前活动量减少、术中制动、术后一段时间需长期卧床，均使静脉血流速度明显减慢；麻醉及手术创伤促使组织因子释放，并直接激活外源性凝血系统，导致高凝状态或血栓形成。因此，对患者进行全面评估，并根据评估结果决定围手术期的抗栓药物管理尤为重要[5]。该患者拟限期行心脏瓣膜置换术，需制订围手术期抗栓策略，并全面评估血栓及出血风险。使用卡普里尼（Caprini）[6]模型对患者进行血栓风险因素评估≥5分，VTE危险分层为高危，该患者为房颤伴风湿性心脏瓣膜病患者，推荐围手术期中断维生素K拮抗剂后桥接抗凝治疗[5]。但对于长期服用抗栓药物并需要进行外科手术的患者，药物导致的凝血功能障碍会影响围手术期的安全，并且该患者同时合并ITP，年龄≥75岁，血小板<50×10^9/L，应用抗凝药物行手术，出血风险也极高。综合评估后，我们在制订术前低分子肝素的抗凝治疗策略的同时，在术前及术后输注丙种球蛋白及血小板以维持血小板50×10^9/L以上，降低出血的风险。

生物瓣置换术后的抗凝，通常术后口服华法林3个月，国际标准化比值维持在2.0左右。对于老年，有出血倾向者，可单用阿司匹林抗凝。国内赵强等[7]通过对220例生物瓣术后患者服用华法林和阿司匹林抗凝的疗效进行比较得出结论，生物瓣置换术后，不用华法林抗凝治疗，用抗血小板药物阿司匹林治疗，并不增加死亡率和抗凝并发症发生率。2012版ESC指南指出，由于缺乏维生素K拮抗剂（VKA）替代药物用于瓣膜性心脏病患者的临床资料，不推荐该类患者使用新型口服抗凝药（NOACs）。近年来，随着多种NOACs相继问世，有关该类药物用于瓣膜性心脏病合并房颤患者抗凝治疗的临床证据得到了极大补充。2017版ESC指南指出，近期多项小样本随机对照临床研究支持利伐沙班、阿哌沙班、达比加群、依度沙班等NOACs用于主动脉瓣狭窄/主动脉瓣关闭不全或二尖瓣关闭不全合并房颤患者的抗凝治疗。但是，对于中到重度二尖瓣狭窄患者，由于缺乏足够证据支持及血栓栓塞风险极高，仍不推荐使用NOACs治疗。此外，虽然缺少临床资料支持，部分中心将NOACs用于主动脉生物瓣置换术后3个月合并房颤患者的抗凝治疗。目前对于机械瓣的患者，不推荐应用NOACs，仍推荐使用VKA抗凝治疗[8]。该患者行二尖瓣生物瓣置换，术后予华法林抗凝治疗，调整国际标准化比值2左右，同时，因患者合并胆囊结石、胆囊炎，考虑到应用激素治疗ITP感染风险极高，术后继续输注丙种球蛋白治疗ITP，同时用TPO受体激动剂艾曲波帕维持血小板数量在安全水平，支持患者顺利渡过围手术期，后续进行康复锻炼，并逐步恢复体力提高生活能力，为后续进行择期胆囊切除手术创造条件。

【诊疗流程】

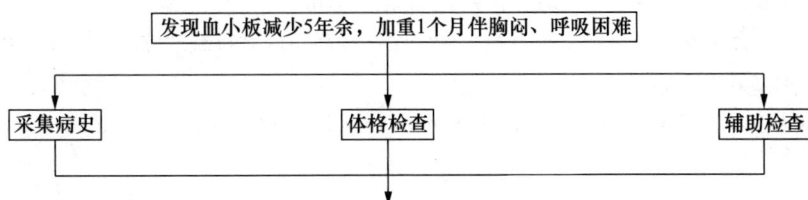

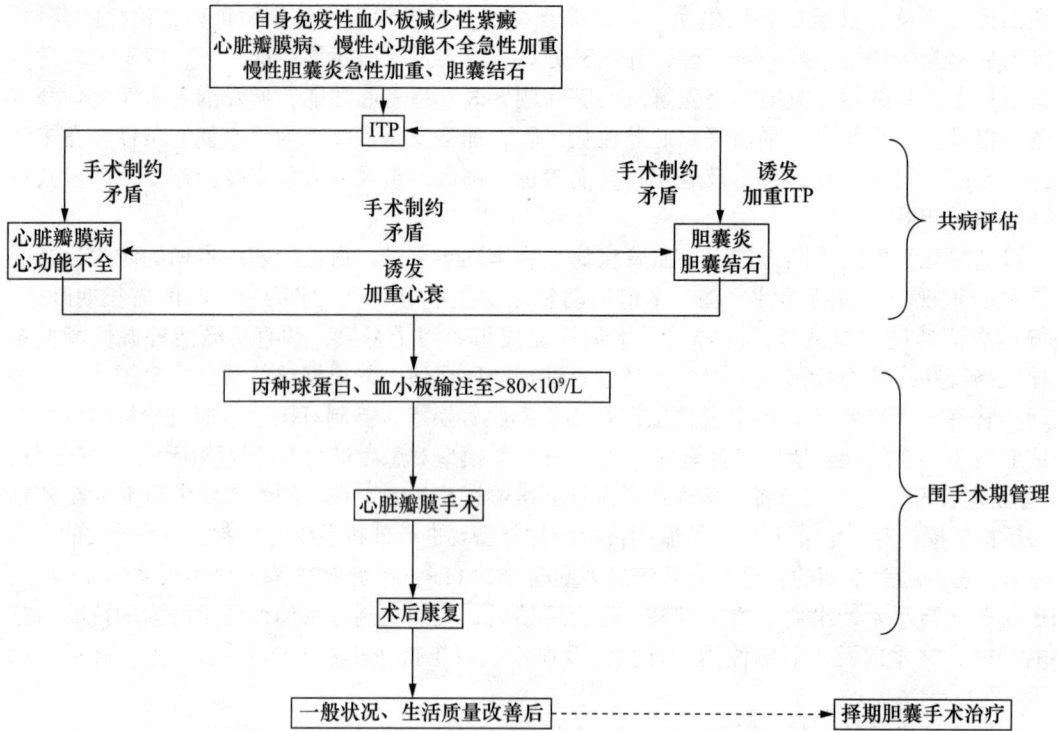

袁　莹　武文斌　施　红
北京医院国家老年医学中心老年医学科

参 考 文 献

［1］中华消化杂志编辑委员会. 中国慢性胆囊炎、胆囊结石内科诊疗共识意见 (2018 年) [J]. 中华消化杂志, 2019, 39 (2): 73-79.

［2］中华医学会血液分会止血与血栓学组. 成人原发免疫性血小板减少症诊断与治疗中国专家共识 (2016 年版) [J]. 中华血液学杂志, 2016, 37 (2): 89-93.

［3］American Geriatrics Society Expert Panel on the Care of Older Adults with multiple chronic conditions: a stepwise approach from the American Geriatrics Society [J]. J Am Geriatr Soc, 2012, 60 (10): 1957-1968.

［4］曾平, 朱鸣雷, 刘晓红. 美国老年医学会发布共病老年患者的诊疗指导原则 [J]. 中国老年医学杂志, 2013, 32 (2): 237-239.

［5］中华医学会外科学分会. 中国普通外科围手术期血栓预防与管理指南 [J]. 中华外科杂志, 2016, 54 (5): 321-327.

［6］CAPRINI J A. Risk assessment as a guide for the prevention of the many faces of venous thromboembolism [J]. Am J Surg, 2010, 199 (1 Suppl): S3-10.

［7］夏利民, 赵强, 徐德民, 等. 生物瓣膜替换术后华法林和阿司匹林抗凝的疗效比较 [J]. 中国临床医学, 2006, 013 (4): 552-553.

［8］2017ESC/EACTS Guidelines for the management of valvular heart disease [J]. Eur Heart J, 2017, 1-53.

病例 22

老年多发性骨髓瘤诊治

【病例介绍】

1. **主诉及主要症状** 患者男性，79岁，因"发现血肌酐升高3年余，胸闷、呼吸困难1周"入院。患者3年前体检时发现血肌酐升高，具体数值不详，未予诊治。1周前患者无明显诱因出现胸闷、呼吸困难，伴出汗、心悸，就诊于我院急诊科。血常规：白细胞 4.66×10^9/L、血红蛋白 50g/L、血小板 249×10^9/L，NT-proBNP 1591pg/mL，肾功能示：血钾 6.0mmol/L、BUN 26.98mmol/L、Cr 428μmol/L；血气分析（鼻导管吸氧3L/min）：pH 7.29，PO_2 144mmHg，PCO_2 44mmHg，SO_2 99%，HCO_3^- 21.2mmol/L，BE −5.4mmol/L，Lac 0.6mmol/L，予以降钾、纠正酸中毒、输血等支持治疗，为进一步诊治收入我科。患者自发病以来，精神、食欲较差，睡眠可，大、小便如常，体重下降10kg。

2. **既往史** 慢性支气管炎病30余年，慢性阻塞性肺疾病4年。贫血4年，血红蛋白逐渐下降，最低49g/L，曾输注红细胞2次，但未明确诊断。阵发性房颤3年，间断服用胺碘酮、华法林治疗，近1年自行停药。3年前跌倒，发生肱骨粉碎性骨折、肩关节脱位、多发肋骨骨折，予保守治疗，目前右侧肩关节活动受限；9个月前无明显诱因出现腰痛，胸腰椎MRI提示：T12、L1、L2新发压缩性骨折，L4、L5陈旧性压缩性骨折，L5/S1椎间盘突出，于外院行T11、T12、L1、L2、L4、L5椎体成形术。否认高血压病、糖尿病等慢性疾病史。否认肝炎、结核病等传染病史。

3. **入院查体** 血压150/90mmHg，身高170cm，体重48kg，体质数（BMI）16.6kg/m²，神清，精神弱，体型消瘦，贫血貌，皮肤、巩膜无黄染，唇甲及睑结膜苍白，双肺呼吸音粗，未闻及干湿啰音，心率79次/分，心律绝对不齐，心音强弱不等，未闻明显杂音、附加音及心包摩擦音。腹软，无压痛，肝脾肋下未及，双下肢轻度对称性、可凹性水肿。

4. **老年评估** ADL评分70分，Frail量表4分，VAS疼痛评分5分，营养评分（NRS 2002）6分。

5. **化验及检查** 血常规：白细胞计数 3.97×10^9/L，红细胞计数 2.14×10^{12}/L，血红蛋白 66g/L，血小板计数 208×10^9/L，网织红细胞百分比1.88%。

生化：谷丙转氨酶 7U/L，谷草转氨酶 9U/L，TP 85g/L，ALB 26g/L，A/G 0.44，GLU 8.99mmol/L，BUN 26.75mmol/L，Cr 428μmol/L，UA 666μmol/L，TG 2.01mmol/L，血钾 4.1mmol/L，血钙 2.17mmol/L，乳酸脱氢酶 97U/L。

凝血六项：D-二聚体 1.76mg/L，活化部分凝血活酶时间 36.8s。

甲功五项：FT_3 1.58pg/mL，TT_3 0.44ng/mL，TT_4 2.80μg/dL。

心梗四项（I）[cTnI、CK-MB、Myo、B型利钠肽]：cTnI 0.060ng/mL，B型利钠肽 1438.39pg/mL。

贫血三项（叶酸、维生素 B_{12}、铁蛋白）：FOLW >53.47nmol/L，Fet 795.8ng/mL。

铁结合力（含血清铁、不饱和铁）：TIBC 40.5μmol/L，TS 11.6%，Fe 4.7μmol/L。

血管炎抗体谱、抗核抗体谱均阴性。术前检查：阴性。

全片段甲状旁腺激素（iPTH）：44.5pg/mL。

肿瘤标志物＋前列腺抗原检测：CA12-5 41.62U/mL，CYFRA21-1 4.53ng/mL。

血清蛋白电泳：ALB 24.9%，β_2 球蛋白 63.2%，γ 球蛋白 4.1%（图 22-1）。

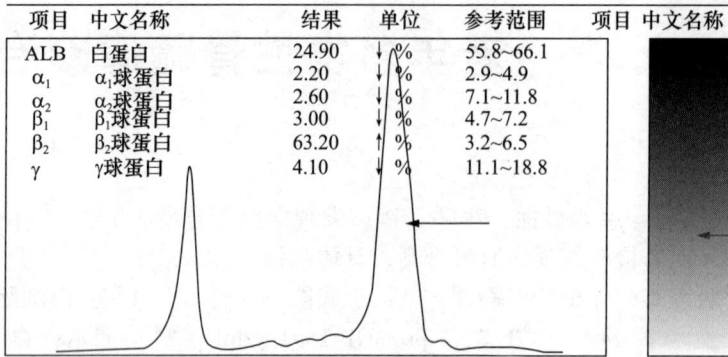

项目	中文名称	结果		单位	参考范围	项目	中文名称
ALB	白蛋白	24.90	↓	%	55.8~66.1		
α_1	α_1 球蛋白	2.20	↓	%	2.9~4.9		
α_2	α_2 球蛋白	2.60	↓	%	7.1~11.8		
β_1	β_1 球蛋白	3.00	↓	%	4.7~7.2		
β_2	β_2 球蛋白	63.20	↑	%	3.2~6.5		
γ	γ 球蛋白	4.10	↓	%	11.1~18.8		

图 22-1　血清蛋白电泳图

左侧箭示扫描图上 β_2 区可见窄基底、高而锐的蛋白高峰，右侧箭示为电泳图上可见浓聚带。

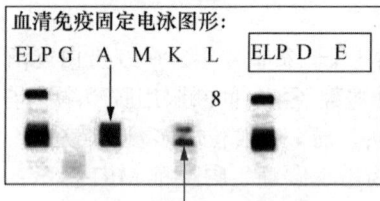

血清免疫固定电泳图形：

图 22-2　免疫固定电泳图

上箭示 IgA 区可见浓聚条带，
下箭示 Kappa 区可见浓聚条带。

免疫球蛋白＋补体 C3、C4：IgG 297mg/dL，IgA 6460mg/dL，IgM 19.4mg/dL。

血轻链：Lambda 103mg/dL，Kappa 2790mg/dL。

尿轻链：Lambda ＜5mg/dL，Kappa 109mg/dL。

血尿免疫固定电泳：IgA-Kappa 型单克隆免疫球蛋白（M 蛋白），M 蛋白占 35%（图 22-2）。

血清游离轻链：游离轻链 Kappa 12mg/dL，游离轻链 Lambda 0.59mg/dL，游离轻链 Kappa/Lambda 20.3。

24h 尿轻链：1.5g。

外周血细胞形态检查（含疟原虫检查）：红细胞 部分胞体大，部分呈缗钱状排列（图 22-3）。

24h 尿蛋白定量及定性：0.74g/24h。

颈部血管超声：颈动脉粥样硬化伴斑块形成。

下肢动脉彩超：双侧下肢动脉粥样硬化伴斑块形成。

双下肢静脉超声：双下肢深静脉血流通畅。

低剂量胸部 CT 平扫：双肺肺气肿，散在陈旧病变；左肺上叶慢性炎症。左侧胸腔积液。左心增大，主动脉及冠脉硬化。椎体术后；右侧肩关节脱位，肱骨头异常密度影，请结合相关检查。左肾结石可能，左肾盂扩张。

X 线平片：颅骨见多发穿凿样低密度影。颈、胸、腰骶椎骨质密度减低，T12、L1、L2、L4、L5 椎体显示楔形变，T11~L2（T11、T12、L1、L2）、L4、L5 椎体内见高密度影，椎间隙未见明确变窄。骨盆骨质密度减低，双髋关节缘增生、关节间隙变窄。诊断：颅骨、脊柱改变结合病史可符合多发性骨髓瘤表现；多发胸腰椎椎体成形术后改变；颈、胸、腰椎退行性变；骨盆、脊柱重度骨质疏松；双髋关节退行性变（图 22-4）。

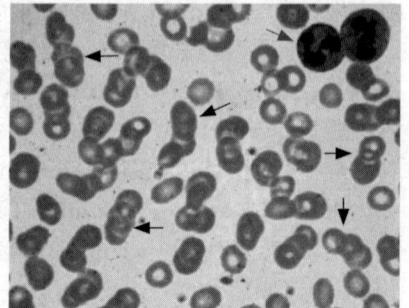

图 22-3　外周血细胞形态

箭示呈缗钱状排列的红细胞，
右上箭示成熟的中性粒细胞。

泌尿系彩超：双肾实质回声增强双肾多发结石、双肾囊肿左肾积水伴左侧输尿管上段扩张、左侧输尿管结石膀胱结石、膀胱壁不光滑。

骨髓穿刺术：

形态学：异常浆细胞占 35%（图 22-5、图 22-6）。

免疫分型：可见比例约 2.4% 的异常浆细胞，表达 CD38、CD56、CD138、cKappa，不表达 CD19、CD45。

基因：CCND1 表达增高。

染色体：45，X，－Y［3］/46，XY［17］。

FISH（荧光原位杂交）：CCND1 扩增阳性，约 56%，CCND1/IGH 融合基因阴性。

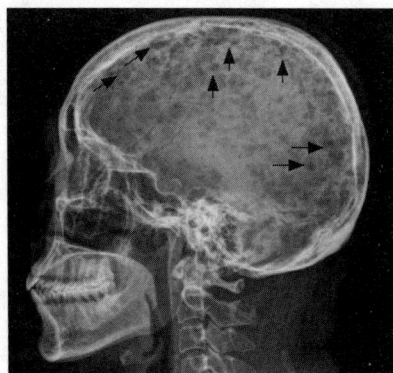

图 22-4 头颅侧位平片

箭示典型的颅骨穿凿样改变。

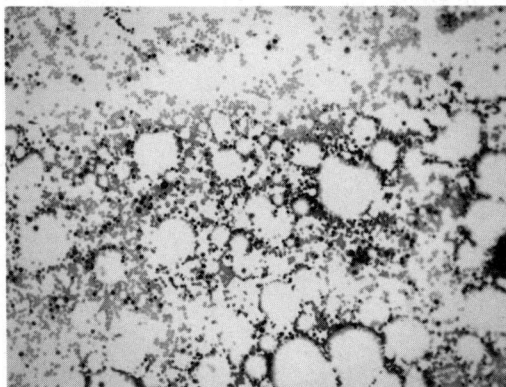

图 22-5 骨髓细胞涂片

（低倍镜，×200）增生活跃。

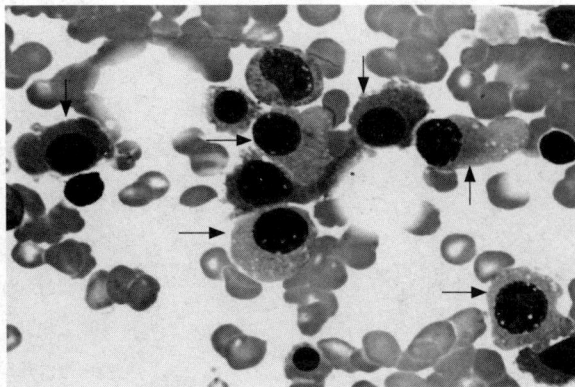

图 22-6 骨髓细胞涂片

高倍镜，×2000，增生活跃；箭示胞质呈泡沫样、染色质疏松、核内空泡与核仁的异常浆细胞。

6. 诊治经过及疾病转归　患者老年男性，因慢性肾功能不全急性加重入院，予以输血、降钾、纠酸等对症支持治疗后好转。入院后检查发现血清总蛋白明显升高、白蛋白降低、白蛋白和球蛋白比例倒置，结合患者既往反复多发骨折和逐渐加重的贫血病史，考虑血液系统疾病可能，请血液科会诊后，完善血尿免疫固定电泳、骨髓相关检查后，确诊为多发性骨髓瘤。该患者骨髓内异常浆细胞比例＞10%，血清免疫固定电泳提示有 IgA-Kappa 型 M 蛋白，同时有肾功能不全、贫血及多发骨破坏，根据 NCCN 指南，确诊为活动性多发性骨髓瘤 IgA-Kappa 型，DS分期 ⅢB 期，ISS 分期 Ⅱ期，R-ISS 分期 Ⅱ期[1]。在充分评估患者的全身情况，并与家属充分沟通后，给予了减量的两药联合化疗，目前已完成 2 个疗程减量 VD 方案化疗，具体用药为硼替佐米 2.0mg，第 1、8、15、22 日；地塞米松 20mg，第 1、8、15、22 日。化疗过程中患者无恶心、呕吐、发热、咳嗽、咳痰、腹痛、腹泻、手脚麻木等不良反应，化疗后，患者腰背部疼痛有所减轻，体力较前无明显下降，肌酐由 428μmol/L 逐渐降至 135μmol/L，IgA 由 6460mg/dL 逐渐降至2900mg/dL，血清 Kappa 轻链由 2790mg/dL 降至 1130mg/dL，尿 Kappa 轻链由 109mg/dL 逐渐降至 58mg/dL，整体疗效将在 3～4 个疗程结束后，通过复查血尿免疫固定电泳、骨髓相关检查进行评价。

【病例讨论】

多发性骨髓瘤（multiple myeloma，MM）是起源于浆细胞的恶性肿瘤，占血液系统肿瘤的

10%，好发于中老年人，大约 35% 的患者年龄超过 75 岁，随着人口老龄化，MM 发病率逐年升高[2-3]。MM 临床表现复杂、缺乏特异性，可以出现多系统的损害，患者经常首诊于肾内科、骨科、神经内科、皮肤科等，容易误诊、漏诊及延误诊断，导致错过最佳治疗时机而影响疗效和预后。

该患者 3 年来曾先后就诊于三家医院的骨科、肾内科、呼吸科，仅予以输血、抗感染等对症支持治疗，甚至曾因多发椎体骨折行骨水泥治疗，但均未对原发病做出明确诊断。患者本次因慢性肾功能不全急性加重再次就诊于我院肾内科，发现球蛋白明显升高、白球比倒置而进一步完善检查，根据血、尿免疫固定电泳及骨髓相关检查最终确诊为多发性骨髓瘤。因此，当中老年患者出现以下情况时（表 22-1），需要考虑多发性骨髓瘤的可能[4-5]。

表 22-1　需要考虑多发性骨髓瘤可能性的症状及与异常化验检查结果

需要考虑多发性骨髓瘤的情况	
症状	原因不明的反复感染
	异常的骨折、骨痛、骨质疏松
	反复头晕、乏力、视物模糊
	带状疱疹
化验	贫血
	肌酐升高
	血清总蛋白升高或降低
	血清白蛋白降低或白蛋白水平与 24h 尿蛋白水平不平行
	原因不明的血沉加快
	β_2 微球蛋白升高
	免疫球蛋白升高或降低
	血尿 Kappa、Lambda 轻链升高或降低
	血清蛋白电泳异常
检查	骨质疏松、骨折、溶骨性破坏、颅骨穿凿样改变

该患者为多发性骨髓瘤 IgA-Kappa 型，DS 分期 Ⅲ B 期，ISS 分期 Ⅱ 期，R-ISS 分期 Ⅱ[1]。DS 分期提示患者体内瘤负荷大，ISS 分期及 R-ISS 分期提示患者预后中等，但患者高龄，合并房颤、COPD、动脉粥样硬化等多种慢性疾病，因反复多发骨折遗留行动障碍，老年综合评估患者为衰弱[6]。研究发现，在衰弱的老年 MM 患者中，化疗相关的 3 级及以上的毒性不良反应及治疗中断率明显升高，总体生存率及无病生存率较健康 MM 患者明显缩短：健康和衰弱 MM 患者的 3 年总体生存率分别为 91% 和 47%；健康和衰弱 MM 患者的中位生存时间分别为 10.1 年和 1.2 年，并且多因素分析发现衰弱是多发性骨髓瘤预后不良的独立危险因素[7-8]。该患者为老年衰弱 MM 患者，整体预后差。

对于衰弱的老年 MM 患者，欧洲骨髓瘤工作组提出要在过度治疗与治疗不足之间寻找平衡，在疗效和毒副作用之间寻找平衡，要遵循低毒、无害、减量的原则，最大程度改善或保留患者的生活质量，延长生存时间；在治疗方案的选择上，推荐减量的 RD（来那度胺＋地塞米松）、VD（硼替佐米＋地塞米松）等两药化疗方案[9]。

对于该患者，若仅予以输血、抗感染、改善肾功能等姑息治疗，患者病情会逐渐进展，出现新发骨质破坏，导致病理性骨折；贫血逐渐加重；反复肺部感染、肾功能恶化引发心功能不全、高钾血症、代谢性酸中毒等，预后差，预期寿命短。在新药时代，如积极予以小剂量诱导化疗降低瘤负荷，并予以小剂量药物巩固、维持治疗，患者的生存质量可得到改善，并延长生存时间。经多学科讨论后，决定予以患者减量的 VD 方案（硼替佐米 2.0mg，第 1、8、15、22日；地塞米松 20mg，第 1、8、15、22 日）化疗。VD 方案的优势包括两个方面：一方面，VD方案起效较快，期望能改善甚至逆转肾功能不全，另外减量的 VD 方案可降低周围神经炎、血小板减少、感染等毒副作用的发生率。目前患者已完成两个疗程的化疗，骨痛缓解，肌酐、IgA及血尿轻链均较前明显下降，白蛋白升高，提示疗效尚可；另一方面，患者对治疗耐受性较好，未出现明显的毒副作用。复查 ADL 评分 85 分，Frail 量表 4 分，VAS 疼痛评分 3 分，营养评分（NRS 2002）3 分。

关于衰弱的老年患者如何选择治疗方案的前瞻性临床研究目前正在进行中，部分研究纳入了更多评价患者是否衰弱的因素（是否有肌少、握力情况、步速等），期待研究结果能够对这部分患者的评估、治疗有更多的指导意义。

乔　薇　王　敏
中日友好医院保健部二部血液科

参 考 文 献

［1］ KUMAR S K, CALLANDER N S, ALSINA M, et al. Multiple Myeloma, Version 3. 2017, NCCN Clinical Practice Guidelines in Oncology [J]. Journal of the National Comprehensive Cancer Network : JNCCN, 2017, 15 (2): 230-269.

［2］ ANDRES M, FELLER A, ARNDT V. Trends of incidence, mortality, and survival of multiple myeloma in Switzerland between 1994 and 2013 [J]. Cancer Epidemiol, 2018; 53: 105-110.

［3］ ROSKO A, GIRALT S, MATEOS M V, et al. Myeloma in Elderly Patients: When Less Is More and More Is More [J]. American Society of Clinical Oncology educational book American Society of Clinical Oncology Annual Meeting, 2017, 37: 575-585.

［4］ POUYE A, KA M M, DIA D, et al. Diagnosis delay of multiple myeloma: report of 22 cases in an internal medicine department of Dakar [J]. Dakar Medical, 2004, 49 (2): 132-135.

［5］ 孙玲玲, 张天彪, 纪斌. 多发性骨髓瘤肾损害 60 例诊治及误诊分析 [J]. 中国误诊学杂志, 2010, 10 (15): 3640.

［6］ PALUMBO A, BRINGHEN S, MATEOS M-V, et al. Geriatric assessment predicts survival and toxicities in elderly myeloma patients: an International Myeloma Working Group report [J]. Blood, 2015, 125 (13): 2068-2074.

［7］ ENGELHARDT M, DOLD S M, IHORST G, et al. Geriatric assessment in multiple myeloma patients: validation of the International Myeloma Working Group (IMWG) score and comparison with other common comorbidity scores [J]. Haematologica, 2016, 101 (9): 1110-1119.

［8］ LAROCCA A, DOLD S M, ZWEEGMAN S, et al. Patient-centered practice in elderly myeloma patients: an overview and consensus from the European Myeloma Network (EMN) [J]. Leukemia, 2018, 32 (8): 1697-1712.

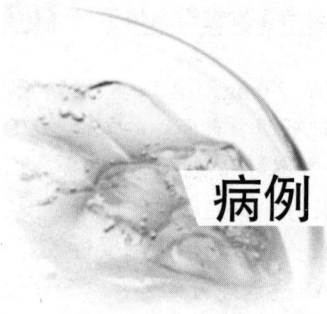

病例 23 高龄急性冠状动脉综合征患者合并消化性溃疡治疗思考

【病例介绍】

1. **主诉及主要症状** 患者男性，78岁，因"间断胸痛7年，加重半个月"入院。患者7年前开始间断于情绪激动及活动时出现胸骨后压迫性及紧缩性疼痛，向后背部放射，伴胸闷，休息10min左右可自行缓解，诊断为"冠心病"，予阿司匹林口服。5年前胸痛较前发作频繁，持续时间延长至30min左右，冠状动脉造影提示冠脉三支病变（①前降支近中段最重60%节段狭窄，第一对角支近段100%闭塞，经前降支远端逆向显影；②回旋支近端100%闭塞；③右冠状动脉中段可见40%~50%节段病变，远端向回旋支提供侧支），未予冠脉重建，予阿司匹林、琥珀酸美托洛尔、氟伐他汀、缬沙坦等药物行冠心病二级预防治疗。此后患者症状有所好转。2年前曾予阿司匹林、氯吡格雷双联抗血小板治疗，用药1年左右出现黑粪，诊断为"消化道出血"，停用抗血小板治疗。2年前开始自行停用其他冠心病二级预防药物。半个月前开始频繁于情绪激动及活动当时发作胸骨后疼痛，放射至后背部，休息20~30min及含服硝酸甘油10余分钟症状可缓解，平均2~3日发作1次，严重时每天发作1~2次。1日前急诊心电图提示 V_1~V_2 导联呈 QS 型，V_1~V_3 导联 ST 段抬高 0.1mV，V_1~V_4 导联 T 波双向/倒置，多次查心肌损伤标志物未见明显异常，心电图未见动态演变，B 型利钠肽 584pg/mL，予硝酸酯类药物静脉滴注后症状缓解。急诊以"不稳定型心绞痛"收入院。

2. **既往史** 十二指肠溃疡病史30余年，30年前曾有消化道大出血，药物治疗后好转，2年前服用双联抗血小板药物期间出现黑粪，近年来间断于饱餐、进食坚硬及辛辣刺激性食物时出现上腹部疼痛，口服奥美拉唑后好转。2型糖尿病病史15年，长期阿卡波糖100mg 2次/日＋吡格列酮30mg 1次/日降糖治疗，未严格控制饮食，未监测血糖情况。高血压病史10年，血压最高150/90mmHg，曾予缬沙坦降压治疗2年余，近2年停用，自测血压130~140mmHg/70~90mmHg。

3. **入院查体** 脉搏60次/分，血压140/70mmHg（右），139/75mmHg（左）。BMI 24.02kg/m^2。神清，精神可，皮肤、巩膜无黄染，唇甲无明显发绀，双颈静脉无充盈，双肺呼吸音清，未及干湿啰音，心界不大，心率60次/分，心音正常，未闻及明显杂音、附加音及心包摩擦音。腹软，无压痛，未及包块，肝脾肋下未及，双下肢无水肿。

4. **化验及检查**

血常规：白细胞计数 $5.71×10^9$/L，中性粒细胞百分比64.7%，血红蛋白140g/L，血小板计数 $158×10^9$/L。

血生化：电解质正常，谷丙转氨酶15U/L，谷草转氨酶15.6U/L，葡萄糖7.82mmol/L，肌酐62.4μmol/L，肾小球滤过率99.09mL/min，低密度脂蛋白3.53mmol/L↑，甘油三酯0.69mmol/L。

心梗三项＋B型钠尿肽：肌酸激酶同工酶1~1.4ng/mL，肌钙蛋白I 0.121~0.341ng/mL↑，肌红蛋白31~34.5ng/mL，B型钠尿肽676~820.2pg/mL↑。

糖化血红蛋白 7.6%↑。

多次粪常规：隐血阴性至弱阳性，红细胞阴性。

心电图（图 23-1）：窦性心律，$V_1 \sim V_2$ 导联呈 QS 型，$V_1 \sim V_3$ 导联 ST 段抬高 0.1mV，$V_1 \sim V_4$ 导联 T 波双向 / 倒置。

心脏超声：左室心尖部运动欠协调，主动脉瓣退行性改变，二尖瓣少量反流，左心收缩功能正常（EF 57%）。

冠状动脉造影检查（图 23-2～图 23-4）：冠状动脉右优势型，①左主干未见狭窄阻塞病变；②前降支近中段次全闭塞 99%；③回旋支近段完全闭塞，④右冠状动脉近段局限性狭窄 80%，可见至 LCX 侧支循环 Rentrop 2 级。

5. 诊治经过及疾病转归　患者既往明确诊断冠心病，冠脉造影提示冠脉三支病变，未规律冠心病二级预防及冠脉血运重建治疗，近期症状频繁出现，入院后监测 cTNI 轻度升高，结合心电图表现，诊断为急性非 ST 段抬高型心肌梗死（NSTEMI）。入院后完善冠脉造影，提示冠脉三支病变较前加重，有行冠状动脉血运重建的指征。冠脉血运重建的方式主要包括冠状动脉旁路移植术（CABG）和经皮冠状动脉介入治疗（PCI）。该患者同时合并糖尿病，冠状动脉三支病变且病变广泛，有行 CABG 指征，

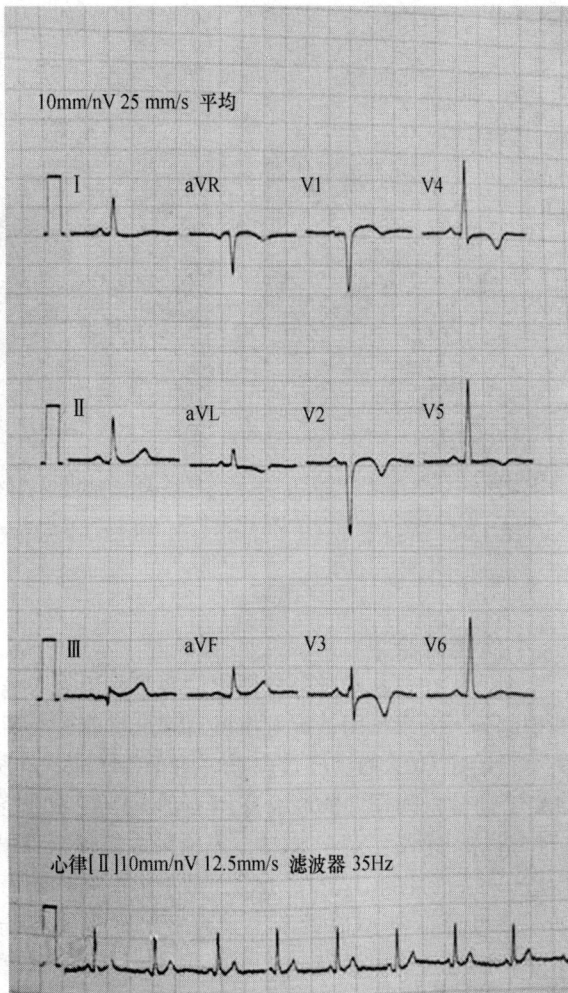

图 23-1　心电图

但手术创伤较大，患者及家属暂不同意手术治疗，且急性冠状动脉综合征（ACS）患者 CABG 术后仍建议双联抗血小板治疗 1 年。若行 PCI 治疗，大部分药物洗脱支架置入术后需双联抗血小板 6 个月至 1 年，考虑到患者曾有十二指肠溃疡大出血病史，且应用双联抗血小板药物期间再发消化道出血，应用双联抗血小板需谨慎。经与心内科、心外科共同协商，充分征求患者家属意见，最终根据心内科建议植入雅培（Xience Xpedition）支架，即药物洗脱冠脉支架系统，缩短双联抗血小板时间为 1 个月，1 个月后更换为氯吡格雷或阿司匹林单药抗血小板治疗。术前开始加用双联抗血小板，分别于 2019 年 4 月 16 日于前降支植入雅培支架 2 枚，2019 年 4 月 18 日于右冠状动脉植入雅培支架 1 枚，考虑回旋支完全闭塞，且已有侧支循环形成，未予干预。手术过程顺利，术后予阿司匹林、氯吡格雷双联抗血小板治疗 1 个月，计划 1 个月后保留单药抗血小板聚集，并同时加用雷贝拉唑抑酸护胃。患者术后无不适，监测 B 型利钠肽、心肌损伤标志物均恢复正常，继续琥珀酸美托洛尔缓释片、阿托伐他汀钙片、依折麦布、氯沙坦钾等药物冠心病二级预防，血压、血脂、血糖水平均基本达标，后出院。

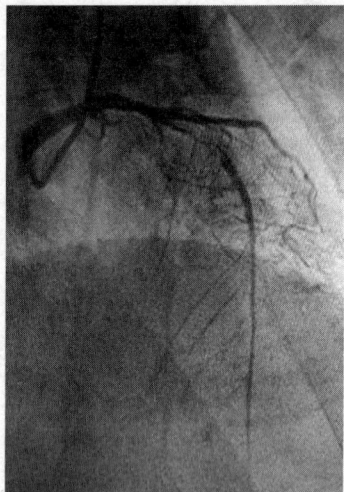

图 23-2　冠脉造影（1）　　　　图 23-3　冠脉造影（2）　　　　图 23-4　冠脉造影（3）

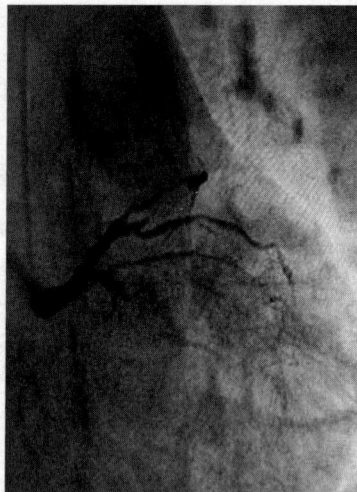

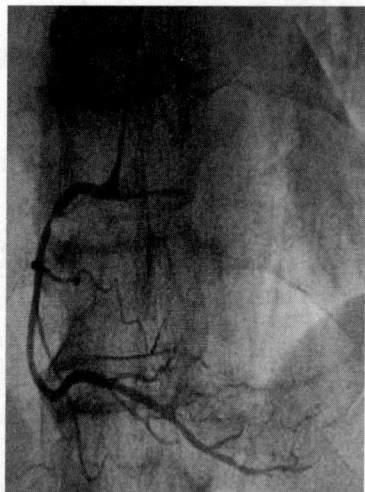

【病例讨论】

血小板在冠状动脉粥样硬化性心脏病（冠心病）特别是急性冠脉综合征（ACS）的发生、发展中起到了关键作用，抗血小板治疗是目前冠心病治疗的基石。在当前临床心脏病领域，双联抗血小板治疗（DAPT）已被广泛应用于急性冠状动脉综合征 ACS、CABG 术后或 PCI 患者的管理。DAPT 通常指阿司匹林联合应用一种 P2Y12 抑制剂，如氯吡格雷。2017 年欧洲冠心病抗血小板治疗指南[1]建议：对于 ACS，无论采取何种治疗措施（保守或血运重建），除非是出血高危患者，均应予 12 个月的 DAPT（IA），对于出血高危的患者 DAPT 时程可缩短。

该患者符合 ACS 诊断，且有冠脉血运重建指征，应该启用双联抗血小板治疗，但患者有十二指肠溃疡合并消化道大出血病史，既往予双联抗血小板治疗期间出现消化道出血。文献报道，既往有消化道疾病史的患者出现消化道损伤的危险性明显增加，发生过消化性溃疡出血的患者其危险性增加 13 倍[2]。综上，该患者应用双联抗血小板治疗出血风险极高，故在冠脉血运重建的方式选择上需综合考虑患者年龄、意愿、手术创伤及对抗血小板药物的耐受性。患者合并糖尿病，冠状动脉病变广泛，虽有行 CABG 术指征，但 CABG 手术创伤较大，患者及家属不优先考虑手术治疗，且术后仍需强化抗血小板治疗。专家共识[3]指出，对于 ACS 患者，推荐 CABG 术后尽快重启 DAPT，直至疗程至少长达最近一次 ACS 事件后 12 个月，此后长期抗血小板治疗可选择单用阿司匹林或氯吡格雷。PCI 治疗手术创伤相对较小，但大部分药物洗脱支架建议术后 DAPT 治疗至少 1 年，然而吉尼罗（Genereux）报告的"XIENCE 家族研究"[4]显示在超过 1 万名患者的 4 个真实世界研究的汇总分析中，3 个月中断使用 DAPT，1 年支架血栓形成（ST）发生率为 0%；如果 1 个月中断使用 DAPT，1 年的 ST 发生率为 0.2%。且只有 XIENCE 在一项又一项的研究中显示出了持续一致的低支架血栓发生率，而且目前只有 XIENCE 提供了永久停用 DAPT 的数据。经综合考虑患者年龄、意愿、手术创伤及 DAPT 应用时间，并请心内科心外科共同协商讨论，最终选择行 PCI 术，于前降支及右冠状动脉分别置入雅培支架，拟 DAPT 时间为 1 个月，1 个月后心内科门诊复诊。同时，研究表明质子泵抑制剂（PPI）可使 DAPT 治疗患者消化道出血发生率减少 87%，故我们建议患者在抗血小板治疗的前 6 个月联合使用 PPI，6 个月后可考虑间断服用[5]。

【诊疗流程】

```
                        ┌──────────────┐
                        │   入院时情况   │
                        └──────────────┘
        ┌───────────────────┼───────────────────┐
   ┌─────────┐        ┌─────────┐         ┌─────────┐
   │ 患者主诉 │        │ 体格检查 │         │ 辅助检查 │
   └─────────┘        └─────────┘         └─────────┘
                        ┌──────────────┐
                        │   初步诊断    │
                        └──────────────┘
                      ┌──────────────────┐
                      │  合并症及并发症评估 │
                      └──────────────────┘
                      ┌──────────────────┐
                      │  多学科参与病例讨论 │
                      └──────────────────┘
                        ┌──────────────┐
                        │  制订诊疗计划  │
                        └──────────────┘
                        ┌──────────────┐
                        │ 病情评估/随访  │
                        └──────────────┘
```

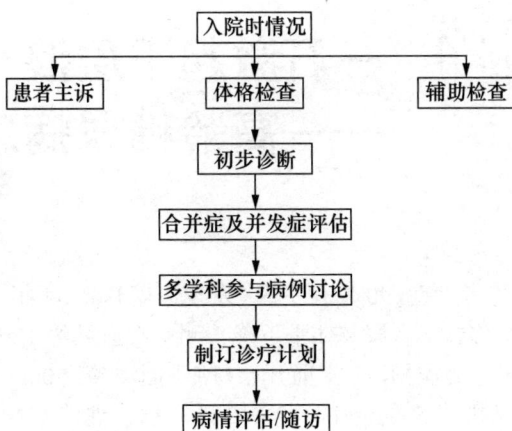

李婧婧　张铁梅

首都医科大学附属北京天坛医院综合内科

参 考 文 献

［1］ ALBER H F, HULER K. Changes and innovations of the 2017 ESC guidelines on dual antiplatelet therapy in coronary artetry disease-a review [J]. Wien Klin Wochenschr, 2018, 130 (23-24): 694-697.

［2］ 张大真, 权正良, 李增烈. 长期服用小剂量肠溶型阿司匹林对胃十二指肠黏膜损害的病例对照研究 [J]. 胃肠病学, 2006, 11 (7)): 427-430.

［3］ 赵强, 郑哲. 中国冠状动脉旁路移植术后二级预防专家共识 (2016 版) [J]. 中华胸心外科杂志, 2016, 32 (10): 577-583.

［4］ 聂绍平. 依维莫司洗脱支架用于冠心病安全性和有效性的新数据 [J]. 心血管病学进展, 2012, 33 (6): 683-685.

［5］ AOKI T, NAGATA N, NIIKURA R, et al. Recurrence and mortality among patients hospitalized for acute lower gastrointestinal bleeding [J]. Clin Gastroenterol Hepatol, 2015, 13 (3): 488-494.

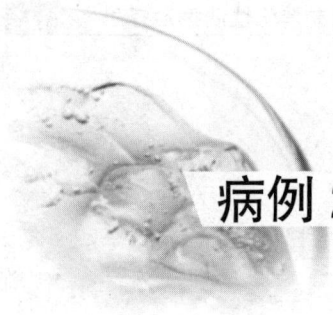

病例 24 一石激起千层浪
——高龄糖尿病患者病例分享

【病例介绍】

1. **主诉及主要症状** 患者女性,90岁,主因"发现血糖升高34年,双足麻木2年余"入院。34年前无诱因出现口干,无多饮、多尿及体重下降,测空腹血糖约12mmol/L,诊为"糖尿病",予口服降糖药治疗,未规律监测血糖。3年前开始口服阿卡波糖50mg/次、3次/天,格列吡嗪控释片5mg/d,盐酸二甲双胍片500mg/次、2次/日降糖,偶测空腹血糖8～9mmol/L,餐后2h血糖12～13mmol/L。2年余前无诱因出现双足麻木、双下肢行走无力,无手麻、间歇性跛行,无言语不利、口角歪斜,平素口服羟苯磺酸钙、维生素B$_{12}$,并间断静脉滴注前列地尔治疗,症状有所好转。病程初期曾出现心悸、出汗、饥饿感等低血糖表现,进食后症状缓解,近期未出现,无视物模糊、视力下降,下肢轻度水肿,无明显少尿、尿中泡沫增多,无胸闷、胸痛,无呼气烂苹果味,无恶心、呕吐、意识丧失。

2. **既往史** 高血压病3级 很高危组;可疑冠心病、心律失常、频发房性期前收缩、频发室性期前收缩;慢性喘息性支气管炎;左肾癌?

3. **入院查体** 神清,精神可。血压150/67mmHg。BMI 22.2kg/m^2。右侧颈动脉可闻及血管杂音。双肺呼吸音清,未闻及明显干湿啰音。心界不大,心率70次/分,律齐,各瓣膜听诊区可闻及(2～3)/Ⅵ级收缩期吹风样杂音,未及震颤。腹软,无压痛,未及包块,麦氏点无压痛,Murphy征阴性,肝脾肋下未及,肠鸣音5次/分,双足踝轻度可凹性水肿。双侧足背动脉搏动可及。

4. **老年评估** 入院时ADL评分65分,NRS 2002评分为2分,Frail量表评分2分。

5. **化验及检查**

血常规:白细胞计数5.15×10^9/L,中性粒细胞百分比54.80%,血红蛋白94g/L↓,平均红细胞体积103.00fl↑(82.6～99.1fl),平均血红蛋白量34.70pg↑(26.9～33.3pg),平均血红蛋白浓度337.00g/L(322～362g/L),血小板计数190×10^9/L。网织红细胞计数(RET)1.7%(0.5%～2.3%)。

贫血六项:铁26.40μmol/L,铁不饱和结合力18.98μmol/L↓,铁蛋白32.4ng/mL,叶酸15.5ng/mL,维生素B$_{12}$ 694pg/mL,转铁蛋白203.61mg/dL。

多次粪常规+OB:未见红白细胞,OB阳性。

血生化:钾3.31mmol/L↓,钠138mmol/L,氯104.0mmol/L,钙2.16mmol/L,葡萄糖5.54mmol/L,尿素氮4.1mmol/L,肌酐23.8μmol/L↓,白蛋白32.2g/L↓,丙氨酸氨基转移酶9U/L,天冬氨酸氨基转移酶11U/L。

心肌酶谱:肌酸激酶32U/L,肌酸激酶同工酶MB 8U/L,TnT<50ng/mL。

血脂常规:甘油三酯1.26mmol/L,总胆固醇3.65mmol/L,低密度脂蛋白胆固醇1.90mmol/L,高密度脂蛋白胆固醇1.14mmol/L。

B型利钠肽224pg/mL↑。

糖化血红蛋白6.0%。C肽(空腹)1.23ng/mL,2h C肽2.92ng/mL↓。胰岛素(空腹)3.50μU/mL,2h胰岛素12.10μU/mL↓。尿微量白蛋白/肌酐(ACR)25.2mg/g。

心电图：窦性心律，ST-T 改变。

胸片：心肺膈未见异常；主动脉硬化。

腹部B超：胆总管扩张伴多发结石、肝内胆管扩张；胆囊息肉？右侧肾盂分离；左肾实性占位（Ca？）。

血管B超：双侧颈动脉粥样硬化伴斑块、双侧下肢动脉粥样硬化伴斑块。

心脏超声：左心大；主动脉瓣钙化、二尖瓣钙化；主动脉瓣关闭不全伴狭窄（中）；二尖瓣反流（轻）、三尖瓣反流（轻），左心室射血分数 LVEF 63%。

静息心肌核素显像：左室心肌未见心肌缺血征象；LVEF 81%（心脏小，数值仅供参考）；左室壁运动未见异常。

胃肠彩超：胃、小肠、结肠未见明显异常。

胃镜：慢性萎缩性胃炎（胃窦＋胃角）伴肠化；胃多发息肉；反流性食管炎。

肠镜：升结肠见直径约 0.5cm 亚蒂息肉，横结肠见直径约 1cm 扁平白色息肉，降结肠见直径约 0.5cm 的扁平息肉，直乙交界见直径约 1.5cm 的绒毛状分叶息肉，均予高频电烧切除，术后病理分别为增生性息肉及管状腺瘤。

肠系膜血管B超：肠系膜上、下动脉粥样硬化伴多发斑块，起始部明显狭窄。

上腹动脉＋下腹主动脉＋盆腔动脉CT血管成像（CTA）：腹主动脉及盆腔动脉粥样硬化改变，腹主动脉管腔狭窄程度约 25%；双侧髂总动脉狭窄程度 50%，双侧髂内动脉狭窄程度为 25%～50%，双侧髂外动脉狭窄程度为 25%；肠系膜下动脉起始处狭窄程度为 50%～75%；左侧肾动脉起始部管腔狭窄，狭窄程度为 50%～75%。

肝胆、胰、脾、双肾CT：胆囊结石；胆囊炎；胆总管多发结石伴低位胆道梗阻；左肾上极占位性病变，考虑肾癌可能性大。

6. 诊治经过及疾病转归　高龄女性，因糖尿病周围神经病变症状加重为调整治疗入院。入院后予阿卡波糖、二甲双胍降糖，血糖控制可，予维生素 B_{12} 营养神经改善症状。患者合并高血压、可疑冠心病、慢性喘息性支气管炎、左肾癌？等多种基础疾病，入院时基础疾病相对稳定。入院后监测便 OB 持续阳性，血红蛋白呈下降趋势，伴低蛋白血症，阿司匹林药物因素及消化道肿瘤不能除外，有行内镜检查的适应证，常规检查无明确禁忌证，内镜检查前停用阿司匹林1周。内镜下息肉切除术后 3 日患者恢复饮食过程中出现腹痛、便次增多，完善腹部血管B超及 CTA 等检查，诊为缺血性肠病、慢性肠系膜缺血，考虑与肠激惹、肠道准备引起的相对有效循环血量不足、停用阿司匹林多重因素有关，经予禁食、静脉营养、抗血小板、扩血管、解痉、止泻、调整肠道菌群等治疗症状有所控制，但也因此延长了住院时间。此后患者受凉后出现发热伴咳嗽、咳痰加重，肺部听诊可闻及湿啰音，血常规及降钙素原均升高，诊断为慢性喘息性支气管炎急性发作，经抗感染、祛痰等治疗感染控制。患者有胆囊结石、胆总管结石病史，此次禁食时间较长，可能存在胆汁淤积、黏稠，在腹部症状体征改善、恢复饮食过程中，出现发热、黄疸及腹痛，血象及肝功能指标均明显升高，结合腹部B超及 CT 检查，诊为慢性胆囊炎急性发作、急性胆管炎，经予禁食、抗感染、保肝及行经十二指肠镜逆行胰胆管造影（ERCP）＋内镜乳头括约肌切开取石术（EST）＋胆道支架置入术，症状、体征及血象、肝功能均好转。

【病例讨论】

复合病态也称为多重共存疾病或多重慢性疾病（multiple chroni ccondition，MCC）指两种及以上的躯体或精神疾病共存，可发生于任何年龄，且随年龄增长患病率增加。在发达国家，超过一半的老年人有 3 种及以上的慢性疾病[1]。复合病态大大增加了疾病管理的复杂程度、不良预后风险及医疗费用负担，并且严重影响老年患者的功能和生活质量。2012 年美国老年医学会组织专家组制定了老年共病临床管理的指导原则[1]，包括如下 5 个方面：充分了解患者的意愿；谨慎应用证据；基于风险、负担、获益及预后设计临床管理决策；制定决策时考虑治疗的复杂性和可行性；选择获益最佳、危害最小提高生存质量的治疗方法。

该患者入院时进行相关老年综合评估，提示其日常生活能力轻度损害，为衰弱前期，不存在明显的营养风险。根据患者持续便 OB 阳性伴轻度贫血及低蛋白血症，具备内镜检查指征。但是对于老年共病患者，"更少或许更好"。每次干预、住院或者药物处方都可能对患者造成潜在危害，在复合病态的老年患者中，这些风险将进一步放大。该患者内镜检查后出现后续的慢性缺血性肠病急性加重、恢复饮食过程中慢性胆囊炎急性发作和急性胆管炎，以及外出检查受凉诱发慢支急发等一系列问题，回顾来看，不积极地行内镜检查或许可以避免上述问题的发生。所以老年科医生应仔细考虑每个治疗决策，决策是否符合患者偏好、潜在获益与负担和风险之间的整体平衡情况。对于预期寿命不足 5 年的患者或者发现疾病后拒绝治疗的患者，应停止癌症筛查[2-3]。通过该病例我们可以得到一些启示：老年共病患者，因病情错综复杂，功能处于边缘状态，在制订诊疗决策时不仅应认真评估适应证，还需谨慎评估其共病、功能等综合情况，应以患者为中心，进行整体性和个体化的医疗照护，以改善老年患者的功能状态和生活质量为最终目标[4]。

王　宁

首都医科大学附属北京同仁医院老年医学科

参 考 文 献

［1］ Guiding principles for the care of older adults with multimorbidity: an approach for c. Guiding principles for the care of older adults with multimorbidity: an approach for clinicians: American Geriatrics Society Expert Panel on the Care of Older Adults with Multimorbidity [J]. J Am Geriatr Soc, 2012, 60 (10): e1-e25.

［2］ WALTER L C, LEWIS C L, BARTON M B. Screening for colorectal, breast, and cervical cancer in the elderly: a review of the evidence [J]. Am J Med, 2005, 118 (10): 1078-1086.

［3］ SMITH R A, COKKINIDES V, EYRE H J. American Cancer Society guidelines for the early detection of cancer, 2006 [J]. CA Cancer J Clin, 2006, 56 (1): 11-25; quiz 49-50.

［4］ 崔瑶, 刘谦, 秦明照. 老年共病现状及管理策略 [J]. 中国全科医学, 2017, (23): 2816-2819.

病例 25 关注老年人用药安全
——别嘌醇致多形红斑

【病例介绍】

1. **主诉及主要症状** 患者男性，91岁，因"皮肤瘙痒14日，皮疹10日"入院。患者2个月前因高尿酸血症开始口服别嘌醇缓释胶囊（1次/日0.25g 1次/日）治疗，因脑梗死间断口服养血清脑颗粒。14日前出现皮肤瘙痒，无皮疹，未诊治。10日前左腋下皮肤出现3个直径1cm的类圆形紫红色皮疹、突出皮面、表面无破溃和水疱，未诊治。此后皮疹逐渐增多并蔓延至全身，部分融合成片，皮肤瘙痒加重，伴纳差、乏力。4d前于外院诊断为湿疹，停用养血清脑颗粒，口服西替利嗪治疗后症状无变化。

2. **既往史** 高血压3级、冠心病、多发性脑梗死、2型糖尿病、慢性肾脏病3期、前列腺癌、膀胱癌、反流性食管炎、营养不良性贫血、高脂血症、重度骨关节炎、重度骨质疏松、慢性支气管炎。平时使用呋塞米、阿托伐他汀、雷贝拉唑、叶酸、甲钴胺、养血饮口服液、碳酸钙、骨化三醇和肾衰宁颗粒治疗。青霉素皮试阳性，头孢米诺皮试阳性。否认食物过敏史。

3. **入院查体** 体温37℃，血压150/70mmHg，神志清楚，精神差。躯干、四肢、头颈部皮肤可见大量类圆形紫红色皮疹，部分突出皮面，直径1~3cm，部分压之褪色，部分融合成片。双下肢皮肤可见紫癜（图25-1，图25-2）。咽无充血，双侧扁桃体未见肿大。双肺呼吸音低，双下肺可闻及少量湿啰音，未闻及干啰音。心界不大，心率96次/分，心律齐，各瓣膜听诊区未闻及杂音。腹平软，无压痛，肝、脾肋下未触及，肠鸣音3次/分。

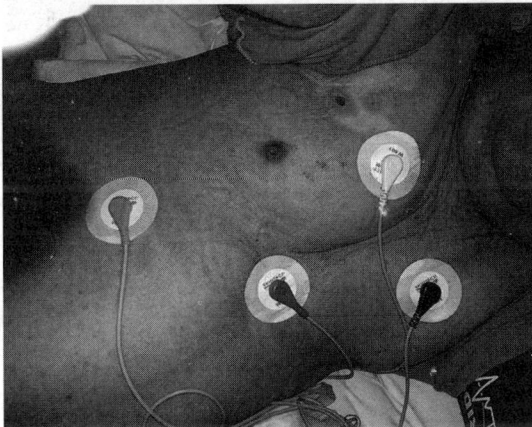

图25-1 躯干部皮疹

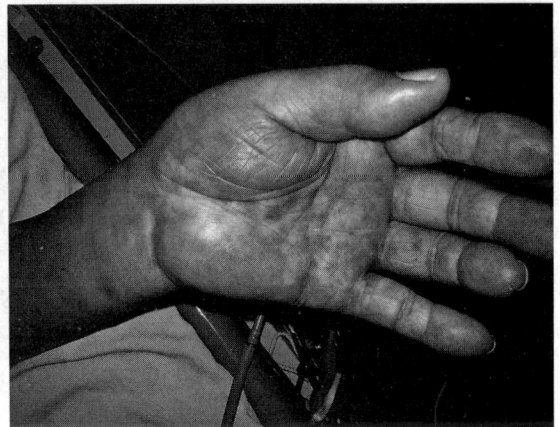

图25-2 手部皮疹

4. **老年评估** ADL评分70分，MNA-SF评分8分，Frail评分3分，提示患者日常生活基本可自理、有营养不良的风险、呈衰弱状态。

5. 化验及检查

血常规：白细胞计数 $8×10^9$/L，嗜酸性粒细胞绝对数 $0.5×10^9$/L，红细胞计数 $3.73×10^{12}$/L，血红蛋白 125g/L，血小板计数 $172×10^9$/L。

外周血白细胞分类：嗜酸性粒细胞 20%。

血电解质、凝血功能和肝功能均正常。血尿素氮 17.69mmol/L，肌酐 191μmol/L，尿酸 378μmol/L，前白蛋白 0.11g/L，白蛋白 29.6g/L。

尿检：微量白蛋白 / 肌酐 4.01mg/g，尿蛋白定量 0.36g/24h，红细胞 18 个 /μL，白细胞 12 个 /μL。

血风疹病毒、巨细胞病毒、单纯疱疹病毒、细小病毒 B_{19}、EB 病毒、肺炎支原体、肺炎衣原体和嗜肺军团菌抗体 IgM 均阴性。

自身抗体谱：抗核抗体阳性（滴度 1∶320），抗 SS-A（64kDa）、抗 SS-A（52kDa）和抗 SS-B 均阳性。血类风湿因子 IgM、抗链球菌溶血素 O、免疫球蛋和补体均正常，心磷脂抗体、中性粒细胞胞浆抗体、角蛋白抗体和核周因子抗体均阴性。

B 超：肝囊肿、胆囊结石、左肾囊肿、双侧肾动脉硬化。

胸部 CT（平扫）：双上肺局限性肺气肿，双肺下叶间质性改变。

6. 诊疗经过及疾病转归　入院第 1 周患者皮肤瘙痒呈加重趋势，皮疹进展、面积扩大，全身皮肤可见形态各异的充血性斑丘疹、紫癜、疱疹伴皮肤广泛充血、水肿，双眼结膜充血，诊断为重型多形红斑，为药物不良反应。使用诺氏（Naranjo）量表评估判断养血清脑颗粒引起不良反应的可能性不大，很可能是别嘌醇导致的药物不良反应。住院次日出现发热，体温 39.3℃，嗜睡、咳嗽、咳痰加重，咳大量黄色黏痰，经口进食水困难，查血 C 反应蛋白 87.2mg/L、降钙素原 0.79ng/mL，诊断为肺部感染。予停用别嘌醇缓释胶囊，使用糖皮质激素（地塞米松 10mg/d×3d→甲泼尼龙 40mg/d×7d→醋酸泼尼松 30mg/d、逐渐减量）并配合氯雷他定、西替利嗪、葡萄糖酸钙注射液和维生素 C 注射液进行抗过敏治疗；先后使用拉氧头孢联合多柔比星（阿奇霉素）、头孢哌酮舒巴坦联合莫西沙星进行抗感染治疗，加强雾化和祛痰药物治疗；给予放置鼻胃管，进行肠内营养支持和补液治疗。住院第 2 周患者体温降至正常，咳痰和皮肤瘙痒减轻，意识障碍缓解，躯干和四肢皮疹减少、皮肤充血减轻。住院第 3 周出现躯干和四肢皮肤脱屑。至住院第 4 周全身皮肤充血和水肿已缓解、皮疹减少、恢复经口进食，查血白细胞计数 $7.3×10^9$/L、嗜酸性粒细胞绝对值 $0.1×10^9$/L、外周血嗜酸性粒细胞百分比 1%、血尿酸 381μmol/L、血尿素氮 8.26mmol/L、血肌酐 126μmol/L、估算的肾小球滤过率 42.5mL/（min·1.73m²）、C 反应蛋白 3.3mg/L、降钙素原 0.09ng/mL、抗核抗体阳性（滴度 1∶320）、抗 SS-A 阳性、抗 SS-B 阳性，安排出院。出院前评估：ADL 50 分，MNA-SF 7 分，Frail 4 分，提示患者日常生活需要帮助、呈营养不良和衰弱状态。

此后维持醋酸泼尼松(5～10mg/d)治疗 3 个月，监测血尿酸 322～451μmol/L，血抗核抗体、抗 SS-A 和抗 SS-B 较病程初期无变化，至病程第 4 个月时仅于颈部皮肤遗留少量暗红色陈旧皮疹，停用醋酸泼尼松；再次评估：ADL 70 分，MNA-SF 12 分，Frail 3 分，提示患者日常生活可以自理、恢复至患病前状态、营养不良已被纠正。随访 1 年未出现皮疹复发。

【病例讨论】

别嘌醇是黄嘌呤氧化酶抑制剂，通过抑制尿酸合成发挥降尿酸作用，是治疗痛风、痛风性关节炎及高尿酸血症的常用药，廉价和有效抑制尿酸生成是其突出优势，但其不良反应也随着药物的广泛应用而愈发明显。近年来屡见别嘌醇引起不良反应的报道，常见的是皮肤黏膜损害，主要表现为药疹，从轻微皮疹到严重皮肤不良反应（severe cutaneous adverse reaction，SCAR）

均有发生，其次是发热，肝肾功能损害及血液系统损害等不良反应发生率也较高，不良反应发生时间最短的为2h、最长可达6个月。中老年男性使用别嘌醇更易产生严重不良反应且临床表现潜伏期长、病程长、易反复、多为迟发反应。别嘌醇致严重不良反应表现多样、死亡率高，排在前四位的不良反应是药疹、发热、肝脏损害、肾脏损害[1]；其中SCAR以多形红斑型药疹、剥脱性皮炎超敏综合征为主[2]，发病率约为5%，病死率高达30%～50%。目前研究表明，别嘌醇所致ADR可能与年龄、性别、别嘌醇初始剂量、肾功能不全以及HLA-B*58：01等位基因等相关，但目前唯一明确的风险因素是HLA-B*58：01等位基因[3]。HLA-B*58：01等位基因预测别嘌醇所致SCAR的敏感性和特异性分别为93%和89%[4]，该基因在亚洲汉族人群携带率高。有多项研究分别对中国大陆、中国香港特别行政区和中国台湾地区汉族因别嘌醇所致SCAR患者进行HLA-B*58：01等位基因检测，发现几乎100%的患者均携带有HLA-B*58：01等位基因。2017年中国高尿酸血症相关疾病诊疗多学科专家共识中也推荐在服用别嘌醇治疗前进行该基因筛查，阳性者禁用。

本患者因高尿酸血症接受别嘌醇治疗，用药6周后出现皮肤瘙痒和皮疹，病情凶险、进展快，很快出现全身皮肤广泛充血、水肿、多发皮疹伴眼结膜充血，诊断为重型多形红斑，病程中出现发热、急性肾损伤和肺部感染，停用别嘌醇并使用糖皮质激素、抗过敏药物和抗生素治疗后皮肤损害和肺部感染缓解、肾损伤减轻。监测皮疹发病期和缓解期血抗核抗体、抗SS-A和抗SS-B均为阳性且滴度无变化，患者无肝脏受损和肾损伤进行性加重等其他脏器受累的表现，推测存在结缔组织病的可能性不大。因此，可以明确诊断为别嘌醇导致SCAR。未检测HLA-B*58：01等位基因是本病例诊治过程中的遗憾。

高尿酸血症是多种心血管危险因素及相关疾病（如代谢综合征、2型糖尿病、高血压、心血管事件及死亡、慢性肾脏病等）的独立危险因素，可引起痛风。有研究发现，较高的血尿酸水平与eGFR≥45mL/（min·1.73m^2）的患者发生肾功能衰竭的风险增加独立相关，血尿酸水平是早期预测肾功能衰竭的一项独立危险因素，并且与CKD患者的全因死亡率呈J形关系[5]。给予合适的降尿酸治疗可以获益。建议对高尿酸血症患者进行包括宣教、生活方式干预和药物治疗的全程管理和分层管理，目前可选择的常用药物有苯溴马隆、别嘌醇和非布司他。

本患者有高尿酸血症合并多种心血管疾病、有慢性肾脏病，虽然患者目前未使用降尿酸药物即可维持血尿酸正常或低水平增高，但随着慢性肾脏病进展很可能会需要再次使用降尿酸药物治疗，应禁用别嘌醇。

此外，患者因急性疾病导致日常生活能力下降、出现营养不良，经过对疾病的积极治疗和营养支持等干预措施可以逆转其功能下降和营养不良。本病例提示衰弱的老年人面对应激事件时会发生脆性增加、功能下降和增加一系列临床负性事件的风险，应对此进行早期识别和给予相应的干预。

国家药品不良反应监测年度报告2017指出，65岁以上老年患者的药品不良反应报告占26%，呈逐年增高的趋势，累及器官系统排名首位的是皮肤及其附件损害。高龄、老年综合征、共病、多重用药、衰弱、潜在不适当用药以及老年人自身特有的药效学和药代学特点，使得老年人在使用一些药物时更容易出现药物不良反应。本患者有慢性肾功能衰竭等多种疾病并长期使用9种药物治疗，其使用别嘌醇时出现药物不良反应的风险更高，应给予更多关注。因此，建议老年人合理用药应遵循六项法则，即受益原则、半量法则、试验用药、暂停用药、使用必需药物以及五种药物法则。希望通过老年科医护人员的努力能为老年患者制订个体化的干预和治疗策略，提供优化治疗。

【诊疗流程】

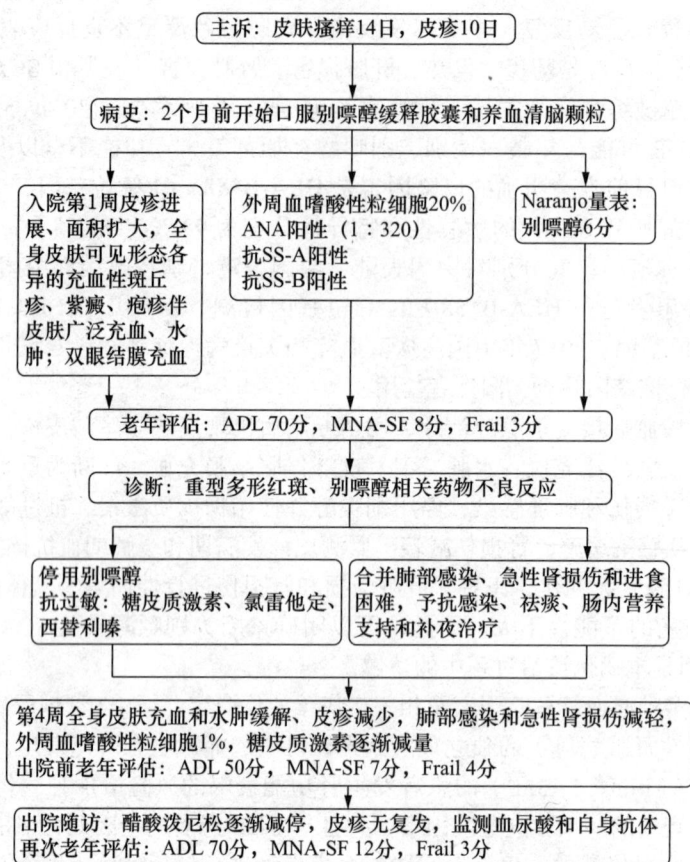

主诉：皮肤瘙痒14日，皮疹10日

病史：2个月前开始口服别嘌醇缓释胶囊和养血清脑颗粒

入院第1周皮疹进展、面积扩大，全身皮肤可见形态各异的充血性斑丘疹、紫癜、疱疹伴皮肤广泛充血、水肿；双眼结膜充血

外周血嗜酸性粒细胞20%
ANA阳性（1∶320）
抗SS-A阳性
抗SS-B阳性

Naranjo量表：
别嘌醇6分

老年评估：ADL 70分，MNA-SF 8分，Frail 3分

诊断：重型多形红斑、别嘌醇相关药物不良反应

停用别嘌醇
抗过敏：糖皮质激素、氯雷他定、西替利嗪

合并肺部感染、急性肾损伤和进食困难，予抗感染、祛痰、肠内营养支持和补夜治疗

第4周全身皮肤充血和水肿缓解、皮疹减少，肺部感染和急性肾损伤减轻，外周血嗜酸性粒细胞1%，糖皮质激素逐渐减量
出院前老年评估：ADL 50分，MNA-SF 7分，Frail 4分

出院随访：醋酸泼尼松逐渐减停，皮疹无复发，监测血尿酸和自身抗体
再次老年评估：ADL 70分，MNA-SF 12分，Frail 3分

张　洁
首都医科大学附属复兴医院综合科

参 考 文 献

［1］蔡泳, 陈雪观. 别嘌醇致严重不良反应分析 [J]. Herald of Medicine, 2012, 31 (2): 264-266.

［2］郑明节, 汤韧, 王春婷. 420 例别嘌醇不良反应的文献分析 [J]. 中国药物警戒, 2014, 11 (4): 225-228.

［3］陈一萍, 张劼, 周嘉, 等. 别嘌醇药物不良反应风险因素研究进展 [J]. 广西医科大学学报, 2019, 36 (1): 137-141.

［4］WU R, CHENG Y, ZHU L, et al. Impact of HLA-B* 58∶01 al lele and al lopurinol-induced cutaneous ad verse drug reactions: evidence from 21 pharmacoge- netic studies [J]. Oncotarget, 2016, 7 (49): 81870.

［5］SRIVASTAVA A, KAZE A D, MCMULLAN C J, et al. Uric Acid and the Risks of Kidney Failure and Death in Individuals With CKD [J]. Am J Kidney Dis, 2018, 71 (3): 362-370.

病例 26

结肠癌术后异时性肝转移

【病例介绍】

1. **主诉及主要症状** 患者男性，89岁，因"乙状结肠癌术后3年余，发现粪隐血阳性3周"入院。患者3年余前因乙状结肠癌行手术切除，术后恢复良好，病理回报：结肠溃疡型中分化腺癌，侵透肌层至浆膜下层，肠系膜淋巴结4/9枚见癌转移，癌结节1枚，病理分期为pT3N2aM0，ⅢB期。基因检测提示：K-RAS、N-RAS、BRAF基因均为野生型。术后予口服卡培他滨化疗8个周期，定期复查腹部磁共振、胸部CT、PET-CT等，均未见复发转移。3周前复查便常规提示隐血阳性，调整饮食，停用抗血小板药物后复查仍为阳性。病程中无腹痛、腹胀，无恶心、呕吐、呕血、黑粪，无腹泻及便秘，无发热及骨痛。

2. **既往史** 上消化道出血（具体不详）胃大部分切除术、残胃炎；肠梗阻后梗阻回肠粘连松解及小肠减压术，遗留切口疝；胆囊结石、胆囊炎、胆囊造瘘引流术，胆管结石、胆管炎、胆管取石及支架置入术，当前已取出胆道支架及胆囊造瘘管；腹茧症、原发性高血压、前列腺增生、外周动脉硬化、血脂代谢异常及左肾囊肿病史。

3. **入院查体** 神清，精神可，体温36.6℃，呼吸18次/分，血压132/65mmHg。浅表淋巴结未及。双肺呼吸音粗，未闻及明显干湿啰音。心率78次/分，律齐，未闻及明显病理性杂音。腹平坦，可见陈旧手术瘢痕，未见腹壁静脉曲张、胃肠型及蠕动波。全腹无压痛、反跳痛及肌紧张，未触及包块，肝脾肋下未触及，Murphy征阴性（-），麦氏点阴性（-），输尿管点压痛阴性（-）。肠鸣音4次/分。肛诊：进指7cm直肠黏膜光滑，未及肿物，未触及盆腔肿物，指套退出无染血。

4. **老年评估** ADL评分1分（严重功能依赖）、IADL评分4分（中度依赖）、疼痛评分0/10分；CAM评估无谵妄；MMSE评分30分（认知功能正常）、MoCA评分28分（认知功能正常）。SDS标准分43分（不存在抑郁）；SAS标准分30分（很少或没有焦虑症状）；NRS2002评分5分（有营养风险）；Fried量表评分3分（衰弱）、Frail量表评分2分（衰弱前期）；入院前存在多重用药（6种）；Charlson共存疾病指数评分：ESD前3分（高危）、肝穿刺前10分（极高危）。

5. **化验及检查**

第一次住院（转入CCU前）

血常规：白细胞计数$4.85×10^9$/L，中性粒细胞百分比66.8%，血红蛋白126g/L，血小板计数$144×10^9$/L。

血生化：电解质正常，肝肾功能大致正常，TG 2.05mmol/L，LDL 1.39mmol/L。

肿瘤标志物：CEA 9.33ng/mL，CYFRA211 6.05ng/mL，余未见异常。

入院心电图（图26-1）：一度房室传导阻滞。

腹部B超：脂肪肝；左肾囊肿。

胸腹盆CT：①两肺下叶斑片状模糊影及索条影，较前稍增多，慢性炎症可能；②乙状结肠术后，局部管壁稍增厚，乙状结肠及降结肠管腔扩张；③肝、肾囊肿。

头磁共振：①脑干、双侧海马区、基底节区多发斑点状异常信号，血管间隙？腔梗？②缺血性脑白质病变。

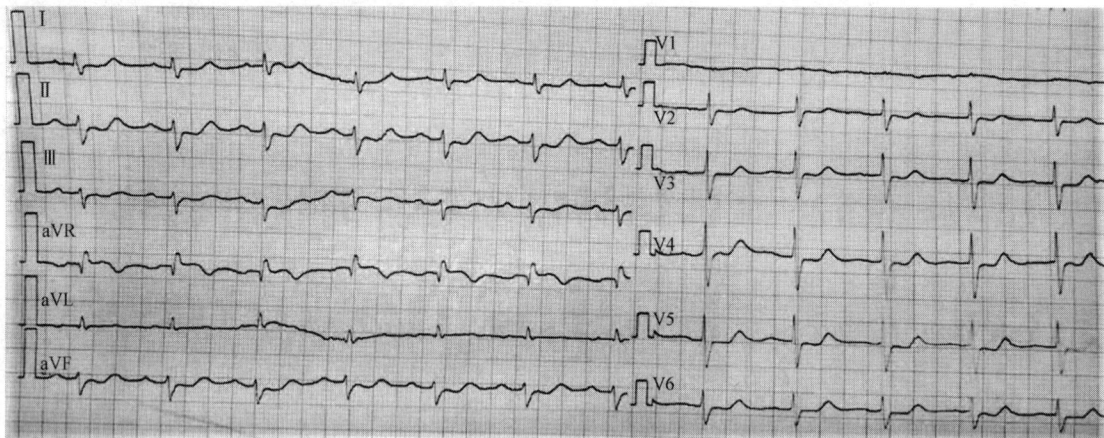

图 26-1　入院心电图

结肠镜：结肠多发侧向发育型肿瘤（laterally spreading tumors，LST），结节不均一型，非颗粒型。

胃镜：残胃黏膜可见散在糜烂及陈旧性出血。贲门嵴黏膜粗糙，表面发白，取活检 3 块。病理：（贲门嵴）可见腺癌浸润，部分呈印戒细胞癌结构。免疫组化：CK（＋），P53 部分（＋），Ki67 部分（＋）。

超声内镜：胃底体贲门嵴可见一片黏膜发白，边界欠清。超声可见贲门病变处 5 层结构清晰，黏膜下层增厚。

内镜黏膜下剥离术（endoscopic submucosal dissection，ESD）：胃镜下底体交界处早癌切除（图 26-2）。

ESD 术后病理：黏膜组织一块，大小 4cm×3.5cm，Ⅱc 2.5cm×2cm。镜检：胃低分化腺癌，部分呈印戒细胞癌，癌瘤位于固有层，未见明确脉管侵犯，水平切缘及基底切缘干净。周围胃黏膜组织部分呈慢性萎缩性胃炎，伴肠上皮化生。

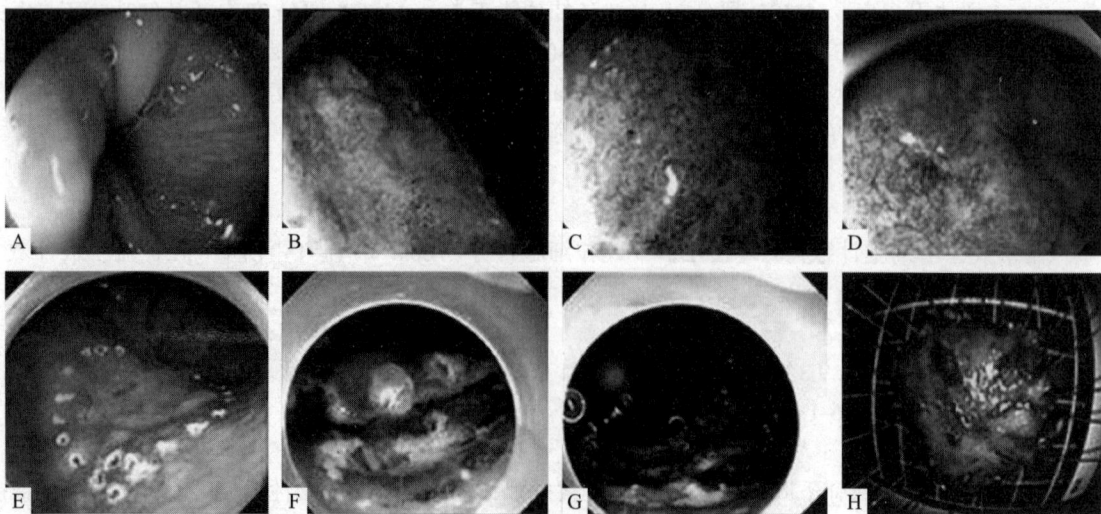

图 26-2　底体交界处早癌切除

A. 下段；B. 胃底体交界；C. 贲门胃底体交界；D. 胃底体交界；
E. 胃底体交界；F. 胃底体交界；G. 胃底体交界；H. 切除病变组织。

ESD 术后心电图（图 26-3）：Ⅱ、Ⅲ、aVF 导联 R 波消失，Q 波出现。

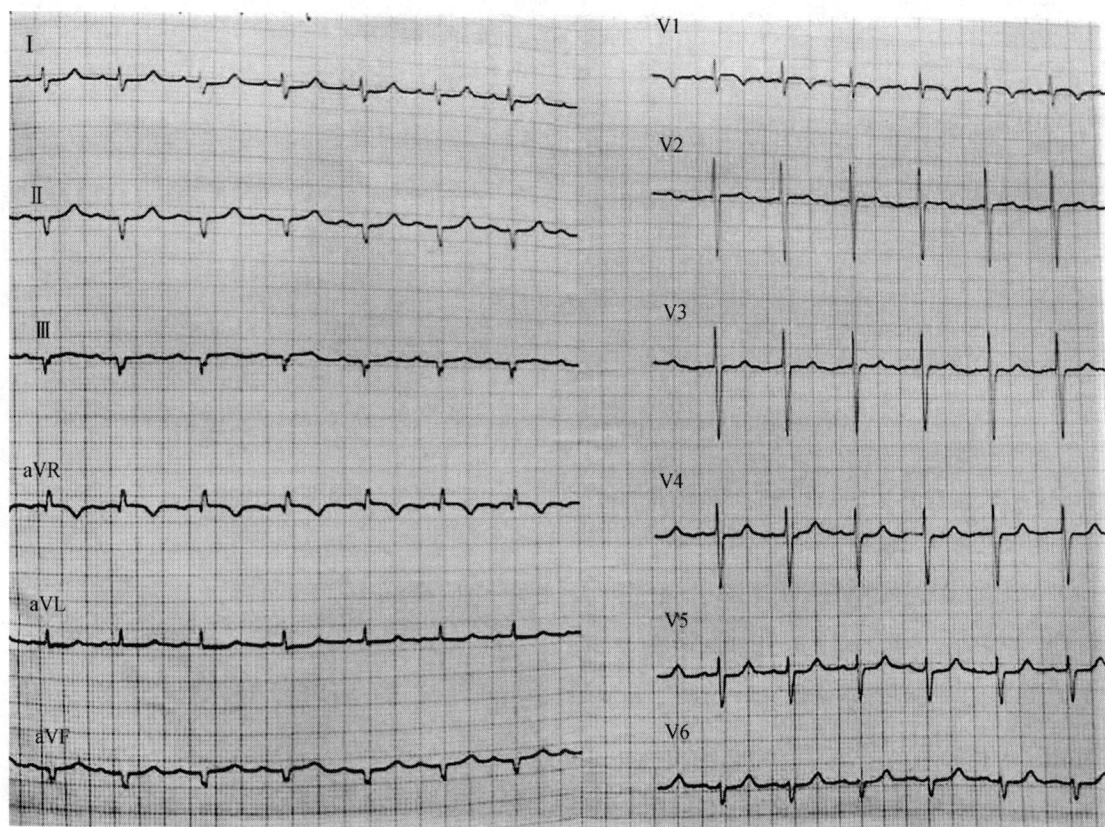

图 26-3 入 CCU 后早期心电图

第一次住院（转入 CCU 后）

血常规：白细胞 6.48×10^9/L，中性粒细胞比例 78%，血红蛋白 81g/L，血小板 98×10^9/L。

生化：电解质正常，谷草转氨酶 52U/L、谷丙转氨酶 15U/L、Alb 30.3g/L、CK 420U /L、Myo 334.3ng/mL、TnI 7.299ng/mL、CK-MB 19ng/mL、TnT 0.57ng/mL。

心电图（图 26-4）：胸前导联 T 波出现倒置。

冠脉 CTA：①冠状动脉呈右优势型；②冠状动脉粥样硬化：累及多支，冠状动脉各支不同程度狭窄（以前降支为著）；③心包积液。

静态心肌核素：左心室部分后间隔及部分下壁心肌血流灌注减低，左室射血分数约为 62%。

超声心动图：节段性室壁运动异常（左室下后壁、左室心尖部），左房略大，室间隔基底段略增厚。

胸部 CT：①双肺下叶条索、磨玻璃密度影及实变影，较前明显增多，考虑炎症可能；②双侧胸腔积液，较前增多。

第二次住院

胃镜：残胃炎、吻合口炎、胃大部切除术后、ESD 术后。病理：慢性炎伴轻度肠上皮化生。

肠镜：阑尾开口部位黏膜隆起，降结肠息肉（1.5cm×0.8cm），行内镜下黏膜切除术（endoscopic mucosal resection，EMR）＋钛夹封闭术治疗。病理：无蒂锯齿状腺瘤/息肉（SSA/P），各切缘干净。

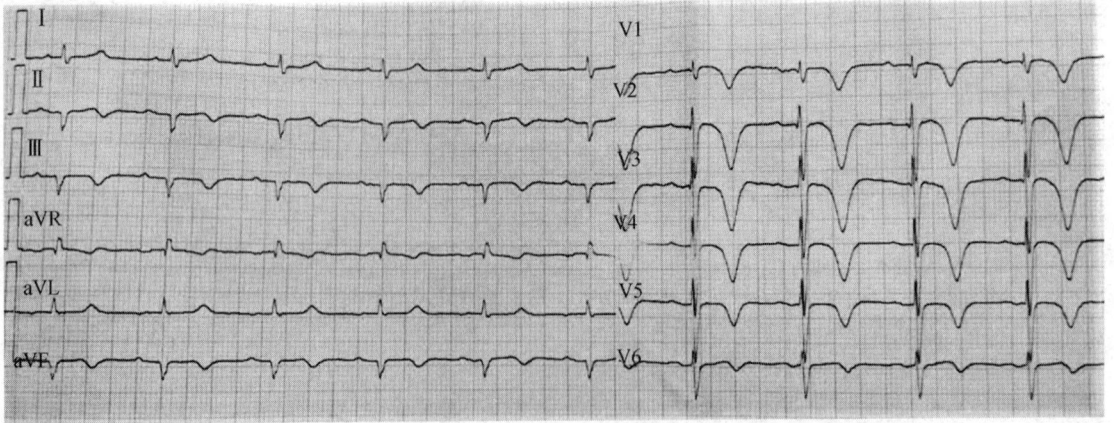

图 26-4 入 CCU 后后期心电图

第三次住院

腹部增强磁共振：①肝 S7、S8 交界病灶（2.5cm×3.2cm），考虑转移可能性大（图 26-5）；②胆囊底部改变考虑腺肌症，同前；③双肾囊肿，大致同前。

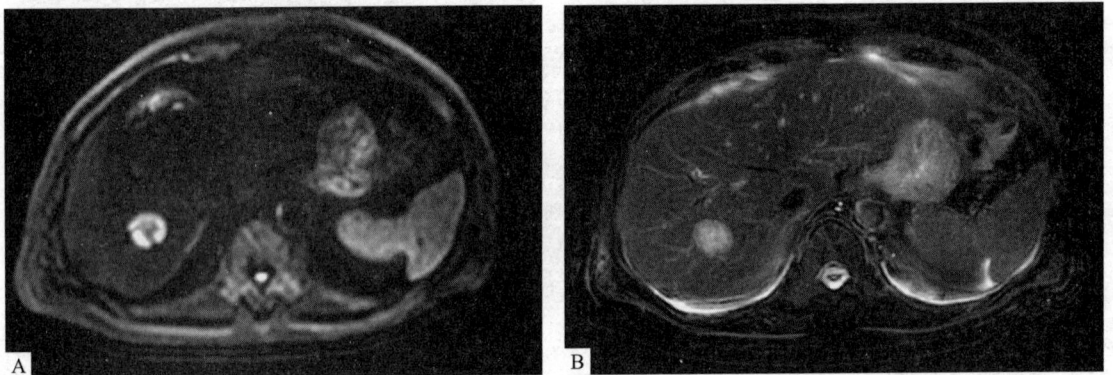

图 26-5 腹部肝区 MRI

A. DWI；B. T2。

胃镜：胃部分切除术后，胃 ESD 术后，残胃炎，胃底病变性质待定。胃底病变处活检病理：慢性炎，伴小凹上皮增生，黏液分泌亢进。

肠镜：升结肠近回盲部结肠息肉（山田Ⅱ型），给予 EMR 术＋钛夹封闭术；病理：低级别管状腺瘤，切缘干净。

PET-CT：①肝右叶稍低密度肿块，FDG 代谢呈环形增高，考虑恶性肿瘤-转移瘤；②双肺多发微结节影，较前增多，转移瘤不除外；③左肺上叶舌段、下舌段外侧多发斑片磨玻璃，FDG 代谢不均匀轻度增高，考虑炎性病变；④胃大部切除术后状态，胃壁未见异常 FDG 代谢增高灶；⑤乙状结肠切除术后状态，未见明确复发及转移征象。

肝转移瘤穿刺病理：肝脏坏死组织内可见腺癌浸润，结合免疫组化结果，倾向于结肠腺癌来源。免疫组化：Mucin-1 阴性（-），Mucin-2 阴性（-），Mucin-6 阴性（-），Mucin-5Ac 阴性（-），Gastrin 阴性（-），CDX2 阳性（＋），Her-2 阳性（＋），CK 阳性（＋），CK20 阴性（-），Hep 阴性（-），CD10 阴性（-），CK8 阳性（＋），CK7 阴性（-）。

6. 诊治经过及疾病转归　患者因消化道出血入院。入院后查肿瘤标志物 CEA 及 Cyfra 211 轻度升高，余未见明显异常。胸腹盆 CT 及头部磁共振未见明显复发及转移灶。结肠镜检查提示结肠多发 LST。胃镜检查可见残胃黏膜散在糜烂，少量陈旧性出血，不除外粪隐血阳性与此相关。贲门嵴黏膜粗糙，表面发白，病理提示腺癌浸润，部分为印戒细胞癌。超声内镜可见贲门病变处 5 层结构清晰，黏膜下层增厚。遂于全麻下行贲门病变处 ESD，手术时间较长，术中出血较多。术后复查血红蛋白由 101g/L 降至 81g/L，复查心肌酶谱较前明显升高，心电图（图 26-3）可见 II、III、aVF 导联 R 波消失，Q 波出现，结合患者存在高龄、男性、高血压、血脂代谢异常等冠心病危险因素，考虑非 ST 段抬高型心肌梗死（下壁）诊断明确。遂转入 CCU 继续治疗。

转入 CCU 后，心脏方面：因患者无明显胸闷、胸痛的症状，且由于消化道出血，存在抗凝、抗血小板治疗禁忌，故未予冠状动脉造影检查。给予患者间断输血、稳定斑块、降低心肌耗氧及扩冠等治疗后，心肌酶逐渐恢复正常。因患者心电图逐渐出现胸前导联 T 波倒置且较前加深，冠脉 CTA 检查可见多支病变，以前降支为著，故纠正诊断梗死部位为下壁＋前壁。患者消化道出血后出现血压降低（90/60mmHg 左右），经扩容补液等治疗后血压恢复正常，并出现夜间血压明显升高。进一步行睡眠呼吸监测提示重度阻塞性睡眠呼吸暂停低通气综合征伴重度夜间低氧血症，给予患者佩戴无创呼吸机辅助通气治疗后夜间血压逐渐恢复正常。消化道方面：患者存在消化道出血，给予患者禁食水、补液、肠外营养、胃肠减压、抑酸、止血、间断输血等治疗后，患者未再出现活动性出血，血红蛋白逐渐升高，逐渐恢复肠内营养。感染方面：患者出血后出现发热，伴咳嗽、咳痰，复查血象升高，胸部 CT 示双肺下叶条索、磨玻璃密度影及实变影，较前明显增多。诊断为院内获得性肺炎，予抗感染治疗后患者呼吸道症状逐渐好转，体温及血象恢复正常。患者高龄、多病共存、存在治疗矛盾，组织心内科、消化科、营养科、普外科、感染科、呼吸科多科讨论，消化科认为患者入院时粪隐血间断阳性不除外与残胃黏膜的糜烂出血及结肠 LST 相关，建议择期内镜下切除 LST。普外科认为患者胃早癌 ESD 切除，病理示标本肿物未突破基底膜、切缘干净，且患者高龄、急性心梗、手术风险高，不考虑手术治疗。心内科认为患者非 ST 段抬高型心肌梗死（前壁＋下壁）诊断明确，患者虽有阿司匹林和氯吡格雷双重抗血小板（DAPT）治疗及经皮冠脉介入治疗的指征，但患者存在消化道出血的症状，行 DAPT 治疗大出血风险高，暂不行此治疗。患者经内科综合治疗后病情好转出院。

患者出院 2 个月后为行内镜下结肠息肉切除而第 2 次入院。入院后反复查粪隐血为弱阳性。复查胃肠镜见无新发异常病灶，降结肠息肉予 EMR＋钛夹封闭术治疗，操作顺利，无出血。入院后再次复查胸腹盆 CT 未见肿瘤复发和转移迹象。同时患者未出现心前区不适、心肌酶持续阴性，心电图无变化，心脏情况相对稳定，给予冠心病二级预防治疗。病情稳定后出院。患者出院后门诊复查粪隐血逐渐转阴。

7 个月后患者再次因间断粪隐血阳性而第 3 次入院。入院血红蛋白相对稳定，为 111.0g/L 左右。复查腹部增强磁共振检查发现：肝 S7、S8 交界处病灶，考虑转移癌可能性大。为明确原发灶，再次复查胃肠镜。检查中除升结肠近回盲部一扁平息肉（电凝切除后病理为低级别管状腺瘤）外，未发现其他肿瘤病灶。进一步给予患者行 PET-CT 检查，结果除肝右叶 FDG 代谢增高考虑转移瘤外，还发现双肺多发微结节，较前增多，考虑转移灶。胃肠未见明确异常代谢灶。经消化科、介入科、超声科、肿瘤科、麻醉科、普外科多科讨论后，普外科认为患者肿瘤目前已多发转移，原发灶不明确，无进一步手术指征。介入科认为可以行肝动脉栓塞术姑息处理肝脏转移瘤。超声科及肿瘤科认为可以行肝穿刺病理活检及肝转移瘤射频消融治疗，待取得病理后寻求进一步治疗。征得患者家属同意后决定给予患者在麻醉下行肝穿刺病理活检及肝转移灶射频消融治疗。操作顺利，术后病理为腺癌浸润，结合免疫组化结果，考虑结肠腺癌来源。故考虑患者诊断为乙状结肠癌术后复发并异时性肝肺转移。粪隐血阳性考虑与结肠癌复发相关。经多科讨论后，给予患者口服卡培他滨单药化疗，患者未出现不适，病情好转后出院。

【病例讨论】

老年人是癌症的高发人群。目前，约 60% 的癌症新发病例以及 70% 的癌症死亡病例出现在 ≥65 岁的人群中。在这部分人群中，由于年龄相关的脏器功能的下降、多病共存、衰弱以及日常生活能力的下降，降低了患者耐受癌症治疗的能力，使得老年患者不太可能适用所有类型的标准癌症治疗。由于现有的标准临床试验中，老年患者经常未被纳入，有关癌症治疗的风险和获益数据较少，所以缺乏专门针对老年患者癌症治疗的指南。临床上应针对不同的个体以老年综合评估为基础，了解身体功能及脏器功能的储备情况，结合预期生存时间选择患者能够接受的癌症治疗措施。

本患者既往存在乙状结肠癌病史。此次因消化道出血而行胃镜检查，结果发现胃底体黏膜发白且边界不清。病理活检既有肠型腺癌（分化良好），也有弥漫型（未分化／印戒细胞癌）腺癌。超声内镜提示病变处结构清晰，黏膜下层增厚。目前，超声内镜被认为是可用于评估胃癌浸润深度最可靠的非手术方法[1]，本患者考虑肿瘤侵袭深度没有超过黏膜下层，胃早癌（T1 期）的可能性大。早期胃癌的治疗方法包括内镜下切除、外科手术（胃切除术）、抗生素治疗根除幽门螺杆菌以及辅助治疗。对于无已知的淋巴结受累且符合特定标准的早期胃癌患者，通过 EMR 术和 ESD 术进行的内镜下切除是首选治疗方式。2018 年早期胃癌治疗规范研究专家组推出《早期胃癌内镜下规范化切除的专家共识意见》[2]，根据专家共识内镜下切除主要针对于黏膜内病变的肠型胃癌，对于未分化癌则推荐限定于 2cm 以下。但对于病变可疑黏膜下浅层浸润，内镜下评估困难的患者以及对于适应证以外的早期胃癌，一般状况差，存在外科手术禁忌证或拒绝外科手术的患者，可以尝试内镜下诊断性切除。本患者病理部分为印戒细胞癌，边界不清，可疑累及黏膜下层，结合患者的一般状况，经讨论后决定给予患者内镜下 ESD 诊断性切除。切除后病理提示：病变形态 Paris 分型 Ⅱc（轻微凹陷）、病变范围大于 2cm、水平切缘及垂直切缘均阴性、肿瘤侵犯深度累及黏膜内固有层（pT1a）、无脉管侵犯、组织学分型为肠型腺癌及印戒细胞癌。根据指南建议，对于超过 2cm 的无溃疡的未分化癌内镜下切除属于非治愈性切除（任何不符合扩大适应证标准的内镜下切除都是非治愈性切除），由于这类患者淋巴结转移风险较高，所以对于非治愈性切除建议追加外科手术治疗。对于本例患者 ESD 后出现了出血并发症，并且由此诱发了急性心肌梗死及肺部感染。结合老年综合评估的结果：功能状态严重受损、具有营养不良风险、存在衰弱及多种共存疾病的情况。经综合讨论后，认为本患者追加外科手术的死亡风险及并发症发生风险很高，手术所带来的风险超过了受益，所以对本患者并未予追加外科手术治疗。后期的病情发展也证实患者并未出现来自于胃癌的同时性转移灶（肝脏转移灶组织病理学证实来源于结肠癌的异时性转移）。

结直肠癌肝转移是本患者另一个重要的临床问题。肝脏是结直肠癌患者主要的转移部位。现有的结直肠癌肝转移的治疗手段包括外科切除术、肿瘤局部消融术、局部肝动脉内化疗或化疗性栓塞、放疗以及全身化疗。在这些治疗中，只有外科手术能提高生存，但仅有不超过 20% 的患者能够进行潜在根治性切除。大部分患者因为肿瘤大小、部位、多灶性或肝储备功能不足而不适合手术，部分潜在可切除患者通过化疗后可转化为可切除患者。绝对不可切除的指征包括：存在无法治疗的肝外转移病变、不适合手术治疗，或受累肝脏超过 70% 或 6 个肝段。本患者 PET-CT 检查结果提示除了肝转移外还存在肺转移，并且患者存在衰弱、营养不良、功能状态受损的情况，评估患者手术风险高于受益，所以本患者并未选择手术治疗方案。对于手术风险较高或在其他方面不适合行手术治疗的患者，可考虑将局部消融疗法作为手术切除的替代选择。消融治疗的并发症较少，对于那些存在孤立性转移灶或病灶数不超过 3 个且每一个均小于 3cm 的患者，消融成功率最高。本患者肝转移灶为孤立性病灶，大小约为 2cm×3cm，适合消融治疗，并且可以通过一次麻醉同时给予患者行经皮细针抽吸活检明确其病理类型和来源。此操作创伤小，相对安全。通过肝动脉进行区域性化疗是不适合手术切除或局部消融治疗的孤立性肝转移患者的另一治疗选择，但此治疗方法相对于全身性化疗的益处仍不确定，所以本患者并未选择此治疗方法。除了局部治疗外，姑息性化疗是转移性结直肠癌的重要治疗手段，但化疗方案的选择需要兼顾患者的身体状况。老年综合评估有助于在治疗的潜在益处与副作用之间取得必要平衡。应用老年评估的手段既能辅助制订癌症治疗决策[3]、估计生存情况，还能预测并发症及治疗相关副作用。普遍认为，衰弱的老年患者，功能明显受损或 ECOG 体能状态为3～4分的患者应接受旨在维持生存质量的姑息性治疗措施[4]，然而，体能状态评分为2分的转移性结直肠癌患者应被考虑进行化疗[5]。本患者 ECOG 评分为2分，经讨论后最终决定给予患者口服卡培他滨单药化疗。因患者存在衰弱，所以治疗的目标在于改善生活质量和缓解症状，而不是延长生存期。

张德强
首都医科大学附属北京友谊医院老年医学科

参 考 文 献

[1] YOSHIDA S, TANAKA S, KUNIHIRO K, et al. Diagnostic ability of high-frequency ultrasound probe sonography in staging early gastric cancer, especially for submucosal invasion [J]. Abdom Imaging, 2005, 30 (5): 518-523.

[2] 北京市科委重大项目《早期胃癌治疗规范研究》专家组. 早期胃癌内镜下规范化切除的专家共识意见 (2018, 北京) [J]. 中华胃肠内镜电子杂志, 2018, 5 (2): 49-60.

[3] KENIS C, BRON D, LIBERT Y, et al. Relevance of a systematic geriatric screening and assessment in older patients with cancer: results of a prospective multicentric study [J]. Ann Oncol, 2013, 24 (5): 1306-1312.

[4] GOLDBERG R M, TABAH-FISCH I, BLEIBERG H, et al. Pooled analysis of safety and efficacy of oxaliplatin plus fluorouracil/leucovorin administered bimonthly in elderly patients with colorectal cancer [J]. J Clin Oncol, 2006, 24 (25): 4085-4091.

[5] SARGENT D J, KÖHNE C H, SANOFF H K, et al. Pooled safety and efficacy analysis examining the effect of performance status on outcomes in nine first-line treatment trials using individual data from patients with metastatic colorectal cancer [J]. J Clin Oncol, 2009, 27 (12): 1948-1955.

病例 27

复杂感染患者的病例讨论

【病例介绍】

1. **主诉及主要症状** 患者女性，86岁，主因"反复咳嗽、咳痰 2 年，高热 1 日"于 2019 年 6 月 5 日入院。患者近 2 年间断出现咳嗽、咳痰，伴高热、寒战，多次于我院呼吸科、急诊科住院诊治，多次胸部 CT 示双肺感染性病变，支气管扩张，右肺肺大疱形成，纵隔淋巴结增大。给予抗感染及对症化痰等治疗后好转。1 年前胸部 CT 示右肺上叶曲霉菌球可能性大，未进一步诊治。1 日前突发高热，伴畏寒、寒战，伴咳嗽，白黏痰，伴喘憋、气促。

2. **既往史** 大疱性类天疱疮病史及激素服用史 2 年余；高血压 3 级（极高危）；2 型糖尿病，糖尿病肾病、肾性贫血；重度骨质疏松；血脂异常；下肢静脉血栓；血小板减少。

3. **入院查体** 体温 39.1℃，血压 118/61mmHg，心率 93 次 / 分，呼吸 20 次 / 分。神清，精神弱，满月脸，皮肤、巩膜无黄染，睑结膜略苍白，唇甲无明显发绀，双上肢穿刺部位四周可见大片状皮下淤紫。双肺呼吸音低，双肺底可闻及少许湿啰音，心律齐，各瓣膜听诊区未及杂音及心包摩擦音。腹部膨隆，腹软，未及包块，肝脾肋下未及，无压痛及反跳痛，双下肢不对称可凹性水肿，右侧小腿围 26cm，左侧小腿围 30cm。

4. **老年评估** ADL 评分 35 分（生活需要很大协助）；Frail 量表≥3 条，衰弱。NRS 2002 评分 3 分（营养不良风险）；MNA-SF 评分 5 分（营养不良）。

5. **化验及检查**

（1）入院第 1 日

血常规：白细胞计数 10.38×10⁹/L↑，中性粒细胞百分比 88.7%↑，血红蛋白 88g/L↓，血小板计数 172×10⁹/L。

血生化：肌酐 165μmol/L↑，尿素 10.9mmol/L↑，谷丙转氨酶 14U/L，谷草转氨酶 17U/L，GGT 56U/L↑，白蛋白 36.1g/L，总蛋白 60.9g/L，血钙 2.3mmol/L，血磷 0.76mmol/L↓，甘油三酯 3.27mmol/L，血钾 4.15mmol/L，血钠 144mmol/L，血氯 106mmol/L。

炎症指标：C 反应蛋白 48.4mg/L↑、降钙素原 0.28ng/mL↑。

心肌酶谱：Myo 99.6ng/mL，CK-MB 0.5U/L，TnI 0.028ng/mL，B 型利钠肽 213pg/mL。

血凝五项：D- 二聚体 2.01mg/L↑，国际标准化比值 1.03，活化部分凝血活酶时间 23.9s，PA 96%，凝血酶原时间 11.1s。

血气分析：pH 7.453↑，PaO₂ 76.8mmHg↓，PaCO₂ 39.2mmHg↑，SBE 3.3mmol/L↑，ABE 3.3mmol/L↑，cLac 1.8mmol/L↑。

尿常规：隐血＋，白细胞 100/μL↑，红细胞 40/μL↑。粪常规及隐血正常。

甲功：低 T₃ 综合征。

（2）第 3～5 天

血常规：白细胞计数 14.2×10⁹/L↑，中性粒细胞百分比 88.1%↑，血红蛋白 70g/L↓，血小板计数 100×10⁹/L。

血生化：肌酐 322.2μmol/L↑，尿素 20.2mmol/L↑，谷丙转氨酶 16U/L，谷草转氨酶 61U/L↑，GGT

129U/L↑，白蛋白 30.6g/L↓，总蛋白 51.8g/L↓，血钙 1.7mmol/L↓，血磷 1.55mmol/L↓，血钾 4.26mmol/L，血钠 145mmol/L，血氯 111mmol/L↑。

炎症指标：C 反应蛋白 224.8mg/L↑，降钙素原 62.71ng/mL↑。

心肌酶谱：Myo 1490.4ng/mL↑，CK-MB 3.1U/L，TnI 0.253ng/mL，B 型利钠肽 944pg/mL。

血凝五项：D- 二聚体 8.28mg/L↑，国际标准化比值 1.12，活化部分凝血活酶时间 34.3s，PA 84%，凝血酶原时间 12.1s。

血气分析：pH 7.409，PaO_2 61.8mmHg↓，$PaCO_2$ 26mmHg↓，SBE −7.7mmol/L↓，ABE −7.3mmol/L↓，cLac 1.8mmol/L↑。

痰培养：光滑假丝酵母菌。

血培养（厌氧）：奇异变形杆菌；敏感抗生素：阿米卡星（MIC≤8），阿莫西林 / 克拉维酸（≤4/2），氨苄西林 / 舒巴坦（≤4/2），氨曲南（≤2），头孢他啶（≤1），美罗培南（≤1），哌拉西林 / 他唑巴坦（≤4/4）。

血培养（需氧）：奇异变形杆菌。

导管头培养：阴性。尿培养：阴性。

（3）第 6～10 天

尿培养：屎肠球菌；敏感抗生素：左氧氟沙星、万古霉素、四环素。

TB-SPOT 阴性。肺炎监测：肺炎支原体抗体 IgM 阴性、IgG 阳性；衣原体抗体 IgM 阴性、IgG 阳性；EB 病毒抗体阴性。

结核杆菌抗体阴性。

自身抗体监测阴性［dsDNA、Sm、RNP/Sm、SSA、SSB、SCL-70、Jo-1、AMA-M2、PCNA、PM-Scl、Ro-52、CENP B、AHA、AunA、ARPA/Rib 均（−）］。

免疫五项：IgM↓，IgG、IgA、C3、C4 正常。

P-ANCA、C-ANCA、PR_3、MPO 阴性。

（4）第 12 天

血常规：白细胞计数 8.45×10⁹/L↑，中性粒细胞 76.6%，血红蛋白 73g/L↓，血小板计数 113×10⁹/L，嗜酸性粒细胞正常。

血生化：肌酐 262.4μmol/L↑，尿素 9.8mmol/L↑，谷丙转氨酶 9.9U/L，谷草转氨酶 34.3U/L，白蛋白 26.4g/L，血钾 3.8mmol/L，血钠 145mmol/L，血氯 104mmol/L↑。

心肌酶谱：Myo 248.7ng/mL↑，CK-MB 1.2U/L，TnI 0.036ng/mL↑，B 型利钠肽 925pg/mL。

血凝五项：D- 二聚体 3.68mg/L↑，国际标准化比值 1.21↑，活化部分凝血活酶时间 31.3s，PA 75%，凝血酶原时间 13.1s。

血气分析：pH 7.471↑，PaO_2 61.1mmHg↓，$PaCO_2$ 38.2mmHg，SBE 3.9mmol/L↑，ABE 4.0mmol/L↑，cLac 1.8mmol/L↑。

尿常规：隐血（＋），白细胞 150/μL↑，红细胞 430/μL↑。

（5）第 20 天

血常规：白细胞计数 6.49×10⁹/L，中性粒细胞 64.9%，血红蛋白 60g/L↓，血小板计数 153×10⁹/L，嗜性酸粒细胞 8%↑。

血生化：肌酐 318.4μmol/L↑，尿素 15.1mmol/L↑，谷丙转氨酶 4U/L，谷草转氨酶 17U/L，白蛋白 30.3g/L，血钾 4.84mmol/L，血钠 146mmol/L↑，血氯 104mmol/L。

心肌酶谱：Myo 56.7ng/mL，CK-MB 0.3U/L，TnI 0.007ng/mL，B 型利钠肽 280pg/mL。

血凝五项：D- 二聚体 2.89mg/L↑，国际标准化比值 1.12↑，活化部分凝血活酶时间 31.5s，PA 84%，凝血酶原时间 12.1s。

炎症指标：C 反应蛋白 52.53mg/L↑，降钙素原 1.12ng/mL↑。

尿常规：隐血（±），白细胞 10/μL，红细胞 30/μL。

（6）第 25 日

痰培养：光滑假丝酵母菌、嗜麦芽窄食单胞菌；敏感抗生素：复方磺胺甲噁唑。

血常规：白细胞计数 3.99×10⁹/L，中性粒细胞百分比 33.7%，血红蛋白 73g/L↓，血小板计数 101×10⁹/L，嗜酸性粒细胞 15.7%↑。

血生化：肌酐 272μmol/L↑，尿素 18.1mmol/L↑，谷丙转氨酶 6U/L，谷草转氨酶 10.8U/L，白蛋白 30.3g/L，血钾 4mmol/L，血钠 148mmol/L↑，血氯 105mmol/L。

血凝五项：D- 二聚体 2.15mg/L↑，国际标准化比值 1.14，活化部分凝血活酶时间 30.5s，PA 82%，凝血酶原时间 12.3s。

炎症指标：C 反应蛋白 16mg/L，降钙素原 0.2ng/mL。

（7）第 30～45 日

血培养、尿培养阴性。

痰培养：光滑假丝酵母菌

血常规：白细胞计数 4.81×10⁹/L，中性粒细胞百分比 23.6%，血红蛋白 67g/L↓，血小板计数 130×10⁹/L，嗜酸性粒细胞 16.8%。

血生化：肌酐 250.3μmol/L↑，尿素 18.3mmol/L↑，谷丙转氨酶 8U/L，谷草转氨酶 17U/L，白蛋白 29.2g/L，血钾 4.04mmol/L，血钠 151mmol/L↑，血氯 104mmol/L。

血凝五项：D- 二聚体 0.59mg/L↑，国际标准化比值 1.07，活化部分凝血活酶时间 28.3s，PA 90%，凝血酶原时间 11.6s。

炎症指标：C 反应蛋白 3.93mg/L，降钙素原 0.2ng/mL。

心肌酶谱：Myo 61.3ng/mL，CK-MB 0.6U/L，TnI 0.033ng/mL，B 型利钠肽 613pg/mL。

血气分析：pH 7.447，PaO_2 88.4mmHg，$PaCO_2$ 45.5mmHg，SBE 6.8mmol/L↑，ABE 6.7mmol/L↑，cLac 5.8mmol/L↑。

入院心电图：窦性心律，74 次 / 分，ST-T 改变，T 波倒置。

胸部 CT：双肺感染性病变，考虑真菌感染，右肺上叶曲霉菌球形成可能性大；双肺支气管扩张，右肺上叶肺大疱形成。纵隔淋巴结增大。双侧胸膜肥厚。心包少量积液。肝脏囊肿表现。

心脏超声：主动脉瓣钙化伴少量反流、三尖瓣少量反流、左室舒张功能减低，EF 值 66%。

腹部彩超：脂肪肝，肝囊肿，双肾弥漫性病变，双肾多发结石，右肾多发囊肿，右肾积水伴右侧输尿管扩张。

下肢血管彩超：左侧髂外静脉下段、股总、股深、腘静脉血栓形成。

腹部 CT：肝脏多发囊性病变；右侧肾盂输尿管重复畸形，双肾及右输尿管结石，双肾周及输尿管周围索条考虑炎症可能，双肾囊肿，左侧附件囊性病变考虑囊肿可能。

残余尿彩超（排尿后）：膀胱残余尿量 166mL。

6. 诊治经过及疾病转归　患者高龄，既往有慢性支气管炎、肺曲霉菌病、类天疱疮、糖尿病、原发性高血压、慢性肾功能不全，血小板减少病史。于 1 年前、4 个月前、1 个月前曾因肺部感染于我院治疗。此次因突发高热、寒战伴喘憋、咳嗽入院。入院完善血尿类常规及血培养、炎症指标、生化、血凝、结核菌、真菌、彩超、CT 等检查。除外肺结核、侵袭性肺曲霉菌病。诊断为肺炎菌血症，血小板减少，下肢静脉血栓，肺栓塞不除外。家属拒绝进一步行肺栓塞相关检查，拒绝抗凝、下肢静脉放置滤网等治疗。根据药敏结果给予美罗培南、阿米卡星抗感染，予伏立康唑抗真菌（长期服用激素有真菌感染风险），及对症化痰排痰治疗。仍间断高热、喘憋，间断恶心、呕吐，进食困难，出现肌酐进行性升高、心肌损伤间断血小板减少等。予以间断无创呼吸肌辅助通气，停阿米卡星，增加美罗培南频次，逐渐暂停口服甲泼尼龙（抑制类天疱疮）；放置胃肠管鼻饲饮食；停用不必要的药物减轻肾脏负担。体温好转，仍未正常。入院第9日查尿培养见屎肠球菌；完善腹盆腔CT、泌尿系彩超等检查，提示双肾及右肾多发结石，右肾积水及输尿管扩张，尿潴留。患者无腹痛、腹胀，无排尿异常，出入量大致平衡。泌尿外科会诊考虑肾后性因素引起肾盂肾炎。给予留置尿管，调整抗生素，加用利奈唑胺、磷霉素，并根据化验结果适当补液，静脉输血及血液制品（红细胞、血小板、白蛋白、丙种球蛋白）。症状逐渐好转，体温正常，未再喘憋。复查炎症指标逐渐下降，肾功能恢复，心肌酶回落。逐渐停用抗生素。但后期患者出现嗜酸性粒细胞增多性皮炎，瘙痒明显，逐步调整皮肤科用药，恢复甲泼尼龙口服，并逐步增量，皮疹控制尚可。患者住院期间反复出现恶心、呕吐；给予鼻饲泵小剂量（20～40mL/h）缓慢进食，仍反复主诉腹胀、恶心。但胃管回抽无潴留，每日有排便排气，胃液隐血、粪隐血阴性；家属拒绝胃肠镜及钡餐等进一步检查，其血管条件不能进行肠外营养支持，家属拒绝深静脉穿刺置管。给予营养指导，肢体、吞咽康复，膀胱训练及心理疏通等多学科干预，逐步恢复经口进食，自主排尿，未再发热，无特殊不适，出院返家。

【病例讨论】

1. **长期使用糖皮质激素的感染风险**　全身性糖皮质激素治疗会使感染风险呈剂量依赖性增加，尤其是常见细菌、病毒和真菌性病原体感染。另外，治疗的强度也会影响感染风险。具体来说，在大剂量糖皮质激素治疗期间，由于糖皮质激素对吞噬细胞功能的剂量依赖性抑制效应存在一个即刻的感染风险。一旦大剂量糖皮质激素治疗结束，这一风险会降低。长期低剂量糖皮质激素使用对吞噬细胞功能的影响极小，但随着治疗持续时间增加，可能会对适应性免疫应答有一定抑制作用。此外，由于细胞因子释放受到抑制及相关的炎症和发热反应降低，使用糖皮质激素的患者可能不会显现出明显的感染症状和体征，这可能会影响感染的早期识别。

早期一项Meta分析[1]纳入了给予糖皮质激素和安慰剂的对照试验，结果显示感染明显更常发生于激素治疗组。在接受泼尼松平均剂量大于10mg/d或累积剂量大于700mg的患者中感染发生率显著增加，在糖皮质激素治疗组和安慰剂组均观察到感染与剂量的依赖关系。另一项研究[2]发现感染风险在泼尼松平均剂量小于10mg/d时为未使用糖皮质激素患者的1.5倍，而剂量超过40mg/d的患者其感染风险是未使用激素人群的8倍以上。还有数据[3]显示之前2～3年所用糖皮质激素有引起累积风险的效应。

该患者因类天疱疮长期口服糖皮质激素2年余，最低剂量为甲泼尼龙8mg，1次/日，1年前有天疱疮复发史。服用激素后先后发现血糖升高，骨质疏松，1年前发现肺曲霉菌球感染，2年来反复出现高热、寒战。纵观整个病例诊治经过，发现糖皮质激素带给该患者的不良反应中最重要的是对免疫系统的影响：对各种细菌的易感性增加，感染症状特异性下降。该患者主要表现为高热、寒战，伴随症状为喘憋、咳痰，结合症状及痰菌学、胸部影像学等检查，早期考虑感染灶单一在呼吸系统，根据血培养药敏结果及痰菌学，给予抗细菌及经验性抗真菌治疗，效果不佳。后期进一步完善泌尿系、肠道的细菌/真菌学检查，结果发现合并存在尿潴留及泌尿系感染，给予留置尿管及对症抗感染治疗后好转。该患者肺部感染、泌尿系感染合并菌血症与长期服用糖皮质激素密切相关。对于需要长期服用糖皮质激素者，我们可以通过以下方式减少糖皮质激素的不良反应：①使用达到治疗目标所需的最小剂量且最短持续时间的糖皮质激素。②治疗可能会增加糖皮质激素相关不良反应风险的已有共存疾病。③监测治疗中的患者是否出现不良反应，若出现则及时处理，可以隔日服用，或暂停使用。该患者暂停使用激素，给予加强抗感染及免疫调节治疗后感染得到有效控制。感染控制后皮肤问题再次上升为主要矛盾，给予逐步恢复激素治疗，感染情况稳定。

2. **老年慢性尿潴留与泌尿系感染、肾损伤**　慢性尿潴留（CUR）是由膀胱排空不完全引起的膀胱内尿液蓄积，通过膀胱导管或膀胱超声确认排泄后残余尿量（PVR）升高来诊断 CUR。虽然尚无界定 CUR 的标准 PVR，但是常用＞150mL。CUR 女性可无症状或表现为多种下尿路症状，包括不能排尿、尿流缓慢或排尿费力等。CUR 的潜在风险包括反复感染或尿路压力增加，两者都可以造成肾损伤。该患者无排尿困难，排尿费力及尿频、尿急等症状，但尿培养见屎肠球菌，排尿后残余尿彩超示残余尿量为 166mL，泌尿系彩超及 CT 示肾结石、输尿管扩张及肾积水。其反复出现寒战、高热，血培养见奇异变形杆菌，血肌酐逐渐升高，留置导尿管加强抗球菌治疗后，体温逐渐下降，未再寒战，肾功能逐渐恢复。不除外为尿路压力增加引起尿液潴留 / 停滞，最终导致泌尿系感染、肾损伤、菌血症。老年患者发热时应注意筛查多系统的感染灶，警惕不典型症状性感染的发生；老年女性急性肾损伤或慢性肾功能不全急性加重也应注意慢性尿潴留的问题，对怀疑泌尿系感染的患者应多次送检尿培养。

【诊疗流程】

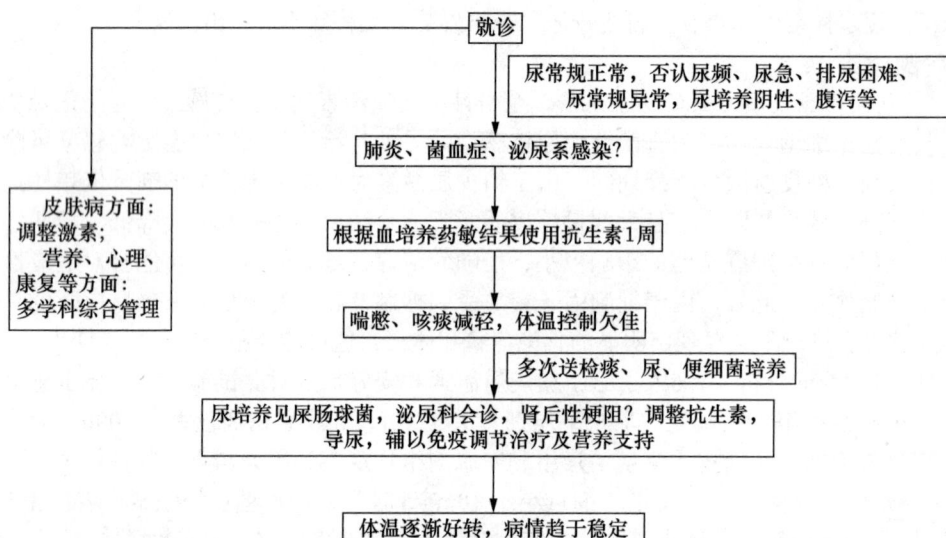

　　　　　　　　　　　　　　　　　　　　　　　李　理
　　　　　　　　　　　　　　　　　　北京老年医院老年示范病房

参 考 文 献

［1］ STUCK A E, MINDER C E, FREY F J. Risk of infectious complications in patients taking glucocorticosteroids [J]. Rev Infect Dis, 1989, 11 (6): 954.

［2］ WOLFE F, CAPLAN L, MICHAUD K. Treatment for rheumatoid arthritis and the risk of hospitalization for pneumonia: associations with prednisone, disease-modifying antirheumatic drugs, and anti-tumor necrosis factor therapy [J]. Arthritis Rheum, 2006, 54 (2): 628.

［3］ DIXON W G, ABRAHAMOWICZ M, BEAUCHAMP M E, et al. Immediate and delayed impact of oral glucocorticoid therapy on risk of serious infection in older patients with rheumatoid arthritis: a nested case-control analysis [J]. Ann Rheum Dis, 2012, 71 (7): 1128.

病例 28

老年胸椎结核

【病例介绍】

1. **主诉及主要症状** 患者女性，71岁，主因"胸背部疼痛1个月余"于2019年1月17日入院。患者1个月余前由卧位转坐位时突然出现胸背部疼痛，伴左侧肢体无力，当时仍能正常行走。无发热、咳嗽、咳痰、咯血。无头痛、头晕及恶心、呕吐。肢体无明显皮温变化，无颜色变化，无活动后疼痛。左侧肢体无力症状呈进行性加重，伴有尿潴留，并感双下肢麻木。于骨科就诊，行胸椎磁共振示T6、T7椎体压缩骨折，T6/7双侧小关节骨髓水肿；T6/7椎管及右侧椎间孔狭窄；T11椎体血管瘤；T8椎体异常信号灶，脂肪沉积可能性大。考虑为压缩性骨折，完善肿瘤标志物、肺CT、腹盆CT等检查，未发现肿瘤，目前治疗考虑保守治疗为主，为进一步诊治转入我科。患者自本次发病以来精神差，进食差，睡后易醒，大便秘结，保留导尿，体力明显下降，近3个月体重下降5kg。

2. **既往史** 患者16岁时曾患肺结核，应用链霉素及异烟肼抗结核治疗2年；右颈部淋巴结结核术后14年余，曾抗结核治疗半年（具体方案不详）。冠状动脉粥样硬化性心脏病、心功能Ⅲ级（NYHA分级）、慢性阻塞性肺疾病、高血压病3级（极高危）、高脂血症、焦虑状态、失眠、贫血、重度骨质疏松、便秘、白内障术后病史。3个月余前打喷嚏后出现胸痛，行X线片右侧第4肋骨骨折，未手术，弹力绷带固定。口服阿司匹林、硫酸氢氯吡格雷片出现皮下出血史。否认食物过敏史。

3. **入院查体** 血压140/80mmHg，神清，语利，精神弱。卧位。左颈部可触及多发肿大的肿物，眼位居中，眼动自如充分，伸舌居中。左侧肢体活动不利，左手握力差，左上肢远端肌力Ⅳ，近端肌力Ⅴ级，左下肢近端肌力Ⅴ级，远端肌力Ⅳ右侧肢体肌力Ⅴ级。双侧Chaddock征、巴氏征阳性。颈软无抵抗。双肺呼吸音粗，未闻及干湿啰音，心率86次/分，律齐。腹软，无压痛。双下肢无水肿。T6/7棘突旁按压痛，腰骶部及双侧臀部可及压痛。

4. **老年评估**

听力视力评估：听力视力均有所下降但不影响正常生活。

认知能力：MMSE评分24分（提示无认知功能障碍）。

谵妄评定方法中文修订版（CAM-CR）：4分（无谵妄）。

情绪评估：老年抑郁量表GDS-15 2分（无抑郁），焦虑自评量表58分（轻度焦虑）。

营养评估：BM27.3kg/cm²[70kg/(1.6m)²]、NRS 2002 3分（有营养风险）、MNA 12.5分（存在营养不良）。

睡眠评估：匹兹堡睡眠质量指数17分（睡眠质量很差）。

尿便情况：无尿、便失禁。

疼痛评估：腰背部NRS 8分（影响睡眠）。

跌倒评估：Berg平衡评估表3分（平衡能力差 需要乘坐轮椅）。

衰弱：Frail量表5分（衰弱）。

功能状态：日常生活能力Barthel指数45分，中度残疾。

压疮风险评估：Braden压疮危险因素评估表9分（极度压疮风险）。

社会支持系统：和儿子居家生活。

目前用药：苯磺酸氨氯地平 5mg 1 次 / 日，酒石酸美托洛尔 25mg 2 次 / 日，劳拉西泮 0.5mg 2 次 / 日，茶碱缓释片 0.2 2 次 / 日，醋酸钙胶囊 0.6 1 次 / 日，替米沙坦 80mg 1 次 / 日，阿尔法骨化醇 0.5μg 1 次 / 日，阿司匹林肠溶片 100mg 1 次 / 日。

5. 初步诊断　T6/T7 胸椎压缩性骨折、脊髓损伤、慢性阻塞性肺疾病、冠状动脉粥样硬化性心脏病、心功能Ⅲ级（NYHA 分级）、高血压 3 级（极高危组）、右第 4 肋骨骨折、重度骨质疏松、营养不良、焦虑状态、失眠、便秘、日常生活能力障碍、平衡功能障碍。

6. 化验及检查

左颈部超声：左侧颈部多发异常肿大淋巴结，建议进一步检查。血常规＋C 反应蛋白：白细胞计数 6.37×10^9/L，红细胞计数 4.04×10^{12}/L，血红蛋白：116g/L，血小板计数 279×10^9/L，C 反应蛋白 5mg/L，心肌酶：CK-MB 3.19ng/mL，Myo 37.23ng/mL、B 型利钠肽 705.30ng/L。血气分析＋离子：pH 7.41、PCO$_2$ 38mmHg、PO$_2$ 86mmHg、血钾 3.7mmol/L。生免检验报告：D- 二聚体 353.00ng/mL↑。生免检验报告：总蛋白 63g/L↓、间接胆红素 3.90μmol/L↓、碱性磷酸酶 149U/L↑、谷酰转肽酶 164U/L↑、葡萄糖 6.24mmol/L↑、血钠 132.5mmol/L↓、血氯 94.1mmol/L↓。痰找抗酸杆菌：阴性。血红细胞沉降率（ESR）：53mm/h。

7. 诊治经过及疾病转归

入院后完善检查，行老年综合评估：发现①患者夜间睡眠差，追问患者病史，夜间有盗汗

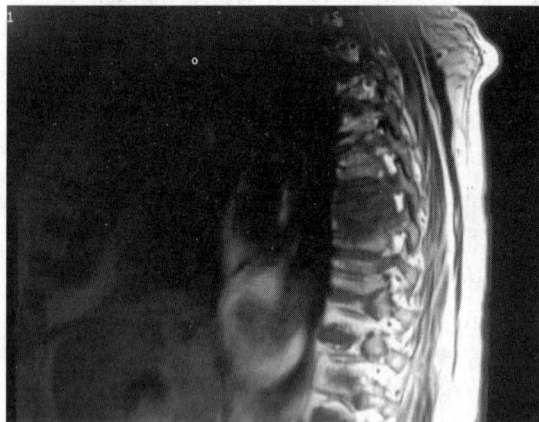

图 28-1　胸椎磁共振示 T6/7 椎体压缩骨折

现象；②患者发病 1 个月后疼痛评估评分仍较高，提示患者疼痛较剧烈；③患者存在原发病不能解释的营养不良，且患者下肢麻木感进行性加重，同时合并尿潴留，对比患者发病时及复查时影像学改变，病灶无明显变化，单纯用胸椎压缩性骨折不能解释。故请骨科、放射科、呼吸科、营养科等相关科室行多学科会诊，考虑不除外脊柱结核可能，建议请专科会诊。请北京胸科医院会诊建议：根据胸椎磁共振结果，考虑胸椎结核（图 28-1、图 28-2）。其颈部淋巴结肿大，结核可能性大，恶性待除外；肺内阴影待查，结核可能性大。

处理意见：①取颈部淋巴结病理切片，到北京胸科医院病理科会诊，明确诊断，检查有无耐药。②目前血常规、肝肾功能正常范围内。抗结核治疗：异烟肼 0.3g 1 次 / 日，空腹；乙胺丁醇 0.75g 1 次 / 日空腹；利福喷丁 0.6g，2 次 / 日；吡嗪酰胺 0.5g 2 次 / 日；保肝对症治疗。③请结核病院骨科会诊，能否手术治疗。④每周复查血常规、肝肾功能。⑤痰结核菌涂片、培养＋药敏。

家属带相关检查去北京胸科医院骨科门诊就诊，诊断为胸椎结核，建议抗结核治疗后手术。故转至北京结核病院骨科手术治疗。术后病理明确诊断：胸椎结核。术后症状缓解继续给予异烟肼、盐酸乙胺丁醇、吡嗪酰胺、利福喷丁四联抗结核治疗。患者术后转回我院继续行康复治疗，康复 3 个月后因家属无法照顾，入住医养结合型养老机构。

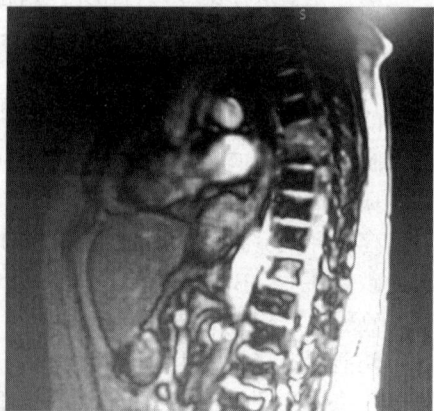

图 28-2　T6/7 椎管及右侧椎间孔狭窄

出院诊断：胸椎结核、脊髓损伤、慢性阻塞性肺疾病、冠状动脉粥样硬化性心脏病、心功能Ⅲ级（NYHA分级）、高血压3级（极高危组）、右第4肋骨骨折、重度骨质疏松、营养不良、焦虑状态、失眠、便秘、日常生活能力障碍、平衡功能障碍。

【病例讨论】

我国是全球第三大结核病高负担国家，结核病发病率居法定甲乙类传染病首位[1-2]。随着老龄化加剧，我国≥60岁的老年结核病患者不断增加，占全人群结核病患者的比例逐渐加大[3]。由于老年患者免疫功能低下，合并症和不良反应发生率高，服药依从性和耐受性较差，老年患者结核病成为结核病防治工作的一大难点，严重影响老年人身心健康[4]。老年结核病患者低热、盗汗和体重减轻等全身中毒症状不明显，症状不典型，临床漏诊率和误诊率较高[5]，各级医疗机构应提高对老年结核病的警惕性，尽可能减少误诊，重视老年人的体检工作，尽早发现老年结核病患者。

【诊疗流程】

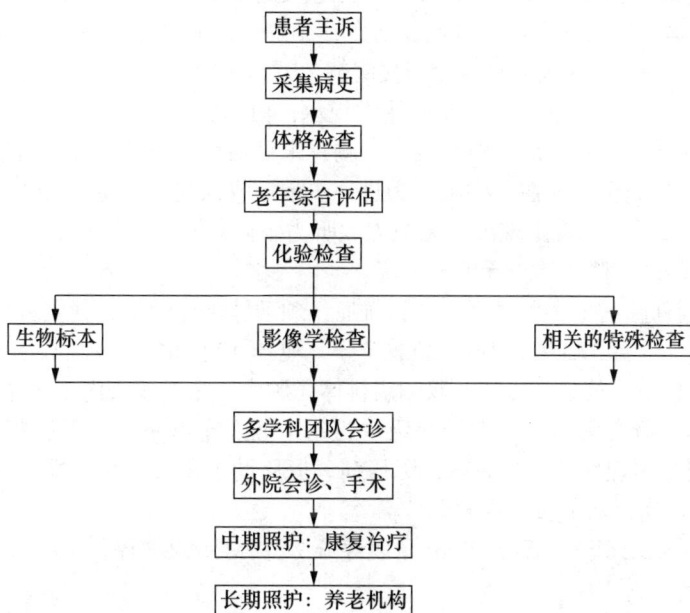

彭　娜
北京市隆福医院康复科

参 考 文 献

［1］ World Health Organization. Global tuberculosis report 2016 [R]. Geneva: WHO, 2016: 15-42.

［2］ 卢巧玲, 方益荣, 高华强, 等. 绍兴市学校肺结核流行特征 [J]. 预防医学, 2018, 30 (5): 516-518.

［3］ 全国第五次结核病流行病学抽样调查技术指导组, 全国第五次结核病流行病学抽样调查办公室. 2010年全国第五次结核病流行病学抽样调查报告 [J]. 中国防痨杂志, 2012, 34 (8): 485-508.

［4］ 丁燕, 刘杰, 刘立珍, 等. 肺结核患者抑郁与应对方式的相关性研究 [J]. 护理研究, 2018, 32 (6): 993-995.

［5］ 弓显凤, 李卫星. 93 例老年结核病的临床分析 [J]. 临床肺科杂志, 2014, 19 (3): 461-463.

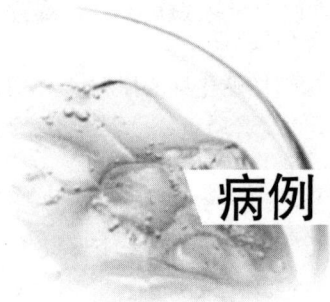

病例 29

系统性炎症反应综合征

【病例介绍】

1. **主诉及主要症状** 老年男性，患者于入院前 12 天受凉后出现发热，体温波动于 37.2～37.6℃，伴全身酸痛，自觉疲乏感，伴尿急、尿痛、尿不尽及尿等待，夜尿 2～5 次。尿痛发生于排尿开始时，排尿后好转。无腰痛、尿色变深及肉眼血尿，无畏寒、寒战，无咽痛、鼻塞、流涕，无咳嗽、咳痰，无痰中带血及咯血，无皮疹，无自汗，无腹痛、腹泻，无脓血便。自服感冒清热冲剂、板蓝根 3 天后症状无明显缓解，就诊于附近医院，查血常规示：白细胞计数 7.95×10^9/L、N 63.9%、血红蛋白 138g/L。尿常规示：白细胞 10.4×10^6/L、红细胞 15.5×10^6/L。血沉（ESR）35mm/h。C 反应蛋白 81.2mg/L。胸片未见明确渗出性病灶。自服左氧氟沙星 0.5g 1 次/日，共 4 日，体温仍波动在 37.5℃，为进一步治疗收入我科。患者否认口腔溃疡、光过敏、脱发、关节肿痛、口眼干及雷诺现象，无视力、听力下降。自发病以来，神清，精神可，心情尚好，食欲及体力轻度下降，体重无明显下降。

2. **既往史** 前列腺增生、胃溃疡、高脂血症、颈动脉粥样硬化、骨质疏松病史。

3. **入院查体** 体温 37.1℃，呼吸 20 次/分，血压 120/60mmHg，心率 92 次/分，神清、语利，全身皮肤、黏膜无黄染、皮疹，双侧扁桃体无肿大，全身浅表淋巴结未触及病理性肿大。胸廓对称、无畸形，胸骨无压痛。双肺呼吸音粗，未闻及干湿啰音，无胸膜摩擦音，心律齐，各瓣膜听诊区未闻及病理性杂音，腹软，无压痛，肝脾肋下未及，移动性浊音（−），膀胱区叩诊鼓音，肾区无叩击痛，双下肢无水肿。

4. **老年评估** ADL 评分 6 分；Frail 量表评分 2 分，MNA-SF 评分 10 分；疼痛评分（NRS）2 分；MMSE29 分。

5. **化验及检查**

（1）免疫系统

ESR 62mm/h（3.26）；55mm/h（4.13）；57mm/h（4.23）。

C 反应蛋白：10.10mg/dL。hs-C 反应蛋白：11.26mg/L。

自身抗体十一项：阴性（−）。抗核抗体：阴性（−）。ANCA：阴性（−）。

免疫肝五项：阴性（−）。

类风湿因子：<11.5U/mL，抗链 O ASO：<25U/mL。

甲功：阴性（−）。

（2）泌尿系统

尿常规：白细胞 10.4×10^6/L，红细胞 15.5×10^6/L。

24h 尿微量白蛋白：440mg/24h 尿。

尿细菌及真菌涂片：阴性（−）。

尿涂片：未见抗酸杆菌。

尿培养：阴性（−）。

血培养：阴性（−）。

前列腺超声：前列腺增生合并囊肿、钙化。前列腺体积：63.2cm³。

双肾、输尿管、膀胱超声：双肾囊肿。

盆腔 MRI：未见明显异常。

（3）呼吸系统

鼻病毒、腺病毒、呼吸道合胞病毒、偏肺病毒、巨细胞病毒、EB 病毒咽拭子检测均阴性（－）。

EB 病毒（EBV）IgG 阳性（＋），EBV-DNA：2.56×10^4。

巨细胞病毒（CMV）抗体检测阳性（＋），CMV-DNA 阴性（－）。

支原体、衣原体抗体阴性。

胸部高分辨率 CT：右肺尖肺大疱；双肺下叶条索；主动脉硬化；肝右叶低密度灶。

（4）血液系统 骨穿阴性。

（5）心血管系统

心脏超声：各瓣膜未见赘生物。室间隔基底部增厚。二尖瓣、三尖瓣轻度反流。左室射血分数：63%。

NT-proBNP：60.26（3.26）；607.2（4.13）（pg/mL）。

（6）消化系统 腹部 CT：肝右叶低密度灶。

（7）肿瘤方面 PET-CT：未见明显异常代谢病灶。

（8）感染筛查 T-SPOT.TB（－），PPD（－），降钙素原最高达 2.19ng/mL。

（9）血常规（表 29-1），生化指标（表 29-2）及异常肿瘤标志物（表 29-3）。

表 29-1 血常规

血常规	日期						
	3.26	3.30	4.7	4.13	4.16	4.21	4.26
白细胞计数（10⁹/L）	7	7.42	14.85	25.37	20.87	10.05	8.73
N%	70.2	67.6	89.2	92.8	88	79.5	73.2
红细胞计数（10¹²/L）	4.26	4.01	3.52	3.62	3.48	3.8	3.42
血小板计数（10⁹/L）	259	262	328	341	333	531	530

表 29-2 生化指标

生化指标	日期					
	3.26	4.6	4.13	4.16	4.21	4.26
白蛋白（ALB）（g/L）	29	18.3	16.7	20.2	24.3	24.2
碱性磷酸酶（ALP）（U/L）		234	236	213	150	124
谷氨酰转移酶（GGT）（U/L）		121	128	113	160	109
血糖（GLU）（mmol/L）		7.75			6.86	
谷丙转氨酶（U/L）			47	43		
谷草转氨酶（U/L）			55			62

表 29-3 异常的肿瘤标志物

肿瘤标志物	日期		
	3.26	3.31	4.8
糖类抗原（CA19-9）（U/mL）	46.11	38.59	
铁蛋白（SF）（ng/mL）	554.35		756.27
前列腺肿瘤标志物（T-PSA）（ng/mL）	15.719	17.439	
前列腺特异抗原/游离前列腺特异抗原（F/T）（%）	11.69%	9.81%	

6. 诊治经过及疾病转归 治疗上，泌尿系统：入院后给予乳酸左氧氟沙星氯化钠注射液0.3g 静脉滴注 3 日，体温仍在 38℃左右，因患者有尿频、尿痛的症状，结合尿常规考虑不除外前列腺炎，4 月 1 日更换抗生素为头孢曲松钠 1g 静脉滴注 1 次 / 日。查尿培养、血培养 2 次阴性。感染方面：患者 EB 病毒核酸检测（＋），EB 病毒抗体及 CMV 抗体 IgG（＋），EB 病毒 DNA（＋），支原体衣原体抗体、T-SPOT.TB、PPD 试验阴性、降钙素原 2 次阴性，考虑 EB 病毒感染可能性大，停头孢曲松钠，给予更昔洛韦 0.25g 静脉滴注，2 次 / 日，应用 10 日，并给予洛索洛芬钠片 30mg 每 8 小时一次，4 天后因体温未予控制将洛索洛芬钠片调至 60mg 每 8 小时一次，次日体温正常。血液系统：4 月 7 日复查降钙素原 1.14ng/mL，血常规：白细胞 14.85×10^9/L，N 89.2%。考虑 EB 病毒感染所致炎症反应可能性大，但不能除外淋巴瘤。故行骨髓穿刺，骨髓穿刺结果未见明显异常。肿瘤方面：肿瘤标志物 PSA 17.439ng/mL，F/T 9.81%。行 PET-CT 未见明显异常代谢病灶。4 月 13 日患者血常规：白细胞计数 25.37×10^9/L，中性粒细胞百分比 92.8%。降钙素原升至 2.19ng/mL。考虑机体存在炎性反应，予以泼尼松 30mg 1 次 / 日，体温波动于 38～39.3℃，患者腹部 CT 提示肝右叶前下段低密度影，不除外肝脓肿。4 月 14 日考虑感染后过度免疫，泼尼松应用 2 天停用，予以头孢哌酮钠 / 舒巴坦钠 3g 每 12 小时一次联合甲泼尼龙 40mg 每 12 小时一次静脉滴注 2 天，体温在应用甲泼尼龙当日恢复正常。4 月 19 日家属自行请外院专家会诊考虑不除外药物热，当日停用抗生素及激素。停药 2 日后体温反复，最高体温 38.5℃。4 月 23 日再次给予甲泼尼龙 40mg 静脉滴注 2 次后改为甲泼尼龙片 早 24mg，晚 8mg 口服，此后体温恢复正常。4 月 26 日出院，出院时复查血常规：白细胞 8.73×10^9/L，中性粒细胞百分比 73.2%，血红蛋白 104g/L。ESR 57mm/h，C 反应蛋白 10.1mg/dL。治疗过程中，血白蛋白最低降至 16.7g/L，间断补充白蛋白、利尿治疗。

7. 随访情况 患者目前一般状况较好，可独立外出散步，轻体力活动可以耐受。甲泼尼龙片已减至 1/4 片 1 次 / 日，体温在甲泼尼龙片由 16mg 减量至 12mg 时出现反复 1 次，仅波动在 37.2～37.5℃，调整激素减量速度后未再出现体温的反复。近期复查血沉 32mm/h。C 反应蛋白 5mg/dL。出院后体重增加 5kg。

【病例讨论】

此患者为老年共病患者，发热 1 个月余。诊断及治疗过程中存在多个矛盾点：

（1）该患者的诊断还有哪些问题？治疗中的不足？

（2）炎症因子升高，非甾体抗炎药应用的时机、剂量及疗程？

（3）糖皮质激素应用的矛盾，患者既往胃溃疡出血病史，应用激素的顾虑及剂量选择？在治疗过程中激素突然停用是否恰当？再次应用激素治疗，剂量如何把控？在排除肿瘤、活动性结核时糖皮质激素是否应该提早、足量应用以抑制炎症反应、预防炎症瀑布？

（4）治疗过程中，患者出现贫血、低蛋白血症，对于发热患者，营养支持治疗的重要性？

（5）老年人不明原因发热，临床中辅助检查的选择？是否存在过度检查的问题？

（6）ESR、C 反应蛋白升高对于老年人疾病预后的价值？

该患者发热伴尿路刺激症状，有前列腺增生基础，结合尿常规，首先考虑泌尿系感染，尤其是前列腺炎，PSA 升高考虑与炎症相关？予喹诺酮类抗生素或头孢曲松钠均效果不佳，降钙素原、尿培养、血培养阴性，无细菌感染确切依据，支原体、结核等特殊感染相关检查亦阴性。病毒方面化验：EB 病毒抗体及 DNA 阳性，考虑 EB 病毒感染可能，予更昔洛韦抗病毒及非甾体抗炎药（NSAIDs）抗炎。血白细胞、中性粒细胞、降钙素原进行性升高是否可用 EB 病毒感染炎症性反应解释？还是其他部位或病原体感染炎症反应？为谨慎除外血液系统疾病、肿瘤等完善骨髓穿刺、PET-CT 检查无提示。因肝脏低密度影不除外肝脓肿，停用抗病毒药物，经验性治疗予注射用头孢哌酮钠/舒巴坦钠抗炎，并予糖皮质激素抗炎性反应，似乎有效，但因外院专家会诊考虑药物热可能，停药后再次反复，恢复应用糖皮质激素，体温得到控制，减药过程中有反复，减慢减药速度后基本获得较好控制。期间白蛋白明显降低，白蛋白为较敏感的负性急性期炎症蛋白，其水平反映体内炎性反应情况。从该患者的诊治经过来看，符合感染后炎性反应。

该患者诊断依据如下：老年男性，反复发热1个月余，病程迁延；血白细胞逐渐增高，降钙素原、ESR、C反应蛋白升高；EB病毒复制；血培养、尿培养、骨髓穿刺、骨髓培养、自身抗体、PET-CT等阴性；病程中出现贫血、低蛋白血症；应用抗细菌及抗病毒药物效果差。

结合文献分析：SIRS是机体针对多种损害因素产生的及以脏器功能改变为特征的临床综合征。感染或非感染病因作用于机体而引起的机体失控的自我持续放大和自我破坏的全身性炎症反应。机体修复和生存而出现过度应激反应的一种临床过程。当机体受到外源性损伤或感染毒性物质的打击时，可促发初期炎症反应，同时机体产生的内源性免疫炎性因子而形成"瀑布效应"。

SIRS并不是一种新发疾病，而是失控的全身炎症反应，它的病理生理涉及体内多个器官和组织。危重患者机体代偿性抗炎反应能力降低以及代谢功能紊乱，最易引发SIRS。严重者可导致多器官功能衰竭综合征（MODS）。调控机体的炎症反应加以及时有效地阻断，是危重患者治疗成功的关键。

确诊须具备以下四条中的至少两条：

（1）体温＞38℃或＜36℃。

（2）心率＞90次/分。

（3）呼吸＞20次/分或过度通气，$PaCO_2$＜32mmHg。

（4）血白细胞计数＞$12×10^9$/L或＜$4×10^9$/L（＞12 000/μL或＜4000/μL或未成熟粒细胞＞10%）。

本患者符合（1）（2）（4）条。

治疗：早期目标导向治疗，血糖的理想控制。

药物的选择：单克隆抗体，多克隆抗体，活化蛋白C，皮质类固醇，抗氧化剂，抗感染治疗，细胞因子的吸收/超滤装置。

营养支持治疗：贫血、低蛋白作为炎性反应的表现之一，需要积极的营养支持治疗，越早开始获益越大，补充白蛋白纠正低蛋白血症有助于提高机体应对炎性反应的能力。

【诊疗流程】

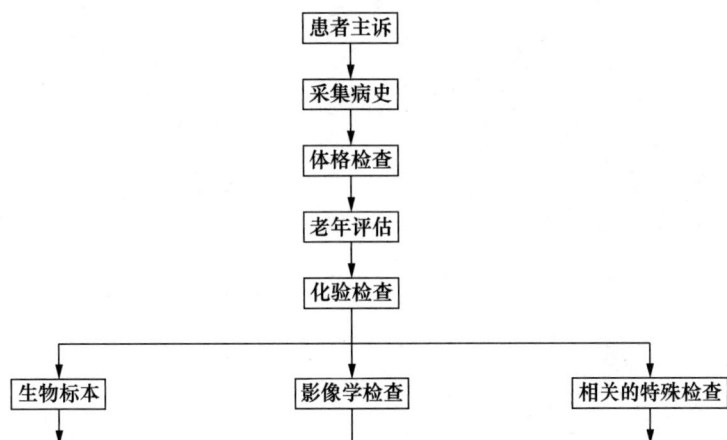

诊治经过

多学科团队会诊制订治疗计划
定期再评估（2～4周）
出院前制订康复计划

病例讨论

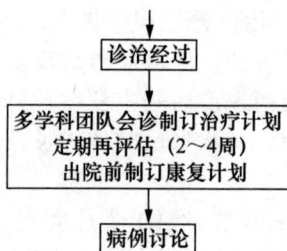

梁艳虹　薛　磊　张　辉　吴金玲　侯原平　王晓娟
首都医科大学附属北京朝阳医院综合科

参 考 文 献

［1］ JAFFER U, WADE R G, GOURLAY T. Cytokines in the systemic inflammatory response syndrome: a review [J]. HSR Proc Intensive Care Cardiovasc Anesth, 2010, 2 (3): 161-175.

［2］ MOTOHIKO OKANO. Recent concise viewpoints of chronic active Epstein-Barr virus infection [J]. Curr Pediatr Rev, 2015, 11 (1): 5-9.

［3］ ROCKWOOD K. Evaluation of a frailty index based on a comprehensive geriatric assessment in a population based study of elderly Canadians [J]. Aging Clin Exp Res, 2005, 17 (6): 465-471.

病例 30　老年帕金森病运动并发症病例

【病例介绍】

1. 主诉及主要症状　患者男性，64岁，右利手，高中学历，职业会计。因"左侧肢体乏力10余年，加重伴运动迟缓10年"入院。患者10余年前无明显诱因出现左侧肢体无力，表现为左侧肢体沉重感，于当地医院就诊考虑"脑梗死"，经治疗后效果不佳；就诊于首都医科大学宣武医院，诊断为"帕金森病"，给予多巴丝肼片治疗；2年后逐渐发展为间断四肢乏力伴运动迟缓，再次就诊于首都医科大学宣武医院，加用"卡左双多巴控释片、普拉克索、恩他卡朋"治疗，四肢乏力症状一度好转；半年后乏力加重就诊于当地医院加用"金刚烷胺"治疗。患者服药量及次数不规律。4年余前患者出现四肢远端、躯体、头部、下颌、舌部不自主抖动，多于口服药物后1～2h出现，每次持续约0.5h，随后出现四肢乏力、运动迟缓、启动困难，不能翻身、行走，约0.5h后可缓解，近1年上述症状发作逐渐频繁，为进一步诊疗收入我院。

2. 既往史　皮肤接触农药史10余年。吸烟10余年，20支/日，已戒烟；饮酒10余年，205mL/d，现已戒酒。

3. 入院查体　血压141/98mmHg，立卧位血压（-）；缓解期神经系统查体：神清，言语稍欠流利，面具脸，嗅觉无明显减退，双瞳孔等大同圆，直径约2.5cm，对光反射灵敏，双眼上视困难，双侧鼻唇沟对称，构音障碍，伸舌居中，舌肌震颤，四肢肌力Ⅴ级，颈部、四肢肌张力升高，以双下肢为著，双侧腱反射对称，左侧Babinski征可疑阳性，双侧指鼻、跟膝胫试验尚稳准，闭目难立征阴性，颈软。异动期：见下颌、四肢不自主抖动，以左侧为著。无力期：动作迟缓，步伐小，转身动作分解，启动困难。

4. 老年综合评估　ADL评分正常时：100分；异动时：55分；"关"时：0分。Frail量表评分：1分；营养风险筛查（NRS2002）：1分，无营养风险；疼痛评分（VAS）：2分。

SDS评分66分，SAS评分30分；MMSE 27分；MoCA 22分。

5. 化验及检查

颅脑MRI（图30-1）：右侧顶叶斑片状梗死灶，脑白质变性。

基因检测：发现CACNA1A基因c.6487C＞T变异。

6. 入院诊断　帕金森病；高血压病；抑郁状态；认知功能减退；陈旧性脑梗死。

7. 诊治经过及疾病转归　患者帕金森病的口服药物剂量、频率混乱，入院前口服剂量和频率为：多巴丝肼片250mg早中各1次；卡左双多巴控释片250mg早中各1次；金刚烷胺0.1g早中各1次；恩他卡朋0.1g早中各1次；盐酸普拉克索片0.125mg早中各1次。根据患者入院时症状考虑存在剂峰异动症、开关现象，将多巴丝肼片调整为125mg 3次/日（三餐前1h），盐酸普拉克索片0.125mg 3次/日（三餐后0.5h），逐渐停用卡左双多巴控释片、恩他卡朋；患者异动较前好转，逐渐出现双相异动，口服药物10min左右出现短暂性异动后无力缓解，口服药物2～3h后出现0.5h左右肢体异动，随后出现0.5h无力、启动困难，患者主诉无力时间较前增加；将盐酸普拉克索片调整至0.25mg 3次/日，加用雷沙吉兰1mg 1次/日；几天后患者异动基本消失，仅有口服药物2～3h后出现20min左右肢体无力、启动困难，患者异动症状明显缓解，

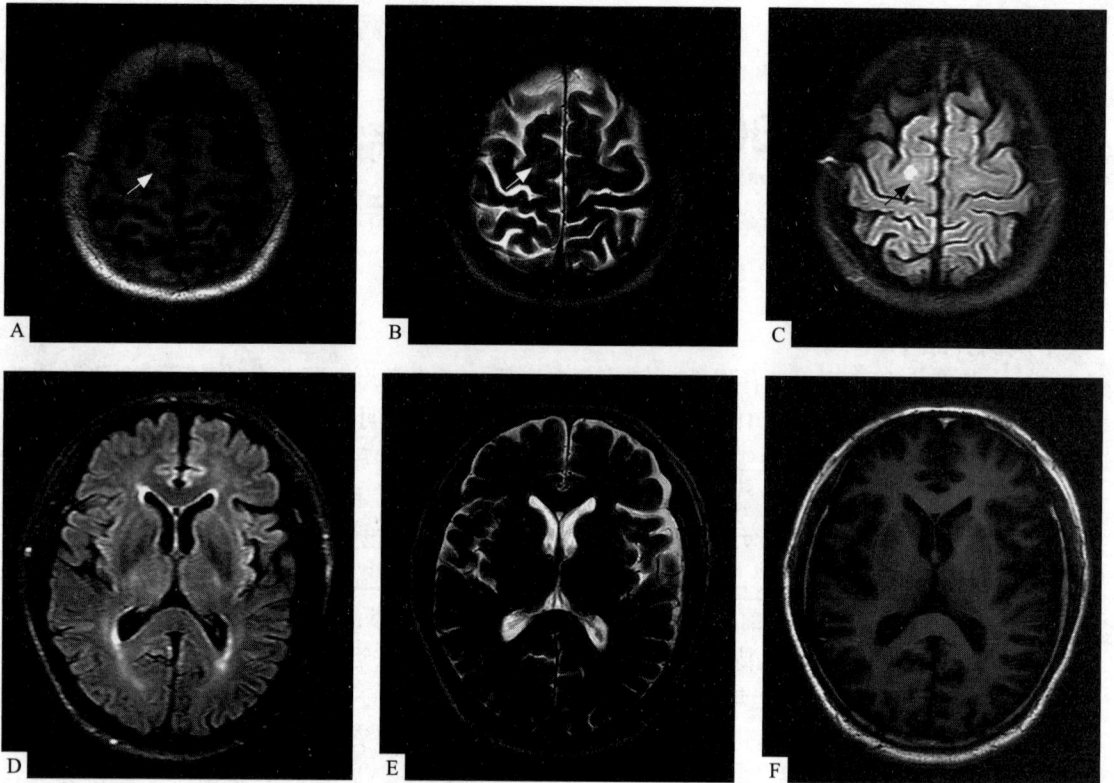

图 30-1　颅脑 MRI

右侧顶叶 T1 低信号、T2 Flair 高信号的梗死灶（A～F）。

无力症状较前亦有缩短。入院后发现有高血压病、抑郁状态、认知功能减退，加用苯磺酸氨氯地平片降压、米氮平调节情绪、盐酸多奈哌齐片改善认知，同时予抗血小板聚集、调脂稳定斑块等脑卒中二级预防药物，病情稳定予以出院。

随访：患者出院半月后因当地购买雷沙吉兰困难，将雷沙吉兰改为司来吉兰 5mg 1 次 / 日口服，其他药物剂量、频率不变，10 余天后患者出现精神症状，表现为自言自语、幻觉、错乱，以及睡眠行为障碍，影响日常工作生活；嘱患者停用司来吉兰，1 周后上述症状部分缓解，遗留睡眠行为障碍。观察 1 个月，患者睡眠行为障碍仍不缓解，加用氯硝西泮半片睡前口服，1 周后患者睡眠行为障碍完全缓解，目前日常生活工作能力恢复。

【病例讨论】

患者老年，患帕金森病（PD）10 余年，症状逐渐加重并出现运动并发症，同时合并高血压病、脑梗死、抑郁状态、认知功能减退，严重影响患者的日常生活。患者既往有农药接触史、脑梗死、垂直眼球运动障碍，不除外帕金森综合征、进行性核上性麻痹，根据患者病程、对药物的反应以及基因检测结果，考虑帕金森病诊断。

PD 运动并发症是 PD 患者致残的一个重要原因，其发生考虑与左旋多巴剂量、病程相关。2014 年西丽娅（Cilia）等[1]通过对比 PD 患者病程早期和延迟使用左旋多巴运动并发症发生情况发现，早期使用组与延迟使用组患者运动并发症发生时间无显著差异。故西丽娅等认为，运动并发症发生与左旋多巴使用早晚无显著相关，考虑与左旋多巴剂量、PD 病程显著相关，提示临床上控制左旋多巴剂量十分重要，而不是延迟左旋多巴使用时间。有资料表明，服用左旋多巴超过 5 年的 PD 患者有 40%～50% 出现运动并发症；服用左旋多巴超过 10 年的 PD 患者几乎 100% 出现运动并发症[2]。有研究采用分类决策树模型发现，每日左旋多巴等效剂量 387.5mg/d

为最佳分界节点，与 STRIDE-PD 研究结果相近。因此，我们认为左旋多巴等效剂量 387.5mg/d 可能是 PD 异动症的潜在安全剂量，但仍有待增大样本量进一步研究。[3] 该患者的 PD 病程有十余年，服用左旋多巴的剂量超过 387.5mg/d，出现异动症状 4 年余，并逐渐加重。

PD 运动并发症有 2 种类型：①运动减少，即症状波动；②运动过多，即异动症。

症状波动具体表现如下。①剂末现象：每次服用左旋多巴后症状明显改善，但在下一次服药之前又出现症状加重情况；②服药后"开"期延迟或无反应：服用左旋多巴后症状无缓解，或药物起效反应明显延迟；③开关现象：患者运动症状出现不可预测的波动，与药物作用时间无关；④冻结步态：这是晚期 PD 最严重的运动障碍，患者常常出现起步、转弯以及在快要到达目的地时突然出现某些异常的运动阻滞动作，根据发病与服药周期的关系，可分为开期冻结和关期冻结。

异动症主要表现为舞蹈样运动，并伴有持续的肌肉收缩，有的同时存在明显疼痛。①峰值期异动症：该症状可持续发生于整个"开"期，主要从严重侧的足部异常运动开始，可同时伴有呼吸困难；②双相性异动症：主要表现为"异动-改善-异动"的双相特征，在开始转为"开"状态及开始转为"关"状态时发病；③关期张力障碍：主要发生于"关"期，如晨起服药前，临床表现为足、脚趾、下肢出现肌张力障碍，常伴有明显疼痛。

针对运动并发症的治疗措施：

1. 症状波动

（1）剂末现象，主要治疗方法：①同时给予儿茶酚-氧位-甲基转移酶抑制剂，从而有效延长左旋多巴的生效时间；②缩短服药间隔时间，增加左旋多巴的服用次数；③同时服用多巴受体激动剂；④更换药物的剂型，使用左旋多巴的控释剂型。

（2）服药后"开"期延迟或无反应主要治疗措施：①立即停止应用抗胆碱能药物；②提高粗纤维的摄入或使用缓泻剂促进排便；③减少饮食中的蛋白含量，将服药时间提前至饭前至少 1 小时；④使用促进肠胃动力药物，以促进胃排空；⑤更换药物的剂型，使用左旋多巴的速效剂型。

（3）开关现象治疗的个体化尤为重要：①同时给予儿茶酚-氧位-甲基转移酶抑制剂；②同时服用多巴受体激动剂；③改变膳食结构，采用低蛋白食谱；④给予长时间持续的左旋多巴治疗，以保证患者血浆中的多巴有效浓度能够维持在很窄的治疗时间窗内；⑤实施其他的外科手术治疗措施。

（4）冻结步态临床常用治疗措施包括：①如果患者的症状属于关期冻结，则主要干预措施是加大左旋多巴的剂量；②对于开期冻结的患者，则需减少左旋多巴的剂量，同时给予司来吉兰等药物；③实施其他行为干预治疗，即采用某种特殊的视觉或听觉刺激，例如在地板上设置某种能够提示患者进行跨越动作的提示物，能够改善起步犹豫的症状；④采取适当干预措施减轻患者的焦虑心理。

2. 异动症

（1）峰值期异动症主要治疗措施：①停用或减少抗胆碱能药物的剂量；②调整左旋多巴的用药方案，改为少量多次给药；③下调左旋多巴的剂量，联合应用多巴受体激动剂或 COMT 抑制剂；④加用金刚烷胺，相关研究表明，该药能减轻 60%～70% 的异动症状[4]；⑤联合应用喹硫平、米氮平等药物，已有研究表明，喹硫平或米氮平与左旋多巴联用能够改善运动障碍[5]。

（2）双相异动症主要采用以下内科治疗：①增大左旋多巴剂量，或增加服药次数；②联合应用多巴受体激动剂。

（3）关期肌张力障碍主要采取下列治疗措施：①晚上就寝前服用左旋多巴长效制剂；②早晨起床前服用速效多巴制剂；③应用肉毒杆菌毒素局部注射，以缓解疼痛症状。

　　该患者入院前口服左旋多巴剂量较大且频率过密，住院期间给予增加左旋多巴服用次数，减少每次口服剂量，同时加用雷沙吉兰改善异动，效果明显。患者同时合并抑郁状态、认知功能减退、高血压病、脑梗死，给予调整情绪、改善认知功能、控制血压、脑卒中二级预防后，日常生活能力明显恢复，给予随访。

【诊疗流程】

```
          综合评估
            │
            ▼
发现异动明显影响患者日常生活能力，有抑郁状态、认知功能减退、脑卒中风险
            │
            ▼
完善运动障碍相关基因筛查、颅脑MRI等相关检查明确异动病因
            │
            ▼
      确定异动为帕金森病所致
            │
            ▼
调整帕金森病治疗药物的同时兼顾血压、情绪、脑卒中二级预防
            │
            ▼
      日常生活能力恢复出院
            │
            ▼
    随访：根据病情调整药物
```

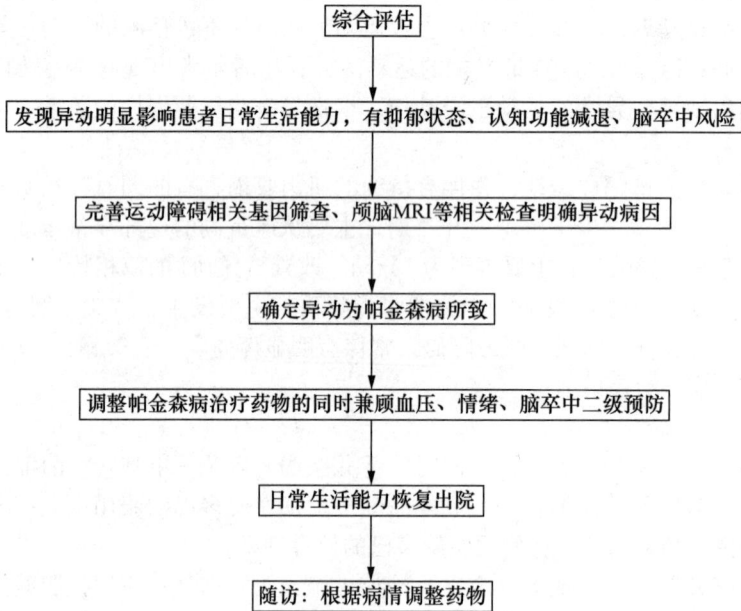

付　群　王春玲
应急总医院老年科

参 考 文 献

［1］CILIA R, AKPALU A, SARFO F S, et al. The modern pre-levodopaera of Parkinson's disease: insights into motor complications from sub-Saharan Africa [J]. Brain, 2014, 137 (Pt 10): 2731-2742.

［2］龙武, 杨期明, 蒋柏菊, 等. 普拉克索治疗帕金森病运动并发症的临床疗效观察 [J]. 国际神经病学神经外科学杂志, 2013, 40 (2): 118-122.

［3］CHEN H, FANG J, LI F, et al. Risk factors and safe dosage of levodopa for wearing-off phenomenon in Chinese patients with Parkinson's disease [J]. Neurol Sci, 2015, 36 (7): 1217-1223.

［4］熊念, 孙圣刚. 帕金森病运动并发症发生机制的研究进展 [J]. 中国现代神经疾病杂志, 2013, 13 (8): 656-662.

［5］高佳佳, 赵延欣. 多巴胺受体激动剂在延缓和治疗帕金森病相关运动并发症中的临床应用 [J]. 上海医药, 2015, 36 (3): 3-8.

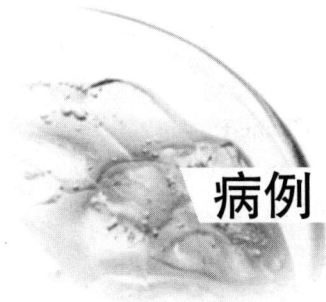

病例 31 老年急性药物性肾损伤患者的诊疗

【病例介绍】

1. **主诉及主要症状** 患者女性，89岁，因"发现左前胸疱疹1周，加重4日"入院。患者1周前洗澡时发现左前胸部多发红色疱疹，直径2～5mm，散在成簇沿肋间神经分布，疱壁紧张发亮，外周绕以红晕，疱疹间皮肤正常，未超越中线，无疼痛及皮肤瘙痒，就诊皮肤科，考虑带状疱疹，予阿昔洛韦（0.8g，3次/日）抗病毒及甲钴胺（0.5mg，3次/日）营养神经治疗，治疗3日后，疱疹增多，左后背部亦出现数10处新发疱疹，性质同前，遂再次就诊皮肤科，将处方更换为伐洛韦（0.3g，3次/日），连服4日，未再出现新发疱疹，且疱疹渐消退，大多数疱壁紧张度下降，疱液吸收，部分疱壁破溃，周围可见清亮疱液渗出，部分结痂，痂皮脱落可见红色创面，皮疹处未遗留明显色素沉着。发病以来，患者无发热，无皮肤脱屑，无咽痛及淋巴结肿大，四肢及颜面无皮疹出现，未见风团、红斑等其他皮损，无腰痛，无尿频、尿急、尿痛，无肉眼血尿及泡沫尿，无少尿，无腹痛、腹胀，无关节肿痛等不适。病程中，患者食欲、睡眠质量可，排便正常，无明显消瘦。

2. **既往史** 高血压3级（极高危）、2型糖尿病，青光眼、胆囊炎、阑尾炎及剖宫产术后病史，否认肾脏疾病史。

3. **入院查体** 体温36.3℃，心率72次/分，呼吸20次/分，血压130/70mmHg，神清，精神可，皮肤、巩膜无黄染，唇甲无发绀，左前胸、后背数十个红色疱疹，散在成簇分布，少数疱壁紧张发亮，外周绕以红晕，大多数疱壁紧张度下降，疱液吸收，部分疱壁破溃，周围可见渗出，部分结痂，痂皮脱落可见红色创面。双肺呼吸音清，未闻及明显干湿啰音，心界不大，律齐，心尖部心音低钝，未闻及明显杂音、附加音及心包摩擦音。腹软，全腹无压痛及反跳痛，肝脾肋下未触及，上、中输尿管点及肋脊点、肋腰点无压痛，肝肾区无叩痛，双下肢无水肿。双侧足背动脉搏动对称、有力。

4. **老年评估** 疼痛评分0分，无痛；ADL评分75分，评分为良，日常生活基本自理；营养风险筛查评分2分，每周需复查营养风险筛查；压疮风险评估21分，无压疮风险；跌倒/坠床风险评估17分，为中度危险，每周需评估2～3次；简易精神状态检查量表（MMSE）：25分，认知功能正常。

5. **化验及检查**

（1）入院时

血常规：白细胞计数 $7.11×10^9$/L，中性粒细胞百分比76.7%，血红蛋白117g/L，血小板计数 $285×10^9$/L。

尿常规：隐血弱阳性（±），蛋白阳性（＋＋），白细胞14.60/HP，红细胞3.09/HP，管型0.94，尿比重1.015，酸碱度6.0。

血生化：血钾4.94mmol/L，血钠139mmol/L，血钙（Ca^{2+}）2.28mmol/L，血磷（P）1.07mmol/L，谷丙转氨酶15U/L，谷草转氨酶21U/L，肌酐（Cr）198μmol/L，尿素氮（BUN）10.14mmol/L，尿酸（UA）471μmol/L，总蛋白（TP）62.56g/L，白蛋白（ALB）34.14g/L，总胆固醇（TC）

3.09mmol/L，BUN/Cr 12.8，肌酐清除率 14.72mL/（min·1.73m²）。

血沉（ESR）：39mm/h，降钙素原：0.113ng/mL，C 反应蛋白：6.70mg/L。

尿微量白蛋白 / 肌酐：837.9mg/g。

凝血四项＋血浆 D- 二聚体：纤维蛋白原 4.29g/L，D- 二聚体：0.67μg/mL。

心肌酶谱：正常。

乙丙肝＋梅毒＋艾滋：阴性。

血气分析：酸碱性 pH 7.400，氧分压 PaO₂ 75.7mmHg，二氧化碳分压 PaCO₂ 35mmHg，碱剩余 BE -2.5mmol/L。

心电图：窦性心律，正常心电图。

（2）入院第 4 日

血常规：白细胞计数 6.25×10⁹/L，中性粒细胞百分比 73.9%，血红蛋白 108g/L，血小板计数 259×10⁹/L。

血生化：血钾 5.27mmol/L，Cr 480μmol/L，BUN 17.8mmol/L，BUN/Cr 9.27，肌酐清除率 6.07mL/（min·1.73m²）。

血气分析：pH 7.435，PaO₂ 84.2mmHg，PaCO₂ 34.2mmHg，BE -0.3mmol/L。

（3）出院时

血常规：白细胞计数 6.40×10⁹/L，中性粒细胞百分比 65.5%，血红蛋白 117g/L，血小板计数 285×10⁹/L。

血生化：血钾 3.6mmol/L，Cr 94mmol/L，BUN 10.39mmol/L，UA 285μmol/L，BUN/Cr 27.6，肌酐清除率 31.01mL/（min·1.73m²）。

血气分析：pH 7.433，PaO₂ 81.6mmHg，PaCO₂ 35.5mmHg，BE -0.1mmol/L。

降钙素原：0.051ng/mL。甲状旁腺激素：98.9pg/mL。

24h 尿轻链：正常。24h 尿蛋白定量：0.21g。蛋白电泳：未见 M 蛋白。

IgE 抗体：88.70IU/mL，阴性。嗜酸性粒细胞 ESO 计数：66/mm³，正常。

抗 GBM 抗体：阴性。抗核抗体谱（ANA）：阴性。抗心磷脂抗体：阴性。

抗中性粒细胞胞浆抗体（ANCA）：阴性。

泌尿系超声（图 31-1）：双肾形态大小正常，双肾囊肿（右肾 0.7cm，左侧多发，最大者 1.9cm×1.5cm）。

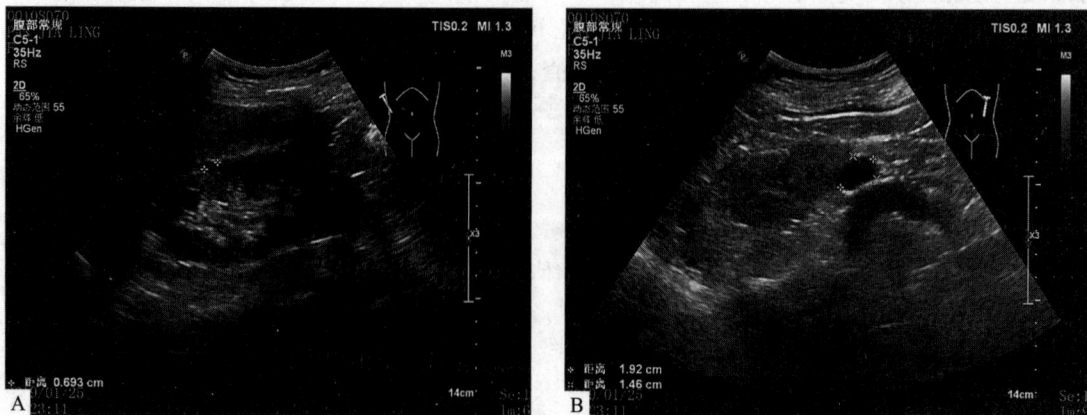

图 31-1　泌尿系超声（A、B）

肾动脉超声：高阻型肾血流改变（右肾动脉主干流速 106cm/s，阻力指数 RI 0.79，肾门处流速 74cm/s，RI 0.76，实质内流速 40cm/s，RI 0.73，频谱形态改变、峰钝，血管搏动指数升高；左肾动脉主干流速 98cm/s，RI 0.77，肾门处流速 69cm/s，RI 0.77，实质内流速 38cm/s，RI 0.71，频谱形态改变、峰钝，血管搏动指数升高），肾囊肿。

心脏超声：三尖瓣反流（轻），二尖瓣钙化，主动脉瓣钙化，双室舒张功能减退。射血分数 EF 正常。

胸片：两肺纹理重。

6. **诊治经过及疾病转归**　患者既往高血压、2 型糖尿病等病史，此次因"带状疱疹"入院，入院后行血常规、生化、尿便常规、心电图、心脏超声等检查，拟继续抗病毒、营养神经、促进黏膜修复等治疗，入院当日请皮肤科会诊。会诊中发现问题，患者伐昔洛韦服用过量，该药正确服用方式 0.3（1 片），3 次 / 日，患者错服为 1.2（4 片），3 次 / 日，连服 4 日，共服 48 片。一般带状疱疹疗程为 10 日，足疗程共需 30 片，患者已严重超量，而该药物最常见副作用即肾损伤。仔细阅读伐昔洛韦药品说明书，该药为阿昔洛韦前体，抗病毒活性优于阿昔洛韦，肾脏代谢，半衰期（2.86±0.39）h，血液透析可显著提高其清除率，肾功能不全者应根据肌酐清除率调整剂量，服药期间多饮水，防止肾小管内沉积。患者入院时肾功能为 Cr 198μmol/L，BUN 10.14mmol/L，UA 471μmol/L，血钾 4.94mmol/L，尿隐血弱阳性（±），尿蛋白（＋＋），肌酐清除率 14.72mL/（min·1.73m^2）。立即停止口服伐昔洛韦及 ARB 类降压药缬沙坦，水化、利尿促进药物排泄，同时口服碳酸氢钠（2 片，3 次 / 日）碱化尿液，监测血压、血常规、肾功能、电解质及血气分析。关于肾损伤的诊断及鉴别诊断，首先要区分是慢性肾脏病（CKD）还是急性肾损伤（AKI），结合患者既往肾功能正常，入院后泌尿系超声示双肾形态正常，未见体积缩小，且患者无泡沫尿，血尿及少尿等泌尿系症状，腹部查体未见阳性体征，考虑 AKI 可能。其次，AKI 的病因分析，须区分肾前性、肾后性及肾性损伤。依据 BUN/Cr 比值<20，不提示肾前性；肾后性，因泌尿系超声未见结石、肿瘤等梗阻征象，亦不提示肾后性；故考虑肾性肾损伤可能性大。按照近年国际公认 AKI 诊断流程，需完善嗜酸性粒细胞计数、IgE 抗体除外急性过敏性间质性肾炎，ANCA、ANA、抗 GBM 抗体、HIV、肝脏病毒学检测等除外肾小球肾炎，通过检测肌酸激酶 CK、肌红蛋白除外横纹肌溶解，血清蛋白电泳除外骨髓瘤，ESR、降钙素原及 C 反应蛋白除外败血症，以及通过 CK-MB、NT-proBNP、cTnI 以及心脏影像学除外心肾综合征等。完善相关检查的同时，入院第 4 日，患者突发少尿，24h 尿量 380mL，纳差明显，复检 Cr 升至 480μmol/L，BUN 17.8mmol/L，血钾 5.27mmol/L，肌酐清除率 6.07mL/（min·1.73m^2），肾功能急剧恶化。参照 2012 年 3 月改善全球肾脏病预后组织（KDIGO）最新 AKI 临床指南：符合以下情况之一即可确诊 AKI。① 48h 内血肌酐升高≥26.5μmol/L；②肌酐升高超过基础值的 1.5 倍及以上，且明确或经推断上述情况发生在 7 日之内；③尿量减少 < 0.5mL/（kg·h），且时间持续 6h 以上。该患者同时符合 3 个条件，AKI 诊断明确。参照 KDIGO 分期标准，该患者处于 3 期（血肌酐升高 353.6μmol/L）。是否需启动肾替代治疗（RRT）？ RRT 治疗指征：液体负荷过重；代谢性酸中毒；电解质异常（高钾、低钠、高磷）；尿毒症（脑病、心包炎）；持续 / 进行性 AKI。此时，再次对患者进行评估，包括感染评估、高容量负荷评估、电解质、心律失常及多脏器衰竭评估。评估结果不存在上述风险，但该患者存在持续 / 进行性 AKI，故可考虑启动 RRT。遂行右侧颈内静脉置管，拟床旁血滤及透析治疗。次日床旁血滤 1 次，上机 2h，脱水 800mL，隔日透析 1 次，脱水 0mL。后分别于第 5、7、8、10、14 日复查血 Cr、BUN 及血钾等化验指标，均呈现进行性下降，并降至正常（图 31-2），而尿量增至正常（图 31-3），同时患者食欲改善，疱疹好转。此时，相关化验结果相继回报（如上），进一步排除了急性过敏性间质性肾炎、ANCA、ANA、抗 GBM 抗体、HIV、肝炎致肾小球肾炎，横纹肌溶解、骨髓瘤、败血症以及心肾综合

肌酐 (μmol/L)

尿素氮 (mmol/L)

血钾 (mmol/L)

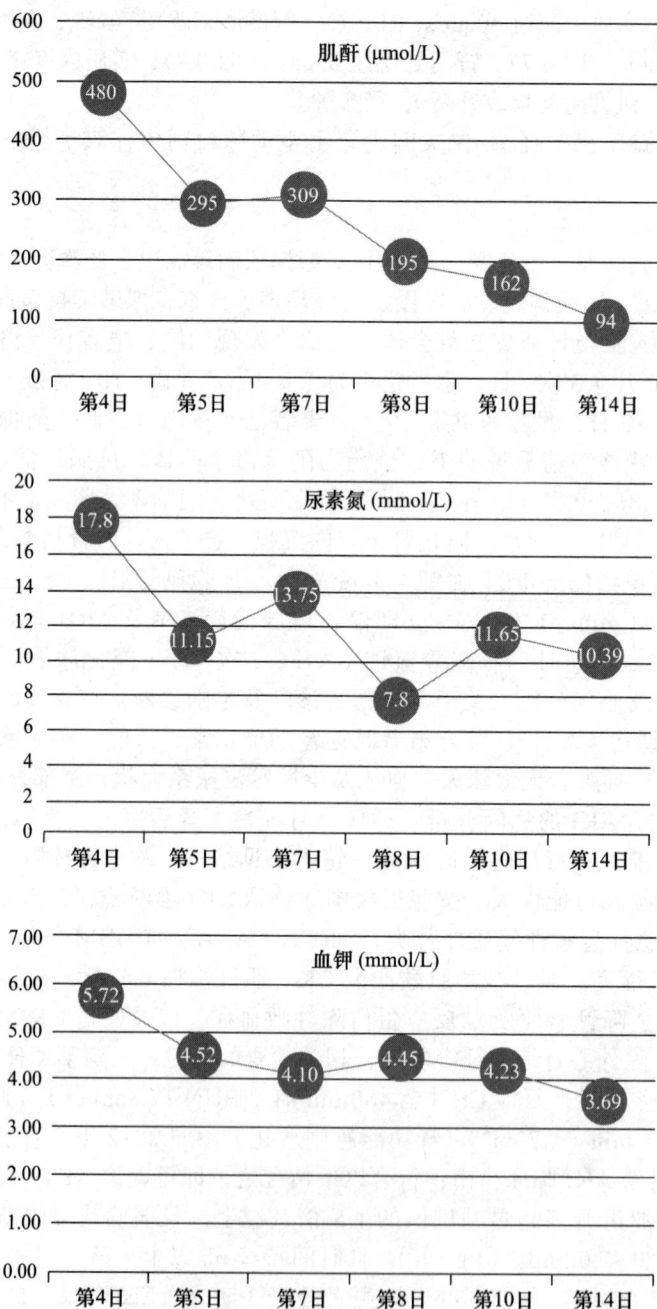

图 31-2　肌酐、尿素氮及血钾时间变化曲线

征致肾脏损害。综合考虑药物性肾损伤可能性大。后患者好转，拔管出院。

出院后 3 个月随访，患者一般情况好，尿量正常，Cr 67μmol/L，BUN 7.63mmol/L，UA 375μmol/L，血钾 4.55mmol/L。血尿常规、蛋白及钙磷代谢。

【病例讨论】

急性肾损伤（AKI）作为一种常见的临床综合征，具有较高的发病率及致死率。2013 年，苏珊塔丰（Susantitaphong）等[1]发布的一项大规模 Meta 分析数据显示，154 个运用了与 KDIGO 等价 AKI 定义的研究中，AKI 总发病率为 23.2%，其中成人为 21.6%，而其全因死

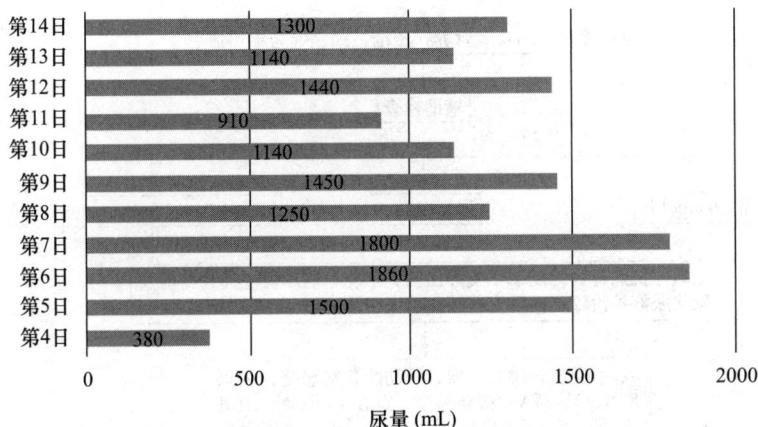

图 31-3　尿量 - 时间变化曲线

亡率高达 23.0%。对于社区获得性 AKI（CA-AKI），合并慢性肾脏病（CKD）、重症感染以及梗阻性肾病是其主要的诱发因素；对于住院获得性 AKI（HA-AKI），重症监护、CKD 及心脏手术是其主要诱发因素，而肾毒性药物是两者的双重危险因素[2]。相比年轻人，老年人更容易接触到肾毒性药物，由此诱发的 AKI 发病率更高，预后更差[3]。该病例为药物致社区获得性肾损伤的典型案例。

　　该患者入院第 4 日突发少尿及血肌酐进行性升高，参照最新的 KDIGO 分期标准，该患者处于第 3 期，是否启动 RRT 是下一步治疗的关键点。伊莲（Elain）研究[4]指出，早期对急性肾损伤危重症患者行 RRT 能降低其全因死亡率。而目前对于 RRT 时机的选择，KDIGO 指南推荐[5]，存在危及生命的液体负荷增多、电解质酸碱平衡紊乱、尿毒症并发症是其紧急启动 RRT 的指征，如血钾＞6.5mmol/L、pH＜7.1 以及急性肺水肿等。另外，经积极内科保守治疗，24h 尿量＜500mL，且预计进行性加重的情况可考虑启动 RRT。该患者虽然没有出现 RRT 的紧急启动指征，但经积极内科保守治疗肌酐及血钾进行性升高，出现少尿，故可考虑启动 RRT。就该患者自身情况，考虑启动 RRT 理由如下：①患者高龄，89 岁，肾小球滤过率随年龄增加已出现生理性下降；②患者合并 2 型糖尿病，存在肾损害危险因素；③老年人患病急性期，易出现意识障碍及精神异常，疾病进展迅速，影响认知及预后，需积极予以纠正；④伐昔洛韦半衰期短，积极水化促排泄 48h，该药物已被大部分降解、代谢，但复检肾功能未见好转，且急剧恶化。经综合评估，该患者适合并需要启动 RRT，积极血滤 / 透析 2 次，患者肾功能恢复正常，最终获益，改善了其疾病预后。

　　最后，关于老年人用药安全问题，本案例带给我们一定的启示。尽管该患者入院时认知评估为正常水平，但亦出现了药物错服问题。高龄老人普遍存在健忘和理解力下降的情况，未来临床及护理工作中针对老年人用药安全问题需引起重视。

【诊疗流程】

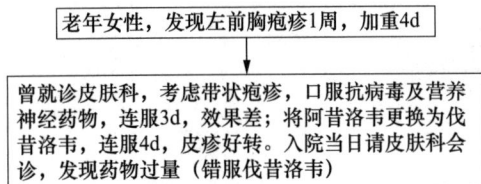

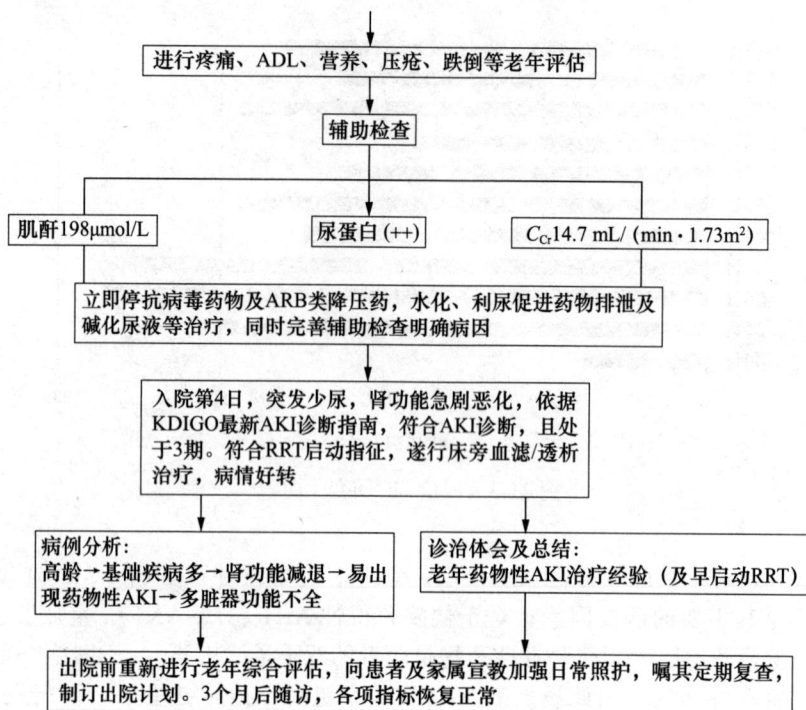

进行疼痛、ADL、营养、压疮、跌倒等老年评估

辅助检查

| 肌酐198μmol/L | 尿蛋白 (++) | C_{Cr}14.7 mL/ (min · 1.73m^2) |

立即停抗病毒药物及ARB类降压药，水化、利尿促进药物排泄及碱化尿液等治疗，同时完善辅助检查明确病因

入院第4日，突发少尿，肾功能急剧恶化，依据KDIGO最新AKI诊断指南，符合AKI诊断，且处于3期。符合RRT启动指征，遂行床旁血滤/透析治疗，病情好转

病例分析：
高龄→基础疾病多→肾功能减退→易出现药物性AKI→多脏器功能不全

诊治体会及总结：
老年药物性AKI治疗经验（及早启动RRT）

出院前重新进行老年综合评估，向患者及家属宣教加强日常照护，嘱其定期复查，制订出院计划。3个月后随访，各项指标恢复正常

郝立晓
首都医科大学宣武医院老年医学科

参 考 文 献

［1］SUSANTITAPHONG P, CRUZ D N, CERDA J, et al. World incidence of AKI: a meta-analysis [J]. Clin J Am Soc Nephrol, 2013, 8 (9): 1482-1493.

［2］XU X, NIE S, LIU Z, et al. Epidemiology and clinical correlates of AKI in Chinese hospitalized adults [J]. Clin J Am Soc Nephrol, 2015, 10 (9): 1510-1518.

［3］GE S, NIE S, LIU Z, et al. Epidemiology and outcomes of acute kidney injury in elderly chinese patients: a subgroup analysis from the EACH study [J]. BMC Nephrol, 2016, 17 (1): 136.

［4］ZARBOCK A, KELLUM J A, SCHMIDT C, et al. Effect of early vs delayed initiation of renal replacement therapy on mortality in critically Ⅲ patients with acute kidney injury: The ELAIN randomized clinical trial [J]. JAMA, 2016, 315 (20): 2190-2199.

［5］KELLUM J A, LAMEIRE N, ASPELIN P, et al. Kidney disease: Improving global outcomes (KDIGO) acute kidney injury work group. KDIGO clinical practice guideline for acute kidney injury [J]. Kidney Int Suppl, 2012, 2 (1), 1-138.

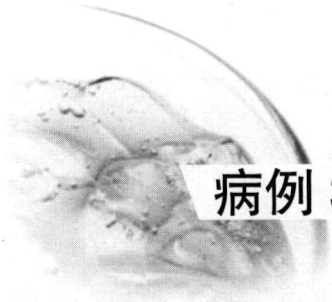

病例 32 持续性心房扑动合并缓慢心室率的治疗

【病例介绍】

1. **主诉及主要症状** 患者男性，89岁，因"发现脉搏减慢1月余"入院。入院前1月余于家中自测血压时发现脉搏减慢，为40～50次/分，无乏力、恶心、呕吐、心悸、胸闷、胸痛、头晕、耳鸣、黑蒙及晕厥等不适，测血压波动在（135～150）/（60～75）mmHg之间，未予特殊治疗，此后自测脉搏持续偏慢，多在40～50次/分，为进一步诊疗来诊。自发病来精神好，睡眠饮食可，二便正常，体重无明显变化。急诊心电图示心房扑动，房室呈4∶1～7∶1传导。

2. **既往史** 冠心病，稳定型心绞痛，心功能2级（平素口服单硝酸异山梨酯缓释片、阿司匹林肠溶片、螺内酯片等）；高血压2级（极高危组）（平素口服硝苯地平缓释片及厄贝沙坦片降压）；2型糖尿病（平素口服瑞格列奈片降糖）；血脂异常（平素口服普伐他汀钠调脂）；慢性肾脏病3期（平素口服复方α酮酸片、碳酸氢钠片）；陈旧性腔隙性脑梗死（平素口服银杏叶提取物片）。

3. **入院查体** 体重指数27.55kg/m²，血压145/73mmHg，脉搏43次/分，神清，精神可，双侧颈静脉无怒张，双肺呼吸音清，双肺未闻及干湿啰音，心界无扩大，心率49次/分，律不齐，心音低顿，心脏各瓣膜听诊区未闻及病理性杂音，未闻及心包摩擦音。腹软，肝脾肋下未触及，无压痛、反跳痛及肌紧张，肠鸣音正常。双下肢对称性轻度可凹性水肿，双侧足背动脉搏动可。

4. **化验及检查**

血常规：白细胞计数$7.1×10^9$/L，中性粒细胞百分比60.6%，血红蛋白122g/L，血小板计数$115×10^9$/L。

血生化：尿素10.1mmol/L，肌酐99μmol/L，血糖7.23mmol/L，总胆固醇3.56mmol/L，甘油三酯1.06mmol/L、高密度脂蛋白胆固醇1.49mmol/L，低密度脂蛋白胆固醇1.87mmol/L，肝功能、电解质正常范围。

心肌酶谱：脑利钠肽前体2247.8pg/mL，余正常范围。

甲状腺功能：正常范围。

凝血功能：D-二聚体0.52μg/mL，余正常范围。

肿瘤标志物：正常范围。

血气分析：pH 7.436，PaO_2 71.7mmHg，$PaCO_2$ 43.2mmHg，SO_2 95.0%，BE 3.8mmol/L。

心电图：心率49次/分，心房扑动，房室呈5∶1～6∶1传导、ST-T改变（图32-1）。

超声心动图：左、右心房轻度扩大（左房内径42mm、右房内径41mm），肺动脉压增高（肺动脉收缩压为52mmHg），二、三尖瓣轻-中度反流，主动脉瓣、肺动脉瓣轻度反流，LVEF＝58%。

肺CT：右肺上叶后段、右肺中叶炎性肉芽肿病变；双肺散在陈旧性条索。

腹部超声：肝脏多发囊肿；前列腺增生伴钙化。

血管超声：双侧颈动脉粥样硬化；双下肢动脉粥样硬化；右侧胫前动脉局部硬化性狭窄。

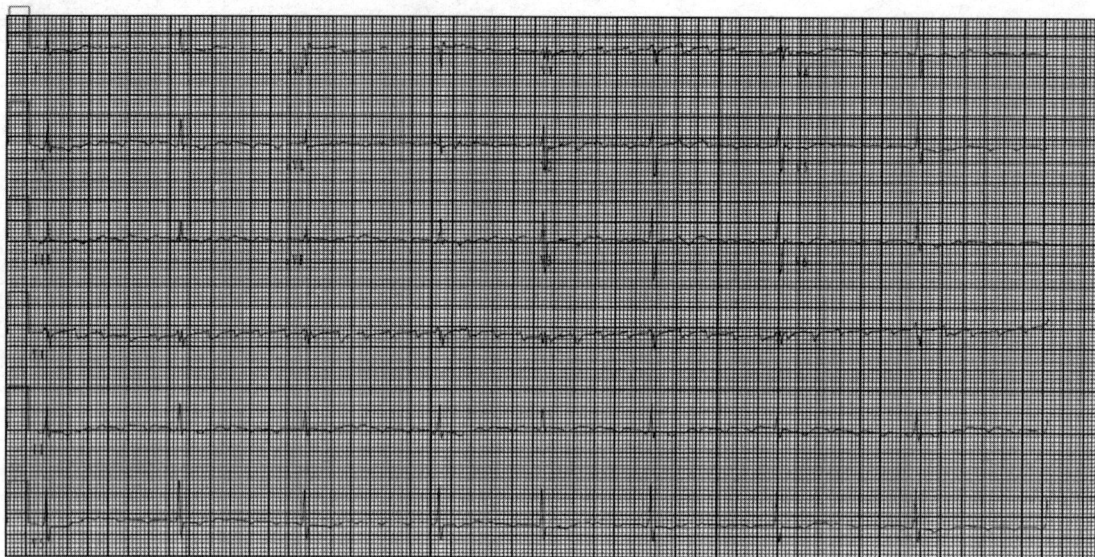

图 32-1　心电图

动态心电图：心房扑动伴心室长间歇（房室呈 2：1～7：1 下传），全天总心搏 58 616 次，平均心率 42 次 / 分，最高心率 67 次 / 分，最低心率 34 次 / 分（发生在 4:00 左右睡眠中），RR 间期大于 2.0s 共 102 次，最长 2.1s（发生在 7：15 左右）。

5. 诊治经过及疾病转归　患者既往有冠心病、2 型糖尿病、高血压病史，此次以脉搏减慢为主诉来诊，既往无病态窦房结综合征、阵发性房颤、阵发性房扑等病史，入院前 7 个月曾行心电图提示窦性心律（心率 58 次 / 分）、一度房室传导阻滞（PR 间期 304ms），此次入院心电图提示心房扑动，结合病史，初步诊断为心律失常、持续性心房扑动，首要问题为房扑伴缓慢心室率的治疗策略，主要包括房扑的可逆因素管理、节律管理及抗凝管理三个方面。①详细询问病史，患者无急性心脑血管疾病、风湿性疾病、感染、心肌病、电解质紊乱及代谢性疾病的证据，近期没有明确的诱发和加重心动过缓或传导障碍的用药病史，无手术及操作损伤，初步排除房扑伴缓慢心室率的可逆性因素。②节律管理方面，入院后患者心室率持续波动在 43～58 次 / 分，患者日常活动无心动过缓相关的症状，血流动力学稳定，未见 3s 或以上 RR 长间歇，暂无心脏永久性起搏器手术治疗指征；另该患者心电图示心房 F 波频率约 300 次 / 分，F 波在 Ⅱ、Ⅲ、avF 导联呈负向波，在 V_1 导联呈正向波，考虑为典型的心房扑动，理论上可尝试药物转复、电复律或房扑射频消融手术转复为窦性心律，但该患者心电图提示 F 波与 R 波比值大于 5：1，心室率在 45 次 / 分左右，可能存在高度房室传导阻滞，复律后很可能出现极缓慢的心室率，甚至需要植入心脏起搏器治疗，亦可能出现窦性节律不能维持等情况。此外，患者入院前口服阿司匹林肠溶片抗血小板治疗，未服用抗凝药物，房扑持续时间较长，不具备转复窦律的抗凝基础条件。经与患者及家属反复沟通，患者拒绝复律或房扑射频消融手术，遂给予茶碱缓释胶囊、宁心宝胶囊口服等对症治疗，后心率波动在 45～60 次 / 分之间，无特殊不适。③抗凝治疗方面，根据 CHA_2DS_2-VASc 评分和 HASBLED 评分，该患者为血栓高危和出血中危，结合年龄、肌酐清除率等综合情况，给予利伐沙班片 10mg 1 次 / 日抗凝，并给予降压、调脂、降糖等对症治疗，后好转出院。出院后患者自行监测脉搏，多在 43～62 次 / 分，日常活动无明显心悸、头晕、晕厥、胸闷等不适。出院后 1 年来院复诊，再次复查动态心电图（24h）：总心搏 57 067 次，最高心率 58 次 / 分，最低 35 次 / 分（发生在夜间睡眠中），平均 42 次 / 分，均为房扑心率。因患者无心动过缓相关症状，心率变化不大，继续给予提升心率及抗凝等治疗。

【病例讨论】

根据《心房颤动：目前的认识和治疗的建议2018》数据，截至2010年，全球房颤患者估测为3350万例。房颤的患病率及发病率均随年龄增长逐步增加，且各年龄段男性均高于女性。房颤可显著增加患者的致残率和致死率，主要死亡原因包括心力衰竭、心搏骤停和脑卒中，房颤/房扑的管理包括危险因素和合并疾病的管理、卒中预防、心室率控制及节律控制等。

对于高龄患者出现房扑合并缓慢心室率时，如何进行抗心律失常治疗和抗栓治疗是需要多方面考虑的。根据2016年欧洲房颤管理指南、2018年ACC/AHA/HRS心动过缓和心脏传导延迟的评估和管理指南及2017年HRS/EHRA/ECAS/APHRS/SOLAECE房颤导管消融及外科消融专家共识，房颤/房扑的诊疗包括可逆因素的管理、节律控制及抗凝治疗等环节。对于该患者，首先应排除引起心动过缓的可逆性因素，同时积极治疗原发合并疾病。抗心律失常方面，患者既往有窦性心动过缓和一度房室传导阻滞，目前心电图示房扑伴5:1～7:1传导，存在双结病变可能，在充分抗凝的前提下行药物复律、电复律甚至房扑的射频消融术后均能终止房扑心律，但随之而来的可能是极缓慢的心室率，这时需要根据缓慢型心律失常的相关指南判断是否具备行心脏永久性起搏器植入术，而该患者明确拒绝起搏器植入治疗，故转复房扑心律面临较大风险，最终未行复律、射频消融手术或起搏器植入术。另外根据相关指南，不推荐抗心律失常药物在以下情况下使用：QT间期延长（大于0.5s）或者严重的窦房结、房室结疾病没有起搏器的保护，故该患者不宜应用抗心律失常药物，给予密切监测心率变化。根据指南推荐，关于房扑患者的起搏器植入指征，发作性房室传导阻滞（包括房颤合并缓慢心室传导）患者的起搏器植入指征与持续性房室传导阻滞相同，仅合并三度或二度Ⅱ型房室传导阻滞时是指南推荐的适应证。对于该患者，若患者心室率持续降低（持续低于40次/分或持续性房扑心律时出现RR间期大于5s的长间歇）或出现心动过缓相关症状，则应考虑给予心脏永久性起搏器植入治疗，而单纯无症状的夜间心动过缓并非植入心脏起搏器的绝对适应证，指南推荐这部分人群可考虑排查有无呼吸睡眠暂停综合征；或若患者持续性心房扑动引起心功能衰竭或其他相关症状，必须给予抗心律失常的药物或手术治疗时，也应该考虑心脏起搏治疗以延续抗心律失常药物的治疗。此外，根据2016年欧洲房颤管理指南，无论阵发性房扑或持续性房扑，甚至是行房扑射频消融术后的患者，均推荐使用CHA$_2$DS$_2$-VASc评分预测房颤卒中风险，对于所有CHA$_2$DS$_2$-VASc评分≥1分的房颤/房扑患者，均建议使用口服抗凝药物，且若无禁忌证，建议首选新型口服抗凝药物（如达比加群酯或利伐沙班）。故无论该患者接受哪种节律管理治疗，均应接受抗凝治疗，该患者虽有冠心病病史，但无急性冠脉综合征及冠脉支架植入术病史，为稳定型心绞痛合并持续性房扑，根据"2018EHRA房颤患者新型口服抗凝药物临床实践指导更新"推荐，可应用单一新型口服抗凝药物抗栓治疗，针对该患者最终选择了利伐沙班片10mg 1次/日抗凝治疗，未给予抗血小板治疗。对于高龄老年患者的抗凝治疗，需要密切监测出血倾向，若患者出现了有临床意义的大出血或因其他禁忌证无法服用抗凝药物的，在条件允许情况下，左心耳封堵术可能也是该患者的合理临床策略之一。

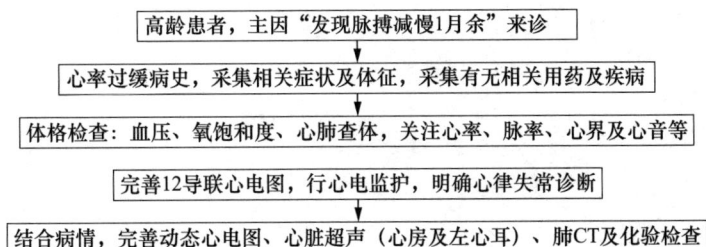

高龄患者，主因"发现脉搏减慢1月余"来诊

↓

心率过缓病史，采集相关症状及体征，采集有无相关用药及疾病

↓

体格检查：血压、氧饱和度、心肺查体，关注心率、脉率、心界及心音等

↓

完善12导联心电图，行心电监护，明确心律失常诊断

↓

结合病情，完善动态心电图、心脏超声（心房及左心耳）、肺CT及化验检查

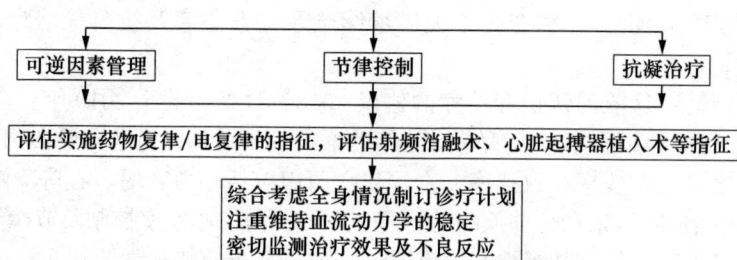

```
可逆因素管理          节律控制              抗凝治疗
```

评估实施药物复律/电复律的指征，评估射频消融术、心脏起搏器植入术等指征

综合考虑全身情况制订诊疗计划
注重维持血流动力学的稳定
密切监测治疗效果及不良反应

【诊疗流程】

王海军　曹　剑

解放军总医院第二医学中心心血管内科

参 考 文 献

[1] DAN G A, MARTINEZ-RUBIO A, AGEWALL S, et al. Antiarrhythmic drugs-clinical use and clinical decision making: a consensus document from the European Heart Rhythm Association (EHRA) and European Society of Cardiology (ESC) Working Group on Cardiovascular Pharmacology, endorsed by the Heart Rhythm Society (HRS), Asia-Pacific Heart Rhythm Society (APHRS) and International Society of Cardiovascular Pharmacotherapy (ISCP) [J]. Europace, 2018, 20 (5): 731-732.

[2] European Society of Cardiology (ESC), European Heart Rhythm Association (EHRA). Brignole, M, et al. 2013, ESC guidelines on cardiac pacing and cardiac resynchronization therapy: the task force on cardiac pacing and resynchronization therapy of the European Society of Cardiology (ESC) . Developed in collaboration with the European Heart Rhythm Association (EHRA) [J]. Europace, 2013, 15 (8): 1070-1118.

[3] CALKINS H, HINDRICKS G, CAPPATO R, et al. 2017 HRS/EHRA/ECAS/APHRS/SOLAECE expert consensus statement on catheter and surgical ablation of atrial fibrillation [J]. Heart Rhythm, 2017, 14 (10): e275-e444.

[4] KIRCHHOF P, BENUSSI S, KOTECHA D, et al. 2016 ESC Guidelines for the management of atrial fibrillation developed in collaboration with EACTS [J]. Europace, 2016, 18 (11): 1609-1678.

[5] KUSUMOTO F M, SCHOENFELD M H, BARRETT C, et al. 2018 ACC/AHA/HRS Guideline on the Evaluation and Management of Patients with Bradycardia and Cardiac Conduction Delay: A Report of the American College of Cardiology/American Heart Association Task Force on Clinical Practice Guidelines and the Heart Rhythm Society [J]. J Am Coll Cardiol, 2019, 74 (7): e51-e156.

[6] 黄从新, 张澍, 黄德嘉, 等. 心房颤动: 目前的认识和治疗建议 (2018) [J]. 中国心脏起搏与心电生理杂志, 2018, 32 (4): 1-54.

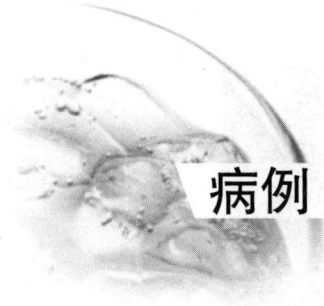

病例 33　以顽固腹胀为主要表现的老年胃肠道疾病

【病例介绍】

1. **主诉及主要症状**　患者女性，91岁，因"间断腹胀3个月余"入院。3个月前患者间断腹部胀满感，有排气排便，无明显腹痛，于消化内科就诊，查粪隐血阳性，肿瘤标志物CA125、CA153、CEA、CA19-9、SCC均稍增高，腹部CT示：胆囊结石、十二指肠降部憩室、膀胱憩室、膀胱结石，予胃肠动力药、肠道菌群药物及润肠通便等对症治疗后，腹胀稍有缓解。近2周腹胀较前加重，伴发热，体温最高37.8℃，为进一步诊治收入我科。自发病以来，精神差，睡眠尚可，鼻饲饮食，每日肠内营养乳剂从800～1000mL/d减少到400～500mL/d，大便干燥，小便正常，体重减轻近6kg。

2. **既往史**　冠心病、萎缩性胃炎、脑梗死、胸5/11椎体陈旧性压缩性骨折、严重骨质疏松。半年前因严重吞咽困难、反复肺部感染就诊，置入鼻胃管，予以肠内营养乳剂（800～1000mL/d）治疗。曾有剖宫产手术史。否认传染病史。

3. **入院查体**　身高160cm，体重45kg，BMI 17.6kg/m²，血压136/60mmHg，体温37.8℃，神志清楚，言语流利，精神差，双耳听力下降。双侧肺呼吸音清，未闻及干湿啰音。心界不大，心率89次/分，心尖部心音低钝，未闻明显杂音、附加音及心包摩擦音。腹部膨隆明显，下腹部腹中线处可见剖宫产术后瘢痕，左上腹轻压痛，肝脾肋下未及，腹部叩诊鼓音，肠鸣音活跃。双下肢不肿。

4. **老年评估**　ADL评分（Barthel指数）85分（轻度依赖，少部分需他人照护），MMSE评分26分（轻度认知功能障碍），NRS 2002评分4分，Frail量表评分2分（衰弱前期）。

5. **化验及检查**

血常规：白细胞计数7.2×10⁹/L，中性粒细胞百分比78%，血红蛋白112g/L，血小板计数132×10⁹/L。

血生化：ALT 14 U/L、AST 27U/L、TP 62g/L、ALB 34g/L、Pre-AIB 190mg/L、TBil 14.98μmol/L、DBil 6.92μmol/L、血氯100.3μmol/L、CHO 3.12mmol/L、TG 1.7mmol/L、HDL-C 2.20mmol/L、LDL-C 2.12mmol/L、血钾3.7mmol/L、血钠135mmol/L、血氯90mmol/L、AMY 82IU/L、CK 30U/L、CK-MB 8U/L。

肿瘤标志物：鳞状细胞癌抗原（SCC）2.4μg/L，癌胚抗原（CEA）7.23ng/mL，CA125 47.38U/mL，CA153 25.76U/mL，CA199 53.11U/mL。

心电图：窦性心律，正常心电图。

尿常规：大致正常。

粪常规：外观黄色黏液便，镜检见白细胞10～12/HP、红细胞2～3/HP，隐血试验阳性。

粪涂片：革兰阴性（G⁻）杆菌大量，革兰阳性（G⁺）球菌成对少量，革兰阳性（G⁺）杆菌偶见。

难辨梭菌鉴定及毒素分析：阴性。

立位腹部X线片：腹腔肠管未见扩张及气液平，盆腔左侧可见致密结节灶，考虑膀胱结石。

腹部CT检查（图33-1）：肝囊肿、胆囊结石、双肾小囊肿、十二指肠憩室、膀胱结石、膀

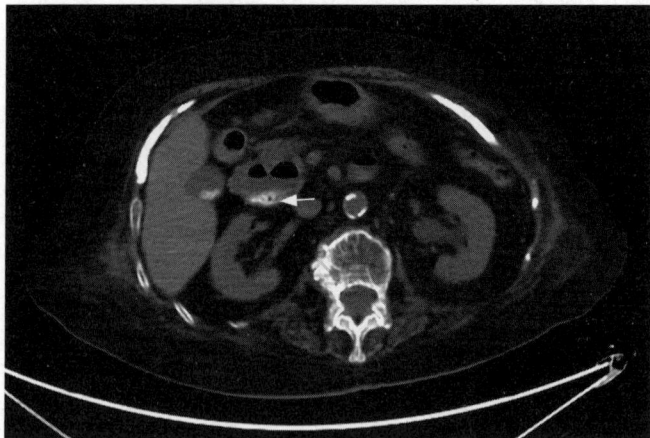

图 33-1　腹部 CT：十二指肠憩室（箭示）

胱壁厚，膀胱憩室。

　　结肠镜检查回报（图 33-2）：循腔进镜约 100cm 达回盲部，回盲瓣光滑、唇样，阑尾开口未见异常。退镜观察：肠腔内大量粪便，影响观察，升结肠黏膜散在点状红斑，血管纹理稍增多紊乱，距肛门 20cm 处可见一枚直径约 1.0cm 山田Ⅲ型息肉，头端黏膜粗糙发红，点状糜烂，余所见全程肠腔通畅，黏膜光滑完整，血管纹理清晰可见，结肠袋排列整齐，未见溃疡、出血及占位性病变。结论：结肠炎、结肠息肉（不除外恶性）。

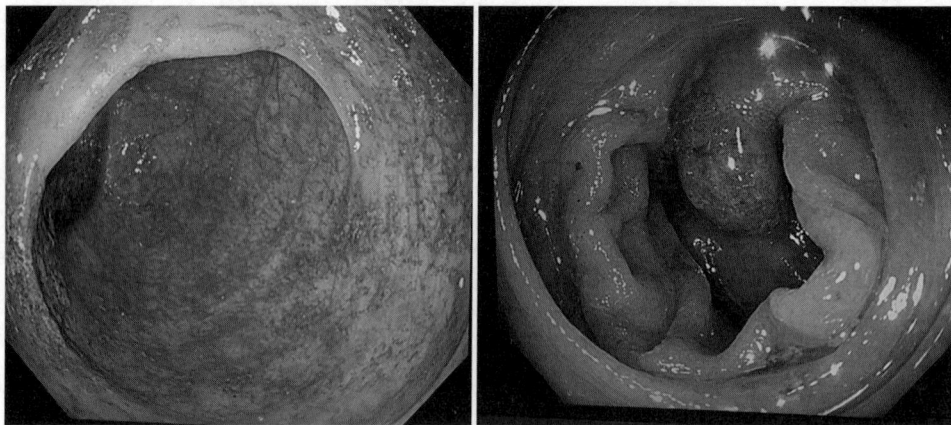

图 33-2　结肠镜

升结肠黏膜散在点状红斑，血管纹理稍增多紊乱；结肠息肉，头端黏膜粗糙发红，点状糜烂。

　　胃肠道超声（图 33-3）提示：胃窦部呈"牛眼征"，排空正常，肠腔内可见大量粪便，肠道蠕动减慢。

　　心脏超声：主动脉硬化、主动脉瓣硬化伴反流（轻度）、三尖瓣反流（中度）、二尖瓣反流（中度）、LVEF 67%。

　　胸部 CT：双肺支气管炎改变，肺内可见结节影。

　　6. 诊治经过及疾病转归　患者高龄女性，因间断腹胀就诊。入院前 3 个月出现腹胀，门诊检查：粪隐血阳性，肿瘤标志物增高，腹部 CT 未见占位性病变，予以润肠通便治疗症状缓解。入院前 2 周患者腹胀加重，伴发热，因胸部 CT 和尿常规大致正常，可除外肺部及泌尿系感染。

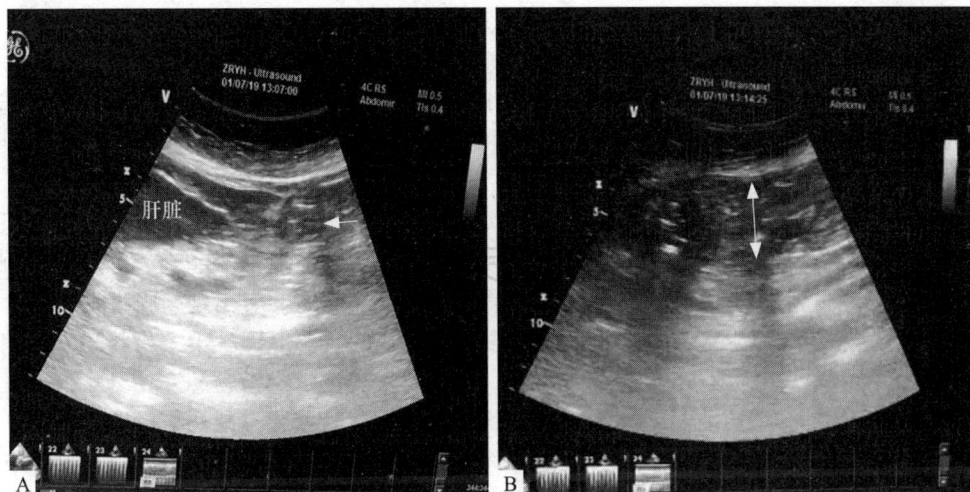

图 33-3 胃肠道超声

A. 胃窦部"牛眼征"（箭示），排空正常；B. 肠腔内大量内容物（箭示）。

结合病史、查体左上腹压痛，化验检查血中性粒细胞百分比增高，粪常规见红白细胞、腹部 X 线未见气液平，腹部 CT 可见十二指肠憩室，考虑肠道感染、十二指肠憩室炎可能性大，予禁食、肠外营养、头孢哌酮 / 舒巴坦抗感染、莫沙必利促进胃肠动力、泮托拉唑抑酸、替普瑞酮保护胃黏膜、益生菌调节肠道菌群等治疗。

入院第 3 周，患者体温恢复正常，腹胀缓解，复查粪常规正常，停止抗感染治疗，并逐步恢复肠内营养乳剂，从 200mL/d 逐渐增加至 600mL/d（每 2 日增加 100mL，50mL/h 泵入），并给予鼻饲聚乙二醇 4000 1 袋，1 次 / 日通便及甘油灌肠剂导泄治疗，每日大便量 200g 左右。住院期间，患者出现右小腿肿胀，下肢血管超声提示右侧腘静脉血栓形成，D- 二聚体 3.05mg/L，予那曲肝素 0.2mL 每 12 小时 1 次抗凝。

入院第 4 周患者腹胀再次加重，时有呻吟，无发热，查体：全腹部膨隆，腹围 113cm（无症状时腹围 106cm），无明显压痛，左中腹脐旁可触及一 5cm×2cm 大小的包块，边界欠清，质中，无明显活动，腹部叩诊鼓音，肠鸣音正常，急查腹部 X 线片无气液平；腹部超声包块处未见异常回声，复查腹部 CT 同前，考虑腹部包块为腹部术后肠粘连所致。为进一步明确腹胀病因，行床旁结肠镜，诊断结肠炎、结肠息肉（不除外恶性），但因患者腘静脉血栓抗凝治疗，未取病理；结肠镜检查中发现患者肠腔内存有大量粪便及气体，行结肠镜下盐水冲洗肠道、抽吸气体后，腹围减少至 108cm。结肠镜检查后患者腹胀明显缓解，整蛋白型肠内营养液逐步增加至 800mL/d。

入院第 6 周患者再次腹胀加重，无腹痛、发热，查体同前。胃肠道超声示胃窦部排空可，但肠道动力差，蠕动缓慢，肠腔内存有大量粪便。结合近期已完善的腹平片、腹 B 超、腹 CT、结肠镜等检查结果，考虑患者存在肠道动力障碍，故加强促进肠动力治疗：每日腹部按摩 20min；莫沙必利促进胃肠动力；聚乙二醇 4000 1 袋 3 次 / 日与液状石蜡 30mL 2 次 / 日通便；甘油灌肠剂导泻；肛管排气等治疗，大便量由每日 200g 增加至 300g 左右，但腹胀缓解仍不明显。我们查阅大量文献，对于严重胃肠道功能障碍患者，可在西医治疗的基础上辅助中药治疗。中医会诊：舌质淡红、舌苔薄白、脉沉细，辨证属中焦脾虚、气滞便秘，治以健脾益气、行气通腑，重用党参、黄芪、生白术、枳实、厚朴等，中焦之气充则胃肠之气方可蠕动下行，便秘可解。患者服用中药 1 周后，腹胀明显缓解，每日予以整蛋白型肠内营养液 800mL，可自行排便 300g 以上，逐渐停用液状石蜡、甘油灌肠剂、肛管排气等治疗，病情稳定出院。

出院 3 个月后随诊，患者无腹胀、发热等不适，每日予以整蛋白型肠内营养液 800～1000mL，可自行排大便 300g 以上，体重 52kg，BMI 20.3kg/m²。老年评估：ADL（Barthel 指数）、MMSE、Frail 量表大致如前，营养风险 NRS 2002 评分 1 分明显改善。

【病例讨论】

腹胀作为常见临床症状之一，多种消化道疾病均可导致。该患者以腹胀入院，多次行腹部 X 线、腹部 CT、腹部超声、结肠镜、胃肠道超声等检查，诊断十二指肠憩室炎、肠粘连、结肠炎、结肠息肉（恶性不除外）、肠道动力障碍等多种胃肠道疾病，导致患者出现顽固腹胀。

病程初期，十二指肠憩室合并感染是引起腹胀、发热的主要原因。十二指肠憩室是消化道憩室的好发部位，发病率可达 3.30%～14.40%[1]，研究发现，十二指肠憩室在老年人中发病率明显高于中青年人[2]。这主要与老年人肠壁网状结构增多、管壁弹性减弱、顺应性下降、压力调节能力降低，在肠内压力异常增加或肠肌收缩不协调时，肠壁薄弱点可向外凸出形成憩室。多数患者无特殊症状，少数患者可有上腹部隐痛不适、腹胀、恶心、呕吐，若憩室颈部狭小，其内食糜不易排空，细菌过度生长，局部血运欠佳时，可发生憩室感染、出血、穿孔等并发症。临床上多数患者往往因胃肠其他疾病行上消化道造影或因胆胰疾病行胰胆管造影检查时被发现。无症状的憩室多无需治疗；有症状者一般首先采用非手术治疗，包括调节饮食、抗酸、解痉、抗炎和利用体位引流排出残留在憩室内的食物。对症状顽固或合并有严重并发症者应选择手术治疗，目前研究较多的是腔镜治疗。该患者高龄老人，合并多种慢性疾病，首先予禁食、抗炎、抑酸等治疗后，腹胀、发热症状消失。

住院期间患者再发腹胀，经腹部超声、结肠镜检查，诊断肠粘连、结肠炎、结肠息肉（不除外恶性），经结肠镜予以抽吸气体及盐水冲洗肠道粪便后，腹胀明显缓解。粪隐血阳性考虑与结肠息肉头端糜烂相关；另外，升结肠黏膜多处点状红斑也存在出血可能，但监测血红蛋白稳定，继续予以那曲肝素治疗下肢静脉血栓。

该患者在十二指肠憩室、肠粘连、结肠炎、结肠息肉的基础上，尚存在肠道动力障碍。胃肠动力障碍性疾病在老年患者中有很高的患病率，严重影响患者生活质量。胃肠动力障碍性疾病主要指因胃肠动力紊乱引起的以各种消化道症状为主要临床表现的疾病，可以原发于消化系统，也可以继发于消化系统以外的疾病，全消化道几乎均可受累。目前检测胃肠动力技术有高分辨胃肠动力检测技术、24h 食管 pH 检测、多导腔内电阻抗技术及全胃肠道无线动力胶囊检测技术[3]。此外，近几年超声技术在各种胃肠道疾病中应用越来越广泛，改良 B 超胃窦单切面法测定胃排空操作简单、重复性好、准确性高[4]。该患者在无法耐受有创检查的情况下，行胃肠道超声发现存在肠道动力障碍。对老年患者，尤其是超高龄患者，胃肠道超声对于判断胃肠动力功能有一定的临床实用性和安全性。

腹胀的治疗包括西医疗法和中医疗法。西医疗法包括饮食干预、促胃动力药、止痉药、抗生素、益生菌、抗抑郁药等。中医疗法包括针灸治疗、中药内服、穴位贴敷等。研究发现，部分中药能明显改善功能性便秘患者的临床症状及结肠传输功能，其疗效优于促胃肠动力药和泄剂[5]。该患者在西医治疗效果不佳的基础上内服中药，明显改善了腹胀症状。

老年胃肠道疾病严重影响患者生活质量，而且具有临床症状体征不典型、并发症及合并症多、治疗效果不佳等特点，越来越受到老年科医生的重视。老年人因高龄、衰弱、多病共存等原因，无法耐受有创性检查，也是导致疾病无法明确诊断的原因。本例患者高龄女性，在检查受限的情况下，积极寻找病因，给予中西医结合治疗，并获得良好的疗效，希望能为高龄胃肠道疾病患者的诊疗提供一些帮助。

【诊疗流程】

```
患者主诉
  ↓
采集病史
  ↓
体格检查
  ↓
老年综合评估
  ↓
辅助检查
  ↓
┌──────────────┴──────────────┐
实验室化验                  影像学检查
└──────────────┬──────────────┘
  ↓
诊治经过
（十二指肠憩室合并感染+肠粘连、结肠息肉+肠道动力障碍）
  ↓
多学科团队会诊制订治疗方案
  ↓
┌─────────────┬─────────────┬─────────────┐
十二指肠憩室合并感染的治疗    肠粘连、结肠息肉的处置    肠道动力障碍的治疗
（禁食、抗炎、抑酸、促进        （结肠镜下盐水冲洗肠道、     （促进胃肠动力、
胃肠动力、保护胃黏膜、          抽吸气体）              通便、中医）
调节肠道菌群、通便等）
└─────────────┴─────────────┴─────────────┘
  ↓
复查再评估
  ↓
病例讨论
```

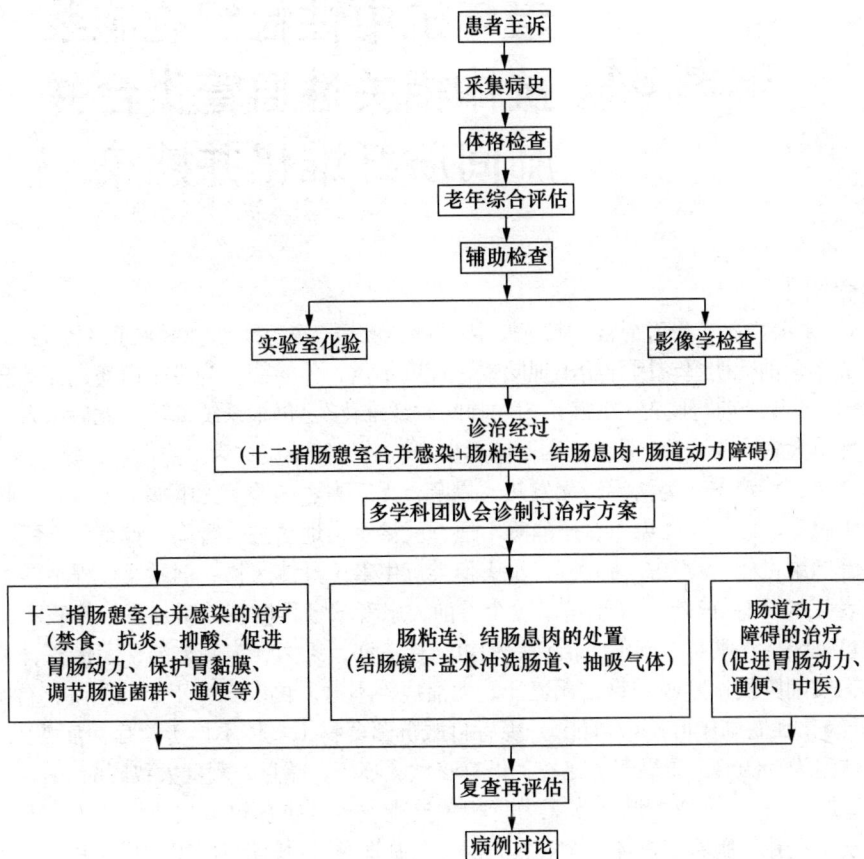

乔　薇　王云云
中日友好医院保健部二部

参 考 文 献

［1］ YIN W Y, CHEN H T, HUANG S M, et al. Clinical analysis and literature review of massive duodenal diverticular bleeding [J]. World J Surg, 2001, 25 (7): 848.

［2］ 贾林, 黄开红, 吴惠生, 等. 国人消化道憩室的发病学特征及其并发症 [J]. 中华消化杂志, 2002, 22 (7): 419-442.

［3］ 彭丽华. 胃肠动力障碍性疾病检测技术的应用与进展 [J]. 解放军医学院学报, 2015, 36 (3): 201-207.

［4］ ATKINSON N S S, BRYANT R V, et al. How to perform gastrointestinal ultrasound: Anatomy and nornal findings [J]. World J Gastroenterol, 2017, 23 (38): 6931-6941.

［5］ 马继征, 时磊. 中药治疗慢性功能性便秘效果的系统评价 [J]. 中国循证医学杂志, 2010, 10 (10): 1213-1221.

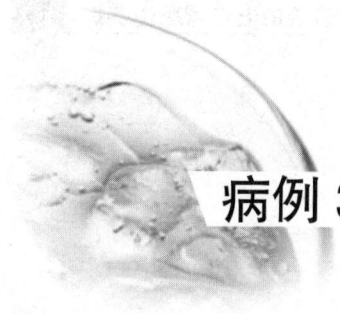

【病例介绍】

1. **主诉及主要症状** 患者男性，82 岁，因 "咳嗽咳痰 2 年余，加重伴喘息 1 个月，发热 1 日" 入院。患者 2 年余前无明显诱因开始出现咳嗽，程度不重，伴咳痰，为少量白痰，无喘息、气促等不适，未诊治。1 年余前行胸部 CT 确诊为 "肺间质纤维化"，仍未系统诊治。此后患者出现间断咳嗽、咳痰，性质大致同前。2 个月前，因受凉后出现咳嗽，伴咳痰，为少量白痰，每日 3～5mL，不黏稠，较易咳出，伴流涕，为清涕，无发热、畏寒，无乏力、纳差，无咽痛，无胸闷、胸痛，无喘息、气促，无腹痛、腹泻，无尿急、尿痛等不适，就诊于当地医院，行胸片检查示 "两肺间质纤维化，伴两下肺感染可能"，考虑 "肺炎"，予头孢类抗生素（具体药物、剂量及疗程不详）静脉输注治疗，后患者症状略有好转，自行停药。1 个月前，患者咳嗽程度较前略加重，伴咳痰，痰量较前增多，为白色黏痰，伴喘息、气促，活动后加重，伴流涕，乏力，未测体温，无畏寒、寒战，无胸闷、胸痛，无夜间阵发性呼吸困难，无盗汗，无消瘦等不适，再次就诊于当地医院，行胸部 CT 示 "两肺间质纤维化伴右肺中叶感染可能"，患者自服抗菌药物（具体不详）治疗，症状无明显好转。入院当日测体温为 38.0℃，无畏寒、寒战，仍有咳嗽、咳痰、喘息，程度大致同前。

2. **既往史** 2 年前因双下肢麻木无力行相关检查发现 "抗髓过氧化物酶抗体" 升高，1 年余前确诊为 "抗中性粒细胞胞浆抗体（ANCA）相关性血管炎"，长期口服甲泼尼龙片 4mg 1 次 / 日治疗；确诊前列腺增生 1 年余。

3. **入院查体** 体温 38℃，呼吸 20 次 / 分，血压 142/75mmHg。神清，精神尚可；口唇轻度发绀；咽无充血，扁桃体无肿大；双侧胸廓对称，双肺触觉语颤正常，双肺叩诊清音，双肺呼吸音粗，双下肺均可闻及散在的湿啰音、Velcro 啰音及哮鸣音，左肺略重，无胸膜摩擦音；心率 100 次 / 分，律齐，心音可，各瓣膜区未闻及杂音及额外心音；腹软，无压痛、反跳痛及肌紧张，肝脾肋下未触及；双下肢无水肿；无杵状指（趾）。

4. **老年评估** 见表 34-1。

5. **化验及检查**

动脉血气分析（未吸氧状态）：pH 7.464，氧分压 52.0mmHg，二氧化碳分压 37.5mmHg，标准碳酸氢根 27.0mmol/L，二氧化碳总量 21.6mmol/L，剩余碱 3.4mmol/L，氧饱和度 87.5%，钠离子 129.0mmol/L，总血红蛋白 18.6g/dL。

血常规：白细胞计数 13.39×10^9/L，淋巴细胞计数 0.43×10^9/L，中性粒细胞计数 12.46×10^9/L，淋巴细胞百分比 3.2%，中性粒细胞百分比 93.0%，嗜酸性粒细胞百分比 0.0%，红细胞计数 4.07×10^{12}/L，血红蛋白测定 117g/L，血细胞比容 35.8%，血小板计数 304×10^9/L。

表 34-1 患者入院时老年综合评估情况

项目	评分及意义
ADL 评分	70 分（轻度功能障碍）
IADL 评分	6 分（部分依赖）
MMSE 评分	27 分（正常）
MoCA 评分	26 分（正常）
Frail 量表	3 分（衰弱）
营养评分（MNA）	7 分（营养不良）
压疮评分	20 分（无风险）

血生化：肝肾功能正常，总蛋白 58.15g/L，白蛋白 21.81g/L，球蛋白 36.34g/L，白 / 球比例

0.60，前白蛋白 44mg/L，高密度脂蛋白 0.82mmol/L，载脂蛋白 -AI 0.69g/L，血钠 133.0mmol/L，血氯 95.0mmol/L，血钙 1.92mmol/L。

痰常规：脓痰，痰液量 1mL，白细胞＞25/LP，上皮细胞＜10/LP，下呼吸道标本；涂片未见真菌孢子及假菌丝；革兰阳性球菌及链球菌阳性（3＋），革兰阴性杆菌阳性（2＋），革兰阴性球杆菌阳性（2＋）。

痰培养：大肠埃希菌，超广谱 β- 内酰胺酶（ESBL）检测阴性；氨苄西林、氨苄西林 / 舒巴坦、阿米卡星、氨曲南、环丙沙星、头孢曲松、头孢唑啉、厄他培南、头孢吡肟、呋喃妥因、庆大霉素、亚胺培南、左氧氟沙星、复方磺胺甲噁唑、头孢他啶、哌拉西林 / 他唑巴坦、美罗培南均敏感。

凝血功能：活化部分凝血活酶时间 56.5s，纤维蛋白原 8.62g/L，血浆 D- 二聚体 7.08μg/mL。

心肌酶谱：肌酸激酶同工酶、肌绿蛋白、肌红蛋白、CK-MB、cTnI、Myo 均正常。

降钙素原：0.805ng/mL。

动态红细胞沉降率：83mm/h。

C 反应蛋白：257.00mg/L。

肺炎两项：肺炎支原体阴性，冷凝集试验阴性。

肿瘤全项（男）：肿瘤相关抗原 125 82.66U/mL，血清骨胶素 CYFRA21-1 4.48ng/mL。

抗中性粒细胞胞浆抗体谱：抗髓过氧化物酶抗体 29.00RU/mL，抗蛋白酶 3 抗体小于 15。

抗核抗体谱、抗心磷脂抗体 IgA/G/M、抗 $β_2$- 糖蛋白 1 抗体 IgA/G/M：正常。

胸部 CT（图 34-1 至图 34-5）：肺间质纤维化伴感染，建议抗炎治疗后复查，慢支、肺气肿，右肺下叶团片影，炎症？必要时进一步增强检查，双侧胸腔积液，右侧为著。

血常规（治疗后复查）：白细胞计数 $9.86×10^9$/L，淋巴细胞计数 $0.51×10^9$/L，中性粒细胞计数 $8.77×10^9$/L，淋巴细胞百分比 5.2%，中性粒细胞百分比 88.9%，嗜酸性粒细胞百分比 0.6%，红细胞计数 $3.74×10^{12}$/L，血红蛋白测定 105g/L，血细胞比容 33.3%，血小板计数 $191×10^9$/L。

血生化（治疗后复查）：肝肾功能、电解质正常，总蛋白 54.17g/L，白蛋白 29.84g/L，球蛋白 24.33g/L，白 / 球比例 1.23。

降钙素原（治疗后复查）：0.095ng/mL。

动态红细胞沉降率（治疗后复查）：40mm/h。

C 反应蛋白（治疗后复查）：68.20mg/L。

6. 诊治经过及疾病转归　患者间断咳嗽咳痰 2 年余，曾明确诊断为"肺间质纤维化"，此次咳嗽咳痰加重，并出现喘息、发热症状，查体双下肺均可闻及散在湿性啰音、Velcro 啰音及哮鸣音，左肺略重，实验室检查提示血象、降钙素原、血沉、C 反应蛋白等炎症指标升高，结

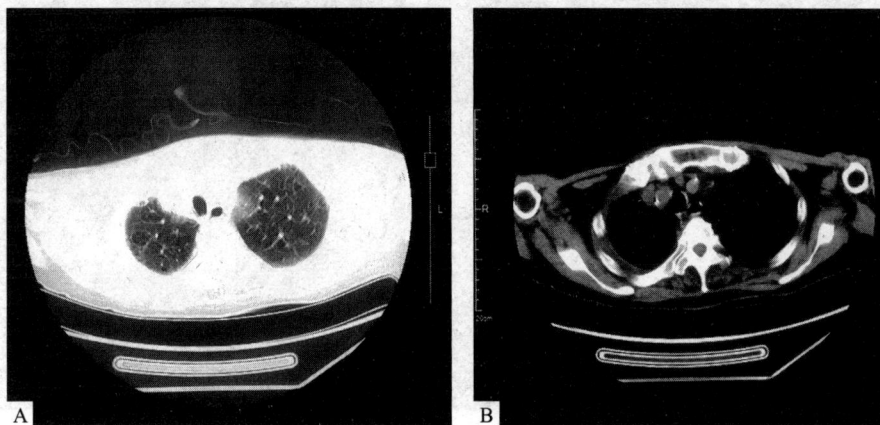

图 34-1　胸部 CT（1）

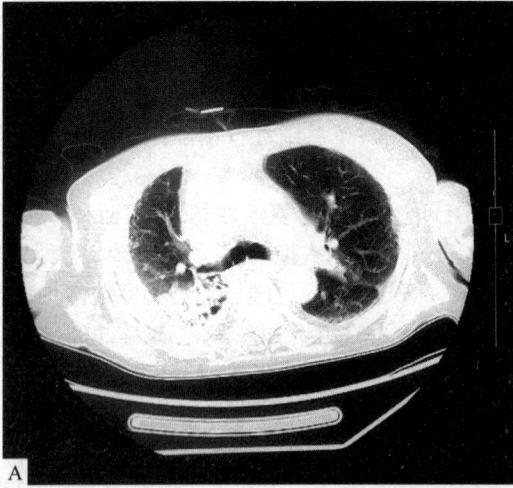

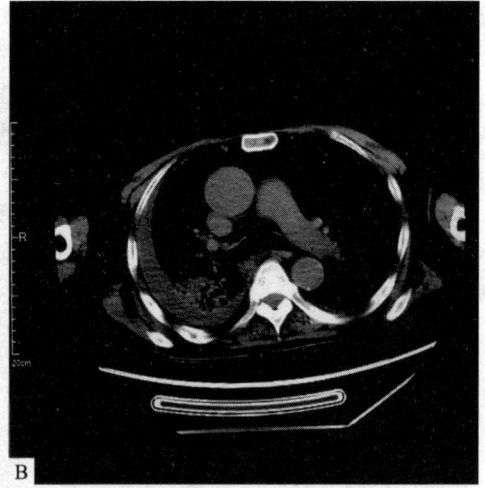

图 34-2　胸部 CT（2）

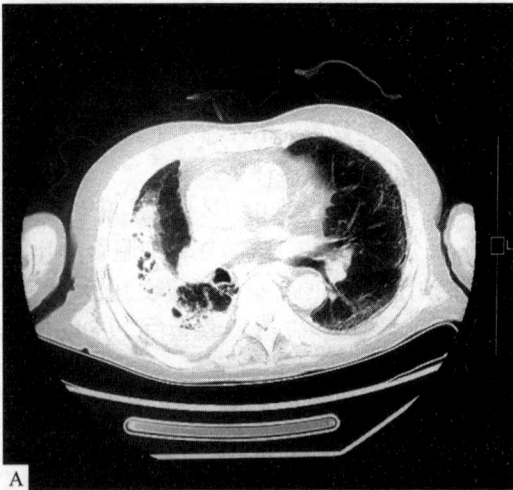

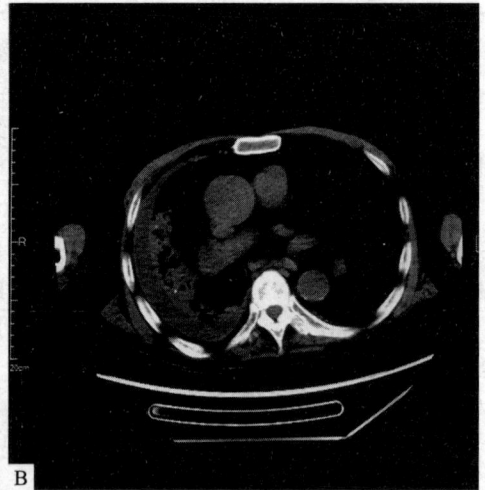

图 34-3　胸部 CT（3）

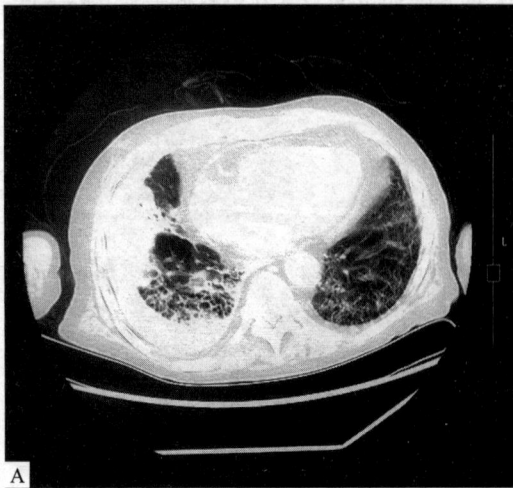

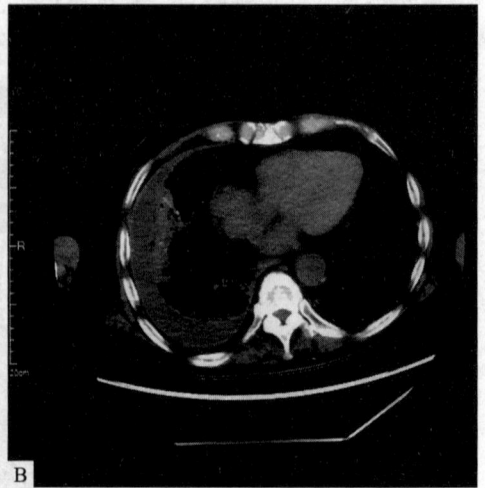

图 34-4　胸部 CT（4）

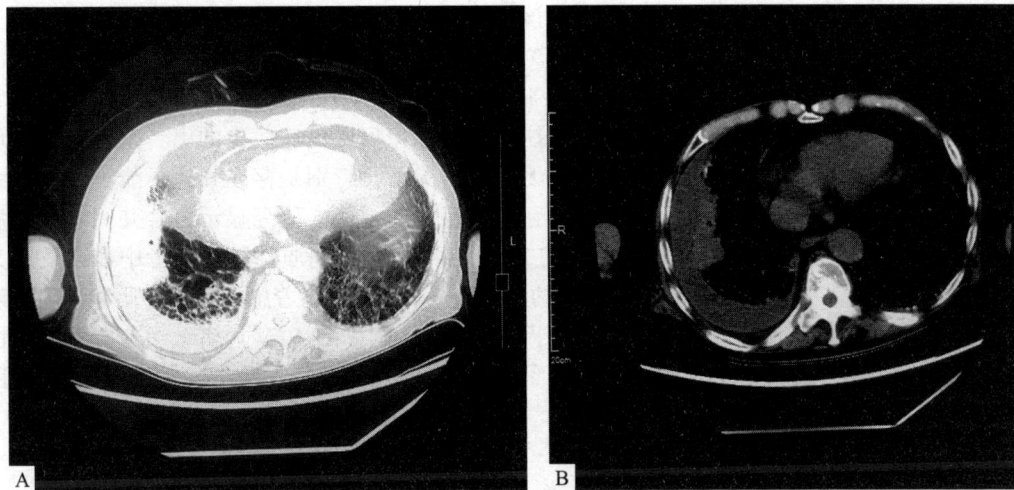

图 34-5　胸部 CT（5）

合动脉血气情况，考虑"肺间质纤维化并感染、Ⅰ型呼吸衰竭"；入院后予低流量鼻导管吸氧、布地奈德、异丙托溴铵雾化吸入，多索茶碱平喘，氨溴索化痰治疗，同时经验性予以头孢哌酮 / 舒巴坦抗感染等治疗，后患者痰培养回报 ESBL 阴性大肠埃希菌，对头孢类抗生素敏感，因患者经治疗 2 日后体温降至正常，咳嗽、咳痰、喘息等临床症状有所改善，未进一步调整抗生素治疗方案。患者同时合并"ANCA 相关性血管炎"，查抗髓过氧化物酶抗体升高，不除外血管炎处于疾病活动状态，且患者喘息明显，入院后同时将甲泼尼龙片 4mg 1 次 / 日调整为甲泼尼龙 40mg 每 1 次 /12 小时静脉输注。营养方面，患者重症感染，处于疾病消耗状态，且进食较差，结合化验提示低蛋白血症，予以补液及人血白蛋白静脉输注支持治疗。患者患有前列腺增生，入院后继续非那雄胺、特拉唑嗪改善前列腺增生症状治疗。因患者高龄，且入院后应用激素治疗，为预防应激性溃疡及消化道出血，予以泮托拉唑抑制胃酸治疗。经过上述治疗后，患者体温降至正常，喘息缓解，咳嗽、咳痰减轻，查体肺部湿啰音减少，复查血象、降钙素原、血沉、C 反应蛋白较入院下降，病情明显改善，逐步减量甲泼尼龙至 10mg 1 次 / 日，并降级抗生素为哌拉西林 / 他唑巴坦治疗。此后患者病情稳定改善，逐步调整为口服药物治疗，予头孢克肟、茶碱缓释片、氨溴索片、甲泼尼龙片、非那雄胺、特拉唑嗪等药物出院。患者出院后定期门诊复诊，逐步停用口服抗生素、茶碱缓释片、氨溴索片等药物，并继续长期规律口服小剂量糖皮质激素治疗；随访 1 年时间，患者病情稳定，无急性感染、自身免疫性疾病活动等病情变化。遗憾的是，患者拒绝复查胸部 CT 评估治疗效果，但从临床考虑，经过系统的治疗，患者的病情得以充分改善。

【病例讨论】

ANCA 相关性血管炎（AAV/AASV）是一组以毛细血管、微动脉和微静脉壁炎性浸润或纤维素样坏死为主的系统性血管炎，根据临床病理可分为肉芽肿性多血管炎、显微镜镜下多血管炎、嗜酸性肉芽肿伴多血管炎，其血清中的靶抗原为蛋白酶 3（PR3）和（或）髓过氧化物酶（MPO）[1]。目前研究认为，AAV 病变可先后或同时累及多个系统，其中以肾脏和肺部损害最为常见[2]，甚至可能出现肺肾综合征[3]。AAV 累及到肺脏时，早期患者多无明显症状，仅在影像学可发现病变，而晚期患者可出现较为严重的肺泡出血，最终形成肺间质病变，临床表现为咳嗽、咳痰、痰中带血、咯血、呼吸困难及胸痛等，由于部分患者影像学检查缺乏特异性表现，因此临床上容易发生漏诊，从而延误病情。

本病例中，患者既往有明确血管炎病史，行胸部 CT 曾提示肺间质纤维化，此次病情加重，临床上应对病情加重的原因进行鉴别，区分血管炎活动期或新发感染。尽管该患者免疫学指标阳性，提示疾病活动期可能；但另一方面，该患者对抗生素治疗反应良好，入院后痰培养提供了可靠病原学证据，因此，综合评估，考虑该患者此次疾病加重以感染为主要因素。

由于老年人各器官功能的减退，临床症状多不典型，对于AAV合并肺间质纤维化患者在临床上较易发生误诊及漏诊。因此，对于既往没有明确免疫性疾病病史的患者，当临床表现酷似肺部感染，但在系统、充分抗感染治疗仍无效的情况下，特别是存在其他不能解释的多系统损害时，应注意全面评估病情，充分考虑非感染性疾病的可能。研究显示，合并间质性肺病的AAV患者病死率是不合并间质性肺病患者的2～4倍[4]，合并间质性肺病患者中最终发展为慢性呼吸功能不全并需要长期家庭氧疗的患者约占1/3[5]，严重影响着患者的生存质量。因此对于老年人免疫系统疾病的治疗不能一味地倾向于保守。对于确诊的AAV患者，可充分评估病情后选择糖皮质激素和（或）免疫抑制剂治疗；而对于累及其他系统者，应对并发症予以综合管理，以期延缓疾病发展进程，改善患者生活质量。

【诊疗流程】

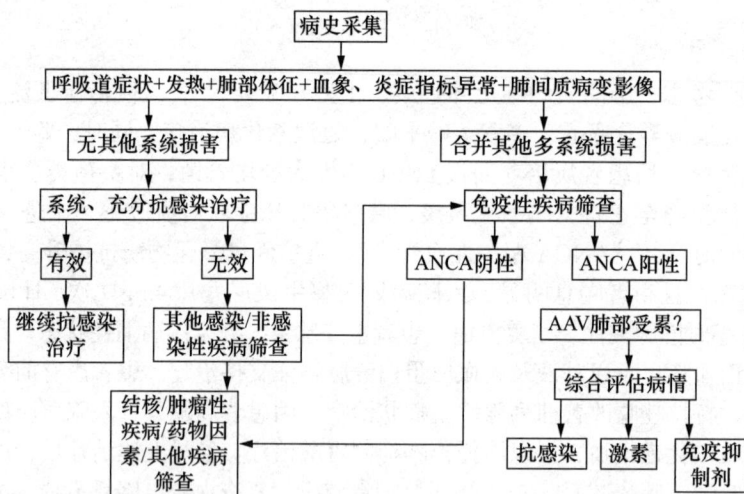

罗鸿宇
首都医科大学宣武医院老年医学科

参 考 文 献

［1］NAKAZAWA D, MASUDA S, TOMARU U, et al. Pathogenesis and therapeutic interventions for ANCA-associated vasculitis [J]. Nat Rev Rheumatol, 2019, 15 (2): 91-101.

［2］SMITH R M, JONES R B, JAYNE D R. Progress in treatment of ANCA-associated vasculitis [J]. Arthritis Res Ther, 2012, 14 (2): 210.

［3］JENNETTE J C, FALK R J, BACON P A, et al. 2012 revised International Chapel Hill Consensus Conference Nomenclature of Vasculitides [J]. Arthritis Rheum, 2013, 65 (1): 1-11.

［4］SCHIRMER J H, WRIGHT M N, VONTHEIN R, et al. Clinical presentation and long-term outcome of 144 patients with microscopic polyangiitis in a monocentric German cohort [J]. Rheumatology (Oxford), 2016, 55 (1): 71-79.

［5］COMARMOND C, CRESTANI B, TAZI A, et al. Pulmonary fibrosis in antineutrophil cytoplasmic antibodies (ANCA) -associated vasculitis: a series of 49 patients and review of the literature [J]. Medicine (Baltimore), 2014, 93 (24): 340-349.

病例 35

反复发热、呕吐

【病例介绍】

1. **主诉及主要症状** 患者男性，94岁，因"间断呕吐伴发热1个月"入院。患者1个月前鼻饲过程中出现呕吐，呕吐物为营养液，约30mL，同时排黄色不成形稀便，量约500mL，伴喘息、发热、寒战，T_{max} 39.4℃，近1个月反复出现腹胀、腹泻、呕吐、呛咳，先后使用甲硝唑、莫西沙星、头孢哌酮＋舒巴坦治疗，体温仍高，为进一步诊治收入重症监护室。

2. **既往史** 20余年前患前列腺癌，行双侧睾丸切除术，术后放疗，并发放射性肠炎，间断发生不全性肠梗阻。复杂泌尿系结石5年余，反复泌尿系感染。3年前因痴呆、长期卧床、口咽吞咽困难，留置鼻胃管营养。

3. **入院查体** 体温39.3℃，呼吸34次/分，血压118/44mmHg，BMI 22.6kg/m²。喘息貌，双肺呼吸音粗，未闻及明显干湿啰音，心律齐，心率115次/分，各瓣膜听诊区未闻及病理性杂音；腹膨隆，腹壁稍紧张，按压时呈痛苦表情，肝脾未及，叩鼓音，肠鸣音1～2次/分，双下肢轻度对称性可凹性水肿。

4. **老年评估** ADL评0分，NRS2002评分6分，NUTRIC评分（不纳入IL-6）8分。APACHE Ⅱ评分20分，SAPS Ⅱ评分43分，SOFA评分9分，Glasgow评分10分，MMSE 0分。

5. **化验及检查**

血常规：白细胞计数6.35×10⁹/L，中性粒细胞百分比86.2%，血红蛋白99g/L，血小板计数243×10⁹/L。

尿常规：白细胞9～20/HP，红细胞30～40/HP。

血生化：血钾3.84mmol/L，血钠127.71mmol/L，谷丙转氨酶8U/L，谷草转氨酶12U/L，Scr124.3μmol/L，ALB 28.0g/L，TBil 8.4μmol/L，B型利钠肽43pg/mL，超敏C反应蛋白64.08mg/L。

心肌酶谱：正常。

凝血功能：凝血酶原时间12.10s，活化部分凝血活酶时间30.1s，D-dimer 2.66mg/L（DDU）（正常＜0.24mg/L），纤维蛋白原降解产物13.9mg/L。

降钙素原：0.48ng/mL。

血气分析（鼻导管吸氧2L/min）：pH 7.501，PaO_2 78.3mmHg，$PaCO_2$ 23.8mmHg，HCO_3^- 21.4mmol/L，乳酸0.9mmol/L。

心电图：窦性心动过速，偶见室性期前收缩。

腹部超声：腹腔胀气，胆囊多发结石，肝、胰、脾及右肾未见明显异常，左肾、膀胱多发结石，左肾盂肾盏、左输尿管上段扩张，膀胱未见尿潴留，腹盆腔未见积液，肠管无梗阻征象。

床旁胸片（图35-1）：双肺纹理增多、紊乱、模糊，双肺可见片状模糊影，心影饱满，双侧肋膈角稍钝。

6. **诊治经过及疾病转归** 患者有放射性肠炎、间断不全肠

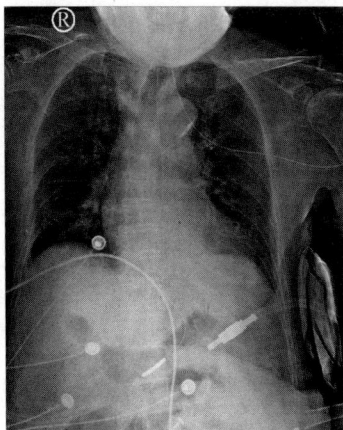

图35-1 床旁胸片

梗阻病史，因间断呕吐伴发热 1 个月入院。查体时腹壁稍紧张，按压时呈痛苦表情，肠鸣音减少。血白细胞、中性粒细胞百分比、超敏 C 反应蛋白及降钙素原均升高，尿常规可见红白细胞，床旁胸片提示双肺可见片状模糊影，考虑吸入性肺炎，泌尿系感染不除外。另外，患者腹部超声提示腹胀，不全肠梗阻？应注意肠源性感染的可能。

关于抗生素选择：患者鼻饲、呕吐，引起误吸可能性大；病原体多为革兰阴性菌和厌氧菌，予头孢哌酮/舒巴坦＋莫西沙星经验性抗感染治疗。患者长期留置尿管，既往复杂泌尿系结石、反复泌尿系感染病史，此次入院查尿白细胞增多，应行尿培养检查以明确是否合并泌尿系感染，头孢哌酮/舒巴坦应可治疗泌尿系感染常见细菌感染。经上述治疗 2 日后，患者体温正常，白细胞总数和中性粒细胞百分比下降。

此次入院发现患者凝血酶原时间延长（12.10s→18.40s）。入院两天后排糊状暗红色大便约 300mL，HR 135 次/分，血压 145/71mmHg，肠鸣音 1～2 次/分，Hb 快速下降（99g/L→71g/L），粪隐血（＋），考虑存在消化道出血。予输注浓缩红细胞、静脉埃索美拉唑、鼻饲凝血酶及云南白药止血治疗。生命体征和 Hb 稳定后，予 0.9% 氯化钠葡萄糖鼻饲（30mL/h）×1 日，观察无呕吐或出血加重。启动肠内营养，予氨基酸氮源要素营养（爱伦多）80g 配置为 300mL 溶液（能量密度 1kcal/mL），以 30～50mL/h 速度鼻饲，观察无呕吐及便血。1 日后，肠内营养在氨基酸要素营养的基础上逐渐增加短肽营养，爱伦多 80g（300mL，1kcal/mL）＋百普力 500mL（1kcal/mL）。患者再次排暗红色血便约 100mL，暂停鼻饲饮食 2 日后，恢复爱伦多 80g/d，后增至 160g/d，患者未再排血便。于 5 日后增加百普力 200mL/d，观察胃肠道情况，无明显消化道出血，逐渐增加百普力入量，3 日后在短肽营养的基础上增加整蛋白型营养剂，百普力 500mL＋瑞高 500mL/d，患者无明显恶心、呕吐、便血等症状，肠鸣音恢复 3～4 次/分。

心血管方面，患者血红蛋白下降当日，出现呼吸急促，血氧饱和度下降，心电监护示心房颤动，心室率 173～209 次/分，血压 180/54mmHg，血电解质、心肌酶正常，考虑贫血诱发阵发房颤，快速心室率导致急性左心衰，予改善供氧、纠正贫血、利尿、扩血管治疗后患者血压、心率逐渐下降，喘憋好转。

感染方面，患者入院后查痰培养提示 MDR 鲍曼不动杆菌，尿培养提示屎肠球菌，根据病原学和药敏结果调整抗生素，先后予美罗培南、莫西沙星、万古霉素、替加环素等治疗后，体温正常，血白细胞、超敏 C 反应蛋白、降钙素原恢复正常，尿白细胞明显减少，胸片肺内渗出减少，考虑治疗有效，停用抗感染药物。

患者出 ICU 前评估：ADL 评分 0 分；营养评分 NRS 2002 评分 4 分，NUTRIC 评分（不纳入 IL-6）6 分。APACHE Ⅱ评分 13 分，SAPS Ⅱ评分 35 分，SOFA 评分 7 分，Glasgow 评分 10 分，MMSE 评分 0 分。

7. 康复计划

（1）营养支持治疗：患者高龄、长期卧床、鼻饲营养，急性感染控制后评估，营养 NRS2002 评分 4 分，存在营养风险，仍需要进行营养治疗。患者存在放射性肠炎、多次不全肠梗阻及消化道出血，应选用合适的肠内营养方案。

（2）长期康复方案：①康复专业医师制定患者肢体功能训练方案；②营养专业医师制订合适的营养方案；③老年专业医师注意患者各器官功能的维护，主要包括肺部感染的预防、房颤的抗凝治疗、出入量管理和心功能维护、消化道出血的监测、抗凝与出血的风险管理、泌尿系感染的预防；④与家属和长期看护者沟通。

【病例讨论】

关于存在肠道基础疾病的高龄危重患者的营养支持问题，2016 年美国胃肠病学会（ACG）推荐：在启动营养治疗之前，应该先对患者的营养风险进行有效地评估，评价工具包括 NRS 2002 评分和 NUTRIC 评分等[1]。此患者 NRS 2002 评分≥3 分提示存在营养风险，NUTRIC 评分（不纳入 IL-6）≥5 分，提示为营养高风险，需要营养治疗。

对于存在胃肠道基础病的患者，滋养型喂养（trophicfeeding），即以 10～20kcal/h 或 10～30mL/h 的输注速率给予患者肠内营养（enteral nutrition，EN）治疗[2-3]，相比充分的 EN，虽不能显著改善患者的临床预后，但却具有良好的胃肠耐受性[4]，并有保护肠上皮、分泌刷状缘酶、增强免疫功能、保护上皮紧密的细胞连接和防止细菌移位的作用。该患者高龄，有放射性肠炎病史，反复发生不全肠梗阻，胃肠道功能弱，且由于消化道出血，较长时间不能进行肠内营养。患者消化道症状相对稳定后，采用滋养型喂养策略开始肠内营养，仍不能耐受预消化配方，仅以氨基酸要素饮食，后缓慢过渡为预消化配方和整蛋白饮食，逐渐达到充分的 EN。由此，我们不难看出，不同滋养型喂养的组成、滋养型喂养开始的时机、滋养型喂养中蛋白质和微量元素的供给对不同人群的影响等仍需要深入研究。

【诊疗流程】

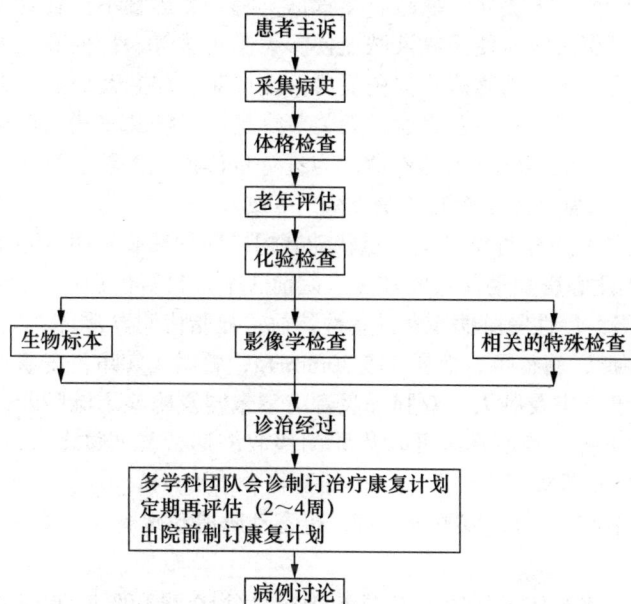

孙　丹　焦红梅
北京大学第一医院老年内科

参 考 文 献

［1］ MCCLAVE S A, DIBAISE J K, MULLIN G E, et al. ACG Clinical Guide Line: Nutrition therapy in the adult hospitalized patient [J]. Am J Gastroenteml, 2016, 111 (3): 315-334.

［2］ MCCLAVE S A, TAYLOR B E, MARTINDALE R G, et al. Guidelines for the provision and assessment of nutrition support therapy in the adult critically ill patient: Society of Critical Care Medicine (SCCM) and American Society for Parenteral and Enteral Nutrition (ASPEN) [J]. JPEN, 2016, 40 (2): 159-211.

［3］ MCCLAVE S A, MARTINDALE R G, VANEK V W, et al. Guidelines for the provision and assessment of nutrition support therapy in the adult critical ill patient: Society of Critical Care Medicine (SCCM) and American Society for Parenteral and Enteral Nutrition (ASPEN) [J]. JPEN, 2009, 33 (3): 277-316.

［4］ RICE T W, MOGAN S, HAYS M A, et al. Randomized trial of initialtrophic versus full- energy enteral nutrition in mechanically ventilated patients with acute patients respiratory failure [J]. Crit Care Med, 2011, 39 (5): 967-974.

病例 36
高龄急性脾梗死

【病例介绍】

1. **主诉及主要症状** 男性，91岁，因"腹痛3日"入院。3日前进食后出现下腹部隐痛，伴发热，体温最高37.9℃，无畏寒、寒战，伴食欲下降，无进食不洁食物，无腹泻、里急后重感及恶心、呕吐，无黑粪、鲜血便及黏液脓血便，无停止排气、排便及大便变细，腹痛，无腰背部发散，弯腰屈膝无缓解，无腹胀及皮肤黄染，无尿频、尿急及尿痛，无腰痛、脓尿及肉眼血尿，无咳嗽、咳痰、胸闷、胸痛及咯血，无关节疼痛、皮疹及皮肤出血点，自服对乙酰氨基酚退热后体温降至正常，但仍感下腹部不适，为进一步诊治收入院。发病以来，精神可，夜眠尚可，食欲下降，二便如常，近1个月体重下降约5kg。

2. **既往史** 慢性胃炎；慢性结肠炎；冠状动脉粥样硬化性心脏病，心功能Ⅲ级（NYHA分级）；心律失常，永久性心房颤动伴长间歇（入院前3个月自行停用抗凝药物）；左肺肺栓塞；高血压3级，很高危组；慢性肾脏病3期，肾性贫血；血脂代谢异常。

3. **入院查体** 神清，精神可，血压115/70mmHg，唇甲无发绀，皮肤巩膜无黄染，颈静脉无怒张，全身浅表淋巴结未及肿大，双肺呼吸音清，未闻及明显干湿啰音，心界向左扩大，心率74次/分，律绝对不齐，各瓣膜区可闻及Ⅲ/Ⅵ级收缩期杂音，腹膨隆，质软，全腹深压痛，左下腹为著，无反跳痛及肌紧张，未及包块，肝脾肋下未及，Murphy征（-），移动性浊音（-），肝脾区无叩痛，肠鸣音4次/分，双下肢不肿，足背动脉搏动减弱。

4. **化验及检查**

血常规：白细胞计数6.10×10^9/L，中性粒细胞百分比74.00%↑，血红蛋白（Hgb）130g/L，血小板计数96.0×10^9/L↓。

尿常规：白细胞5～7/HP。粪常规及OB均阴性。血沉（ESR）：67mm/h↑。

血生化：电解质未见异常，尿素氮11.2mmol/L，肌酐139.0μmol/L↑，总胆红素33.8μmol/L，直接胆红素8.8μmol/L↑，肝功能、心肌酶正常水平，总胆固醇3.33mmol/L，低密度脂蛋白胆固醇1.53mmol/L，超敏C反应蛋白45.09mg/L↑。

凝血五项：凝血酶原时间13.2s，活化部分凝血活酶时间33.3s，纤维蛋白原5.19g/L↑，D-二聚体定量2.70mg/L↑。

肿瘤六项：癌抗原125（CA125）：81.20U/mL↑，前列腺特异抗原9.61ng/mL，游离PSA 2.03ng/mL↑，余未见异常。

血、尿淀粉酶均阴性。降钙素原0.08ng/mL。网织红细胞计数2.5%。

末梢血细胞形态：白细胞、红细胞及血小板形态尚可，未见原始及幼稚细胞。

X线胸片：双肺纹理增重；左肺中上野陈旧性病变；右纵隔增宽，血管影，心影增大。

超声心动图：右心左房大；节段性室壁运动异常；主动脉瓣钙化、二尖瓣钙化；主动脉瓣反流（中）伴狭窄（轻）；二尖瓣反流（轻）＋三尖瓣反流（重）；肺动脉高压（中）；主动脉窦、升主动脉扩张，LVEF 45%。

立位腹平片：未见明显异常。

床旁腹部 B 超：淤血肝，脾内偏强回声结节，血管瘤可能性大，左肾多发囊肿。

腹主动脉 B 超：腹主动脉粥样硬化伴斑块。

肠系膜血管 B 超：肠系膜上动脉粥样硬化斑块形成。

胃镜：慢性浅表性胃炎。

上腹增强 CT：肝脏形态及体积异常改变，门静脉及下腔静脉增宽；胆囊壁略厚；胰腺萎缩；脾内多发片状低密度影，考虑脾梗死；双肾萎缩，左肾多发囊肿（图 36-1）。

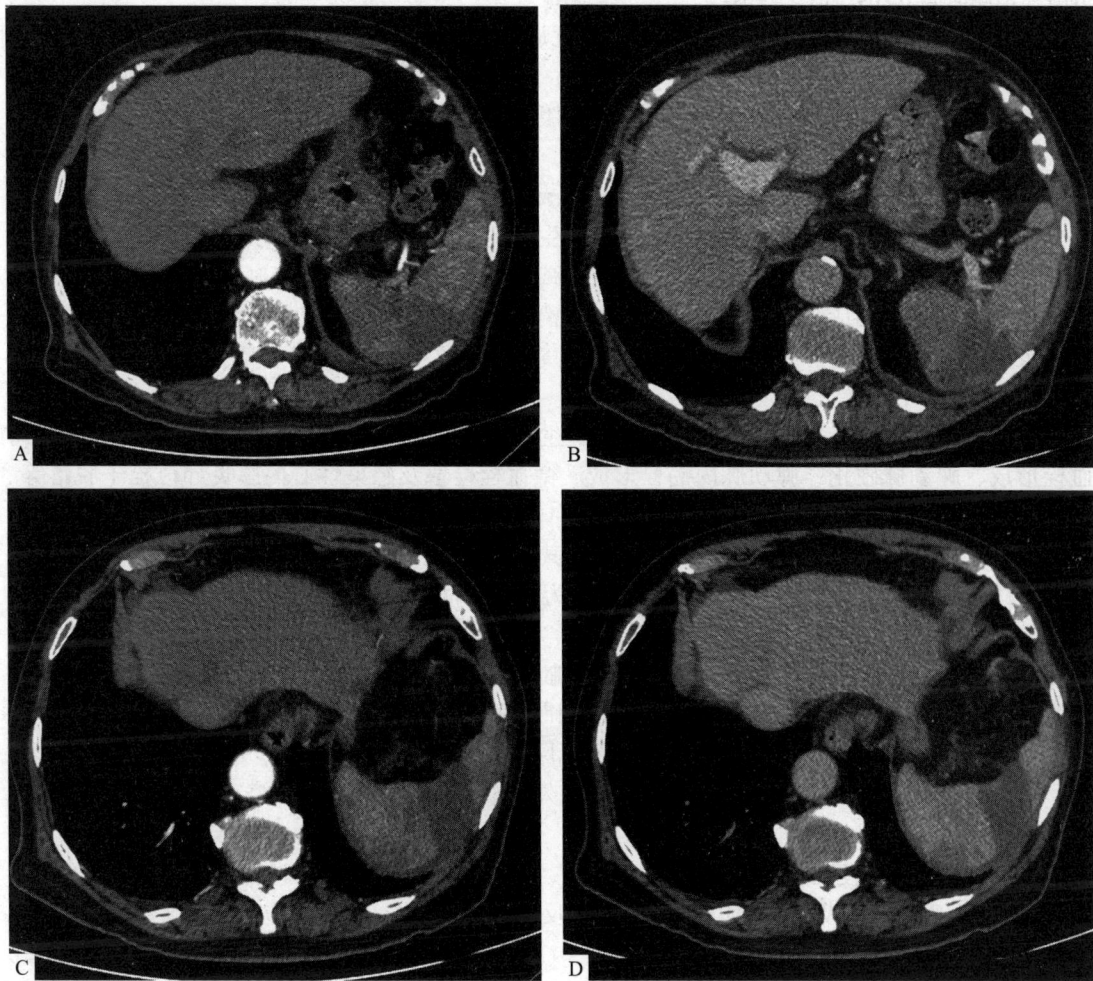

图 36-1 上腹增强 CT
脾内多发片状低密度影，考虑脾梗死（A～D）。

确定诊断：脾梗死。

5. 治疗经过及疾病转归 根据患者发病经过、临床表现（腹痛、低热）、体征（全腹深压痛）、化验 D- 二聚体升高，结合上腹增强 CT（脾内多发片状低密度影，脾梗死可能性大），脾梗死诊断明确。根据症状、体征，结合肠系膜血管 B 超，缺血性肠病不支持。患者高龄，腹痛伴体重下降明显，还应警惕消化系统肿瘤，但入院后多次便 OB 阴性、癌胚抗原、甲胎蛋白等消化系统肿瘤标志物阴性，胃镜及上腹 CT 未见明显占位性病变，因患者高龄、合并慢性心肾功能不全，肠镜风险高，故是否合并消化道肿瘤尚依据不足。入院后明确脾梗死诊断，给予低分子肝素抗凝 1 周，序贯口服达比加群酯 110mg 2 次 / 日，5 日后复查活化部分凝血活酶时间 65.0s，

TT>140s，因患者高龄 91 岁，合并肾功能下降，计算 HAS-BLED3 分，属于抗凝出血高危人群，故调整达比加群酯剂量为 110mg/d，患者腹痛症状及左侧腹部压痛体征逐渐缓解，遂出院继续口服达比加群酯抗凝，门诊随访无腹痛再发及活动性出血，因合并永久性心房颤动，既往肺栓塞病史，建议长期抗凝治疗。

2016 年 9 月 14 日至 2016 年 9 月 21 日，达肝素钠 5000U，每 12 小时 1 次。

2016 年 9 月 21 日至 2016 年 9 月 26 日，达比加群酯 110mg 2 次 / 日；9 月 26 日复查活化部分凝血活酶时间 65.0s，TT>140s。

2016 年 9 月 26 日至 2016 年 9 月 28 日　达比加群酯 110mg 1 次 / 日，患者腹痛逐渐缓解出院。

院外规律口服达比加群酯 110mg 1 次 1 日，2016 年 10 月 10 日门诊复查活化部分凝血活酶时间 41.0s，TT 137.7s，临床无腹痛再发及活动性出血。

【病例讨论】

脾梗死（Splenic infarction, SI）是脾动脉或其分支阻塞导致的脾脏相应部位的坏死。脾动脉分支由于没有相互交通的终末动脉，故易发生栓塞。脾动脉作为终末动脉，随年龄增长，脾动脉弯曲逐渐形成，伴随血管硬化、血流速度减慢等因素，易形成原位血栓，从而造成脾脏缺血梗死[1]。脾梗死临床少见，发病率目前尚不清楚。国内文献多为单发病例报告，多病例回顾分析较少。有研究显示，脾梗死平均发病年龄 54.1～61.2 岁，60 岁以上老年人所占比例增高，且男性较女性多发[1-2]。

脾梗死病因复杂繁多，与多种疾病及病理生理状态相关。导致栓塞的原因主要为脾动脉内血栓形成、脾动脉硬化、脾动脉内癌栓形成、微血栓栓塞及感染性心内膜炎异位栓子脱落等。多并发于血液、循环及消化系统病变基础之上[1-3]。国外有研究显示，心源性栓子为脾梗死主要病因（62.5%），且心房颤动（房颤）多发。其他疾病如：自身免疫性疾病（12.5%）、感染相关性疾病（12.5%）或血液恶性肿瘤（6%）亦为其常见病因[4]。心房颤动时心房丧失了有效的收缩、血流瘀滞，心房进行性扩张、内皮裸露，心房局部血液成分及炎症和生长因子发生异常改变，最终形成血栓，血栓脱落后进一步导致脑、四肢、冠状动脉、脾、肾等内脏梗死。此患者既往有永久性心房颤动病史，且曾并发左肺肺栓塞，近 3 个月自行停用抗凝药物，CHA$_2$DS$_2$-VASc 评分 7 分，属栓塞高危人群。此次脾梗死原因考虑为心房颤动所致。根据临床表现及血常规、末梢血涂片、腹部 CT、胃镜等检查，已除外血液系统疾病、自身免疫系统疾病及感染性疾病所致脾梗死。

文献汇总显示脾梗死的临床表现以腹痛为主，绝大多数病例以左上腹痛为首发表现，可伴随发热、恶心、呕吐及呼吸困难。而左上腹压痛、反跳痛及肌紧张，左上腹包块为其主要体征[1-2, 4]。一般认为，脾梗死的病理可分为超急性期（<1 日），急性期（<1 周），亚急性期（<1 个月）和慢性期（1 个月以上）[5]。关于实验室检查，脾梗死患者可出现白细胞增多、血清乳酸脱氢酶升高、肝功能异常、凝血酶原时间延长及 D- 二聚体升高[2,4]。胸部 X 线比可有膈上横膈膜表现[4]。研究显示，由于梗死急性期和正常脾组织的回声之间的差别不大，故腹部超声对梗死急性期诊断率较低，但超声可用于检测脾梗死并发症，如包膜或腹膜出血、假性囊肿或脓肿形成[2]。腹部 CT 敏感性及特异性均较高，是目前脾梗死的首选诊断方法[6]。此患者存在腹痛、低热及食欲减退表现，查体全腹压痛。化验中性粒细胞比例、血沉、超敏 C 反应蛋白及 D- 二聚体升高，结合腹部 CT 表现，符合急性脾梗死诊断。但患者腹痛以下腹部隐痛为著，位置不典型，临床易漏诊，需注意鉴别。

大部分脾梗死可以自愈和纤维化，常规疗法多以保守治疗为主，同时应重视原发疾病的处理[7]。而少数病例，因梗死面积较大，并发脾内大血肿、脾破裂等情况，则需尽早行脾切除术[8]。保守治疗包括：吸氧、镇痛、补液及预防感染等对症处理；起病 6h 内可给予溶栓治疗，序贯口服抗凝、抗血小板，总疗程为 3 个月。本病例患者住院期间给予低分子肝素抗凝 1 周，序贯口服达比加群酯抗凝，患者为老年，合并肾功能下降，计算 HAS-BLED3 分，属抗凝出血高危人群，故将达比加群减量至 110mg/d。因本患者脾梗死与心房颤动相关，CHA_2DS_2-VASc 评分 7 分，为栓塞高危人群，既往肺栓塞病史，故建议长期抗凝治疗，规律门诊随诊。脾梗死的预后与其病因有关，有研究显示，心房颤动与住院死亡率显著相关，而恶性肿瘤患者 1 年死亡率最高。相反，抗磷脂抗体综合征、隐源性或医源性病例则表现出较好的预后[9]。

综上所述，脾梗死是一种临床少见疾病，多种病因可导致脾梗死，老年患者所占比例较高，其临床表现多样，易误诊、漏诊。腹部 CT 是目前诊断脾梗死的首选方法。对于老年患者，早期识别、诊断，规范、个体化治疗是脾梗死诊疗的关键。

【诊疗流程】

```
┌─────────────────────────────────────────┐
│ 腹痛3日，伴低热、食欲下降高龄患者            │
└─────────────────────────────────────────┘
                    │
┌─────────────────────────────────────────┐
│ 既往史：永久性心房颤动，左肺肺栓塞病史        │
└─────────────────────────────────────────┘
                    │
┌─────────────────────────────────────────┐
│ 查体：全腹深压痛，无反跳痛及肌紧张，未扪及包块，│
│ 肝脾肋下未及。肝脾区无叩痛。体格检查：血压、血氧│
│ 饱和度、心肺查体，关注心率、脉率、心界及心音等  │
└─────────────────────────────────────────┘
                    │
┌─────────────────────────────────────────┐
│ NE 74%，ESR 67mm/h，超敏CRP 45.09mg/L，D-二聚体 2.70mg/L │
└─────────────────────────────────────────┘
         │                          │
┌──────────────────────┐  ┌──────────────────────┐
│ 腹部B超：淤血肝，脾内偏强│  │ 上腹增强CT：肝脏形态及体积│
│ 回声结节，血管瘤可能性大，│  │ 异常改变，门静脉及下腔静脉│
│ 左肾多发囊肿节律管理     │  │ 增宽；胆囊壁略厚；胰腺萎缩；│
│                      │  │ 脾内多发片状低密度影，考虑 │
│                      │  │ 脾梗死；双肾萎缩，左肾多发 │
│                      │  │ 囊肿。抗凝管理（血栓及出血 │
│                      │  │ 评估）                 │
└──────────────────────┘  └──────────────────────┘
                    │
┌─────────────────────────────────────────┐
│ 确定诊断：脾梗死                            │
└─────────────────────────────────────────┘
                    │
┌─────────────────────────────────────────┐
│ 予低分子肝素抗凝1周，序贯达比加群酯抗凝，患者腹痛│
│ 症状逐渐缓解出院。门诊随访无腹痛再发及活动性出血，│
│ 因合并永久性心房颤动，既往肺栓塞病史，长期抗凝治疗│
└─────────────────────────────────────────┘
```

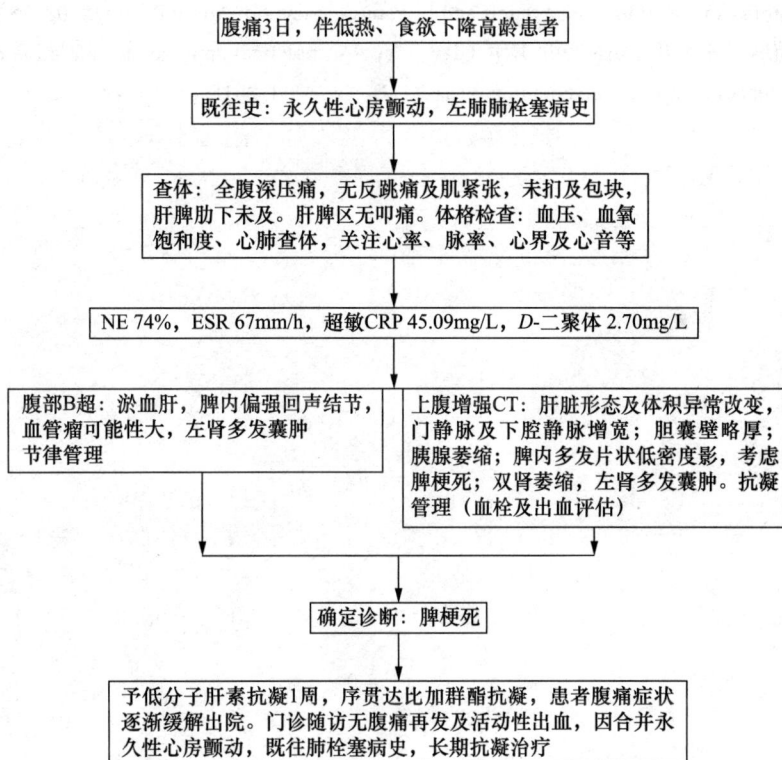

赵 薇 马金宝 周 健 秦明照
首都医科大学附属北京同仁医院老年医学科

参 考 文 献

［1］夏绍友, 李荣, 李晨, 等. 脾梗死的基础解剖与临床研究 [J]. 中华肝胆外科杂志, 2013, 10 (19): 738-741.

［2］李一鸣, 赵娇, 刘娟, 等. 脾梗死临床特点分析 137 例 [J]. 世界华人消化杂志, 2014, 11 (22): 1607-1611.

［3］ LAWRENCE Y R, POKROY R, BERLOWITZ D, et al. Splenic infarction: an update on William Osler's observations [J]. Isr Med Assoc J, 2010, 12 (6): 362-365.

［4］ SCHATTNER A, ADI M, KITROSER E, et al. Acute Splenic Infarction at an Academic General Hospital Over 10 Years: Presentation, Etiology, and Outcome [J]. Medicine (Baltimore), 2015, 94 (36): e1363.

［5］ JAROCH M T, BROUGHAN T A, HERMANN R E. The natural history of splenic infarction [J]. Surgery, 1986, 100 (4): 743-750.

［6］ SPAZIANI E, DI FILIPPO A, PICCHIO M, et al. A rare cause of acute abdomen: splenic infarction. Case report and review of the literature [J]. G Chir, 2010, 31 (8-9): 397-399.

［7］ CONSTANTIN T, PONYI A, VARGA E, et al. An tiphospholipid syndrome accompanied by a silent splenic infarct in a patient with juvenile SLE [J]. Rheumat ol Int, 2006, 26 (10): 951-952.

［8］ SALVI P F, STAGNITTI F, MONGARDINI M, et al. Splenic infarction, rare cause of acute abdomen, only seldom requires splenectomy. Case report and literature review [J]. Ann Ital Chir, 2008, 78 (6): 529-532.

［9］ WAND O, TAYER-SHIFMAN O E, KHOURY S, et al. A practical approach to infarction of the spleen as a rare manifestation of multiple common diseases [J]. Ann Med, 2018, 50 (6): 494-500.

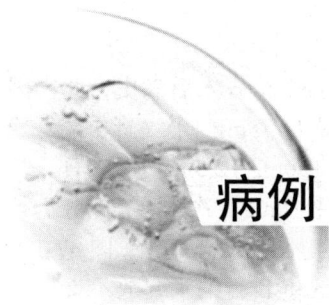

病例 37　以胸闷为首发症状的高龄肠梗阻患者诊治

【病例介绍】

1. **主诉及主要症状**　患者男性，98 岁，因"间断活动后胸闷 18 年，胸闷加重 2 周"入院。患者 18 年前因活动后胸闷诊断为冠心病，16 年前行冠状动脉造影示三支病变，于回旋支植入支架 1 枚，13 年前及 9 年前因活动时胸闷又分别于前降支及右冠脉各植入支架 1 枚。近 9 年偶于活动时胸闷，休息 2～3min 可缓解。近 2 周无明显诱因频繁出现胸闷，持续性 1～2h 可自行缓解，无胸痛，无反酸、嗳气。发作时行心电图未见明显 ST-T 改变。长期口服硫酸氢氯吡格雷、阿替洛尔、地尔硫䓬、瑞舒伐他汀、硝酸异山梨酯片等。自患病以来，饮食可，小便正常，大便 2～3 次 / 天，糊状便。体重无明显变化。

2. **既往史**　高血压 3 级很高危组、2 型糖尿病、脑梗死、慢性阻塞性肺疾病（COPD）、肺结核、胆囊结石、腹股沟直疝、浅表性胃炎、便秘（长期服用乳果糖口服液 / 使用开塞露）、焦虑症、重度骨质疏松。64 年前及 33 年前两次行肠结核切除术，3 年前曾发生肠梗阻，予以保守治疗好转；34 年前行前列腺电切术；20 余年前因背部皮肤癌，行局部切除术。吸烟 60 余年，已戒烟 20 年。

3. **入院查体**　体温 36.2℃，呼吸 20 次 / 分，心率 70 次 / 分，血压 136/62mmHg，SpO_2 92%（未吸氧）。神志清楚，精神可，桶状胸，双肺底可闻及散在细湿啰音，心律齐，各瓣膜区听诊未闻及病理性杂音。腹部可见 8cm 及 5cm 手术瘢痕，腹软，无压痛及反跳痛，肝脾肋下未及，肠鸣音 2～3 次 / 分，双下肢不肿。

4. **老年评估**　ADL 评分 60 分；Frail 评分 4 分；多重用药评估：存在多重用药；MMSE 评分 24 分；NRS 2002 评分 2 分；MNA-SF 评分 11 分。

5. **化验及检查**

血常规：白细胞 $4.89×10^9$/L，中性粒细胞百分比 65.8%，血小板 $125×10^9$/L，血红蛋白 121g/L。

血生化：谷丙转氨酶 20U/L，ALB 39g/L，GLU 6.84mmol/L，TG 2.03mmol/L，LDL-C 1.67mmol/L，CR 44.5μmol/L；血钾 3.5mmol/L。

心梗四项：CK-MB 0.40ng/mL，Myo 35.50ng/mL，cTnI 0.010ng/mL，B 型利钠肽 64.47pg/mL。

凝血六项：凝血酶原时间 13.7s，活化部分凝血活酶时间 32.1s，FIB 2.91G/L，国际标准化比值 1.05，D-D 0.95mg/L，纤维蛋白原降解产物 2.48μg/mL。

血气分析：pH 7.39，PCO_2 42.4mmHg，PO_2 65.7mmHg，Lac 1.0mmol/L，BE 1.3mmol/L，HCO_3^- 25.6mmol/L。

粪常规＋隐血、尿常规：未见明显异常。

心电图：窦性心律，ST-T 未见明显异常。

Holter：窦性心律，偶发房性期前收缩（早搏），部分成对，部分房早未下传，阵发性房性心动过速，偶发交界性早搏，偶发室性早搏（多源），部分成对，一度 AVB，RR 最长间歇 2.00s 秒（4∶27），ST-T 未见明显异常。

超声心动图：主动脉硬化，升主动脉增宽，主动脉瓣硬化。

胸部 CT：右肺多发结节；动脉硬化；双侧少量胸腔积液。

6. 诊治经过及疾病转归 患者既往有冠心病、心绞痛、冠脉支架植入术后病史，此次因胸闷入院，首先考虑冠心病、心绞痛可能，治疗上给予硫酸氢氯吡格雷 75mg 1 次 / 日、瑞舒伐他汀 5mg 1 次 / 日、阿替洛尔 12.5mg 3 次 / 日、厄贝沙坦氢氯噻嗪 150mg/12.5mg 1 次 / 日、盐酸地尔硫䓬 30mg（早）、60mg（中）、30mg（晚）、硝酸异山梨酯片 10mg 3 次 / 日等充分进行冠心病二级预防治疗。但患者入院后仍多次发生胸闷，症状发作时心电图无动态变化（图 37-1），TnI 等指标未见升高，含服硝酸甘油症状无明显缓解，胸闷持续 2～3h 自行消失，故不支持心绞痛诊断。结合患者既往有慢性阻塞性肺疾病史，胸闷症状发作时 SpO$_2$ 由 95%～96% 下降至 92%～93%，不除外 COPD 引起血氧降低可能。但患者因听力减退，无法进行肺功能检查，给予持续低流量吸氧、雾化吸入等治疗后，患者胸闷症状较前减轻，SpO$_2$ 维持在 95% 左右。入院 1 周

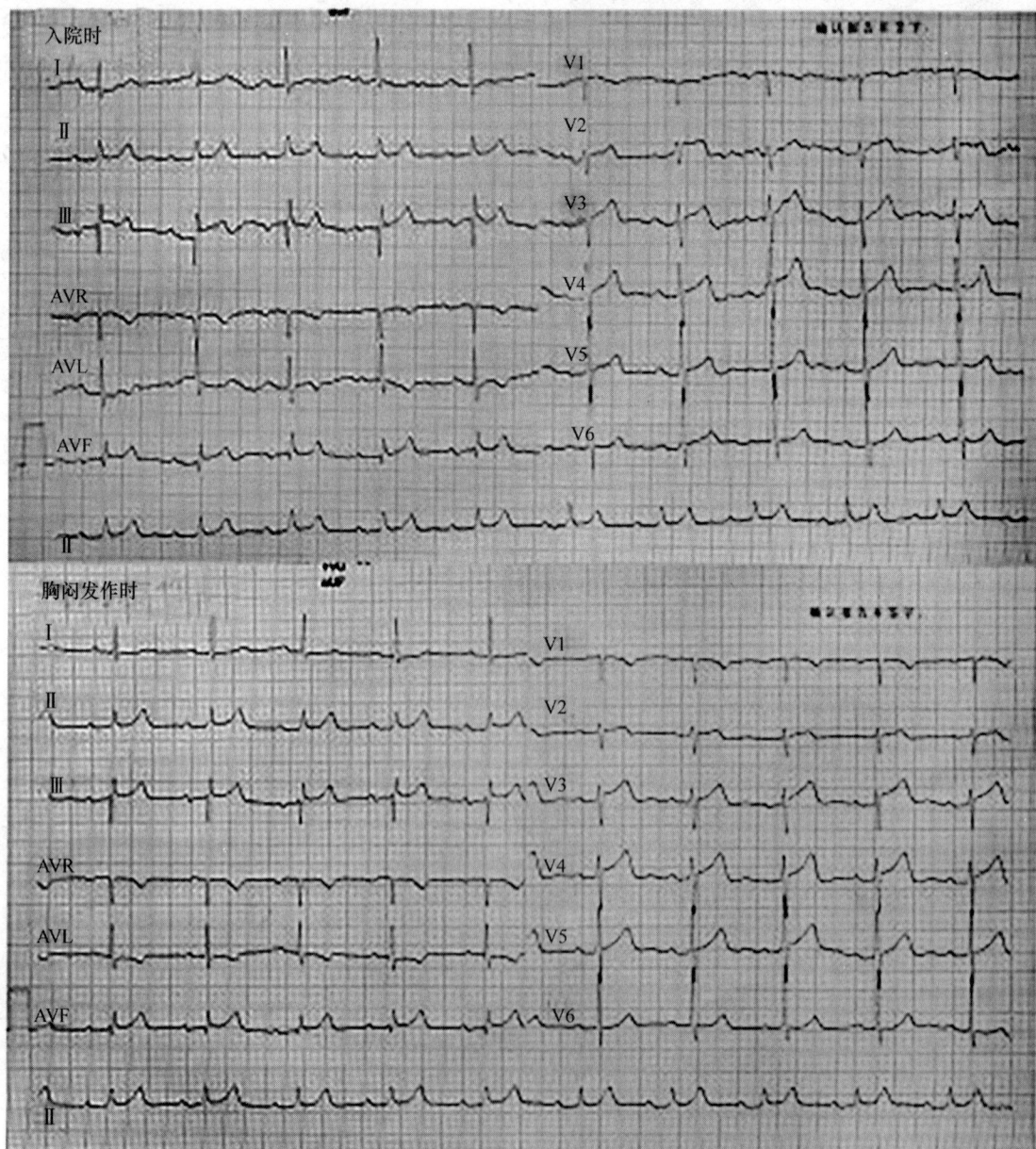

图 37-1 患者入院时及发作时心电图检查

后，患者胸闷加重，伴腹胀、心悸，排气、排便量较前减少。查体：SpO$_2$ 92%，HR 78 次 / 分，腹部膨隆，右上腹轻压痛，触及包块，大小约 5cm×3cm，质软、可移动，疑似肠管。无反跳痛及肌紧张，叩诊鼓音，肠鸣音 3～4 次 / 分。立即复查血常规：白细胞 5.35×10^9/L，中性粒细胞百分比 80.3%，红细胞 3.83×10^{12}/L，血红蛋白 126g/L；生化：血钾 3.5mmol/L；心梗四项未见明显异常；完善立位腹平片见气液平（图 37-2），可疑肠梗阻；腹部、盆腔 CT 平扫示：肠腔内见气液平面；胆囊多发结石；双肾多发囊肿。经心内科、呼吸科、消化科、普外科 MDT 讨论后考虑：患者既往有肠结核病史，两次行肠结核切除术，容易发生肠粘连；3 年前曾出现过肠梗阻，经保守治疗后好转。患者平日虽规律使用通便药，但近期出现胸

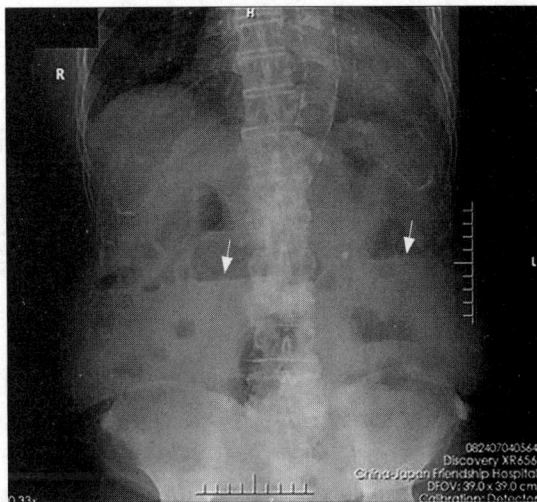

图 37-2　患者入院 1 周后腹部 X 线检查
箭示典型气液平。

闷、腹胀，排便量减少，结合影像学结果，考虑不完全肠梗阻诊断，予以禁食，抑酸、生长抑素缓解腹胀、头孢他啶抗感染、补钾、静脉高营养支持、通便灌肠等治疗。10 日后患者腹胀较前减轻，腹部平片（图 37-3）仍显示气液平存在，较前无明显变化。但考虑患者经治疗后排便量增多，腹胀较前明显减轻，停用生长抑素、抗生素等，开始少量进食米汤。16 日后，患者进食米汤增加至 500mL/d，未诉腹痛、腹胀，再次复查腹部平片（图 37-4）仍有气液平存在。请麻醉科、消化科、普外科、放射科联合会诊，考虑：①患者不完全肠梗阻经保守治疗后，胸闷、腹胀消失，排气排便恢复正常，可进食米汤，虽腹平片（图 37-3、图 37-4）仍显示气液平，但无腹痛、无腹膜刺激征、全身中毒症状、消化道出血、绞窄性疝等，故目前无外科手术指征，应继续积极润肠通便治疗；②患者使用的部分药物有加重肠梗阻风险，如钙离子拮抗剂，但患者冠心病治疗需要使用地尔硫草控制心室率并改善冠脉痉挛，目前冠心病情况相对稳定，建议酌情减少用量；患者服用铝碳酸镁片治疗反流性胃食管炎，该药有引起便秘的可能，建议减量或暂停用药观察；患者入院时血钾正常低限，考虑与使用噻嗪类利尿剂有关，建议停用或适当补

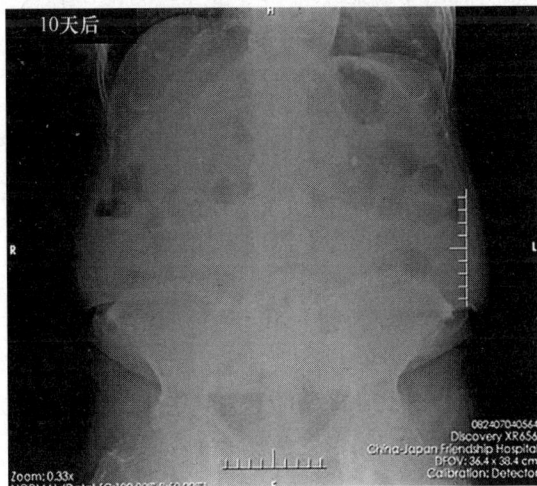

图 37-3　治疗 10d 后腹部 X 线检查

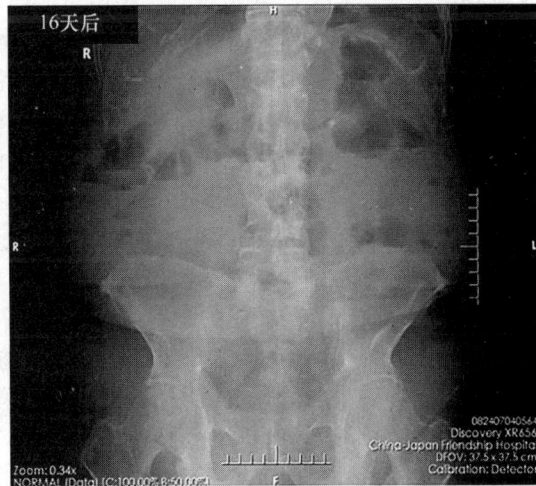

图 37-4　治疗 16d 后腹部 X 线检查

钾；③可进食米粥、面条等食物，逐步增加饮食量及食物种类，注意监测排便、排气量及腹胀、胸闷等症状，定期复查腹平片。根据会诊意见，调整用药方案如下：地尔硫草 30mg 每 8 小时 1 次、厄贝沙坦氢氯噻嗪更换为厄贝沙坦片 150mg 1 次 / 日、停用铝碳酸镁片、加强补钾治疗。1 周后再次复查腹部平片，仍显示气液平存在，较前无明显变化。逐渐增加饮食量及种类，后患者未再诉明显胸闷、腹胀等，SpO₂ 96% 左右，予以出院。2 个月后门诊随访复查腹部平片，较前无明显变化，再次进行老年综合评估：ADL 评分 70 分；Frail 评分 4 分；多重用药评估：存在多重用药（但已通过评估减少 3 种药物：氢氯噻嗪、雷贝拉唑、铝碳酸镁）；MMSE 评分 24 分；NRS 2002 评分 2 分；MNA-SF 12 分。

【病例讨论】

肠梗阻是老年人常见的外科疾病之一，有研究统计[1]，65 岁以下腹痛就诊人群中肠梗阻发生率占 2%，而在 65 岁以上人群中发生率可达到 10%～12%。肠梗阻若不能及时发现并采取有效的治疗措施，易引发电解质紊乱、脓毒血症、肠坏死、穿孔等并发症，甚至导致患者死亡。肠道肿瘤、肠粘连、腹外疝、肠结核等疾病均可导致肠梗阻；腹部手术史对预测粘连性小肠梗阻有一定价值（敏感性 85%，特异性 78%[1]）；COPD 患者因全身平滑肌系统功能减弱，纤维支持组织减少，肠道平滑肌张力下降、蠕动减弱，可能导致便秘甚至肠梗阻[2]。部分常见药物如钙离子通道拮抗剂可以影响胃肠道平滑肌钙离子转运，抑制平滑肌收缩，从而加重便秘甚至引起肠梗阻；含钙、铝的抗酸剂、抗胆碱能药物、利尿剂（呋塞米）、抗精神病药物（地西泮、氯丙嗪）、阿片类等药物可以通过影响胃肠道的运动神经或肌肉、促进肠道内水分吸收引起粪便干结等作用从而加重便秘甚至导致肠梗阻。老年人由于常合并多种慢性疾病，多重用药的概率增多，随着用药数目增多，药物不良反应发生率也逐渐增加，因此需结合老年人具体情况合理选择用药方案，避免不恰当用药造成的药源性便秘及肠梗阻。该患者高龄，既往患有腹股沟疝、肠结核、便秘、COPD，多次腹部手术史，服用药物中包含钙离子拮抗剂（地尔硫草）、铝碳酸镁片，均为肠梗阻的危险因素。

肠梗阻常见表现为腹痛、腹胀、恶心呕吐、停止排气排便等，但高龄老人由于机体功能减退，认知功能障碍，反应迟缓，导致肠梗阻的表现不典型，在老年人中有典型症状的肠梗阻患者仅占 23%～61%，容易导致漏诊。因此，详细询问患者症状、病史及全面的体格检查，对可疑肠梗阻患者及时进行腹部 X 线及 CT 等辅助检查十分重要。该患者以胸闷入院，最初考虑心绞痛及 COPD 诊断。但诊疗过程中出现胸闷加重，伴腹胀、心悸，排气、排便量较前减少，SpO₂ 下降与排便存在一定联系，排便后 SpO₂ 可回升至 95% 左右。回顾患者既往有肠结核手术、疝气及肠梗阻、便秘病史，才考虑到肠梗阻可能。肠梗阻时由于肠腔大量积气可导致腹内压升高，膈肌上抬，从而引起 SpO₂ 下降的表现[3]，因此对于高龄老人若出现血氧饱和度下降，不要仅考虑到肺部及心血管疾病的可能，还应关注患者是否存在腹部疾病，及时进行检查。

腹部 X 线平片是最常用的肠梗阻影像检查方法，虽然部分研究表明腹部平片对不全性肠梗阻平片的敏感性较低[4]，且难以发现早期肠梗阻（3h 以内）及腹膜炎、肠绞窄的早期症状，但由于其普及性高、成本低、能够连续跟踪疾病进展，目前仍作为肠梗阻的初步诊断评估的一部分。根据美国东部创伤外科学会（EAST）管理指南推荐[4]，所有考虑小肠梗阻的患者均应考虑盆腹部 CT，因为 CT 在鉴别肠梗阻级别、严重程度及病因等方面可以提供更多信息，从而有助于决策治疗方案。

对于怀疑绞窄性肠梗阻的患者，应及时进行手术治疗。发热、白细胞升高、代谢性酸中毒和持续性疼痛可识别 40%～50% 的绞窄性肠梗阻。影像学检查可以鉴别 70%～96% 需要早期进行手术的患者[5]。尽管研究表明，对于完全或不完全性肠梗阻患者进行手术治疗可以获得较低的复发率和较长的无疾病间隔[5]，但其他相关文献[5-6]也报道了手术可能导致肠损伤风险、术后生活质量降低。根据世界急诊外科学会（WSES）指南（2017）推荐，对于老年肠梗阻患者，在进行手术或保守治疗时，需着重考虑患者的术后生存质量。Bruce 等[6]的研究认为，高衰弱指数的老人术后恢复时间将会延长，并且可能无法恢复到术前的功能状态及生活质量，且肠梗阻的手术治疗可能对存在多种疾病的老人用药产生影响，因此，对于无绞窄性肠梗阻、腹膜炎等严重情况的老年患者，可首先选考虑保守治疗。本例患者老年肠梗阻合并冠心病、糖尿病、慢性阻塞性肺疾病、高血压等多种疾病，存在失能、衰弱、共病、多重用药等多种老年综合征，经多科会诊讨论后，手术的风险较大且预后不理想，因此决定进行保守治疗，同时积极针对引发肠梗阻的可能病因进行治疗，如积极润肠通便、补钾、减少地尔硫䓬用量等。

EAST博洛尼亚粘连性小肠梗阻（ABSO）指南[4-5]指出：大多数肠梗阻患者在保守治疗的2～5天后肠梗阻可好转，若5天以上未恢复肠功能需要接受手术治疗；同时由于老年肠梗阻患者常以腹胀为主要表现，腹膜刺激征及腹痛症状不明显，需要及时监测患者的检验结果及影像表现，以免造成治疗延误。本例患者在接受保守治疗16天后腹部平片仍有气液平，经多学科联合会诊，考虑到患者临床症状较前明显缓解，血常规、生化指标未见明显异常，腹部平片表现可能与既往肠结核、肠粘连、腹外疝病史相关，不能单纯将腹平片的气液平作为判断肠梗阻是否缓解的唯一依据；同时，考虑到患者手术风险较大，故选择非手术治疗，患者病情逐渐好转。

综上所述，高龄老人肠梗阻症状多不典型，需要结合病史、症状、体征及辅助检查，早期明确诊断。老年患者抵抗力及耐受性较差，手术风险相对较高，因此需根据患者病情综合考虑，以保障患者生活质量为重要目标，慎重选择治疗方案。在观察疗效时，应充分评估患者症状、体征，不单纯以影像检查作为唯一判断的标准。

【诊疗流程】

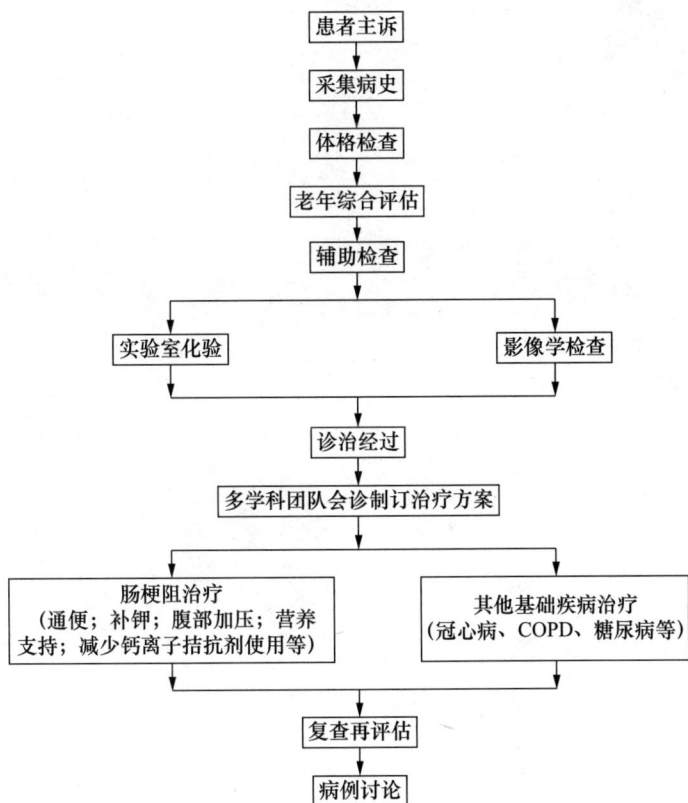

乔 薇 刘 爽
中日友好医院保健部二部

参 考 文 献

［1］ OZTURK E, VAN IERSEL M, STOMMEL M M, et al. Small bowel obstruction in the elderly: a plea for comprehensive acute geriatric care [J]. World journal of Emergency Surgery: WJES, 2018, 13: 48.

［2］ 周生余, 何良爱, 徐立升, 等. 综合干预对慢性阻塞性肺疾病稳定期便秘患者症状和生活质量的影响 [J]. 中华护理杂志, 2010, 45 (10): 894-897.

［3］ SHEA Y F, CHOW F C, CHAN F, et al. A lucky and reversible cause of 'ischaemic bowel' [J]. Hong Kong medical journal, 2015, 21 (5): 471-474.

［4］ MAUNG A A, JOHNSON D C, PIPER G L, et al. Evaluation and management of small-bowel obstruction: an Eastern Association for the Surgery of Trauma practice management guideline [J]. Journal of Trauma & Acute Care Surgery, 2012, 73 (5 Suppl 4): S362.

［5］ BROEK R P G T, KRIELEN P, SAVERIO S D, et al. Bologna guidelines for diagnosis and management of adhesive small bowel obstruction (ASBO): 2017 update of the evidence-based guidelines from the world society of emergency surgery ASBO working group [J]. World Journal of Emergency Surgery, 2018, 13 (1): 24.

［6］ BRUCE J, KRUKOWSKI Z H. Quality of Life and Chronic Pain Four Years after Gastrointestinal Surgery [J]. Diseases of the Colon & Rectum, 2006, 49 (9): 1362-1370.

病例 38
高龄老人主动脉夹层

【病例介绍】

1. **主诉及主要症状**　患者男性，85岁，因"右侧腰痛2日"入院。2日前无明显诱因出现右侧腰痛，疼痛性质不能具体描述，可以忍受，无放射痛、转移痛，疼痛与体位变化关系不大，但影响日常活动，无发热、尿痛、肉眼血尿，无下肢无力、麻木，无胸闷、胸痛、憋气，无腹痛、腹泻，症状持续不缓解，口服布洛芬止痛后出现恶心、呕吐，呕吐物为胃内容物，伴冷汗，为进一步诊治收入院。

2. **既往史**　高血压3级（极高危组）；冠心病；陈旧性脑梗死；血脂异常。

3. **入院查体**　右上肢血压184/89mmHg，左上肢血压194/92mmHg，心率76次/分，血氧饱和度98%，体温正常，神清，精神萎靡，痛苦表情，被动体位，双肺呼吸音清，双肺未闻及干湿啰音，心脏不大，律齐，各瓣膜听诊区未闻明显杂音及心包摩擦音。腹软，无压痛、反跳痛，未及包块，肝脾肋下未及，Murphy征阴性，肾脏无叩击痛，肠鸣音正常，4次/分，腹部血管未闻及明显杂音。

4. **老年评估**　疼痛评分5分。

5. **化验及检查**

血常规：白细胞计数$11.02×10^9$/L，中性粒细胞百分比94.4%，血红蛋白135g/L，血小板计数$120×10^9$/L。

血生化：肝肾功能、淀粉酶及电解质正常范围。

心肌酶谱：Myo：97.8ng/mL，CK-MB 1.7ng/mL，TnT 0.005ng/mL。

凝血六项：D-二聚体 20.10μg/mL。

梅毒血清特异性抗体阴性。

心电图：窦性心律，一度房室传导阻滞，左前分支阻滞。

床旁心超：升主动脉稍宽，左心室壁运动欠协调，主动脉瓣退行性变伴少量反流，LVEF52%。

床旁胸腹主动脉超声：胸主动脉未见夹层；腹主动脉硬化，腹主动脉夹层动脉瘤。

腹部CT（图38-1）：腹主动脉增宽，钙化内移。

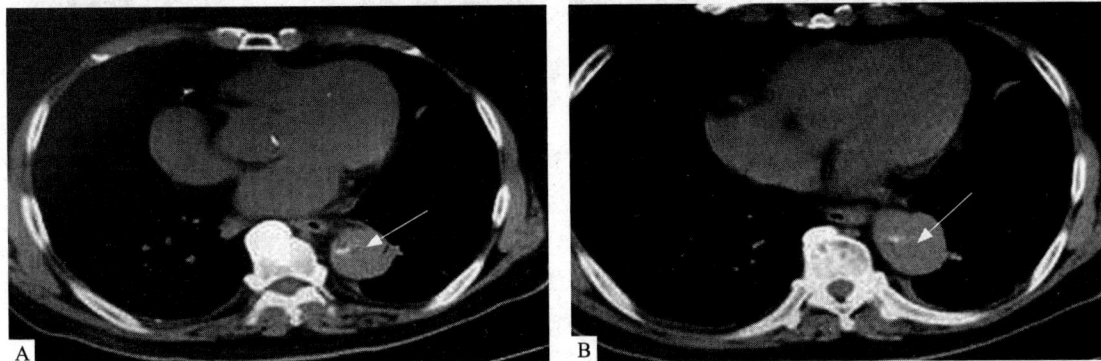

图38-1　腹部CT平扫

箭示钙化内移（A、B）。

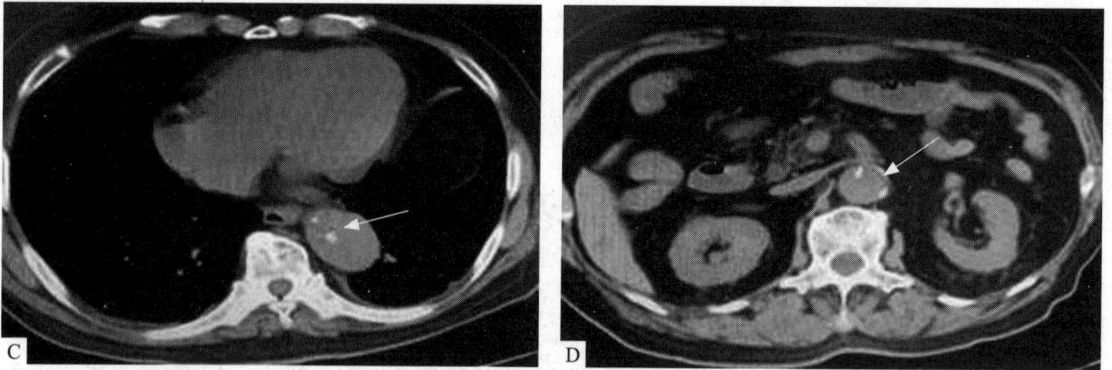

图 38-1 （续）

主动脉 CTA（图 38-2）：主动脉夹层动脉瘤表现，Standford B 型，升主动脉稍增宽；胸腹主动脉粥样硬化改变；右肾动脉改变。

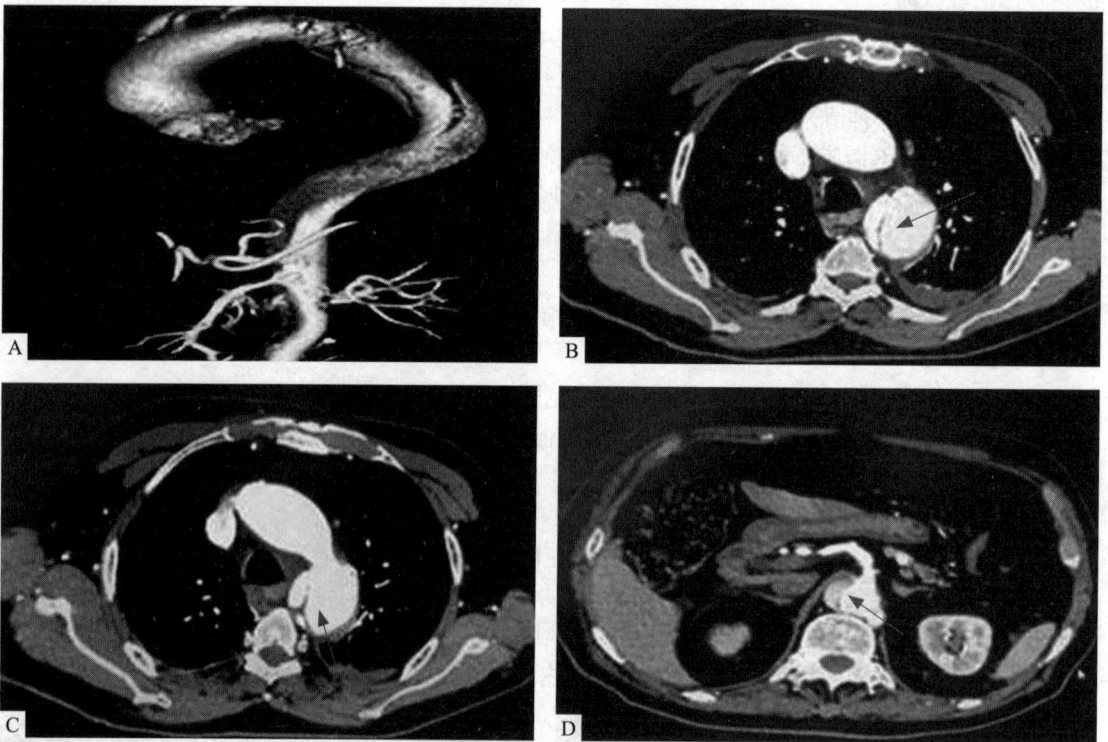

图 38-2 主动脉 CTA

分离的内膜层（A～D）。

术后复查主动脉 CTA（图 38-3）：主动脉弓 - 降主动脉支架植入术后；胸腹主动脉夹层动脉瘤（假腔延续至双肾动脉以下，并血栓形成，右肾动脉起始部夹层）；升主动脉稍扩张。

6. 诊治经过及疾病转归　患者老年男性，急性起病，临床表现以右侧腰部疼痛，疼痛持续不缓解（VAS 评分 5 分），伴恶心、呕吐及冷汗等迷走神经兴奋症状，血压升高（入院后最高达 200/110mmHg）为主要特点，入院后进一步排查腰痛病因，患者心肌酶不高、心电图未见 ST-T 动态改变，不支持 ACS 诊断；无明显腹痛、放射痛，查体无明确急腹症体征，淀粉酶正常范围，腹部超声未见胆管扩张、胰腺炎症改变等，不支持胆管炎、胰腺炎、急腹症等诊断；泌尿系超

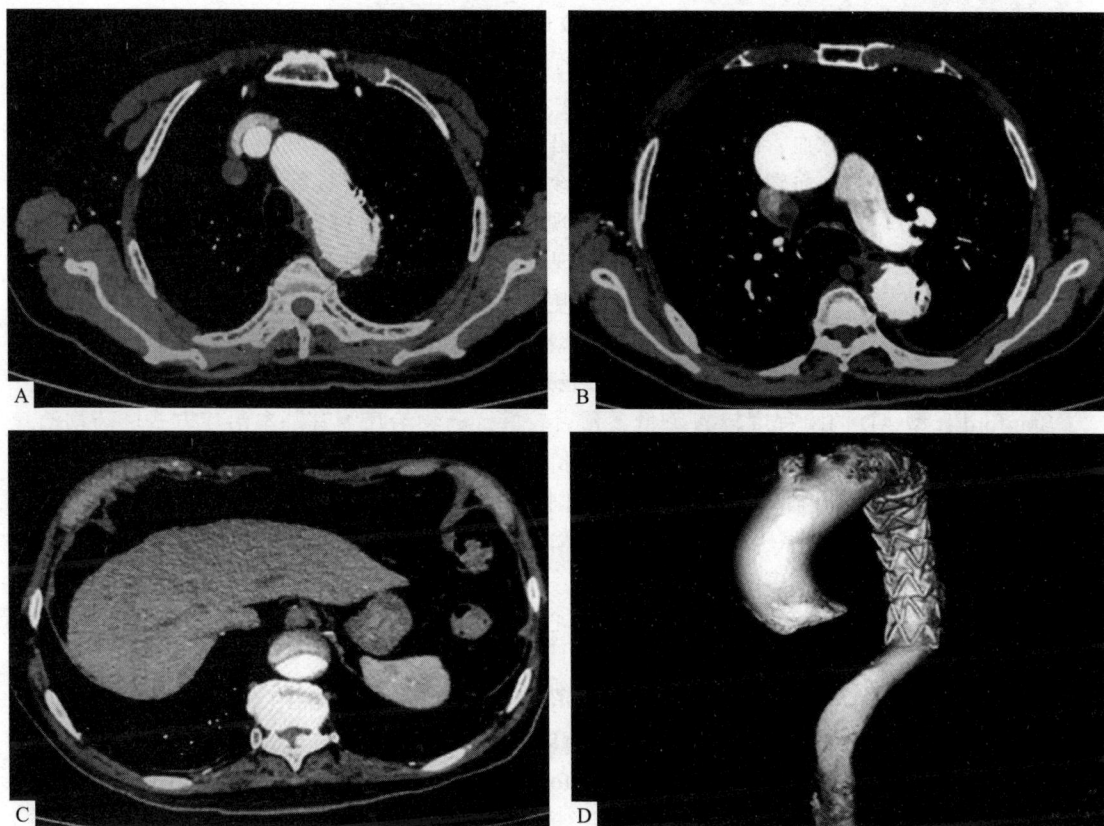

图38-3　术后主动脉CTA（A～D）

声未见结石，肾区无叩痛，不支持；结合患者高龄，既往高血压、动脉粥样硬化病史，持续不明原因腰痛，伴血压升高、D-二聚体明显升高等特点，不除外主动脉夹层可能，于当日行腹部CT提示主动脉钙化内移、腹主动脉超声提示夹层动脉瘤，随后胸腹主动脉CTA明确为主动脉夹层动脉瘤、Standford B型，予艾司洛尔控制心室率减轻主动脉壁剪切力、乌拉地尔控制血压、镇痛减轻交感神经兴奋，患者血压、脉率逐渐控制稳定，腰痛症状好转。后转入血管外科行胸主动脉覆膜支架植入术，出院后规律用药，积极控制血压、心率，术后3个月复查胸腹主动脉CTA支架形态位置稳定，假腔隔绝良好，无脏器灌注不良表现。

【病例讨论】

主动脉夹层（AD）是一种严重威胁生命的危重症心血管疾病，提高AD的诊出率、早期积极干预治疗至关重要。主动脉夹层发病与多种因素有关，高龄老人AD的发病主要与高血压（增加主动脉壁张力）、动脉粥样硬化（主动脉壁结构异常）等因素有关。

高龄老人AD的临床表现往往不典型，且呈多样化表现，对疼痛敏感性差，其中B型夹层中背痛占73.8%，5%～15%的患者无典型临床表现[1]，该例患者疼痛症状不典型，呈非剧烈性疼痛，VAS评分并不高，疼痛仅影响日常活动。故而对于高度怀疑AD的患者，详细的病史询问、体格查体尤为重要；详细询问病史中是否存在高血压、动脉粥样硬化（AS）、主动脉缩窄、心脏瓣膜病等疾患；体格查体应详细检查有无双上肢血压不一致、神经系统症状、新发心脏杂音、呼吸音减弱及心脏压塞等情况。50.1%～75.9%的AD患者合并高血压，但合并出现心脏压塞的患者可表现为低血压。常规的化验检查也可透露出高度可疑AD的蛛丝马迹，如D-二聚体的明显升高，有研究表明，发病24小时内当D-二聚体达到临界值500μg/L时，其诊断急性AD的敏感性为 100%，特异性为 67%，对于急性 AD 的诊断、鉴别诊断至关重要[2]。胸片的敏感性较低，但在升主动脉夹层患者中可见主动脉壁钙化内移、左上纵隔影增宽、心包积液、胸腔积液、气管右移等特征；同样地在升主动脉夹层患者中心脏超声可通过主动脉内血流存在识别真假腔、升主动脉扩张；累及冠脉血管的夹层心电图可出现心肌缺血的表现；胸腹 CT 提示主动脉增宽、血管内膜血管内膜片影、血管钙化点内移等对诊断 AD 有重要意义；胸腹主动脉 CTA 可对主动脉的情况进行全方位的观察，对真假腔形态表现、内膜破口分布位置、血流灌注情况、沿途分支动脉累及情况进行明确判断。该患者临床表现以不典型疼痛伴血压居高不下、D- 二聚体升高为特点，高龄伴高血压、动脉硬化病史，要联想到主动脉夹层的可能。依据国际 Stanford 分型，该病例患者仅累及胸降主动脉，为 Stanford B 型，此类患者住院期间应动态监测有无其他脏器灌注不良表现（是否累及脊髓动脉、肾动脉、肠系膜动脉及下肢动脉等，临床症状表现不一）。

　　Stanford B 型 AD 凶险程度较 A 型低，预后较好，药物治疗为其基本治疗方式。药物治疗的目的是将患者的收缩压及左心室射血速度维持在一个低水平，降低主动脉夹层破裂及分支动脉受累的发生率。欧洲心血管学会指南建议对非复杂 B 型夹层患者，通过对疼痛和血压进行控制能使夹层安全稳定。降压药物首选 β 受体阻滞剂，靶目标血压 120/80mmHg，心率 60～80 次 / 分。但对于合并症较多的高龄老人而言，在采取药物保守治疗的同时仍需兼顾有无合并症相关禁忌存在，如脑血管供血不足、缓慢性心律失常等，并需严格动态监测有无新发夹层、脏器缺血等并发症发生。

　　主动脉腔内隔绝术（TEVAR）是应用大的覆膜支架直接将破口隔绝来达到恢复真腔血供，促进假腔内血栓形成，改善脏器及肢体供血，以达到主动脉塑形的目的，手术创伤较小、术中出血量较少。专家委员会推荐非复杂性 Stanford B 型 AD 患者在最佳药物治疗的基础上首选 TEVAR 作为进一步治疗措施[3]。对于该例已经植入支架的术后患者，需定期评估脏器功能、影响 AD 预后的危险因素，行影像学检查观察主动脉的重塑情况，观察的主要内容包括假腔血栓化及扩张程度、有无内漏、有无吻合口漏、有无新发夹层及破口、支架位置形态、分支动脉受累情况、是否有假腔参与供血、假腔血栓形成程度、真腔受压程度等。远端裂口是否需要处理、对主动脉重塑是否存在影响目前尚无统一定论。

石金鑫　张铁梅

首部医科大学附属北京天坛医院综合内科

参 考 文 献

［1］ GAUL C, DIETRICH W, ERBGUTH F J. Neurological Symptoms in Aortic D issection: A Challenge for Neurologists [J]. Cerebrovasc Dis, 2008, 26 (1): 1-8.

［2］ GGEBRECHT H, NABER C K, BRUEH C, et al. Value of plasma fibrin D-dimers for detection of acute aortic dissection [J]. J Am Coll Cardiol, 2004, 44 (4): 804-809.

［3］ 孙立忠. 主动脉夹层诊断与治疗规范中国专家共识 [J]. 中华胸心血管外科杂志, 2017, 33 (11): 641-654.

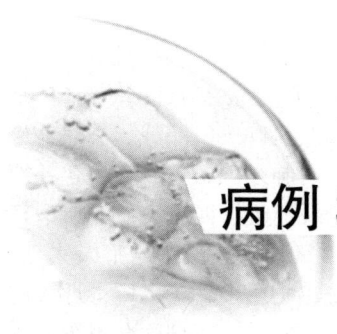

病例 39

中毒性表皮坏死松解症

【病例介绍】

1. **主诉及主要症状** 患者男性，87岁，主因"发热5小时"入院。入院前5小时无明显诱因出现发热，最高体温39.1℃，伴咳嗽、咳痰，纳差、乏力。于我院急诊查血常规：白细胞计数 $8.17×10^9$/L，N 68.8%；C反应蛋白42.4mg/L，GLU 18.13mmol/L；尿常规：尿糖阳性（2+），尿酮体阳性（+）。胸部CT提示：左下肺支气管扩张合并感染，予厄他培南1g、小剂量胰岛素静脉滴注及静脉补液治疗。

2. **既往史** 支气管扩张病史60余年；2型糖尿病病史20余年，病程中曾反复出现低血糖，院外规律使用门冬胰岛素及甘精胰岛素治疗；3年前因"心动过缓"行"心脏永久起搏器植入术"，对莫西沙星过敏。

3. **入院查体** 体温38.2℃，心率78次/分，呼吸18次/分，血压120/60mmHg，脉氧饱和度（FiO_2 21%）93%，神清语利，精神欠佳，咽充血，双扁桃体不大，双肺呼吸音粗，双下肺可闻及湿啰音、左侧为著，心腹查体未见明显异常，双下肢不肿。全身皮肤黏膜未见皮疹、出血点、瘀点及瘀斑。

4. **化验及检查**

尿常规：尿糖阳性（3+），尿酮体阴性（-）。

ESR 5mm/h，降钙素原0.15ng/mL。

呼吸道病原体抗体检测、病毒抗体（肺炎支原体、衣原体、军团菌、流感病毒、副流感病毒、呼吸道合胞病毒、单纯疱疹病毒抗体）全套均阴性。痰培养未检出致病菌。

血气分析（FiO_2 29%）：pH 7.445，PO_2 74.4mmHg，PCO_2 26.7mmHg，BE -3.7mmol/L，HCO_3^- 21.2mmol/L。

男性肿瘤标志物（包括NSE、CEA、CA12-5、CA19-9、CA24-2、AFP）大致正常。

糖化血红蛋白（GHB）10.3%。

血生化：GLU 8.19mmol/L，ALB 34.5g/L，谷丙转氨酶124.2U/L，谷草转氨酶162U/L，乳酸脱氢酶293U/L，γ-GT 127.1U/L。

hs-cTnT 0.02ng/mL，B型利钠肽415pg/mL。

血凝四项（包括凝血酶原时间、活化部分凝血酶原时间、凝血酶时间及纤维蛋白原）大致正常。

UCG：左室壁节段性运动异常，永久起搏器安置术后，LVEF 60%。

5. **诊疗经过** 入院后考虑"支气管扩张合并感染"，予拉氧头孢钠2g，每12小时1次抗感染治疗1周，第3日体温恢复正常，咳嗽、咳痰好转。第12日受凉后再次发热，复查血白细胞正常，N 89.5%，C反应蛋白12.1mg/L，考虑"急性上呼吸道感染"，予清热解毒口服液治疗后症状未见好转，同时颈部、前胸、背部、下肢间断出现散在充血性皮疹，予口服抗过敏治疗症状仍有反复。第15日出现咽痛、吞咽困难、口腔溃疡，伴乏力，耳鼻喉科、口腔科会诊考虑"急性会厌炎、疱疹"，予布地奈德雾化、西吡氯铵及康复新交替漱口后症状好转，同时血培养回报"人葡萄球菌亚种"，予美洛西林钠舒巴坦3.125g每8小时1次抗感染治疗1周，体温曾一度恢复正常。第 3 周再次发热，皮疹较前加重，立即停用该药、更换为厄他培南 1g 1 次 / 日抗感染，继续口服抗过敏，并予维生素 C 及葡萄糖酸钙治疗。更换抗生素次日晚突发寒战、高热，最高体温 39.2℃，并出现意识丧失、呼吸骤停、血压下降，给予吸痰、心肺复苏、升压、扩容补液等治疗后意识、生命体征恢复，同时发现全身皮疹进行性加重，面部、躯干、四肢突发非典型红斑、紫癜样斑点，皮肤疼痛明显，立即停用厄他培南。第 3 日躯干、四肢新发较多水疱及大疱，前胸、背部可见多发大片表皮剥脱，口腔及生殖器黏膜糜烂，双眼分泌物增多，考虑中毒性表皮坏死松解症（TEN），予皮肤创面及黏膜护理，同时予静注人免疫球蛋白 25g×3 日联合甲泼尼龙 40～80mg 静脉滴注 ×2 周；早期放置胃管，给予肠内营养支持；在发病次日活化部分凝血活酶时间延长至 54.6s，FIB 降至 0.74g/L，血 ALB 降至 16.4g/L，血糖＞14mmol/L，HCO_3^-＜20mmol/L，BUN＞15mmol/L，Cr＞140μmol/L，多次输注新鲜冰冻血浆、纤维蛋白原、人血白蛋白治疗。

6. 疾病转归 　2 周后患者病情趋于稳定，全身皮损明显好转，创面逐渐愈合、开始出现脱皮，未见新发皮疹及继发感染；3 周后拔除胃管，血常规、凝血功能、肝肾功能基本恢复正常，血白蛋白 34.2g/L。治疗过程中皮损情况对比见图 39-1～图 39-4。

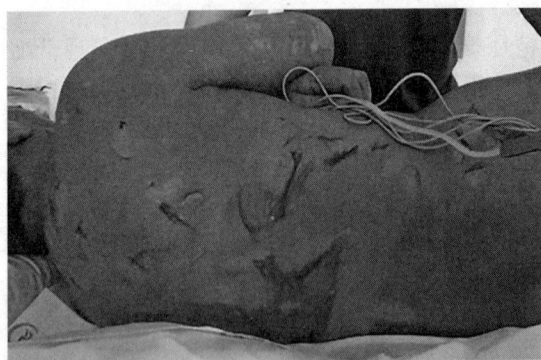

图 39-1　治疗过程中皮损情况（发病第 3 日）

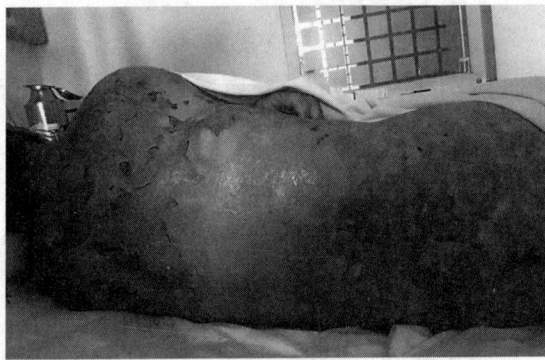

图 39-2　治疗过程中皮损情况（发病 1 周）

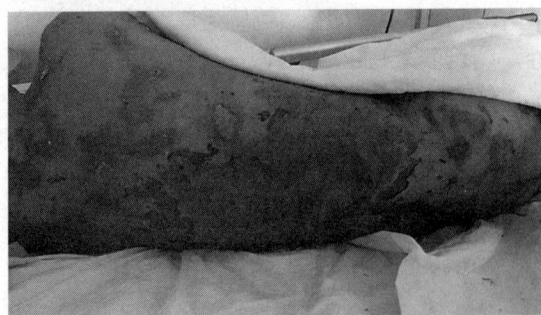

图 39-3　治疗过程中皮损情况（发病 2 周）

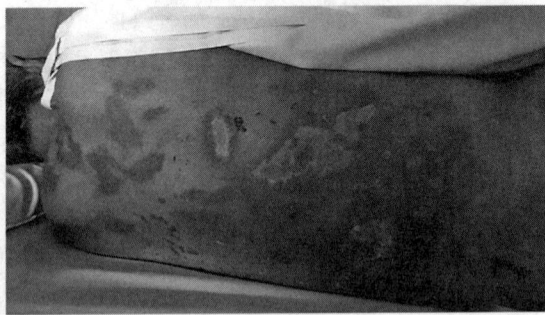

图 39-4　治疗过程中皮损情况（发病 3 周）

【病例讨论】

TEN 是一种少见的急性重症皮肤病，发病率不超过 2/100 万，任何年龄均可发生，男女比例约 1∶2[1-2]。其特点起病急骤，先在躯干上部、四肢近端和面部突发非典型靶形红斑、紫癜样斑点，随后出现水疱和大疱，皮损迅速融合成片、泛发全身；进展迅速，出现广泛的表皮坏死剥脱（面积常＞30%TBSA）；易发生水电解质失衡、低血容量性休克、脓毒症以及重要器官功能衰竭，与严重烧伤极为相似，死亡率高达 30% 以上[1-3]。药物是该病的最主要触发因素，常见致敏药物有别嘌醇、芳香族抗癫痫药、磺胺类抗生素、非甾体抗炎药等，肺炎支原体感染是该病的第二大触发因素，另外约 1/3 病例病因不可识别。目前认为药物特异性 CD8$^+$ 细胞毒 T 细胞及自然杀伤细胞是角质形成细胞凋亡的主要诱导因素，粒溶素在其中发挥关键作用[1-2]。

该患者为超高龄男性，主因"支气管扩张合并感染"入院，发病前经多种抗生素治疗，有发热、乏力、咽痛、吞咽困难等前驱症状；皮肤病变表现为起病急骤，躯干、四肢及面部突发非典型红斑、紫癜样斑点，随后出现水疱、大疱，迅速融合成片、泛发全身，出现大片表皮剥脱，表皮剥脱面积＞30%TBSA；皮肤疼痛明显；黏膜病变表现为双眼分泌物增多，口腔及生殖器黏膜糜烂；并出现血压下降、呼吸骤停、凝血功能异常、低蛋白血症、肾功能不全等多器官系统紊乱，TEN 诊断明确。TEN 的诱发因素考虑与抗生素：拉氧头孢钠、美洛西林钠、舒巴坦钠及厄他培南有关。

本病需与以下疾病鉴别：Stevens-Johnson 综合征（SJS）和 TEN 是同一疾病的连续过程，其鉴别主要在于表皮剥脱面积，前者常＜10%BSA[1]。多形红斑常与单纯疱疹病毒感染有关，极少与药物有关，表皮剥脱面积常＜10%TBSA。金黄色葡萄球菌烫伤样综合征常由某些葡萄球菌菌株产生的表皮松解性毒素导致，常见于新生儿和年幼儿童，表现为泛发性红斑，随后迅速发生松弛性水疱和表皮剥脱，但通常不累及黏膜。泛发性大疱性固定性药疹极罕见，表现为广泛的红色或褐色斑疹或斑块，上覆大的松弛性大疱，但通常无黏膜受累，停药后通常 1~2 周消退。

根据《2016 年英国成人 SJS/TEN 管理指南》，首先应积极甄别致敏药物并立即停用可疑致敏药物，评估病情严重程度，多学科团队参与，同时启动支持治疗[1-2]。根据 SCORTEN 评分量表，该患者超高龄、表皮剥脱面积＞30%BSA，血糖＞14mmol/L，HCO$_3^-$＜20mmol/L，血 BUN＞15mmol/L，评分为 5 分，预测患者死亡率高达 85%，病情极其凶险。TEN 的支持治疗与严重烧伤相似，包括皮肤创面及黏膜的护理、液体及电解质管理、营养支持、疼痛管理以及感染的预防与治疗等，避免致死性并发症的发生。在诊治过程中，我们首先停用一切可能的致敏药物，启动全院多科会诊，制订治疗方案：①创面及黏膜的护理：皮肤创面采用 1∶2000 黄连素溶液湿敷、莫匹罗星软膏（百多邦）外用后油纱覆盖；口腔黏膜糜烂面采用碳酸氢钠溶液漱口，百多邦外用后油纱覆盖；进行眼部护理。②建立静脉通路，维持患者的液体及电解质平衡，并给予输注新鲜冰冻血浆、纤维蛋白原、人血白蛋白等治疗。③患者处于高代谢状态，早期通过肠内营养支持能改善患者的营养状况、促进创面的愈合，因此我们动员患者放置胃管，尽早开始肠内营养支持治疗，因为患者存在黏膜损伤，所以置入胃管时操作要格外细致，我们在耳鼻喉科的协助下成功放置胃管，最大程度地避免了对受累黏膜的损伤。④药物治疗：目前尚无针对 TEN 的明确药物治疗方案，全身性皮质类固醇，静注用免疫球蛋白（IVIG）、环孢素是最常用的治疗方法[1, 4]。早期的观察性研究显示，接受全身性皮质类固醇治疗患者的并发症发生率及死亡率增高，而 EuroSCAR 队列研究显示，在病程早期使用全身性皮质类固醇可能存在潜在获益。Fas 配体是 TEN 患者中广泛角质形成细胞凋亡的主要介质，高剂量 IVIG 能拮抗 Fas 配体的作用，能够改善患者的生存率[5]。国内外的一些研究显示，联合使用全身性皮质类固醇及静脉滴注 IVIG 较单独使用全身性皮质类固醇患者死亡率降低。因此，我们采用静脉滴注 IVIG 联合甲泼尼龙的联合治疗方案。⑤在整个诊治过程中，加强对病情监控，尤其是对血流动力学、水电解质平衡、感染、血糖、肝肾功能等的监测。

综上所述，TEN 是一种最常由药物引发的少见的急性重症皮肤病，进展迅速、病情凶险。及时准确诊断、对病情进行评估、多学科团队参与并予以规范化治疗对缓解病情及改善预后非常关键，尽快识别并立即停用任何可能致敏的药物是治疗中至关重要的第一步，支持治疗是最主要的治疗手段。

杨　卉　李　放　苏卫红
首都医科大学附属复兴医院综合科

参 考 文 献

［1］CREAMER D, WALSH S A, DZIEWULSKI P, et al. U. K. guidelines for the management of Stevens-Johnson syndrome/toxic epidermal necrolysis in adults 2016 [J]. Br J Dermatol. 2016, 174 (6): 1194-1227.

［2］HARRIS V, JACKSON C, COOPER A. Review of Toxic Epidermal Necrolysis [J]. Int J Mol Sci, 2016, 17 (12): 2135.

［3］HSU D Y, BRIEVA J, SILVERBERG N B, et al. Morbidity and Mortality of Stevens-Johnson Syndrome and Toxic Epidermal Necrolysis in United States Adults [J]. J Invest Dermatol, 2016, 136 (7): 1387-1397.

［4］SCHNEIDER J A, COHEN P R. Stevens-Johnson Syndrome and Toxic Epidermal Necrolysis: A Concise Review with a Comprehensive Summary of Therapeutic Interventions Emphasizing Supportive Measures [J]. Adv Ther, 2017, 34 (6): 1235-1244.

［5］BARRON S J, DEL VECCHIO M T, ARONOFF S C. Intravenous immunoglobulin in the treatment of Stevens-Johnson syndrome and toxic epidermal necrolysis: a meta-analysis with meta-regression of observational studies [J]. Int J Dermatol, 2015, 54 (1): 108-115.

病例 40

反复肺炎合并头晕的诊治

【病例介绍】

1. **主诉及主要症状** 患者男性，83岁，因"间断咳嗽、咳痰2个月，加重伴喘息3日"入院。患者2个月来间断于进食呛咳后出现咳嗽、咳痰，为白色黏痰，易咳出，无发热、畏寒、寒战，无胸闷、胸痛、喘憋等其他不适。曾于我院住院治疗，诊断为肺炎，予积极抗感染、化痰等对症治疗后好转出院。3日前患者进食呛咳后再次出现咳嗽、咳痰明显增多，为白色黏痰，痰量每日20余口，较易咳出，咳嗽时伴有喘息、气短，平卧时加重，坐位及直立位时症状略缓解。病程中无发热，1日前自行口服阿莫西林克拉维酸钾片、乙酰半胱氨酸胶囊、养阴清肺丸等药物效果不佳，间断感头晕，无视物旋转、耳鸣等症状为进一步诊治入院。

2. **既往史** 高血压3级（极高危组）；血脂异常；多发腔隙性脑梗死；多发动脉粥样硬化（脑动脉、颈动脉、下肢动脉）；认知功能下降；焦虑抑郁状态。

3. **入院查体** 体温36.6℃、呼吸20次/分、脉搏68次/分、血压113/68mmHg；神志清、精神弱，平卧位，口唇无明显发绀，双肺呼吸音粗，双肺可闻及散在呼气末干鸣音及哮鸣音，未闻及明显湿啰音，心音低，心率68次/分，律齐，各瓣膜听诊区未闻及病理性杂音；腹胀，无压痛、反跳痛、肌紧张，Murphy征阴性，肝脾肋下未触及，肠鸣音3次/分，双下肢及足背轻度可凹性水肿。

4. **老年评估** ADL评分4分，IADL评分2分，Frail量表评分3分，MNA-SF评分10分。

5. **化验及检查**

血常规：白细胞计数7.22×10⁹/L，中性粒细胞百分比53.8%，血红蛋白128g/L，血小板计数224×10⁹/L。

血生化：电解质正常，谷丙转氨酶12U/L，谷草转氨酶20U/L，肌酐105.9μmol/L，白蛋白38.5g/L。

心肌酶谱：CK 203U/L，CK-MB 4.5U/L，TnT＜0.03ng/mL。

血气分析：pH 7.41，PaO_2 65.7mmHg，$PaCO_2$ 35.8mmHg，BE −0.7mmol/L。

胸部CT：双肺多发实变及条索病变；双下肺支气管管壁增厚，周围磨玻璃样影，炎症可能；肺气肿、肺大疱。

TCD：双侧椎动脉、基底动脉、双侧后动脉低流速。脑动脉硬化样频谱改变。

头颅CT：多发腔隙性脑梗死并部分软化灶形成，脑白质病变，老年性脑改变。

6. **诊治经过及疾病转归**

问题1 患者因咳嗽、咳痰伴喘息入院，结合其病史、查体及相关辅助检查结果，考虑肺炎诊断明确，吸入性肺炎可能性较大。予积极抗感染、化痰、平喘、雾化吸入等治疗后患者症状明显好转。但患者在住院期间反复出现病情反复，主要表现为咳嗽、咳痰、喘息症状加重，同时肺部干湿啰音增多，血象升高，予调整抗感染治疗方案后症状可再次好转。经积极询问病史及查体后发现，患者存在进食呛咳，每次感染加重均存在呛咳诱因。反复多次建议患者及家属留置胃管，患者家属均表示拒绝。

分析：经仔细查房并与患者及家属沟通后发现，患者因合并存在口腔问题及认知功能下降，存在吞咽障碍。主要表现为进食缓慢且量少，每餐持续时间两小时以上，进食及服药过程中间断有呛咳表现。营养评估提示存在营养不良风险。

多学科团队讨论意见：

（1）请口腔科会诊改善残根炎等口腔问题，考虑是否可配置义齿。

（2）请营养科会诊予以饮食指导，逐步将饮食调整为匀浆膳 750mL 外加牛奶 250mL 及芝麻糊等，同时在流质食物中加入增稠剂，增加匀浆膳浓度。

（3）请康复科会诊协助进行吞咽功能锻炼。

（4）在药剂师指导下逐步减停部分不必需及重复用药，减少服药量。同时嘱患者避免一次大口服用过多药物。

问题 2　患者入院前间断有头晕表现，入院后进行性加重，转为持续性头晕。不伴视物旋转、耳鸣、眼震、恶心、呕吐等，头晕无明显诱因及缓解方式，查体：测卧立位血压正常，双侧肌力对称，未见病理征。复查头颅 CT 未见新发脑梗表现，脑血流图提示后循环供血不足，予银杏叶提取物、长春西汀等静脉滴注改善循环、口服甲磺酸倍他司汀对症治疗。患者头晕症状无缓解。耳鼻喉会诊考虑头晕与耳源性眩晕关系不明显。骨科会诊：考虑头晕与颈椎病无明显关系。因患者持续头晕，不能配合焦虑抑郁量表评估，同时患者拒绝完善眼震电图等进一步检查。

分析及处理：患者半年前曾诊断认知功能下降、焦虑抑郁状态，长期口服盐酸帕罗西汀 20mg 1 次 / 日、盐酸多奈哌齐 5mg 1 次 / 日治疗，观察患者头晕表现与情绪波动有相关性，首先考虑精神心理因素致头晕可能性大。请神经内科及安定医院会诊后调整用药为盐酸多奈哌齐 10mg 睡前服用，米氮平 5mg 睡前服用；劳拉西泮 0.125mg 早、午餐后服用，逐渐减停盐酸帕罗西汀片。在逐步调整药物期间，患者曾出现谵妄表现，主要表现为时间、地点、人物定向力障碍，昼轻暮重。逐步停用盐酸帕罗西汀及午餐后劳拉西泮，予盐酸多奈哌齐 10mg 睡前、米氮平 5mg 睡前口服，劳拉西泮 0.125 早餐后，患者头晕症状逐渐消失，谵妄症状消失。

经上述调整治疗后患者病情好转出院，目前已密切随访 1 年，患者未再合并肺炎、营养状况改善，情绪稳定，未再出现明显头晕表现。

【病例讨论】

老年人衰老、功能减退、疾病等均会导致吞咽障碍，而吞咽障碍则进一步影响老年人功能、健康、营养状况，导致不良预后。由多学科团队开展专业的进食安全管理和饮食干预可减少误吸和吸入性肺炎发生，改善吞咽障碍老人的生存质量和心理状态。对于可能存在吞咽障碍老年人首先应在多学科团队的合作下完成规范的筛查与评估，而进一步的治疗则包括营养管理、促进吞咽功能、代偿方法、外科手术、康复护理等多个方面，以团队合作的模式完成。对于此例患者经过筛查与评估后明确其存在吞咽功能障碍，经过给予健康教育、调整食物的质地与性状、调整吞咽姿势以及康复锻炼等方法后，患者的吞咽障碍得到改善，从而可进一步预防营养不良以及吸入性肺炎的发生。

头晕是临床最常见的症候，流行病学调查发现 65 岁以上人群中 19.6% 有头晕症候。尽管头晕症状常见，但临床医师对于头晕的病因诊断常存在较多困惑。头晕实际上是一组非特异性的临床症状，包括眩晕、晕厥前、失衡及头重脚轻感。在临床中对头晕进行诊断时，首先要重视病史的询问，以区分眩晕或是非眩晕的头晕，以及头晕的严重程度、持续时间、发作次数与频率、诱发因素以及是否伴随其他症状等。对于此患者来说，经过详细的病史询问及查体可以判断，此患者为非眩晕性头晕。非眩晕性头晕的病因众多，除了常见的神经科及耳科疾病外，大量流行病学研究提示大多数慢性、持续性头晕的病因主要与精神心理障碍有关，而短暂或发作性头晕则多与系统性疾病有关。国内于 2009 年发布了关于头晕的诊断流程建议（图 40-1），根据这一诊断流程并结合此患者实际情况，考虑精神心理因素致头晕的可能性大，经调整抗焦虑抑郁药物后，患者头晕症状明显缓解，进一步支持了之前的诊断。

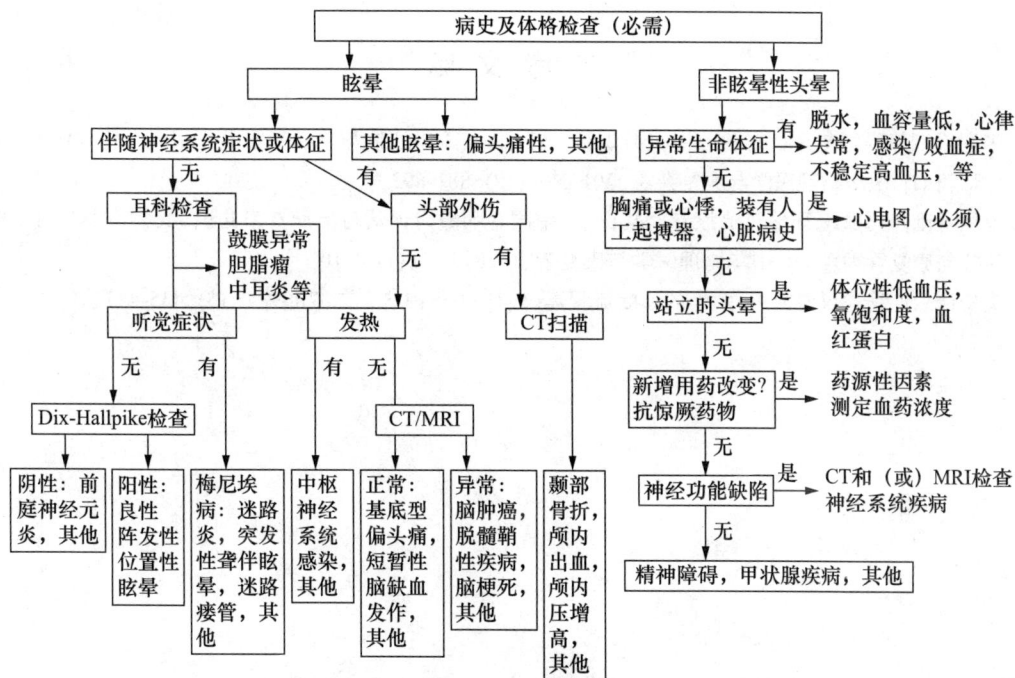

图 40-1 头晕的诊断流程

【诊疗流程】

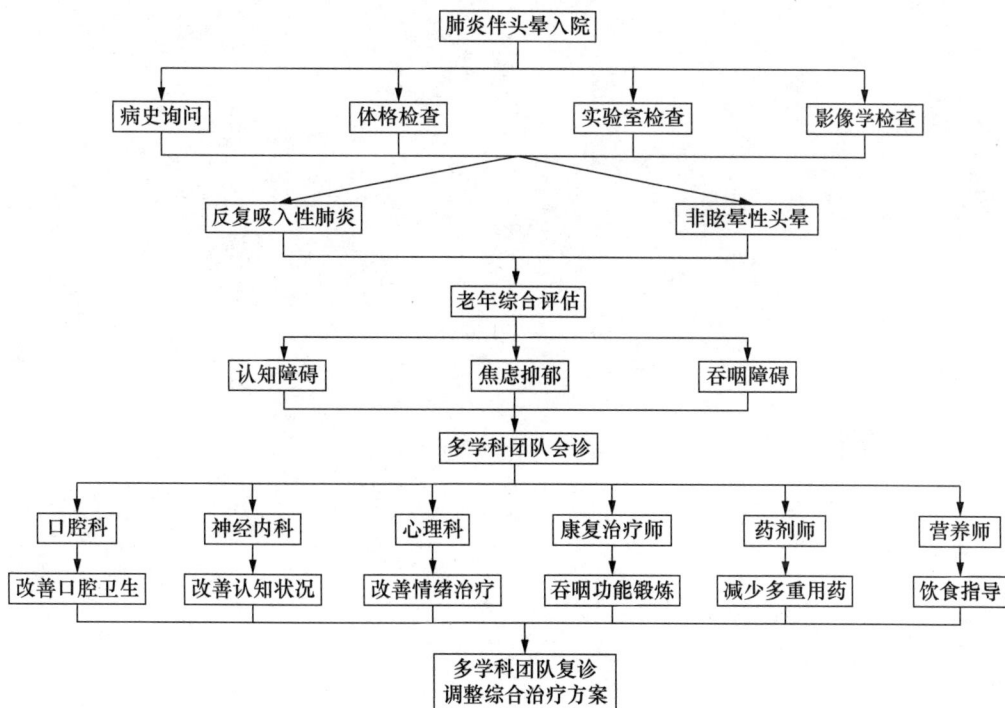

汤　雯　姜春燕
首部医科大学附属北京友谊医院老年科

参 考 文 献

［1］ 中国吞咽障碍康复评估与治疗专家共识组. 中国吞咽障碍评估与治疗专家共识 (2017 年版) 第一部分
评估篇 [J]. 中华物理医学与康复杂志, 2017, 39 (12): 881-892.

［2］ 中国吞咽障碍康复评估与治疗专家共识组. 中国吞咽障碍评估与治疗专家共识 (2017 年版) 第二部分
治疗与康复管理篇 [J]. 中华物理医学与康复杂志, 2018: 40 (1): 1-10.

［3］ 头晕诊断流程建议专家组. 头晕的诊断流程建议 [J]. 中华内科杂志, 2009, 48 (5): 435-437.

病例 41
间质性肺病合并带状疱疹

【病例介绍】

1. 主诉及主要症状 患者男性，82 岁，因"间断咳嗽、咳痰、喘憋 8 个月，加重 3 个月"入院。患者 8 个月前无诱因出现咳嗽、咳痰，为白色黏痰，每日十余口，快走 500m 觉喘憋，否认发热、咯血、盗汗、胸闷、胸痛等。就诊于某三甲医院，血常规：白细胞计数 10.68×10⁹/L、中性粒细胞百分比 70%；胸部 CT：双肺间质性病变合并感染、双肺支气管扩张；肺功能：限制性通气功能障碍、弥散功能减低；予头孢呋辛抗感染、乙酰半胱氨酸化痰等治疗，症状无明显好转。期间间断就诊外院口服中成药治疗（具体不详），均未见好转。3 个月前患者上述症状明显加重，咳嗽、咳黄痰，喘憋明显，活动耐量下降，稍活动即喘憋，日常活动受限，就诊于北京协和医院，RF 83.5IU/mL，抗 CCP 抗体 230U/mL，抗 APF 抗体、抗 AKA 抗体阳性，抗核糖体抗体弱阳性，血 IgA 5.68g/L，IgG 21.55g/L。诊断考虑"类风湿性肺间质病变"，予泼尼松片 20mg 2 次 / 日、雷公藤多苷片、环磷酰胺、乙酰半胱氨酸等治疗，患者喘憋、咳嗽、咳痰未好转，伴食欲减退、周身乏力，否认发热、恶心、呕吐、黄疸、腹泻等。患者自发病以来神志清，精神弱，纳差，进食少，体重 8 个月下降 10kg。

2. 既往史 慢性胃炎、前列腺增生、高脂血症、带状疱疹史。

3. 入院查体 血压 134/69mmHg，HR 74 次 / 分，RR 19 次 / 分，体温 36.4℃，神清，精神弱，营养欠佳，体型无力型，右侧第 4～5 前肋间、腋下及背部皮肤发红，散在水疱，易破，呈带状分布，未见明显破溃及渗出。唇无明显发绀，未见杵状指（趾），未见关节压痛及变形，双肺呼吸音粗，双肺散在湿啰音，可闻及 Velcro 啰音，心律齐，各瓣膜听诊区未闻及病理性杂音，腹软，无压痛，未及包块，肝脾肋下未及，双下肢无水肿。

4. 老年评估 NRS 2002 评分 5 分，MNA-SF 评分 5 分，ADL 评分 50 分，疼痛评分 NRS 5 分。

5. 化验及检查

血常规：白细胞计数 6.89×10⁹/L、中性粒细胞百分比 86.2%↑、血红蛋白 112g/L、血小板计数 153×10⁹/L。

血生化：谷丙转氨酶 37U/L、谷草转氨酶 47U/L、Cr 46μmol/L、血钠 127mmol/L↓、血氯 92mmol/L↓、血钾 3.8mmol/L、ALB 29.1g/L↓、PA 176.9mg/L↓。

血气分析：pH 7.469、PaO_2 115mmHg、$PaCO_2$ 43.9mmHg、HCO_3^- 31.1mmol/L、BE 7.6mmol/L、cLac 0.6mmol/L。

C 反应蛋白 83.1mg/L，ESR 22mm/h。

心肌酶：CK 23U/L↓、Myo 35.8ng/mL、TnTI 0.031ng/mL。

心电图：窦性心律，HR 74 次 / 分，未见 ST-T 改变。

胸部 CT（图 41-1～图 41-4）：双侧胸部皮下及纵隔内积气（与患者 2 个月前胸部 CT 对比为新发），双肺间质纤维化伴感染，双侧胸膜增厚，双侧胸腔内少量积液。

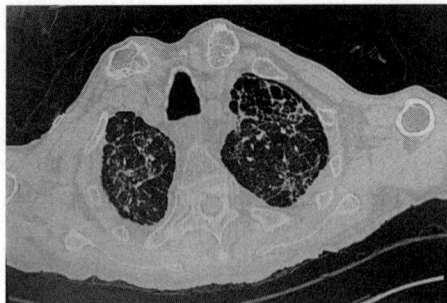

图 41-1 间质性肺病（1）

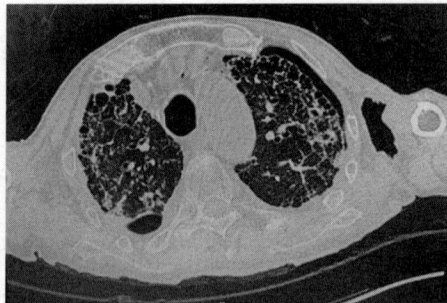

图 41-2 间质性肺病（2）

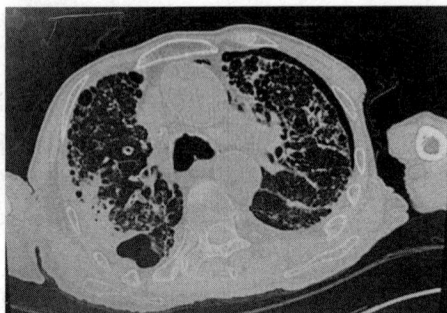

图 41-3 间质性肺病（3）

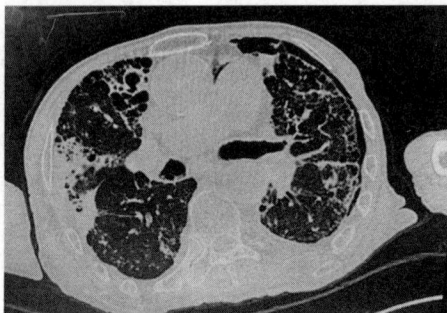

图 41-4 间质性肺病（4）

6. **诊治经过及疾病转归** 患者因间质性肺病入院，结合既往就诊于北京协和医院查 RF、抗 CCP 抗体、抗 APF 抗体、抗 AKA 抗体升高，考虑类风湿关节炎致间质性肺病，予患者吸氧，泼尼松片 20mg 2 次 / 日、雷公藤多苷片、环磷酰胺治疗，双肺感染性病变，经呼吸科会诊后予莫西沙星抗感染，后患者出现发热，咳嗽、咳痰加重，白细胞及 C 反应蛋白升高，予升级抗生素为美罗培南，患者体温可正常，咳嗽、咳痰好转，但喘憋好转不明显，患者入院查体可见右侧第 4～5 前肋间、腋下及背部皮肤发红，散在水疱，易破，呈带状分布，考虑带状疱疹，结合皮肤科会诊意见，保护局部皮肤，注射器抽吸大疱，单磷酸阿糖腺苷静脉滴注，维生素 B_1 及腺苷钴胺肌注，阿昔洛韦乳膏外用及局部光疗，嘱患者家属携我院就诊资料于协和医院复诊，考虑患者激素、免疫抑制剂治疗下带状疱疹愈合不佳，停用雷公藤多苷片及环磷酰胺片，减量泼尼松片为 15mg 2 次 / 日。经上述治疗，患者右侧腋下及背部带状疱疹处皮肤破溃仍进展，局部可见脓性分泌物，分泌物培养为白色假丝酵母菌，再次请皮肤科会诊，予加强换药，化脓破溃处外用夫西地酸乳膏，未化脓处予重组人表皮生长因子外用，考虑患者间质性肺病合并感染，病情较重，带状疱疹局部真菌感染，予伏立康唑静脉滴注抗真菌治疗，加强局部换药。经评估患者存在营养不良，请营养科会诊，考虑患者经口进食不佳，建议放置胃肠管，鼻饲营养液加强营养，患者家属拒绝，遂经中心静脉置管肠外予脂肪乳、氨基酸行营养支持，能全素口服补充，静脉输注人血白蛋白。患者病变除涉及呼吸科、风湿免疫科、皮肤科、营养科、老年科等，还涉及胸外科，胸部 CT 提示上纵隔及皮下少量积气，经请胸外科会诊，查体气管、食管未见明显异常，无外伤，剧烈咳嗽、呕吐等诱因，考虑大气道、食管损伤可能性小，考虑气体来源可能为壁层胸膜与肺泡沟通所致，考虑患者气肿未影响循环呼吸，建议密切关注。经上述多学科诊疗，患者咳嗽、咳痰、喘憋较前好转，带状疱疹处皮肤结痂，渗出减少，营养指标较前好转后出院。

出院后随访：患者出院后继续口服泼尼松 15mg，2 次 / 日，1 个月后因急性上消化道出血就诊于我院消化科，经抑酸、止血等治疗后出血停止，血红蛋白稳定。但后因间质性肺炎进展合并重症肺炎，最终呼吸衰竭死亡。

【病例讨论】

结缔组织病（connective tissue disease，CTD）是引起间质性肺病（interstitial lung disease，ILD）的常见原因之一，这些疾病包括类风湿关节炎（Rheumatoid Arthritis，RA）、系统性红斑狼疮、干燥综合征、系统性硬化、多发性肌炎、皮肌炎和混合性结缔组织病等多种疾病[1-2]。RA 的很多患者可以发热或 ILD 为首发表现就诊，可不表现明显的关节症状。作为一种结缔组织病，在 RA 的不同时期该疾病可侵犯各系统器官，据统计，大约有一半的类风湿关节炎患者可累及到肺，称之为类风湿性肺病[3]。类风湿性肺病病理表现以普通型间质性肺炎（usual interstitial pneumonia，UIP）和非特异性间质性肺炎最为常见[4-5]，也可表现为闭塞性细支气管炎伴机化性肺炎、淋巴细胞性间质性肺炎，少数患者可表现为急性间质性肺炎。其中 UIP 影像学表现较特异，可见双肺弥漫分布的病变，以肺底、胸膜下为主，呈蜂窝样表现或少量实变和（或）磨玻璃阴影。该患者病变特点为胸膜下蜂窝改变为主，考虑 UIP 病理类型可能性大，但尚缺乏病理支持。

类风湿性肺病的治疗包括 RA 治疗和间质性肺炎治疗两个方面，间质性肺炎的治疗效果往往取决于病理类型，普通型肺间质病变患者预后往往较差，其他类型除急性间质性肺炎进展快、病死率高外，多数对糖皮质激素治疗较敏感，预后较好。糖皮质激素治疗以控制引起肺损伤和纤维化的炎性反应为主，一旦肺部形成纤维化后则不能逆转。对于糖皮质激素反应不佳的 UIP 患者可联合应用环磷酰胺（CTX）治疗，能改善患者的肺功能和 CT 病变进展，使疾病稳定。

该患者因间质性肺病接受激素及环磷酰胺治疗，治疗过程中出现带状疱疹，并继发带状疱疹局部真菌感染，经停用免疫抑制剂、减量糖皮质激素、抗病毒、抗真菌、局部治疗后带状疱疹好转。出院 1 个月口服糖皮质激素过程中出现急性上消化道出血，经抑酸止血后出血稳定。该例患者为一高龄老人，伴营养不良，在糖皮质激素应用过程中多次出现激素相关不良反应，肺间质病变不能充分治疗，肺间质病变进展，因呼吸衰竭死亡。

【诊疗流程】

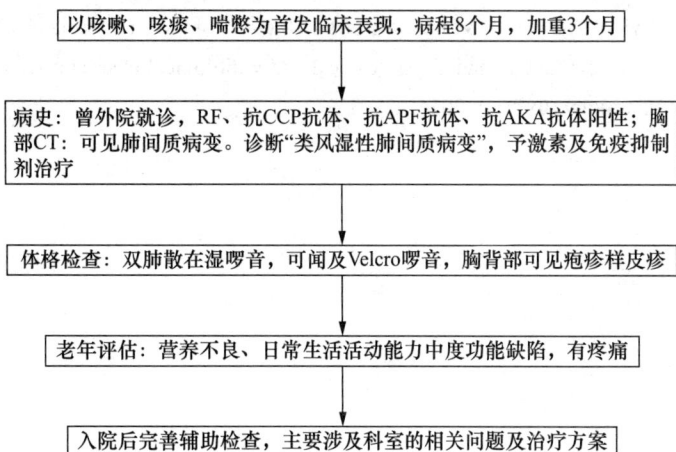

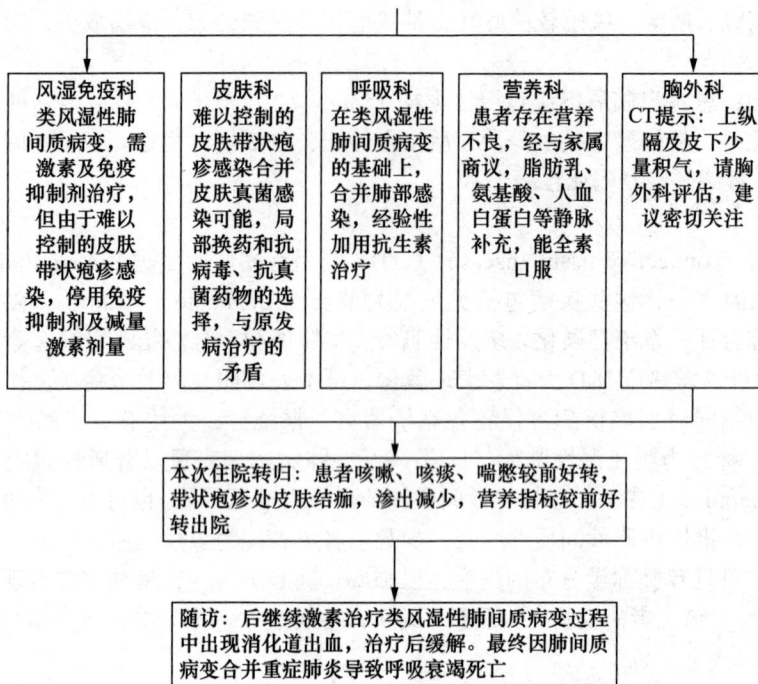

风湿免疫科 类风湿性肺间质病变，需激素及免疫抑制剂治疗，但由于难以控制的皮肤带状疱疹感染，停用免疫抑制剂及减量激素剂量	皮肤科 难以控制的皮肤带状疱疹感染合并皮肤真菌感染可能，局部换药和抗病毒、抗真菌药物的选择，与原发病治疗的矛盾	呼吸科 在类风湿性肺间质病变的基础上，合并肺部感染，经验性加用抗生素治疗	营养科 患者存在营养不良，经与家属商议，脂肪乳、氨基酸、人血白蛋白等静脉补充，能全素口服	胸外科 CT提示：上纵隔及皮下少量积气，请胸外科评估，建议密切关注

本次住院转归： 患者咳嗽、咳痰、喘憋较前好转，带状疱疹处皮肤结痂，渗出减少，营养指标较前好转出院

随访： 后继续激素治疗类风湿性肺间质病变过程中出现消化道出血，治疗后缓解。最终因肺间质病变合并重症肺炎导致呼吸衰竭死亡

刘亭亭
北京老年医院老年示范科

参 考 文 献

［1］ MORGENTHAU A S, PADILLA M L. Spectrum of Fibrosing Diffuse Parenchymmal Lung Disease [J]. Mt Sinai Med, 2009, 19 (9): 1540-1541.

［2］ 孙耕耘. 关注结缔组织病相关肺间质肺疾病 [J]. 中华肺部疾病杂志: 电子版, 2012, 5 (2): 95-99.

［3］ 施毅. 现代呼吸病治疗学 [M]. 北京: 人民军医出版社, 2002: 575-576.

［4］ HALLOWELL R W, HORTON M R. Interstitial lung diseae in patients with rheumatoid arthritis: spontaneous and drug induced [J]. Drugs, 2014, 74 (4): 443-450.

［5］ KELLY C A, SARAVANAN V, NISAR M, et al. Rheumatoid arthritis related interstitial lung disease: associations, prognostic factors and physiolo-gical and radiological characteristics-a large multicentre UK study [J]. Rheumatology (0xfbrd), 2014.

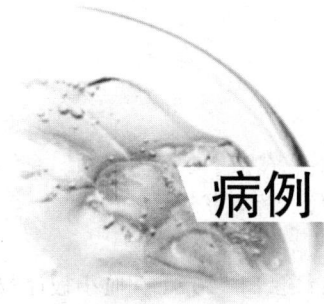

病例 42　恶性肿瘤患者的临终舒缓治疗

【病例介绍】

1. **主诉及主要症状**　患者曹某，女性，65岁，因"间断上腹部不适1年余，加重1个月"入院。患者于1年前（2017年1月）开始感上腹部隐痛，疼痛放射至腰背部，进食后加重，疼痛可自行缓解，无反酸、嗳气，无呕血、黑粪，外院行腹部超声提示胰腺增厚（未见报告），予诊断胰腺炎并给予头孢类抗生素治疗，症状稍缓解。2017年6月患者上述症状再次加重，2017年6月16日于北京世纪坛医院行胃镜检查提示慢性胃炎，腹部CT提示胰腺颈部、体部见低密度软组织肿块影，边界欠清，大小范围约4.7cm×4.3cm×3.3cm，向后包绕腹腔干、肠系膜上动脉，胰腺新发占位，考虑胰腺癌可能性大，胰腺周围及腹膜后多发肿大淋巴结。血肿瘤标志物CA72-4 7.18U/mL，CA19-9 405.86U/mL，CEA 2.89ng/mL。2018年7月5日于中国人民解放军总医院彩超引导下胰腺低回声病灶穿刺活检术结果：高分化腺癌cT4N＋M1，胰腺增强磁共振提示腹膜后淋巴结转移，患者确诊后家属经商议未进行手术及放化疗，给予中医药等治疗。1个月前患者全身皮肤出现黄染加重，间断恶心呕吐，腹痛明显不能耐受，遂就诊于外院，复查肿瘤标志物CA72-4 11.65U/mL，CA19-9 6533.66U/mL，CEA 13.35ng/mL。患者腹痛明显，给予盐酸羟考酮缓释片（奥施康定）间断服用效果欠佳，为进一步治疗收入院。患者自发病以来，进食少，精神差，睡眠欠佳，排尿可，大便干，体力明显下降，近期体重下降8kg。

2. **既往史**　2型糖尿病、右侧乳腺癌根治术后、阑尾术后、胆结石术后。

3. **入院查体**　血压110/68mmHg，神清，精神欠佳，全身皮肤黄染，唇甲无明显发绀，双侧瞳孔等大等圆，对光反射灵敏，双肺呼吸音低，双肺未闻及干湿啰音。心率88次/分，律齐，未闻及明显杂音、附加音及心包摩擦音。腹部膨隆，叩鼓音，下腹部压痛明显，无反跳痛及肌紧张，未触及包块，双下肢无水肿，无杵状指（趾）。

4. **老年评估**

听力、视力评估：听力、视力均正常。

认知能力：MMSE评分28分。（提示无认知功能障碍）

谵妄评定方法：中文修订版（CAM-CR）4分（无谵妄）。

情绪评估：老年抑郁量表GDS-15 0分（无抑郁），焦虑自评量表52分（轻度焦虑）。

营养评估：BMI 18.3kg/m^2（50kg/165cm^2）、NRS 2002 4分（有营养风险）、MNA 11.5分（存在营养不良）。

尿便情况：无尿、便失禁。

疼痛评估：下腹痛及腰背部（NRS8分）；影响睡眠。

跌倒评估：Berg平衡评估表40分（有一定的平衡能力，可在辅助下步行）。

衰弱：Frail量表4分（衰弱）。

功能状态：日常生活能力Barthel指数95分生活基本自理。

压疮风险评估：Braden压疮危险因素评估表22分（无压疮风险）。

预期生存期评估PPS 50%（中位生存时间41d），PPI 1分（预计生存期大于6周），KPS 50

分（预计生存期 2～3 月）。

社会支持系统：和老伴及女儿全家居家生活。

5. 初步诊断　胰腺恶性肿瘤、癌性疼痛、胸腔积液、腹腔积液、黄疸、2 型糖尿病、右侧乳腺癌根治术后、阑尾术后、胆结石术后、日常生活能力障碍、便秘、焦虑状态。

6. 化验及检查

血常规：白细胞计数 5.28×10⁹/L、中性粒细胞百分比 82%、血红蛋白 110g/L、血小板计数 220×10⁹/L。

血生化：总胆红素 201.3μmol/L、直接胆红素 156.2μmol/L、间接胆红素 45.1μmol/L、谷丙转氨酶 30U/L、谷草转氨酶 94U/L、肌酐 28μmol/L。

心电图：窦性心律，ST-T 改变。

肿瘤标志物：CA72-4 19.67U/mL，CA19-9＞1000U/mL，CEA 9.79ng/mL。

腹部超声：腹腔积液。

胸部超声：胸腔积液（右侧中 - 大量）。

7. 诊治经过及疾病转归　患者胰腺癌、黄疸、癌性疼痛等诊断明确，伴有恶心呕吐、腹痛等不适，此前未规律服用止痛药物止痛，癌性疼痛明显，引起情绪波动及睡眠障碍等。入院后因腹痛明显难耐，每日需要皮下注射盐酸吗啡注射液 10mg，3～4 支，且仍需口服盐酸羟考酮缓释片 180mg。请笔者医院疼痛科会诊建议：①嘱患者严格遵守 1 次 /12 小时规律服药；②根据患者目前每日皮下吗啡剂量为 40mg，奥施康定剂量为 180mg，换算口服吗啡剂量为 300mg，1 次 /12 小时，若 2 次服药期间患者出现疼痛按需皮下注射，可换算为口服剂量加入次日日总量中；③如调整剂量仍不能缓解疼痛，建议可行镇痛泵置入。根据疼痛科会诊意见调整口服吗啡剂量，最终剂量为 360mg 1 次 /12 小时，期间未再出现爆发痛，每日复查疼痛评分均在 0～1 分。患者胸腔及腹腔积液，出现喘憋及腹胀等不适，给予胸穿及腹穿处理。患者本人存在轻度焦虑，给予劳拉西泮口服。患者病情稍平稳后，疼痛基本缓解，情绪、喘憋及进食睡眠较前好转。患者自发病以后，本人及配偶、子女很焦虑，也不愿明确探讨关于病情的问题，面对这种情况，征得患者及家属同意后，我们对患者进行了舒缓治疗，向患者传递四道人生：道爱、道谢、道歉、道别。请医务社工介入，一起给家属开家庭会议，提供心理上的支持，安抚患者情绪，对家属进行哀伤辅导，建议尽量居家陪伴。患者目前疼痛虽然控制较好，但考虑患者消瘦、皮肤菲薄等情况，芬太尼透皮帖不能完全止痛，后期又可能会出现吞咽障碍，口服止痛药物困难，建议患者择期外院行镇痛泵置入。经患者及家属知情并同意后，联系中日医院疼痛科专家会诊，并于 2018 年 3 月 30 日于中日医院行局麻＋强化麻醉下微创神经介入阵痛＋PORT 装置植入术，术后返家休养。半个月后患者因进食障碍及喘憋再次住院治疗，此时已无法服用止痛药物，启动镇痛泵止痛治疗，后患者无痛苦地、安详地、体面地离开，家属积极地面对哀伤的打击及处理后事，做到生死两相安。

【病例讨论】

该患者发现肿瘤时已是晚期，诊断明确，失去手术、放化疗等机会，此病例的难度是患者肿瘤末期伴发的并发症及生活高质量的要求，还有家属的精神照料。晚期癌症患者知道自己寿命不长，由于对死亡的恐惧，以及还有一些未完成的心愿等，经常会出现焦虑、抑郁、恐惧等负面情绪，甚至严重者还会出现拒绝治疗和轻生的念头，需要给予舒缓的医疗支持。舒缓医学，又称"姑息治疗""姑息医学""缓和医疗"等，是对疾病晚期的患者，通过早期识别和全面评估并治疗患者的疼痛及其生理、心理和灵性层面的问题，预防并缓解痛苦，从而改善患者及家属的生活质量。

大部分的癌症患者在诊断时已经失去了根治性治疗的机会，舒缓和支持治疗成为选择。目前，对患者进行住院或家庭姑息治疗，帮助他们缓解呼吸困难、严重疼痛，改善恶病质和疲乏，舒缓焦虑和抑郁。既不提早结束生命，也不勉强延续生命。当患者意识到即将到来的死亡时，他可以无痛苦地、安详地、体面地告别亲人和人生，让家属积极地面对哀伤的打击，正确地安排患者的后事及个人今后的生活，这是非常重要的。泰梅尔（Teemel）等一项研究表明，早期引入姑息治疗不仅可以提高晚期癌症患者的生活治疗，而且还可以提高生存率。随着循证医学的深入人心和治疗理念的转变，开展姑息治疗是临床肿瘤学发展的趋势，应开展旨在发展、监测及干预肺癌患者生理、精神心理、社会方面治疗的研究，增加医护人员、政府以及全社会对姑息治疗的了解，才能有效推动与开展晚期肺癌姑息治疗的工作。

【诊疗流程】

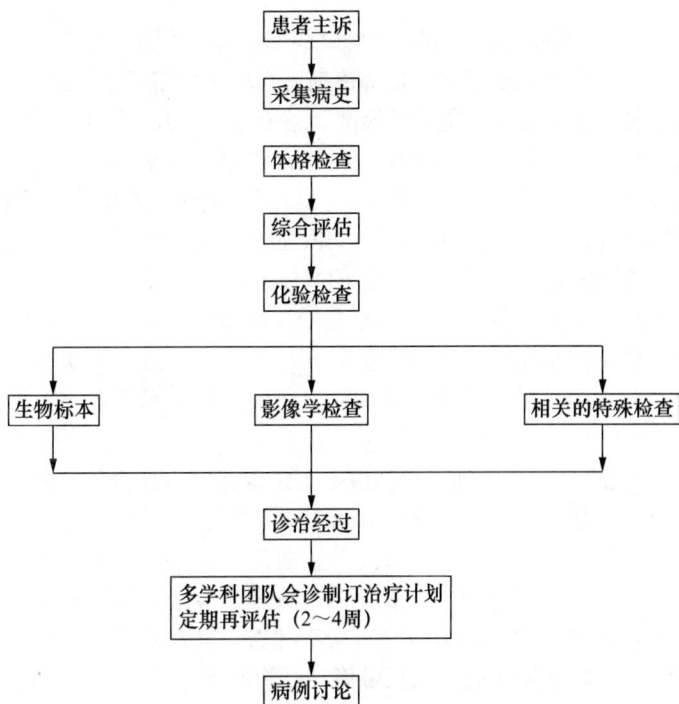

范月英
北京市隆福医院天通苑康复科

参 考 文 献

［1］王瑞. 舒适护理对癌痛患者负面情绪及生活质量的改善效果 [J]. 临床医学研究与实践, 2018, 3 (14): 151-152.

［2］陆月香, 孙翠平, 马晓燕, 等. 心理护理干预对晚期癌症患者生活质量的影响 [J]. 泰山医学院学报, 2015, 36 (11): 1301-1303.

［3］欧阳华强, 潘战宇, 张新伟, 等. 371 例肿瘤姑息治疗多学科会诊临床分析 [J]. 中国肿瘤临床, 2015, 42 (22): 1103-1107.

［4］林洁涛, 林丽珠. 肿瘤的姑息治疗与中医药临床优势 [J]. 中医杂志, 2015, 56 (14): 1198-1201.

［5］谷家立, 刘健, 马莹, 等. 论中医药与恶性肿瘤的姑息治疗 [J]. 中医药导报, 2013, 19 (12): 8-10.

［6］殷东风. 中西医结合姑息治疗恶性肿瘤现状及展望 [J]. 实用中医内科杂志, 2012, 26 (10): 1-4.

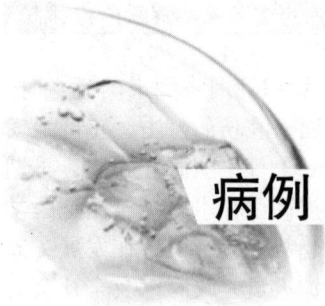

病例 43

以腹痛为主要表现的铅中毒

【病例介绍】

1. **主诉及主要症状** 患者女，66岁，主因"间断腹痛2个月，加重伴恶心、呕吐3日"收入院。患者2个月前旅行后出现双下肢、足部疼痛，自服洛索洛芬止痛治疗，后间断出现腹痛，腹痛发作不规律，在进食及空腹状态下均感腹痛，伴有腹胀、反酸、胃灼热，腹痛向后背放射，间断伴腰痛、下肢疼痛，于我院消化科就诊，给予吉法酯、枸橼酸莫沙必利口服，患者症状有明显好转，但仍有食欲减退、纳差，大便量少，无腹泻、黑粪。入院前3日前出现进食后恶心、呕吐，无排便，间断排气，为进一步治疗，门诊以"腹痛待查"收入我科。患者自发病以来精神、食欲差，小便量少，排尿困难，体重近2个月下降5kg。

2. **既往史** 否认肝炎史、疟疾史、结核史，高血压病史10年，血压最高160/90mmHg，长期服用氨氯地平，血压控制尚可。陈旧脑梗死病史10年。萎缩性胃炎、十二指肠溃疡、幽门螺杆菌感染病史9个月。否认糖尿病史、精神病史，阑尾切除术后多年，双侧输卵管结扎术后多年，否认过敏史，预防接种史不详。

3. **个人史** 生于北京，久居本地，否认疫水，疫源接触史。否认性病史。否认嗜酒史、吸烟史。已婚，配偶健在。育1子1女。停经10余年。

4. **入院查体** 体温36.5℃；呼吸18次/分；血压130/70mmHg。营养不良，贫血貌，无力体型。神志清楚，皮肤、黏膜苍白，结膜苍白，巩膜无黄染，双肺呼吸音粗，未闻及干湿啰音和胸膜摩擦音。心浊音界正常，心率70次/分，律齐，各瓣膜听诊区未闻及杂音，未闻及心包摩擦音。腹平软，中上腹脐周压痛，无反跳痛，肝脾肋下未触及，Murphy征阴性，肾区无叩击痛，移动性浊音阴性（-），肠鸣音4次/分。T11～T12棘突压痛，活动度正常。双下肢不肿。神经系统：神清语利，双侧瞳孔等大等圆，直径2.5mm，对光反射灵敏，双眼动充分，眼震未引出，双侧面纹对称，伸舌居中，四肢肌力Ⅴ级，双侧肌张力对称正常，巴氏征阴性（-），颈抵抗阴性（-）。

5. **老年评估** ADL评分90分，Frail量表评分2分，MAN-SF评分10分，存在营养不良，疼痛评分（NRS）5～6分。

6. **化验及检查**

血常规：白细胞计数 7.04×10^9/L、中性粒细胞百分比67.0%、淋巴细胞百分比27.8%、红细胞计数 2.79×10^{12}/L、血红蛋白75g/L、平均红细胞体积82.1fl、血小板计数 227×10^9/L。

粪常规：隐血阳性（+）。

血清铁：升高；铁蛋白、总铁结合力正常；叶酸、维生素 B_{12}：正常。

X线胸片：双侧肺纹理增重；主动脉硬化。

心电图：窦性心律，ST-T改变。

心脏超声：心内结构及功能未见明显异常。

腹部超声：脂肪肝；肝多发囊肿；双肾强回声——钙化？左肾低回声。

立位腹平片未见明确气腹及肠梗阻征象。

胃镜：慢性非萎缩性胃炎伴胆汁反流，十二指肠球部溃疡 S2 期。

胃黏膜活检病理诊断：（胃窦）黏膜重度慢性炎，小凹上皮呈增生性改变，中度肠化，间质水肿，局灶固有腺体减少。

结肠镜：未见明显异常。

颈动脉超声：双侧颈动脉粥样硬化伴多发斑块形成；双侧椎动脉未见明显异常；右侧锁骨下动脉近心段粥样硬化小斑块形成；右侧锁骨下动脉近心段粥样硬化小斑块形成。

腹部血管 CTA：腹主动脉及其分支可见钙化斑。肝多发囊肿。双肾多发囊肿。子宫肌瘤可能。腹主动脉及其分支硬化。腹主动脉硬化肠系膜上动脉未见明显异常。

关节 X 线检查：左足退行性骨关节病，骨质疏松；第 1 近节趾骨远端皮质欠光整，请结合临床体征。右足骨质退行性变并骨质稀疏，请结合临床查体。

胸椎 X 线检查：T9 椎体楔形变形，请结合临床。腰椎退行性变，椎体不稳。

7. 诊治经过及疾病转归　患者腹痛，伴有后背部痛入院，应警惕消化系统疾病，如胆囊炎、胰腺炎等，完善腹部 CT 检查以及消化道相关检查，胃镜及结肠镜检查结果均不能解释其腹痛，同时给予相应保护胃黏膜及抑酸治疗症状无明显好转，考虑不能除外小肠病变，给予行小肠镜检查。胶囊内镜：阴性（－），全消化道造影：阴性（－）。患者贫血，为小细胞低色素性贫血，考虑缺铁性贫血，给予补铁治疗，效果不明显。请血液科会诊行骨穿：可见嗜碱性点彩红细胞多见（图 43-1），铁利用障碍。患者 PTH 211.5pg/mL；复查 162.1pg/mL，行甲状旁腺超声：甲状腺多发实性结节，甲状腺左叶钙化灶。

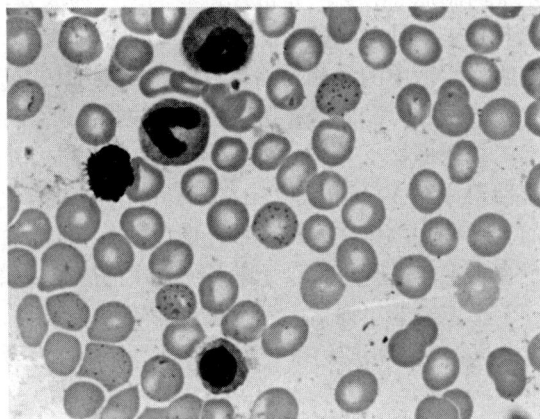

图 43-1　骨穿图片示嗜碱性点彩红细胞

8. 多学科会诊　内分泌：继发性甲旁亢可以引起骨痛、乏力，个别表现为消化道症状及出血，但是腹痛和贫血较少见。血液：不除外溶血性贫血；骨髓异常增生综合征不除外；警惕重金属中毒。职业病科：不除外重金属中毒，但患者无明显接触病史，建议完善重金属相关检查。检查结果：尿铅 0.246mg/L；血铅 1036μg/L。

根据检查结果，考虑患者铅中毒诊断明确，给予驱铅治疗，患者症状明显好转。未能追问出造成铅中毒的具体原因。

【病例讨论】

腹痛是内科系统常见疾病，出现腹痛，首先应考虑消化系统疾病，因此完善相关检查，腹 CT 胃镜、结肠镜以及消化道造影结果均不能解释患者病情，且经过抑酸对症治疗未见好转。患者的另外一个明显的异常为贫血，表现为小细胞低色素性贫血，但是检查非缺铁性贫血，骨穿发现嗜碱性点彩红细胞使我们进一步接近真相。对疾病的不了解可以造成误诊[1]，我们需要进一步了解疾病的表现，从而尽快诊断。

急性铅中毒临床特点为剧烈腹部绞痛，急性溶血性贫血，中毒性肝病、脑病，多发性周围神经病变。患者可有头晕、恶心、呕吐、乏力、肌肉酸痛等。慢性铅中毒主要表现为贫血，可有消化道不适，腹绞痛[2]。严重时可以有周围神经损伤，中毒性脑病等。此患者慢性病程，腹痛、贫血为主要表现，考虑慢性铅中毒可能性大。

患者腹痛，需要与急腹症相鉴别，但是完善检查未发现明显器质性疾病，急性铅中毒的腹绞痛为突然发作，多在脐周，呈持续性痛阵发性加重，每次发作数分钟至几个时。因疼痛剧烈难忍，常弯腰曲膝，辗转不安，手按腹部以减轻疼痛。同时面色苍白，全身出冷汗，可有呕吐。检查时，腹部平坦柔软，可有轻度压痛，无固定压痛点，肠鸣音减少，常伴有暂时性血压升高和眼底动脉痉挛。慢性消化道症状包括食欲不振，上腹部胀闷、不适，腹隐痛和便秘，大便干结，铅绞痛发作前常有顽固性便秘作为先兆。此患者行胃镜检查提示：慢性非萎缩性胃炎伴胆汁反流，十二指肠球部溃疡 S2 期。病理（胃窦）：黏膜重度慢性炎症，小凹上皮呈增生性改变，中度肠化，间质水肿，局灶固有腺体减少。患者消化道溃疡诊断成立，如 S2 期，已明显好转，但患者仍发作腹痛，不能完全以溃疡病解释。

铅中毒的血液系统表现，除了急性期表现为溶血性贫血，贫血是慢性铅中毒最为重要的表现之一，尽管铅中毒时可有一些提示溶血的证据，如网织红细胞增多、点彩红细胞增多等，但目前认为铅中毒引起贫血的主要机制是血红蛋白合成障碍。所有行骨髓穿刺检查的铅中毒患者的骨髓中均可见到明显增多的嗜碱性点彩红细胞，因此具有一定的特异性。铅中毒诊断明确后，需要进一步了解铅中毒的原因，所有患者均应有相应的接触史，虽然职业暴露引起的铅中毒更能够引起关注，我们也应关注生活中的铅中毒。已有相应文献报道，生活中的铅中毒较常见的是中药制剂[3]，尤其是治疗银屑病的中药成分，或者使用化妆品如眼影等、生活中使用的陶器，尤其是未上釉的陶器[4]，汽车蓄电池，加铅汽油等。此患者无职业接触史，经反复追问，并未能明确生活中的接触物品造成铅中毒的原因，因此进行驱铅治疗的同时，须告知生活中可能引起铅中毒的因素，尽量避免接触此类物品。

李红梅等[5]分析 155 例铅中毒误诊病例分析提示：生活性铅中毒 115 例（占 74.84%），职业性铅中毒 39 例（占 25.16%）；被误诊为消化系统疾病的 127 例（占 81.9%）、血液系统疾病的 15 例（占 10%），神经系统疾病的 12 例（占 7%），因此对于伴有贫血、腹绞痛的患者应该注意在考虑消化道疾病和血液系统疾病的同时应警惕铅中毒可能。

患者经老年评估，发现患者存在营养不良，另外存在衰弱，请营养科会诊指导患者饮食情况，同时建议相应运动。患者疼痛，影响生活质量，应给予对症处理。

吴金玲　李胜利　原向芝　孙倩美　王晓娟

首都医科大学附属北京朝阳医院综合科

参 考 文 献

［1］MACEDO G, et al. Misleading Gastrointestinal Symptoms: The Ongoing Story of Chronic Lead Intoxication [J]. J Clin Gastroenterol, 2016, 50 (9): 769-771.

［2］郭涛，王立，钱家鸣. 铅中毒七例临床分析 [J]. 中华内科杂志，2009, 48 (9): 767-768.

［3］GUNTURU K S I, NAGARAJAN P, MCPHEDRAN P. Ayurvedic herbal medicine and lead poisoning [J]. J Hematol Oncol, 2011, 4: 51. doi: 10. 1186/1756-8722-4-51.

［4］FRIEDMAN L S, SIMMONS L H, GOLDMAN R H, et al. Case records of the Massachusetts General Hospital. Case 12-2014. A 59-year-old man with fatigue, abdominal [J]. N Engl J Med, 2014, 370 (16): 1542-1550.

［5］李红梅，李侠，白金，等. 2007—2018 年我国报告 155 例铅中毒误诊分析 [J]. 职业卫生与应急救援，2019, 37 (6): 524-527.

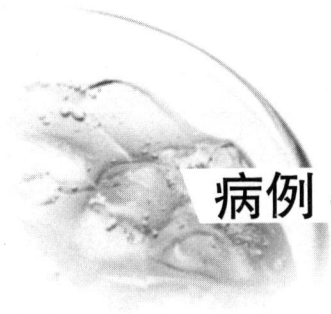

病例 44　老年血管性痴呆伴卒中后抑郁

【病例介绍】

1. **主诉及主要症状**　患者女性，69岁，主因"进行性言语减少4年，加重伴记忆力明显减退半年"收入院。患者4年前出现言语不清、左侧肢体活动不利，行头颅MRI检查结果提示：脑白质变性，多发腔隙性脑梗死（含脑干），于神经内科住院治疗，给予改善循环、抗血小板聚集等药物后，症状好转。但遗留不完全运动性失语、左侧肢体力弱，出院后逐渐出现情绪低落、记忆力减退，失眠，严重影响生活质量，再次就诊于我科门诊，评估SAS 55分（标准分），SDS 77分（标准分），考虑为抑郁状态，给予舍曲林50mg1次/日，3个月后自觉症状好转，自行停药。同时测评MMSE 27分，MOCA 25分，考虑存在轻度认知障碍，但患者拒绝服用抗痴呆药物，未予药物治疗。2年来患者逐渐出现说话减少，反应迟钝，健忘明显，以近记忆障碍为主，左侧肢体力弱加重，再次就诊于我科门诊，测评MMSE 24分，MOCA 20分，给予多奈哌齐10mg 1次/日，口服3个月，期间多次出现大小便失禁，家属认为与该药有关，自行停药。此后病情进展加重，半年内记忆力下降明显，少语，并出现行动迟缓，行走需人搀扶，大小便失禁次数增多，2~3次/日。患者病程中无头痛、头晕，无精神异常，无幻觉，无肢体抽搐，无发热。体重无明显下降。

2. **既往史**　既往高血压病史10余年，最高血压160/80mmHg，未服药，未监测血压；2型糖尿病病史15年，先后使用过磺脲类、α-糖苷酶抑制剂及胰岛素降糖，血糖控制不佳，曾因自服"祖传秘方"降糖药物后，出现反复低血糖，停药后血糖波动较大，经反复调整降糖方案后，血糖趋于平稳，目前给予阿卡波糖片50mg每日3次，甘精胰岛素16U每晚一次，空腹血糖在8~10mmol/L，餐后血糖在11~13mmol/L。否认冠心病病史。无食物、药物过敏史。

3. **入院查体**　血压145/80mmHg，意识清，少语，动作迟缓，计算力、近记忆力、定向力下降。双瞳孔等大、等圆，对光反射灵敏，未见眼震。双侧面纹对称，伸舌居中，转颈、耸肩有力。右侧肢体肌力Ⅴ级，左侧肢体肌力Ⅴ⁻级，肌张力不高，腱反射减弱，双侧巴氏征阴性（-），左侧掌颏反射阳性（+），吸吮反射阳性（+）。感觉检查未见明显异常，共济运动检查欠合作。双下肢轻度水肿。

老年综合评估：入院时的老年综合评估见表44-1。

表44-1　入院时老年综合评估

躯体功能评估	营养状态	精神、情绪及认知功能	衰弱及肌少症	社会支持
ADL：58分 （中度功能障碍）	NRS 2002：3分 （中度营养风险）	SDS：75分（标准分） （重度抑郁）	Frail评分：3分 （明显虚弱）	SDSS：4分 （有社会功能缺陷）
IADL：5分 （中度失能）		SAS：55分（标准分） （轻度焦虑）	握力：10kg （功能性障碍）	
MFS：75分 （高度危险）		MMSE：14分 （认知功能障碍）		

续表

躯体功能评估	营养状态	精神、情绪及认知功能	衰弱及肌少症	社会支持
听力：正常		MOCA：10分 （重度认知功能障碍）		
视力：近视		CAM：12分（无谵妄）		
多重用药：是		HIS 评分：9分		
睡眠障碍：无				
尿失禁：有				
压疮：无				

4. 化验及检查

血常规：白细胞计数 5.6×10^9/L、中性粒细胞百分比 69.3%、血红蛋白 125g/L、血小板计数 127×10^9/L。

血生化：电解质正常，谷丙转氨酶 22U/L、谷草转氨酶 31U/L、肌酐 86μmol/L、ALB 29g/L。

心肌酶谱：CK 279U/L、CK-MB 33U/L、TnT 0.42ng/mL。

心电图：窦性心律，正常心电图。

心脏超声：左室肥厚，主动脉瓣轻度反流，LVEF 64%。

外院脑 CT 提示：脑室扩大、广泛脑白质病变、脑萎缩（图 44-1）。

脑 MRI 提示：脑内多发缺血梗死灶，脑内多发缺血脱髓鞘改变，双侧海马肨胘体萎缩，脑萎缩，双侧上颌窦轻度炎症（图 44-2）。

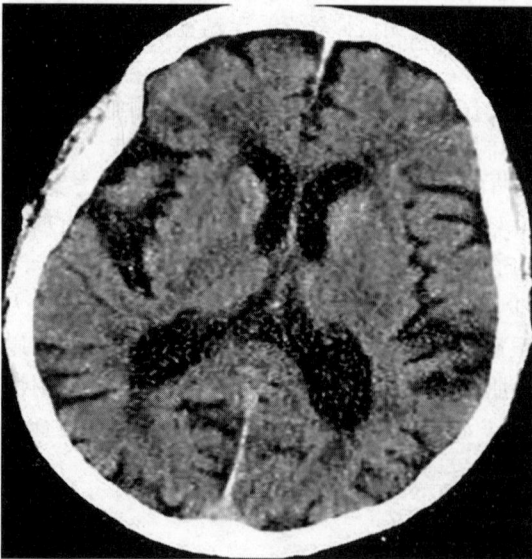

图 44-1 外院脑 CT

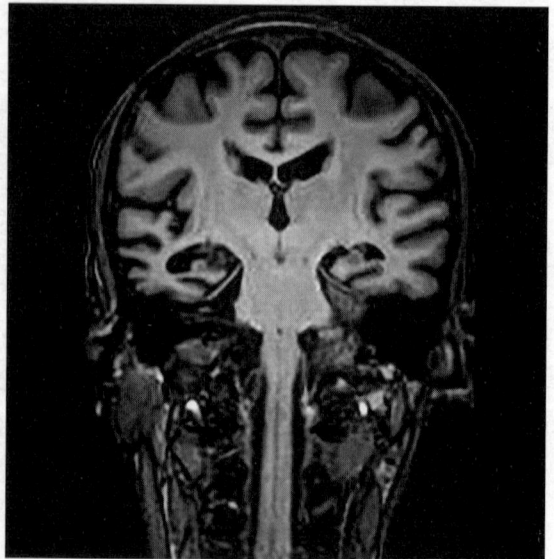

图 44-2 脑 MRI

5. 入院诊断 多发脑梗死；血管性痴呆；高血压病 2 级（极高危）；2 型糖尿病；抑郁状态；高脂血症。

6. 老年综合征诊断 中度功能障碍；跌倒高风险；尿失禁；多药共用；营养风险（中度）；抑郁状态；痴呆。

7. 诊治经过及疾病转归 入院后给予控制硝苯地平控释片 30mg 1 次 / 日、氯沙坦钾 100mg 1 次 / 日控制血压，血压可控制在 120～135/80～92mmHg，西格列汀 100mg 1 次 / 日、阿卡波糖 100mg 3 次 / 日降糖，空腹血糖在 6.7～7.5mmol/L。阿托伐他汀 20mg 1 次 / 日降脂，甲钴胺肌注营养神经等对症支持治疗，并给予多奈哌齐 10mg，1 次 / 日，胞磷胆碱钠胶囊 0.2g，3 次 / 日治疗。多学科老年医学整合团队根据患者的综合评估结果，对患者制订个性化诊疗方案：①病床床头放置跌倒高风险警示标志，并加强对看护人员照护患者时防止跌倒的安全宣教；②患者存在低蛋白血症，营养风险评估为中度营养风险，营养师建议给予乳清蛋白每日口服补充治疗，出院时复查白蛋白 38g/L；③精神、心理专科医生根据患者的精神、情绪评估结果，建议患者继续服用舍曲林，并增加剂量至 100mg 1 次 / 日，加强与患者的沟通，适当进行心理治疗；④康复科根据患者的功能障碍程度制订了适合患者的功能恢复训练，出院时患者的各项功能障碍均有好转；⑤根据患者认知功能的评分结果，考虑患者存在重度认知功能障碍，给予多奈哌齐 10mg，1 次 / 日，胞磷胆碱钠胶囊 0.2，3 次 / 日治疗。出院时患者认知功能有所改善。二便失禁较前减轻。

8. 老年综合评估　出院时的老年综合评估见表 44-2。

表 44-2　出院时老年综合评估

躯体功能评估	营养状态	精神、情绪及认知功能	衰弱及肌少症	社会支持
ADL：80 分 （轻度功能障碍）	NRS 2002：2 分 （轻度营养风险）	SDS：63 分 （中度抑郁）	Frail 评分：2 分 （虚弱前期）	SDSS：3 分 （有社会功能缺陷）
IADL：3 分 （轻度失能）		SAS：55 分 （轻度焦虑）	握力：14kg （功能性障碍）	
MFS：35 分 （中度危险）		MMSE：22 分 （认知功能障碍）		
听力：正常		MOCA：16 分 （中度认知功能障碍）		
视力：近视		CAM：10 分（无谵妄）		
多重用药：是		HIS 评分：9 分		
睡眠障碍：无				
尿失禁：有				
压疮：无				

随访：患者出院后，坚持服用多奈哌齐、胞磷胆碱钠胶囊等药物，维持降压、降糖等治疗方案，嘱家属加强与患者的沟通与交流，对患者实施饮食、行为、心理、家庭护理等多维度干预，针对认知、行为、记忆障碍等给予及时、正规、有效的康复训练，充分利用和发挥其残存机能。3 个月后，患者再次来我科门诊复诊，血压、血糖控制较理想，言语功能有好转，可回答简单问题，情绪较稳定，嘱继续服药，加强综合干预措施，定期随诊。

9. 老年综合评估　3 个月后门诊的老年综合评估见表 44-3。

表 44-3　出院 3 个月后老年综合评估

躯体功能评估	营养状态	精神、情绪及认知功能
ADL：80 分 （轻度功能障碍）	NRS 2002：0 分 无营养风险	SDS：52 分 （轻度抑郁）
IADL：3 分 （轻度失能）		SAS：51 分 （轻度焦虑）

续表

躯体功能评估	营养状态	精神、情绪及认知功能
尿失禁：有，但次数减少		MMSE：24 分 （认知功能障碍） MOCA：16 分 （中度认知功能障碍） CAM：10 分 （无谵妄） HIS：9 分

【病例讨论】

本例患者 4 年来反复出现脑梗死，MRI 可见脑内多发缺血梗死灶，脑内多发缺血脱髓鞘改变，双侧海马胼胝体萎缩，脑萎缩。存在多发脑血管硬化，每次脑梗死发生后均出现认知功能、语言障碍的进一步下降，符合血管性痴呆的诊断标准。与脑血管因素有关的痴呆，统称为血管性痴呆（vascular dementia，VaD）。临床表现为记忆（近和远）、认知、语言障碍，行为和人格改变。上述症状中有 1 项突出（除外谵妄状态等意识障碍），严重影响患者日常生活、职业和社交活动，且历时 2 周以上者应进行痴呆筛选，4 个月以上支持痴呆诊断。

目前《中国精神障碍防治指南》[1] 血管性痴呆（VaD）的诊断标准较为常用的有 ICD-10、NINDS-AIREN 和 DSM-Ⅳ 等，其中 1993 年 Román 等制定的 NINDS-AIREN 血管性痴呆诊断标准使用最广泛。诊断需具备 3 个基本条件：①符合痴呆诊断；②要有脑血管病的证据；③两者必须有相关性。

血管性痴呆包括 6 个亚型：①多发性梗死性痴呆（MID）占 75%；②重要部位的单个梗死痴呆，例如丘脑梗死；③小血管病性痴呆，包括微梗死性痴呆、皮质下动脉硬化性脑病、脑白质病变、脑淀粉样血管病（可伴出血）；④低灌注性痴呆；⑤出血性痴呆，如丘脑出血；⑥其他，如 CADASIL（常染色体显性遗传痴呆合并皮质下梗死和白质脑病）。本例患者的病史及影像学检查结果，考虑本例患者为多发性梗死性痴呆与小血管性痴呆的混合型。

血管性痴呆的筛查和评估如下。

量表评估：痴呆量表包括诊断量表、鉴别诊断量表（哈金斯基缺血量表，HIS）和疗效评价量表。常用的诊断量表是 1975 年的简易精神状态检查和 2005 年的蒙特利尔认知评估两个量表。根据 2020 英国国家卫生与临床优化研究所（NICE）指南推荐意见，MMSE 是最常用的综合认知评估量表，足够的证据支持 MMSE 作为痴呆早期筛查工具和认知损害程度最有用的筛查量表，对认知损害的发展结局也具有预测价值，但检测结果受教育程度的影响（Ⅱ类证据，A级推荐）。标准的 MMSE 分界值是 24 分（≤23 分为痴呆），对于受过高等教育的记忆主诉老年人，MMSE 分界值应提高到 27 分（Ⅱ类证据，A级推荐）。此外，对记忆和语言功能评价可使用故事延迟自由回忆（DSR）或词语延迟自由回忆（DWR）检查，对执行功能和视空间功能检查可选择画钟试验（CDT）。

影像学评估 NICE 指南推荐意见，CT 检查发现脑血管病的证据对于诊断 VaD 具有十分重要的意义，但对于鉴别 AD 与 DLB 或 VaD 目前仍十分困难（Ⅰ类证据，A级推荐）。在没有MRI 的情况下，至少应该进行 CT 检查（2016 年《中国卒中后认知障碍管理专家共识》）。MRI 能对选择部位进行体积定量，AD 早期即可发现海马体积缩小（Ⅰ类证据，A级推荐）。CT 和MRI 也可用于检出可逆性痴呆原因（2016 年《中国卒中后认知障碍管理专家共识》）。

本例患者在发生脑梗死后逐渐出现了抑郁情绪，表现为情绪低落、言语减少、不爱与人交往等，考虑存在卒中后抑郁。卒中后抑郁（post-stroke depression，PSD）指发生于卒中后，表现为一系列抑郁症状和相应躯体症状的综合征，是卒中后常见且可治疗的并发症之一，表现为卒中症状以外的一系列以情绪低落、兴趣缺失为主要特征的情感障碍综合征，常伴有躯体症状。

根据疾病分类学，PSD 为抑郁的一种特殊类型，目前尚没有明确的概念和诊断标准。国际精神疾病分类第 10 版（ICD-10）把 PSD 归入"器质性精神障碍"[3]，《美国精神障碍诊断和统计手册》第 5 版（DSM-V）把其归入"由于其他躯体疾病所致抑郁障碍"[4]，中国精神障碍分类及诊断标准（CCMD-3）把其归入"脑血管病所致精神障碍"[5]。

PSD 的评估，首先应在确诊为脑卒中的患者中进行筛查，对于疑有抑郁情绪的卒中患者，需进一步进行抑郁量表的评估，以判断抑郁症状的严重程度，指导临床诊断和治疗。抑郁症状评估量表分他评和自评，他评量表包括汉密尔顿抑郁评分量表（the Hamilton Depression Rating Scale，HDRS）、蒙哥马利抑郁评定量表（Montgomery-Asberg Depression Rating Scale，MADRS）等。自评量表包括 Zung 抑郁自评量表（Zung Self-Rating Depression Scale，SDS）、Beck 抑郁自评量表（Beck Depression Inventory，BDI）等。该病例的抑郁筛查，我们使用的是 Zung 抑郁自评量表（SDS），可用于对疑有抑郁情绪且思维表达完整患者的初筛、情绪状态评定及调查等。该量表分四组特异性症状：精神性情感障碍，躯体性障碍，精神运动障碍，抑郁的心理障碍。量表共有 20 项，总分 80 分。使用时将 20 项的总分乘以 1.25 再取整数可得标准分。标准分在 50 分以下为无抑郁，标准分 50～59 分提示轻度抑郁，标准分 60～69 分提示中度抑郁，标准分 70 分以上提示重度抑郁。患者入院时评估结果为重度抑郁，经多学科团队的特色诊疗计划干预后，出院时及 3 个月的随访评分均有显著下降。

PSD 的药物治疗，目前主要推荐使用抗抑郁剂，包括①选择性 5- 羟色胺再吸收抑制剂（SSRI）：SSRI 为一线抗抑郁药，临床代表性的药物包括舍曲林、艾司西酞普兰、西酞普兰、氟西汀、氟伏沙明、帕罗西汀。基于经典抑郁最新的循证医学证据显示，舍曲林和艾司西酞普兰的疗效和安全性均优于其他 SSRI 药物，且舍曲林在老年脑卒中患者中的配伍禁忌较少，故推荐为首选的 SSRI 类抗抑郁药[7]。初始剂量建议为最小常规剂量的 1/4～1/2，缓慢加量。SSRIs 的常见不良反应包括恶心、呕吐、便秘或腹泻较常见，但多数可耐受，且治疗数周后逐渐减轻或消失；少数患者会出现口干、食欲减退或食欲增加、失眠或嗜睡、出汗、头晕、性欲减退等。禁忌证包括：所有的 SSRIs 过敏，或正在服用单胺氧化酶抑制剂（monoamine oxidasel in mhibitors，MAOIs）。有癫痫的患者和活动性颅内出血患者慎用。② 5- 羟色胺去甲肾上腺素再摄取抑制剂（serotonin-norepinephrine reuptake inhibitor，SNRI）：SNRI 类具有 5-HT 和 NE 双重再摄取抑制作用，代表药物有文拉法辛和度洛西汀。不良反应：心率增加甚至心律失常、Q-T 延长。一般不良反应：消化道症状、口干、性欲减退、便秘、恶心、失眠、头晕焦虑、多汗等。禁忌证：过敏，有癫痫的患者慎用，或服用 MAOIs。③ NE 及特异性 5-HT 能抗抑郁剂（noradrenergic and specificserotonergic antidepressant，NaSSA）：NaSSA 代表药物为米氮平。常见不良反应：口干、镇静、食欲减退或食欲增加。④三环类及其他抗抑郁剂：此类药物因副作用较大，不良反应多，已逐步退出一线药物，其余一些中成药及汤剂，因缺乏大规模的临床证据，不作为推荐。

综合以上对血管性痴呆及卒中后抑郁的诊断标准、临床表现、治疗原则的阐述，结合该患者的临床表现，分析如下：患者存在高血压病、2 型糖尿病、高脂血症等动脉粥样硬化高危因素；MRI 提示脑内多发缺血梗死灶，脑内多发缺血脱髓鞘改变；MMSE 量表评分 14 分，MOCA 评分 10 分。表明有认知功能障碍，并能排除由意识障碍、谵妄、神经症及全身性疾病或脑变性疾病所引起的痴呆，故符合临床很可能的血管性痴呆诊断标准。该患者为大脑前部皮质下白质缺血性损害导致慢性进展性痴呆，无皮质损害所致等失用和失认，有步态不稳和小便失禁，认为病变主要累及白质乙酰胆碱能纤维为主。血管性痴呆以多次缺血脑梗死者最为常见，并且多发性梗死是引起血管性痴呆的重要原因。血管性痴呆常有动脉粥样硬化、高血压病、糖尿病病史，主要是由于脑动脉硬化、多发性腔隙脑梗死或单一的大面积脑梗死所致，而且小的梗死灶越多，出现痴呆的概率越大。但一个中等程度以上的脑梗死或脑出血有时也可引起痴呆，尤其病变发生在与痴呆发生有密切关系的脑部位时，更易发生痴呆。所以脑血管性痴呆的发生与脑梗死灶的大小、多少及部位有密切关系。该病病情呈阶梯式进展，一般症状有失眠、夜间谵妄、焦虑、抑郁及情绪改变、强哭或强笑，或伴有幻觉、妄想、人格改变、不洁行为、语言不利以及记忆力障碍、智能低下等。

对于该患者的治疗，在控制原发病的同时，要注意加强对于 VaD 患者的康复与护理，尽量鼓励患者参与社会活动和日常脑力、体力活动，并采取必要的保护措施，如防止跌倒、走失等意外。加强对陪护人员的专业培训，可定期要求患者进行心理咨询，并坚持服用抗抑郁剂，尽可能提高患者的生存质量，改善患者的认知功能及抑郁情绪。

【诊疗流程】

```
         ┌──────────┐
         │ 患者主诉 │
         └────┬─────┘
         ┌────┴─────┐
         │ 采集病史 │
         └────┬─────┘
        ┌─────┴──────┐
        │ 老年综合评估 │
        └─────┬──────┘
    ┌─────────┼──────────┐
    │         │          │
┌────────────┐ ┌──────────────┐ ┌──────────────┐
│实验室检查：肝肾功能、│影像学检查：脑MRI\│量表：MMSE、MOCA、│
│血凝、血尿粪常规   │MRA，尤其注意海马体│SAS、SDS；评分：HIS评分│
└────────────┘ └──────────────┘ └──────────────┘
    └─────────┼──────────┘
        ┌─────┴──────────────────────────────┐
        │诊治经过：完善检查，明确诊断，多学科团队会诊制订诊疗计划。│
        │给予降压、降糖、营养支持对症治疗；调整抗抑郁、抗痴呆药物 │
        └─────┬──────────────────────────────┘
        ┌─────┴──────────────┐
        │ 定期再评估（2～4周）  │
        └─────┬──────────────┘
        ┌─────┴──────────────┐
        │ 随访：再次进行综合评估 │
        └────────────────────┘
```

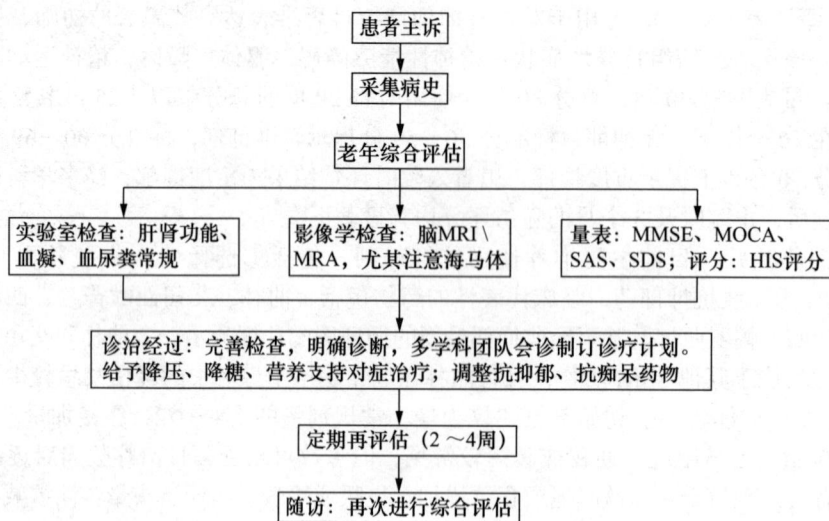

宋　昕　王春玲

应急总医院老年医学科

参 考 文 献

［1］ 中华医学会精神病学分会. 中国精神障碍防治指南 [M]. 北京: 北京大学医学出版社, 2017: 186-195.

［2］ UK N G A. Dementia: assessment, management and support for people living with dementia and their carers [M]. London: National Institute for Health and Care Excellence, 2018: 53-64.

［3］ BUNCH T J, WEISS J P, CRANDALL B G, et al. Contact force-controlled zero-fluoroscopy catheter ablation of right-sided and left atrial arrhythmia substrates [J]. Heart Rhythm, 2012, 9 (5): 709-714.

［4］ NAGAI M, HOSHIDE S, KARIO K. Hypertension and Dementia [J]. Am J Hypertens, 2010, 23 (2): 116-124.

［5］ World Health Organization. International statistical classification of diseases and related health problems, Tenth Revision (ICD-10) [J]. Encyclopedia of Clinical Neuropsychology, 2009, 1: 107-110.

病例 45

老年淋巴瘤致胸腔积液

【病例介绍】

1. **主诉及主要症状** 患者男性，90岁，因"咳嗽、气短6个月"入院。患者近6个月间断咳嗽，为刺激性干咳，程度不剧，伴活动后气促，夜间轻度盗汗，无畏寒、发热，无乏力、纳差，无明显咳痰，无咯血，无胸痛、消瘦，无皮疹、光过敏、关节肿痛等其他伴随症状，未诊治。2周前体检时行胸片检查发现"左侧胸腔积液"。

2. **既往史** 2型糖尿病；心律失常，永久性房颤；血小板减少；右肾癌术后；否认结核病史及接触史，有可疑石棉接触史。

3. **入院查体** 体温36.7℃、呼吸20次/分、血压111/62mmHg、外周氧饱和度 SpO_2 98%（吸入氧浓度 FiO_2 0.21）；神清、精神可，巩膜轻度黄染，睑结膜无苍白，口唇甲床无发绀，右颌下触及一枚肿大淋巴结，直径约1.5cm，界限清楚，质韧，活动可，无触痛，余浅表淋巴结未及肿大；左下肺叩诊浊音，余肺野叩诊清音，左下肺呼吸音减低，余肺野呼吸音清，未闻及明显干湿性啰音；心界不大，心率120次/分，第一心音强弱不等，心律绝对不齐，各瓣膜听诊区未及明显杂音、附加音；腹软无压痛，未及包块，肝脾肋下未及，双下肢不肿，未见杵状指（趾）。

4. **老年评估** ADL评分75分（轻度功能障碍），FRAIL量表评分2分（衰弱前期），NRS2002评分2分（中风险）。

5. **化验及检查**

血常规：白细胞计数 $2.37×10^9$/L、中性粒细胞 $1.11×10^9$/L（46.8%）、淋巴细胞百分比45.6%、血红蛋白128g/L、血小板计数 $56×10^9$/L。

血生化：总胆红素 32.31μmol/L、直接胆红素 12.50μmol/L、白蛋白 36.88g/L、乳酸脱氢酶235U/L、碱性磷酸酶 59U/L、血清 $β_2$-微球蛋白 3.5mmol/L、肌酐 79μmol/L、尿素 9.48mmol/L，余肝功能、电解质各项正常。

血气分析（FiO_2 0.21）：pH 7.440、PaO_2 81.5mmHg、$PaCO_2$ 35.0mmHg、SaO_2 96.2%、HCO_3^- 24.5mmol/L、BE 0.1mmol/L、Lact 0.8mmol/L。

炎症相关指标：血沉、C反应蛋白、降钙素原、肺炎支原体、冷凝集试验、结核抗体、结核菌素试验（PPD）皮试、结核感染T细胞检测（T-SPOT.TB）正常范围。

免疫相关指标：免疫球蛋白 IgA、IgG、IgM、IgE正常，补体C3 0.58g/L、C4 0.13g/L，类风湿因子、抗核抗体谱、抗中性粒细胞胞浆抗体（ANCA）、抗心磷脂抗体谱均正常，血清蛋白电泳、血清κ轻链、λ轻链定量正常范围。

甲状腺功能：fT_3 2.28pg/mL，TSH、tT_3、fT_4、tT_4、TGAb、TPOAb均正常。

肿瘤标志物：糖抗原125（CA125）63.09U/mL，神经元特异性烯醇化酶（NSE）17.87ng/mL，癌胚抗原（CEA）及其他肿瘤标志物正常范围，其中CEA 2.63ng/mL。

心肌酶谱正常范围，氨基末端脑钠肽前体（NT-proBNP）661pg/mL。

心电图：房颤，心室率100～125次/分，肢导低电压，T波改变。

超声心动图：左房、右房增大，肺动脉瓣反流（轻），二尖瓣反流（轻），三尖瓣反流（轻-

中），主动脉瓣反流（轻），主动脉瓣钙化，房颤，左室射血分数（LVEF）63.8%。

腹部超声：肝、胆、胰未见异常，脾内中强回声——脉管瘤？左肾囊肿，右肾切除术后。

胸腔积液超声定位：左侧胸腔于第 7～10 肋间肩胛线至腋后线范围内可见液性暗区，最大深度 10.4cm。

胸 CT 平扫（图 45-1）：左侧胸腔积液伴左下肺膨胀不全，双肺陈旧性病变，双侧胸膜增厚伴钙化，纵隔淋巴结增大，少量心包积液。

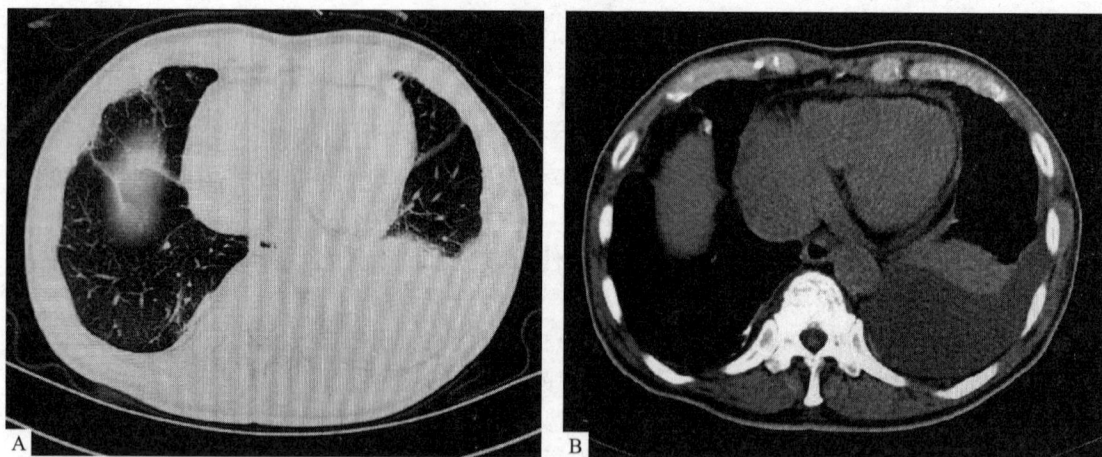

图 45-1　胸部 CT 平扫

胸腔积液常规：外观橘红色、微混，细胞总数 17 937×10⁶/L、白细胞计数 1537×10⁶/L，其中单核 99%、多核 1%，Rivalta 试验阳性，蛋白定量 30g/L，葡萄糖 5.5mmol/L，胸腔积液乳酸脱氢酶 220U/L、腺苷脱氨酶（ADA）4.10U/L、CEA 0.54ng/mL。

胸腔积液病原学检查：细菌培养、找抗酸杆菌阴性，γ- 干扰素释放试验、结核分枝杆菌基因扩增检测（TB-DNA）、结核分枝杆菌抗体（TB-Ab）阴性。

胸腔积液脱落细胞学检查：少量红细胞、淋巴细胞及间皮细胞，未见恶性细胞。

6. 诊治经过及疾病转归　患者高龄老人，一侧中等量胸腔积液，血常规白细胞、血小板减少，胸 CT 可见双肺陈旧病变，纵隔多发淋巴结肿大，伴片状胸膜增厚、钙化。入院后动员患者进行胸腔穿刺术，胸腔积液常规化验提示渗出液。结合现有临床症状、体征、辅助检查结果综合分析，可基本除外心功能不全、甲状腺功能减退、低蛋白血症等引起漏出性胸腔积液的疾病，而类肺炎性胸腔积液，以及肺癌、结缔组织疾病、肺栓塞等较常引起渗出性胸腔积液的疾病亦不支持。为进一步明确病因，入院后再次留取胸腔积液标本，送检结核杆菌抗体试验阴性，结核分枝杆菌基因未检出，胸腔积液 γ- 干扰素释放试验：抗原 AB 之和 28SFC/10⁶PBMC，未达诊断结核性胸膜炎界值，胸腔积液病理找见多量淋巴细胞。腹盆 CT 平扫见腹膜后多发小淋巴结，双侧髂骨大翼低密度区。可以行 PET-CT 检查、经皮淋巴结活检、胸腔镜及纵隔镜等检查进一步明确病因，但考虑患者高龄，孤立肾，合并血小板减少，肿大淋巴结部位较深，家属顾及检查风险，未实施上述检查。动员患者完善骨髓穿刺活检，骨髓穿刺形态学提示增生极度活跃，粒系受抑制、粒红比下降、淋巴系占比明显升高（达 81%），以成熟淋为主，考虑淋巴细胞增殖性疾病；骨髓流式细胞学找见单克隆的 CD19⁺B 细胞（占 96.8%）；骨髓活检病理及基因分型亦进一步证实 CD5⁻CD10⁻ 小 B 细胞非霍奇金淋巴瘤侵犯骨髓；胸腔积液流式细胞学也见单克隆 B 细胞（占 12.9%），证实淋巴瘤侵犯胸膜。综上考虑"非霍奇金淋巴瘤小 B 细胞类Ⅳ B 期"诊断成立，国际预后指数评分4分，提示高危，5年生存率仅为26%。确诊后患者自动出院，随访得知后续在外院行减量R-CP方案化疗，化疗期间，先后出现了陈旧肺结核复发、药物性肝损伤、化疗药物相关肺损伤，最终导致治疗中断。

【病例讨论】

淋巴瘤是继肺癌、乳腺癌后第三大引起恶性胸腔积液的病因[1]。淋巴瘤可通过胸膜转移、肺浸润等形式引起胸腔积液，或由肿大的纵隔淋巴结或阻塞胸导管使淋巴回流受阻，进而引起胸腔积液[2]。合并胸腔积液的淋巴瘤在临床上并不少见，发生率可达20%~30%[3]，但以胸腔积液为首发表现的淋巴瘤则较为少见。这类患者临床表现缺乏特异性，胸腔积液常规提示以淋巴细胞为主的渗出液，文献报道的细胞学病理检查阳性率差异很大，如不进一步完善流式细胞学及免疫组化等检查，则难以与结核性胸膜炎等其他引起渗出性胸腔积液的疾病进行鉴别。内科胸腔镜检查创伤相对较小，仅在局部麻醉或镇静条件下即可对胸壁、膈膜、纵隔及心包、肺等处的病灶进行活检，诊断阳性率较高，有利于早期明确诊断、避免误诊，对于条件允许的不明原因胸腔积液患者应尽早完善检查[4]。而对于不明原因胸腔积液的老年患者来说，由于普遍存在老年共病问题，在开展检查明确诊断，以及确诊后制订治疗决策的过程中，还需审慎对待现有指南及专家共识中的循证医学证据，全面评估各项创伤性诊疗措施的可行性、获益、风险及负担，综合判断患者预期寿命及生活质量，在充分告知患者及家属医疗决策利弊的前提下，将其意愿纳入考量，最终制订获益最大化、损伤最小化的诊疗方案，最大限度改善患者生活质量[5]。本例患者起病隐匿，临床表现不典型，前期胸部CT平扫及胸腔积液化验未能确定诊断，依照目前指南及专家共识建议，应优先考虑内科胸腔镜明确诊断、酌情完善PET-CT评估病情，但考虑患者已90岁高龄，存在孤立肾、血小板减少等多种共患疾病，经与患者及家属充分沟通，最终通过创伤性相对较小的骨髓穿刺活检及胸腔积液流式细胞学检查明确诊断。随访患者在外院治疗的过程中先后出现了陈旧肺结核复发、药物性肝损伤、化疗药物相关肺损伤，最终导致治疗中断。这也是老年病及老年共病患者常常面临的局面：病情复杂、变化多样、处置和治疗困难。同时提醒我们在密切动态观察病情的同时，应该针对疾病的不同阶段，权衡利弊，抓住主要矛盾和始动因素，力求尽最大可能维护脏器功能，寻求让患者最大获益的诊疗方案。

【诊疗流程】

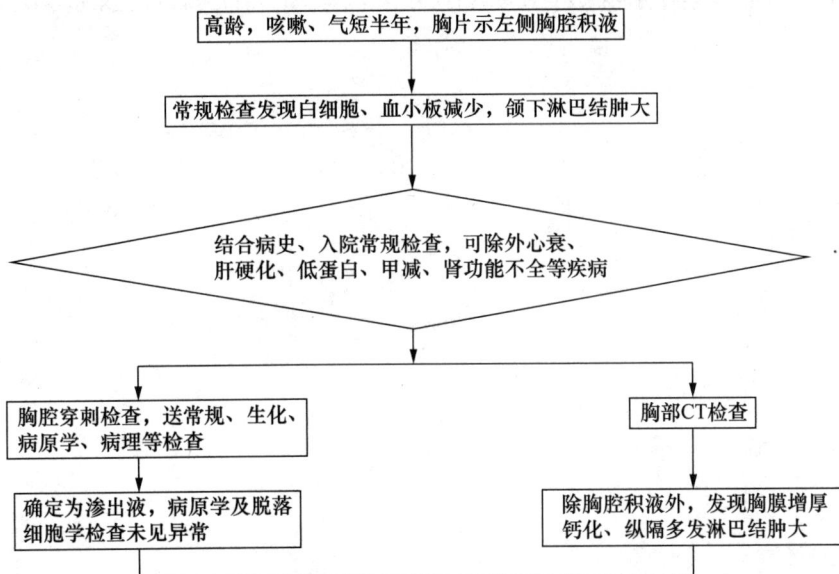

高龄，咳嗽、气短半年，胸片示左侧胸腔积液

↓

常规检查发现白细胞、血小板减少，颌下淋巴结肿大

↓

结合病史、入院常规检查，可除外心衰、肝硬化、低蛋白、甲减、肾功能不全等疾病

胸腔穿刺检查，送常规、生化、病原学、病理等检查

确定为渗出液，病原学及脱落细胞学检查未见异常

胸部CT检查

除胸腔积液外，发现胸膜增厚钙化、纵隔多发淋巴结肿大

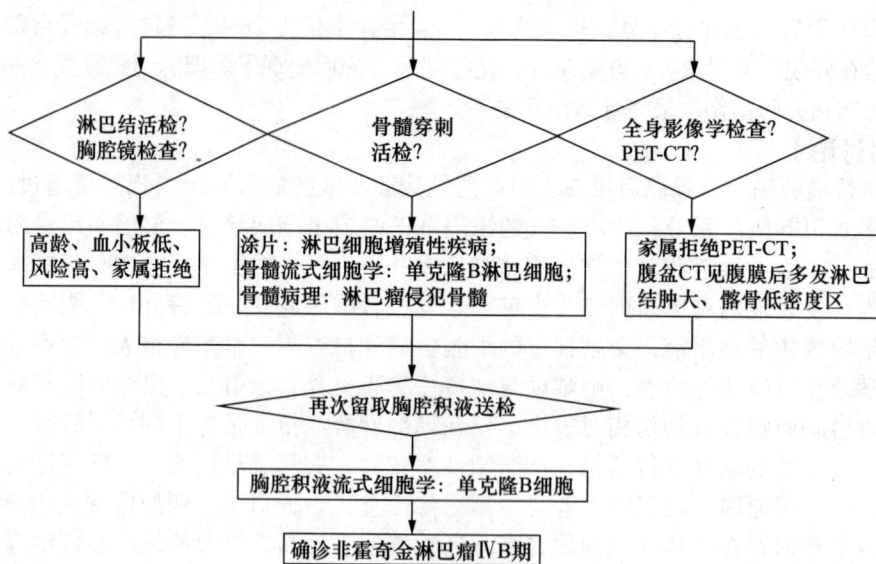

```
                    淋巴结活检?              骨髓穿刺              全身影像学检查?
                    胸腔镜检查?              活检?               PET-CT?

      高龄、血小板低、      涂片：淋巴细胞增殖性疾病；        家属拒绝PET-CT；
      风险高、家属拒绝      骨髓流式细胞学：单克隆B淋巴细胞；   腹盆CT见腹膜后多发淋巴
                       骨髓病理：淋巴瘤侵犯骨髓          结肿大、髂骨低密度区

                          再次留取胸腔积液送检

                    胸腔积液流式细胞学：单克隆B细胞

                       确诊非霍奇金淋巴瘤ⅣB期
```

陈雨濛

首都医科大学宣武医院老年医学科

参 考 文 献

［1］ ALEXANDRAKIS M G, PASSAM F H, KYRIAKOU D S, et al. Pleural effusions in hematologic malignancies [J]. Chest, 2004, 125 (4): 1546-1555.

［2］ DASDK. Serous effusions in malignant lymphomas: a review [J]. Diagn Cytopathol, 2006, 34 (5): 335-347.

［3］ HUNTER B D, DHAKAL S, VOCI S, et al. Pleural effusions in patients with Hodgkin lymphoma: clinical predictors and associations with outcome [J]. Leuk Lymphoma, 2014, 55 (8): 1822-1826.

［4］ 中国恶性胸腔积液诊断与治疗专家共识组. 恶性胸腔积液诊断与治疗专家共识 [J]. 中华内科杂志, 2014, 53 (3): 252-256.

［5］ 崔瑶, 刘谦, 秦明照. 老年共病现状及管理策略 [J]. 中国全科医学, 2017, 20 (23): 2816-2819.

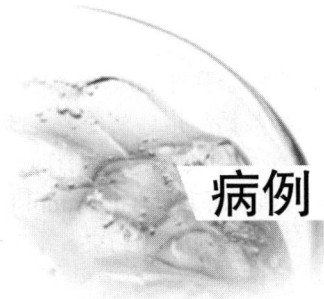

病例 46　以意识障碍为首发表现的老年抗肾小球基底膜病

【病例介绍】

1. **主诉及主要症状**　患者男性，89岁，因"谵妄2日，呕吐、呼吸困难1日，突发意识丧失6小时"入院。（家属代述病史）患者2日前出现言语紊乱、定向力障碍、睡眠倒错，伴咽痛、轻咳，无发热、咳痰、胸痛、腹痛、腹泻。1日前出现恶心、呕吐、喘憋、气促、烦躁不安。6小时前因呼吸困难加重就诊于我院急诊，就诊时心电图示室性心动过速（图46-1、图46-2），急查动脉血气（鼻导管吸氧 FiO_2 0.41）示 pH 6.91，PaO_2 278mmHg，$PaCO_2$ 19mmHg，HCO_3^- 3.8mmol/L、BE −27.2mmol/L、Lac 5.6mmol/L，血生化示 Cr 1078.9μmol/L、UA 604μmol/L、

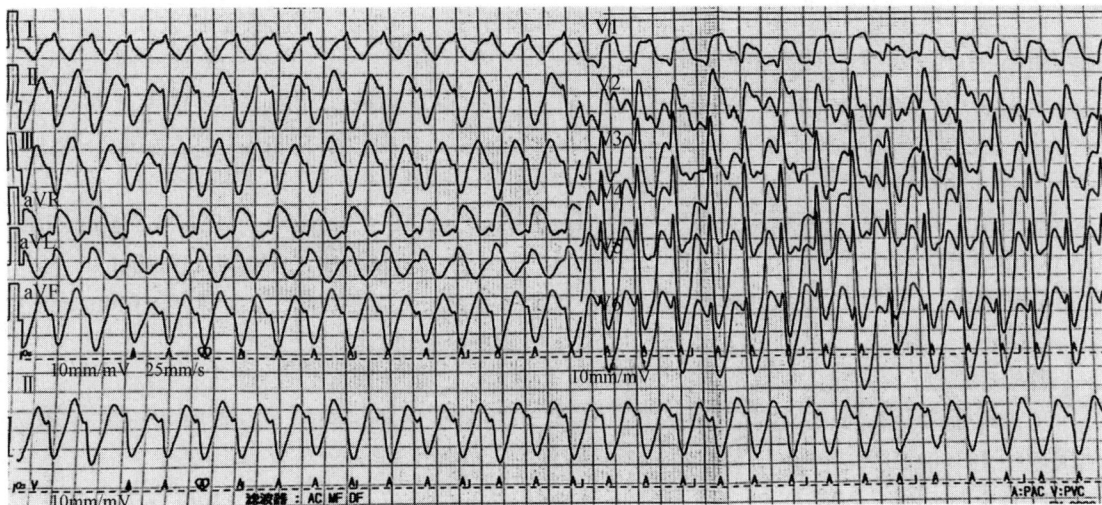

图 46-1　急诊心电图（1）

室性心动过速（血钾 8.1mmol/L）。

图 46-2　急诊心电图（2）

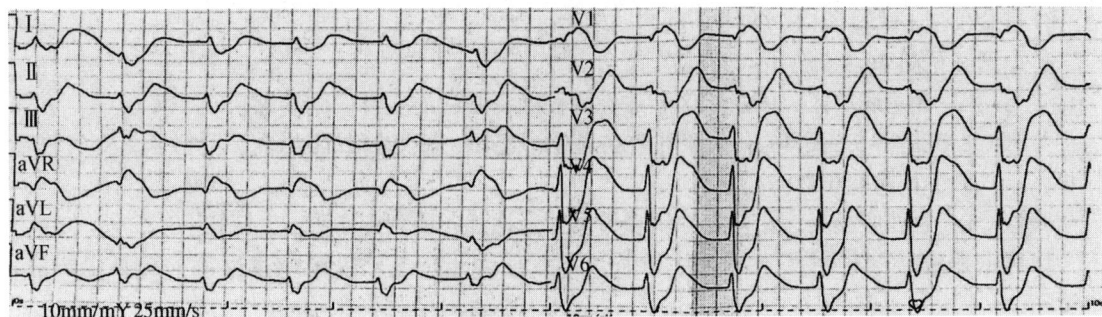

P波消失，QRS波群显著增宽，T波高耸对称，窦室传导（血钾 8.1mmol/L）。

血钾 8.1mmol/L、血钠 134mmol/L，患者收入抢救室时突发意识丧失，立即予胸外按压、电除颤、气管插管及机械通气、应用血管活性药物等呼吸循环支持，以及葡萄糖酸钙静推、葡萄糖＋胰岛素静脉滴注、呋塞米静推、碳酸氢钠静脉滴注等降钾、纠酸治疗，后收入 ICU 进一步治疗。

2. 既往史　半年前体检发现间质性肺炎、轻度贫血（具体不详）、血肌酐升高（150μmol/L 左右），均未进一步诊治。否认高血压、糖尿病、冠心病、脑血管病，近期无特殊用药史。平素生活尚可自理，近 1 年来食欲差，体重下降约 4kg。

3. 入院查体　血压 150/94mmHg，BMI 17.1kg/m²，体型消瘦，昏迷、气管插管状态，查体不能合作，双侧瞳孔等大等圆，直径 2mm，对光反射迟钝，皮肤黏膜无黄染、皮下出血，唇甲无明显发绀，颈静脉无充盈，双肺呼吸音低，双肺底闻及爆裂音，心界无扩大，心率 74 次 / 分，未闻明显杂音及心包摩擦音。腹软，肝脾肋下未及，双下肢无水肿，无杵状指（趾），双侧 Babinski 征阴性。

4. 老年评估　ADL 评分 75 分（中度功能缺陷），Frail 量表评分 4 分（衰弱），营养风险筛查评分 6 分。

5. 化验及检查

血气分析（经药物降钾、纠酸后入 ICU 时首次检测）：pH 7.319，PaO_2 438mmHg，$PaCO_2$ 23.2mmHg，HCO_3^- 11.6mmol/L、BE −13mmol/L，Lac 1.7mmol/L，血钾 6.7mmol/L。

血常规：白细胞计数 13.9×10^9/L，中性粒细胞百分比 89.2%，淋巴细胞计数 0.55×10^9/L，血红蛋白 95g/L，血小板计数 306×10^9/L。

凝血六项：凝血酶原时间 16s（参考范围 11~15s），凝血酶原活动度 66%（参考范围 80%~120%），活化部分凝血活酶时间 44.4s（参考范围 28~43.5s），纤维蛋白原 5.78g/L（参考范围 2~4g/L），D- 二聚体 3.88mg/L（0~0.5mg/L）。

血生化：转氨酶、胆红素、血脂正常，ALB 38g/L，Cr 1078.9μmol/L，BUN 52.36mmol/L，UA 604μmol/L，Glu 7.75mmol/L，血钾 8.1mmol/L，血钠 134mmol/L，HCY 42.59μmol/L。

心梗四项：CK-MB 11.65U/L（参考范围＜3.6μ/L），TnT 0.424ng/mL（正常人群＜0.014ng/mL）、Myo 531μg/L（参考范围＜72μg/L）、NT-proBNP＞35 000pg/mL。

肿瘤标志物：大致正常。

免疫球蛋白及补体：IgG 1670mg/dL（参考范围 694~1620mg/dL）、IgM 34.7mg/dL（参考范围 60~263mg/dL），补体 C3 及 C4、ASO、RF 正常范围。

血管炎抗体谱：ANCA 1∶100，MPO（−）、PR3（−）、抗 GBM 抗体＞200U/mL（参考范围＜20μ/mL）；抗核抗体谱、类风湿抗体谱阴性。

呼吸道病原体核酸（咽试子）：甲乙流、副流感、呼吸道合胞病毒、腺病毒及肺炎衣原体、支原体核酸检测均阴性；（痰）细菌、真菌培养阴性。

G 试验、GM 试验、T-SPOT-TB 试验：阴性。

心电图：见图 46-3、图 46-4。

头 CT：双侧基底节区、放射冠区腔隙性脑梗死；脑白质变性；脑萎缩。

胸部 CT（图 46-5~图 46-8）：双肺散在斑片渗出影，双肺野外带蜂窝、网格影，支气管牵拉扩张，双侧少量胸腔积液。

腹盆 CT：急性胆囊炎，左肾上腺增粗，左肾囊性灶，前列腺增大。

床旁心脏超声：提示房室腔大小正常，室壁运动正常，三尖瓣微量反流，无心包积液，LVEF 59%。

6. 诊治经过及疾病转归　患者超高龄男性，急性起病，因意识障碍、呼吸困难急诊就诊，入抢救室后数分钟即突发意识丧失，结合首诊时临床特点及化验结果所示，考虑为严重高钾血

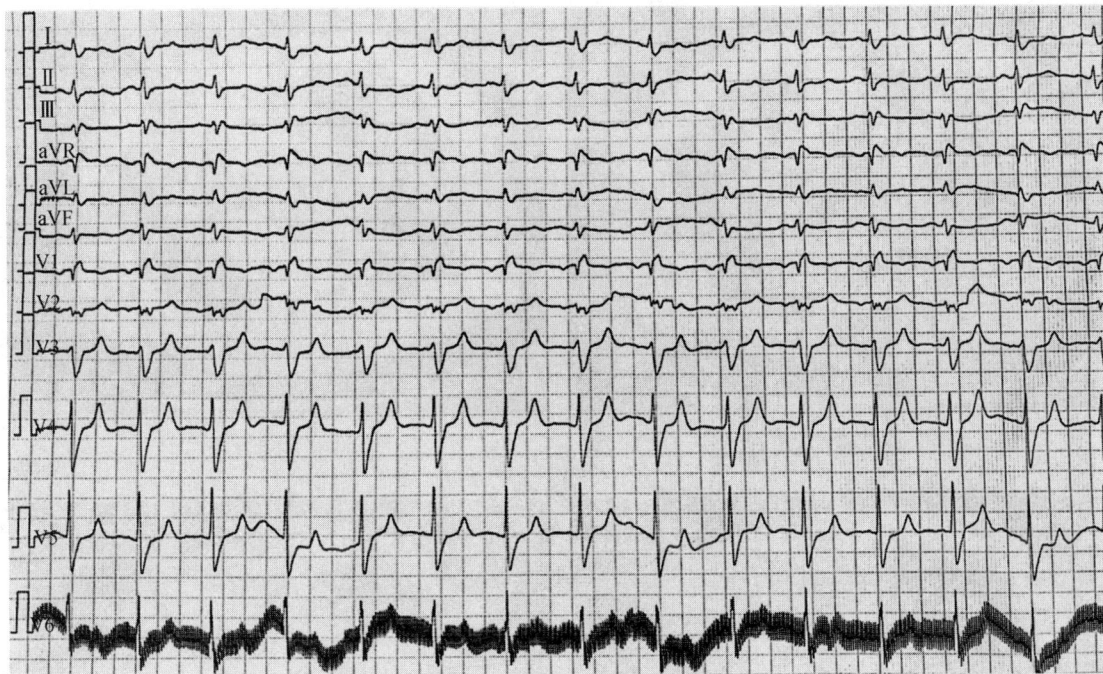

图 46-3　入 ICU 心电图

窦性心律，T 波高尖，基底变窄，两肢对称（血钾 6.7mmol/L）。

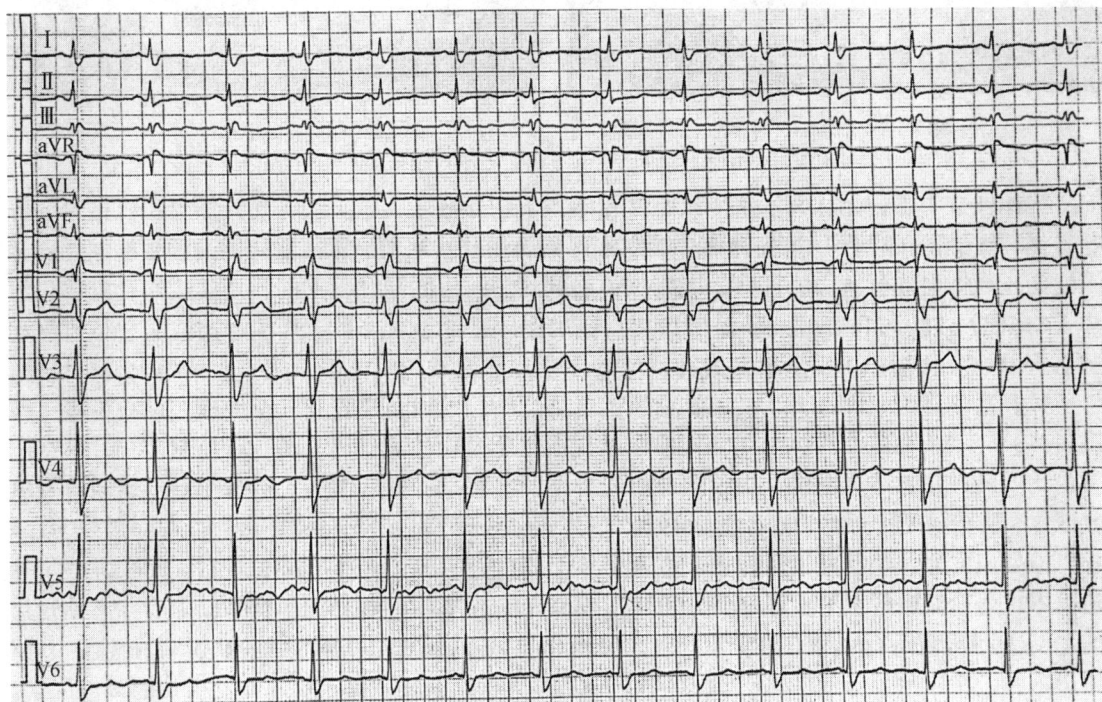

图 46-4　行 CRRT 3h 后心电图

窦性心律（血钾 4.9mmol/L）。

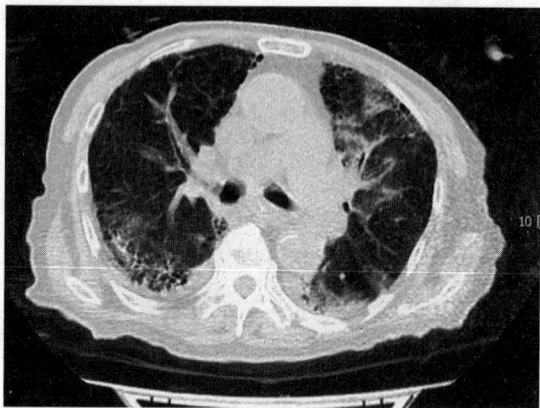

图 46-5 肺部 CT（1）

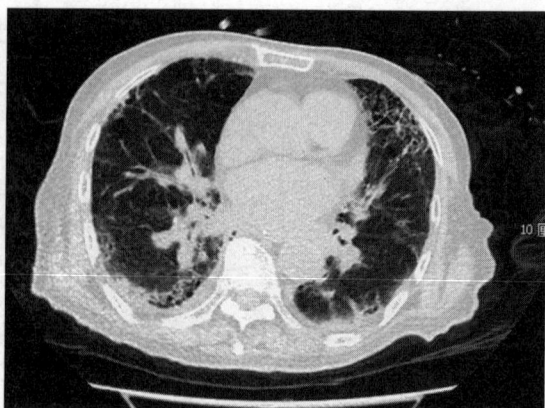

图 46-6 肺部 CT（2）

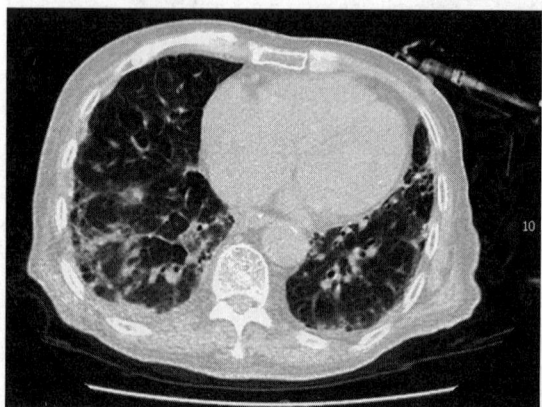

图 46-7 肺部 CT（3）

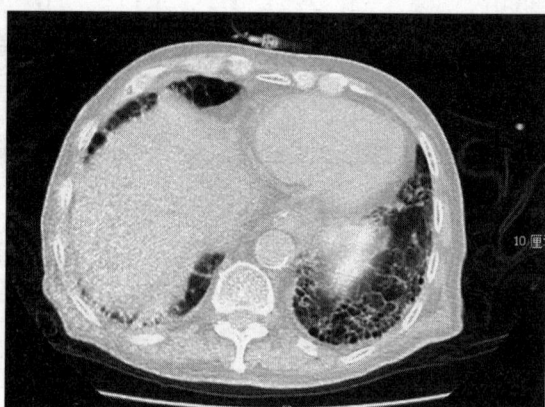

图 46-8 肺部 CT（4）

症、代谢性酸中毒、无脉性室速所致心搏骤停，予胸外按压、电除颤、气管插管及机械通气等呼吸循环支持，在给予 10% 葡萄糖＋胰岛素静脉滴注及呋塞米静脉推注降钾、葡萄糖酸钙静脉滴注纠正高钾血症所致心肌毒性、碳酸氢钠静脉滴注纠酸的同时，立即联系连续性肾脏替代治疗（CRRT）并转入 ICU 进一步监护治疗。经治疗，患者于入院第 2 日神志转清，动态监测动脉血气及血生化指标，提示酸碱失衡及电解质紊乱均已被纠正。于入院第 3 日顺利脱机拔管，给予经鼻高流量吸氧（FiO$_2$ 0.4），鼓励患者自主咳痰，予加强口腔及气道护理，以减少吸入性肺炎风险。患者在院期间体温正常，但血常规白细胞及中性粒细胞百分比、降钙素原、C 反应蛋白均明显升高，结合影像学提示存在胆囊炎及肺部感染，先后给予头孢哌酮舒巴坦联合左氧氟沙星、头孢他啶抗感染治疗（图 46-9）。

原发病方面，经反复追问病史，患者半年前体检查肌酐为 150μmol/L 左右，但未进一步诊治。本次就诊时肌酐水平显著升高（1078.9μmol/L），考虑慢性肾功能不全基础上合并急性肾损伤（AKI）。入院后行规律 CRRT 治疗（为降低出血风险，CRRT 均使用枸橼酸体外抗凝）并监测出入量，在排除了肾前性 AKI 及肾后性 AKI 的同时，积极寻找导致急性肾损伤的肾性因素。完善免疫相关化验提示患者抗 GBM 抗体滴度显著升高，经组织肾内科会诊，结合患者以急性肾损伤为主要表现，无咯血、肺 CT 未见肺泡出血征象，故诊断为抗肾小球基底膜（glomerular basement membrane，GBM）病，属于 I 型急进性肾小球肾炎；患者此次发病前存在上呼吸道感染及胆囊炎，考虑为病情急性加重的诱因；患者入院时血肌酐＞1000μmol/L，入院后持续无尿

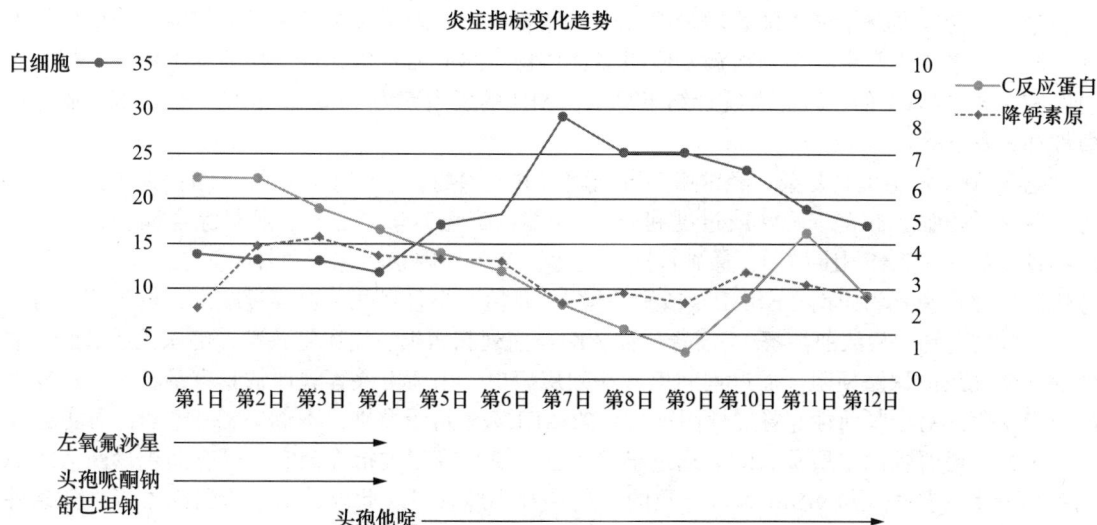

图 46-9 感染相关指标及抗感染用药

单位：白细胞（×10⁹/L），降钙素原（ng/mL），C反应蛋白（mg/L）。

状态，推测其预后差，肾功能恢复的可能性极小。治疗方面，患者自入院后第 6 日起开始双膜血浆置换（隔日），同时予甲泼尼龙 40mg/d 静脉滴注（体重 50kg）抑制免疫反应，但应用激素后患者白细胞及中性粒细胞百分比较前明显升高（图 46-9），外周血涂片示中性粒细胞明显增多，可见中毒颗粒及多分叶，体温较前呈升高趋势，且需加用血管活性药物维持升压，虽努力完善血培养、中心静脉管头培养、气道分泌物病原学检测，但未有阳性回报，给予经验性抗感染治疗情况下感染控制欠佳，遂停用糖皮质激素。入院第 11 日，患者出现黑粪，粪隐血阳性，复查血红蛋白较前一日明显下降（83g/L→65g/L），考虑存在上消化道出血，分析病因可能与尿毒症、应激状态、激素的使用以及血浆置换中应用低分子肝素有关，遂给予禁食水、肠外营养支持、奥美拉唑 40mg 1 次 /12 小时静脉滴注抑酸、输注血浆纠正凝血功能异常等治疗。患者在院期间规律 CRRT 及 3 次双膜血浆置换治疗，但始终无尿、抗 GBM 抗体滴度仍大于检测上限（肾功能及抗 GBM 抗体滴度变化见表 46-1），考虑患者预后不良，与患者家属交代病情后，家属要求返回当地医院进一步治疗。随访得知，患者于 1 个月后死亡。

表 46-1 肾功能及抗 GBM 抗体滴度变化

	首诊	第1日	第2日	第3日	第4日	第5日	第6日	第7日	第8日	第9日	第10日	第11日	第12日
肌酐（μmol/L）	1078	829	532	253	162	114	322	226	279	485	325	336	264
抗 GBM 滴度					>200			>200			>200		
血浆置换					√			√			√		

【病例讨论】

急性肾损伤（acute kidney inury，AKI）是一组由多种病因引起的，临床表现为肾功能短时间内急速恶化、体内代谢产物潴留以及由此引起的水、电解质及酸碱平衡紊乱的临床综合征。由 2012 年改善全球肾脏病预后组织（KDIGO）指南规定 AKI 的诊断标准为符合以下情况之一者：①48 小时内血清肌酐（Scr）升高≥26.5μmol/L（0.3mg/dL）；②确认或推断 7 日内 Scr 较基础值升高≥50%（达到基线值的 1.5 倍）；③尿量＜0.5mL/（kg·h）并持续≥6 小时[1]。由于肾脏结构、功能及储备能力随着增龄而发生明显变化，故老年人对各种肾损伤因素的敏感性增加；同时，老年人常患有多种疾病、服用多种药物，亦增加了急性肾损伤的发生风险。解放军总医院对 80 岁以上的住院患者统计结果显示，AKI 的发生率为 14.8%，其中慢性疾病基础上的急性加重发生率较高[2]。

老年 AKI 发生机制复杂，经常由多方面因素共同参与，包括①肾前性 AKI：见于血容量不足（脱水、出血、腹泻、呕吐或过度利尿）、功能性低血容量（心衰、肝肾综合征、脓毒症）、药物性低灌注（RAS 阻断剂）、肾血管性疾病等；②肾性因素：包括急性 / 急进性肾小球肾炎、急性间质性肾炎（利尿剂、NSAIDs 或别嘌醇）、急性肾小管坏死（血容量减少、抗生素、对比剂、抗肿瘤药物、横纹肌溶解）；③肾后性 AKI：前列腺增生、输尿管狭窄、泌尿系或盆腔肿瘤性疾病所导致的尿路梗阻。通过询问患者基础疾病史、用药史及客观评估其容量状态、影像学检查等手段，对于肾前性、肾后性因素所导致 AKI 基本可予甄别，本例患者基本可除外上述因素，主要考虑肾性因素所致 AKI。通过早期完善自身免疫相关指标测定，可有助于诊断 ANCA 相关性肾小球肾炎、抗 GBM 病等导致的急进性肾小球肾炎。此外，对于诊断困难者，如条件允许则应该通过肾活检明确诊断及评估预后。

抗 GBM 病是循环中的抗 GBM 抗体在脏器中沉积所引起的一组自身免疫性疾病，由于肾小球基底膜和肺泡基底膜具有共同抗原，因此肾脏和肺是主要受累脏器，当病变局限在肾脏时称为抗 GBM 肾小球肾炎，肾肺同时受累时称为 Goodpasture 综合征。本病存在两个发病高峰，分别为青壮年及 60 岁以上老年[3]，肾脏受累多表现为急进性肾炎综合征，有血尿、蛋白尿，较早出现少尿和无尿，肾功能进行性下降，数周至数月内达到尿毒症水平；肺受累主要表现为不同轻重程度的肺出血，表现为咳嗽、痰中带血或大咯血，胸片表现为双侧或单侧肺部阴影或浸润影，严重者可表现为双肺满布棉絮样渗出。Goodpasture 综合征的肺部影像学表现缺乏特征性，可因肺出血的不同时期及出血量不同而呈多样化，出血期可表现为气腔实变结节及其融合的斑片状或大片状高密度影，其边缘多模糊或呈磨玻璃样改变。本患者虽在院期间未观察到咯血表现，但院外是否存在咯血尚不能完全排除，且肺 CT 提示存在磨玻璃斑片渗出影，因此不能完全除外本病相关的肺部受累。

虽然抗 GBM 病是一种相对少见的自身免疫性疾病，研究报道其发病率为（0.5～1.6）例 / 百万 / 年，但肾脏活检证实 10%～15% 的新月体肾炎是由抗 GBM 病所致[4-5]。本病发病急、进展快，如未经治疗可危及生命，因此早期诊断至关重要，这也是影响本病疗效和远期预后的一个重要决定因素。当出现急进性肾炎综合征和（或）肺出血表现时应怀疑抗 GBM 病，循环或肾组织中检出抗 GBM 抗体则可确诊此病。多项研究表明，初始治疗时血清肌酐水平及肾穿刺活检肾小球新月体比例与肾脏及整体预后密切相关，当初次治疗时血肌酐＜500μmol/L（且无须透析）时，1 年生存率和肾脏存活率分别为 100% 和 95%；而初次发现时即需要透析治疗的患者，1 年生存率和肾脏存活率则分别降至 65% 和 8%，患者极少能避免维持透析，尤其是新月体累及所有肾小球者[6]。因此 2012 年 KDIGO 指南建议：一旦诊断明确，抗 GBM 肾炎的起始治疗越早越好，其首选治疗为强化血浆置换联合糖皮质激素和环磷酰胺。血浆置换能除去循环中的抗 GBM 抗体和其他炎症介质，而免疫抑制剂能最大程度地减少新抗体的形成。

推荐初始治疗方案如下[7-8]：高龄老年患者往往多病共存，临床表现不典型、病情突发多变，因此常为临床诊疗带来诸多棘手难题。本例患者就诊时已出现肾衰竭、严重酸中毒、高钾血症，且致病性抗 GBM 抗体滴度甚高，虽然我们在成功复苏及纠正内环境紊乱的同时及时明确了病因，并充分进行了肾脏替代及血浆置换治疗，但由于患者合并严重感染，未能采用中等量至足量激素联合环磷酰胺的治疗方案，且应用激素后出现消化道出血并发症，均为其预后不佳的原因（表 46-1）。

表 46-1　KDIGO 指南建议抗 GBM 肾炎的初始治疗方案

	用法和时间	注意事项
血浆置换	使用 5% 人血白蛋白进行血浆置换（4L/d）；3 天内侵入性操作或肺泡出血患者需输注新鲜血浆（300~600mL）。持续治疗 14 天或抗体水平完全控制	监测目标：血小板计数>70×10^9/L，纤维蛋白原>1g/L（可能需要输注冷沉淀以支持血浆置换），血红蛋白>90g/L；钙保持在正常范围
糖皮质激素	泼尼松龙 1mg/（kg·d）口服（最大剂量 60mg），6 周内减量至 20mg，6~9 个月逐渐减量至停药	甲泼尼龙可能增加患者感染风险
环磷酰胺	2~3mg/（kg·d）口服 2~3 个月；年龄>55 岁者，减量至 2mg/kg	白细胞计数<4×10^9/L 时需停药环磷酰胺静脉注射尚无充分证据支持
预防性治疗	大剂量糖皮质激素治疗时，注意预防口咽部真菌感染（如制霉素、两性霉素或氟康唑）及预防消化道溃疡（如 PPI）；大剂量糖皮质激素和环磷酰胺治疗时，预防肺孢子菌肺炎（如复方磺胺甲噁唑），给予阿昔洛韦预防 CMV 病毒肺炎。既往 HBV 感染者需预防 HBV 复发（如拉米夫定）	PPI 不耐受者可予 H$_2$ 受体拮抗剂；复方磺胺甲噁唑可能会引起白细胞减少，需监测白细胞计数

乔　薇　王可婧
中日友好医院保健部二部

参 考 文 献

［1］ KIDNEY DISEASE: Improving Global Outcomes (KDIGO) Acute Kidney Injury Work Group. KDIGO Clinical Practice Guideline for Acute Kidney Injury [J]. Kidney inter, 2012, 2 (Suppl): 1-138.

［2］ 蔡广研. 老年急性肾损伤临床诊治的特殊性 [J]. 中国实用内科杂志, 2016, 36 (6): 431-434.

［3］ CUI Z, ZHAO M H, XIN G, et al. Characteristics and prognosis of Chinese patients with anti-glomerular basement membrane disease [J]. Nephron Clin Pract, 2005, 99 (2): 49-55.

［4］ CANNEY M, O'HARA P V, MCEVOY C M, et al. Spatial and Temporal Clustering of Anti-Glomerular Basement Membrane Disease [J]. Clin J Am Soc Nephrol, 2016, 11 (8): 1392-1399.

［5］ JENNETTE J C. Rapidly progressive crescentic glomerulonephritis [J]. Kidney Int, 2003, 63 (3): 1164-1177.

［6］ LEVY J B, TURNER A N, REES A J, et al. Long-term outcome of anti-glomerular basement membrane antibody disease treated with plasma exchange and immunosuppression [J]. Ann Intern Med, 2001, 134 (11): 1033-1042.

［7］ HENDERSON S R, SALAMA A D. Diagnostic and management challenges in Goodpasture's (anti-glomerular basement membrane) disease [J]. Nephrol Dial Transplant, 2018, 33 (2): 196-202.

［8］ MCADOO S P, PUSEY C D. Anti-Glomerular Basement Membrane Disease [J]. Clin J Am Soc Nephrol, 2017, 12 (7): 1162-1172.

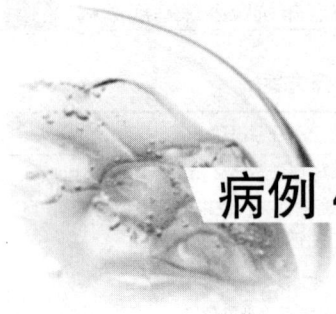

老年多系统萎缩

【病例介绍】

1. **主诉及主要症状** 患者男性，78 岁，因"间断头晕 3 年"入院。患者间断头晕 3 年，多于上楼梯、体位变化（由卧位坐起、由坐位站起）时出现，伴黑蒙、耳鸣、乏力、出冷汗，有时伴憋气，休息 2～3min 可逐渐缓解，发作逐渐频繁，每次上楼均有发作。平素便秘多年，大便 2 日一次，长期应用开塞露，小便尚可，平素夜尿一次，无排尿困难，睡眠尚可，偶有说梦话，伴肢体动作，近 3 年余食欲欠佳，进食量减少约 50%，体重减轻约 6kg。

2. **既往史** 近 5 年余逐渐出现行动迟缓，伴嗅觉减退、乏力，近 3 年左手偶有静止性震颤，持续数秒，自行停止，未诊治。前列腺增生，右侧结核性胸膜炎，左腹股沟疝修补术后。

3. **入院查体** 神清，精神可。卧位血压 130/61mmHg，心率 49 次 / 分；坐位血压 104/49mmHg，心率 57 次 / 分；立位血压 89/45mmHg，心率 63 次 / 分。餐前血压 135/66mmHg，心率 50 次 / 分；餐后半小时血压 108/48mmHg，心率 51 次 / 分，餐后 2h 血压 119/60mmHg，心率 52 次 / 分。回答问题正确，结膜甲床无苍白，颈动脉未闻及血管杂音，双下肺可闻及湿啰音，心界不大，各瓣膜听诊区未闻及杂音，腹软，无压痛，未及包块，肝脾肋下未触及，肠鸣音正常，双下肢无明显水肿，双足背动脉搏动可触及。

4. **老年评估** ADL 评分 95 分；MoCA 评分 28 分。

5. **化验及检查**

血常规：血红蛋白 117～118（g/L）↓，余项正常，网织红细胞计数正常。

尿常规、B 型利钠肽、TnI、甲功三项：正常。

血沉：24mm/h。

凝血功能：D- 二聚体 1.00（mg/L FEU）↑，余正常。

血生化：钙 1.99mmol/L↓，白蛋白 31.1g/L↓，HDL-C 0.99mmol/L↓，乳酸 2.30mmol/L，LDL-C 2.74mmol/L，肝肾功能、心肌酶、余电解质正常。

肿瘤标志物：癌胚抗原波动于 6.41～5.40ng/mL，余项正常。

类风湿因子：51.80IU/mL↑；HLA-B27、ANCA、自身免疫组套阴性。神经系统副肿瘤综合征相关抗体检测：均为阴性。

X 线胸片：右侧肋膈角变钝，少量胸腔积液或胸膜增厚可能。

腹部超声：肝左叶因位置高及气体干扰探查不满意；肝右叶、胆囊、脾、胰、双肾未见明显异常。

血管超声：双侧颈动脉粥样硬化伴斑块，双侧椎动脉未见明显狭窄及闭塞，双侧下肢动脉粥样硬化伴斑块。

甲状腺超声：甲状腺峡部结节，考虑良性，左颈部 Ⅲ 区淋巴结显示，炎症？反应性增生？

膀胱、前列腺超声：前列腺增生伴囊肿、钙化；膀胱未见明显异常，排尿后，残余尿量约 142mL。

肺 CT：双肺散在陈旧性病变；双肺间质性改变，未见占位性病变。

腹盆联合 CT：右肾上极小囊肿。

24h Holter：窦性心律，偶发室性、室上性期前收缩，非阵发性室上速 5 阵，心率最快 116 次 / 分，8 跳，无不适。平均心率 51 次 / 分（38～90 次 / 分），ST 段无明显偏移。

24h 动态血压：所测血压基本波动于 SBP 96～124mmHg，DBP 51～69mmHg，平均 110/60mmHg，昼 109/61mmHg，夜 114/57mmHg。

超声心动图（UCG）：主动脉瓣关闭不全（轻），EF 59%。

脑电图：全部导联显示轻度节律失调，两侧未见明显波幅差，边缘状态。

肌电图：双胫后神经、双腓浅神经波形未引出，刺激右胫后神经波形未引出，提示双下肢周围神经源性损害，感觉纤维受损。

TCD：基底动脉、右椎动脉血流速度减低。

颅脑 MRI：双侧额顶叶、半卵圆中心、侧脑室旁异常信号，考虑缺血灶；老年性脑改变；部分空蝶鞍。

颅脑 MRA：双侧颈内动脉 C_4～C_7 段粥样硬化改变可能性大，管腔未见明显狭窄；右侧椎动脉较对侧纤细，考虑发育所致；双侧额顶叶、半卵圆中心、侧脑室旁异常信号，结合（2019年 8 月 8 日颅脑 MR）考虑缺血灶。

6. 诊治经过及疾病转归　患者直立性低血压（orthostatic hypotenion，OH）诊断明确，心率变异<15 次，可诊断为神经源性直立性低血压。患者无药物引起 OH 的因素，Holter 未见严重心律失常，UCG 未见严重心脏结构异常，颈动脉、颅内动脉未见狭窄，考虑头晕黑矇由直立性低血压所致。无糖尿病、淀粉样变、风湿免疫病依据，不支持以上疾病所致神经源性直立性低血压。查肿瘤标志物 CEA 轻度升高，合并贫血、低蛋白血症，完善腹部超声、肺部及腹部CT、前列腺超声，均未见肿瘤征象。除直立性低血压及餐后低血压外，患者同时存在膀胱残余尿增多、便秘等自主神经功能障碍，存在静止性震颤、行动缓慢等运动症状，有睡眠行为障碍，考虑存在神经退行性疾病多系统萎缩（multiple system atrophy，MSA）可能，请神经内科会诊，临床诊断多系统萎缩，该病尚无有效治疗方法。针对直立性低血压，嘱患者避免快速改变体位，保证每日液体摄入量 2～3L，适当增加盐摄入，患者拒绝应用盐酸米多君等药物改善症状，病情平稳出院。

【病例讨论】

直立性低血压（OH）是老年科一种常见的症状，但其原因不仅是神经源性的，还可能包括许多非神经源性的病因，如药物、糖尿病等。OH 的定义为改变体位为站立位 3min 内，收缩压持续下降至少 20mmHg（高血压患者为 30mmHg）或舒张压下降至少 10mmHg[1]。

神经源性直立性低血压（nOH）是 OH 其中的一种类型，是由于自主神经系统受损所致。nOH 的常见症状包括体位性性头晕或眩晕、黑矇、跌倒或晕厥发作，少见症状包括体位性认知障碍、迟钝、全身虚弱、颈肩部疼痛（坐位或平躺时消失）。

对于以下人群，应注意筛查直立性低血压：

（1）疑似或确诊为以下与自主神经功能障碍相关的疾病，包括帕金森病（PD）、多系统萎缩（MSA）、单纯自主神经功能障碍（PAF）、路易体痴呆（DLB）。

（2）有不明原因的跌倒、晕厥发作。

（3）已诊断为与自主神经功能障碍相关的周围神经病，如糖尿病、淀粉样变性、AIDS 等。

（4）年龄≥70 岁，身体虚弱或服用多种药物。

（5）出现体位性眩晕或者各种只有在站立时才有的非特异性症状。

常见的引起或加重直立性低血压的药物，包括多巴胺能药物、三环类抗抑郁药、降压药、利尿剂、硝酸酯类、磷酸二酯酶抑制剂等。

治疗直立性低血压，首先可采用非药物干预措施，包括增加试验摄入，6～10g/d，增加水的摄入，1.5～2L/d，穿加压弹力袜。药物治疗包括盐酸米多君、屈昔多巴。

该患者除直立性低血压及餐后低血压外，同时存在膀胱残余尿增多、便秘、静止性震颤、言语缓慢、嗅觉减退、快速动眼睡眠障碍，考虑存在神经退行性疾病多系统萎缩（multiple system atrophy，MSA）可能，此病于 1969 年首次被命名，平均发病年龄 53 岁，50 岁以上人群患病率 3/10 万人[2]，主要表现为进展性自主神经功能障碍伴帕金森症状、小脑性共济失调症状、锥体束症状，运动症状出现后 6～8 年通常完全卧床，平均生存年限为 8～10 年，MRI 脑桥十字征和壳核裂隙征为特异性表现，确诊需脑组织病理学证实少突胶质细胞胞质内存在 α- 突触核蛋白为主要成分的嗜酸性包涵体，临床诊断分为可能的 MSA 及很可能的 MSA。MSA 需鉴别帕金森病和特发性晚发型小脑性共济失调。目前以对症治疗为主，改善患者生存质量。

【诊疗流程】

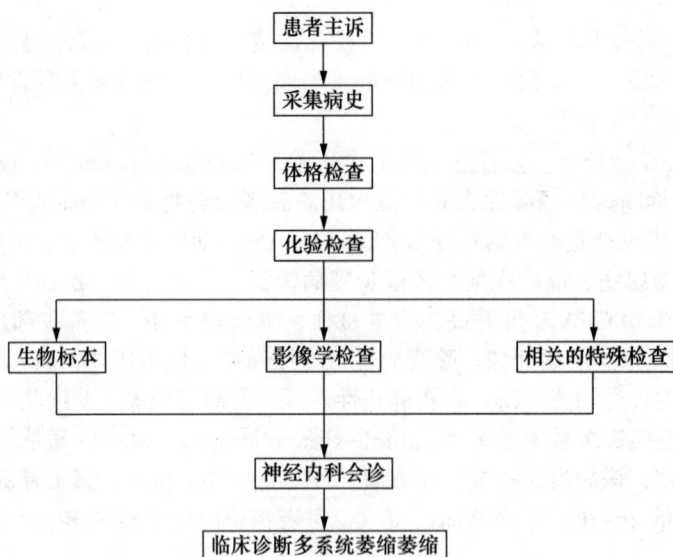

何 玉

首都医科大学附属北京同仁医院老年医学科

参 考 文 献

［1］ AMERICAN AUTONOMIC SOCIETY. The recommendations of a consensus panel for the screening, diagnosis, and treatment of neurogenic orthostatic hypotension and associated supine hypertension [J]. J Neurol, 2017, 264 (8): 1567-1582.

［2］ 中华医学会神经病学分会帕金森病及运动障碍学组中国医师协会, 帕金森病及运动障碍专业委员会, 多系统萎缩诊断标准中国专家共识 [J]. 中华老年医学杂志, 2017, 36 (10): 1055-1060.

病例 48 老年不合理用药引起高钙血症

【病例介绍】

1. **主诉及主要症状** 患者女性，82岁，主因"四肢无力3日"于2017年6月1日入院。入院前3日无明显诱因出现头晕，伴有四肢无力，与体位改变及颈部活动无关，伴视物不清、心悸，不能维持体位，无法自行行走，无头痛、恶心、呕吐，无视物旋转、复视，无言语不清，无饮水呛咳、吞咽困难，无口角歪斜、流涎，无黑蒙、晕厥，无意识障碍、肢体抽搐、二便失禁，无胸痛、胸闷、剑突下不适、咽部紧缩感、大汗、呼吸困难，未予重视。入院当日患者无力症状明显加重。

2. **既往史** 高血压3级，泌尿系感染，甲状腺多发结节，重度骨关节炎，重度骨质疏松伴骨痛，反流性食管炎，后循环缺血，多发腔隙性脑梗死，2型糖尿病、糖尿病性周围神经病变，肠功能紊乱，便秘，混合痔，高脂血症，焦虑、抑郁状态，睡眠障碍，耳石症，脑膜瘤，高尿酸血症，心律失常-完全性右束支传导阻滞、阵发性心房纤颤，右肾结石。

3. **查体** 血压130/70mmHg，神清语利，表情淡漠，困倦，反应迟钝，双侧瞳孔等大等圆，对光反射灵敏，水平眼震阳性，伸舌居中，颈软，无抵抗。双肺呼吸音清，心率60次/分，律齐，腹软，无压痛，双下肢无水肿。肌张力正常。下肢肌力Ⅲ级，上肢肌力Ⅵ级、右侧Babinski征阳性（＋），左侧Babinski征阴性（－）。

4. **老年评估** ADL评分8分，Frail量表评分5分，简易营养风险筛查（MNA-SF）8分。

5. **辅助检查**

全血细胞分析：白细胞计数$8.91×10^9$/L，中性粒细胞百分比64.2%，血红蛋白128g/L，血小板计数$228×10^9$/L。

血生化：血糖6.23mmol/L，尿素氮13.18mmol/L，肌酐142μmol/L，尿酸491μmol/L，血钾3.75mmol/L，白蛋白43.4g/L，血钠137.2mmol/L，血钙3.41mmol/L，血磷0.98mmol/L。

血清游离钙1.60mmol/L；PTH 43.14pg/mL。

血气：pH 7.458、PCO_2 47.0mmHg、PO_2 78.2mmHg、实际碳酸氢盐33.6mmol/L、标准碳酸氢盐32.7mmol/L、BE 9.0mmol/L。

颅磁共振：额部异常信号，不除外脑膜瘤，多发脑梗死及缺血灶，脑白质脱髓鞘，左侧上颌窦炎。DWI未见异常信号。

超声心动：左室壁节段性运动异常、主动脉瓣钙化伴轻度狭窄、二尖瓣环钙化、左室舒张功能降低。

颈动脉超声：双侧颈动脉硬化斑块形成（多发、混合斑块）、右侧锁骨下动脉斑块形成（混合斑块）、基底动脉及双侧椎动脉血流速度正常。

肌电图：未见肯定神经元损害。

骨密度：T值为-3.1，提示骨质疏松。

腹部超声：右肾结石，左肾囊肿。

动态心电图：窦性心律不齐，窦性停搏？交界性逸搏，交界性逸搏心律，频发室上性期前收缩时成对，呈三联律，多发短阵房性心动过速，偶发室性期前收缩，间歇性一度房室传导阻滞，完全性右束支传导阻滞。

6. 入院诊断 ①肢体无力原因待查：腔隙性脑梗死？电解质紊乱？腰椎骨关节病？血管性疾病？焦虑抑郁状态？②冠状动脉粥样硬化性心脏病；③多发腔隙性脑梗死；④高血压3级；⑤2型糖尿病；⑥高脂血症；⑦右肾结石；⑧重度骨质疏松伴骨痛；⑨焦虑、抑郁状态。

7. 诊疗经过 入院后复查血清钙3.72mmol/L、游离钙1.60mmol/L，头颅磁共振未见新发梗死灶，诊断高钙血症。追问病史2周前因小腿肌肉痉挛、疼痛，自行将碳酸钙D_3片加量为600mg 3次/日，高钙血症原因不排除补钙过量，停用钙剂、骨化三醇，给予补液扩容、肌注鲑鱼降钙素注射液降钙治疗，入院第5日血清钙、游离钙降至正常，肢体无力缓解，可行走，四肢肌力恢复至Ⅴ⁻级（表48-1～表48-4）。

表48-1 血钙变化（2017年）

项目	6月1日	6月2日	6月5日	6月7日	6月12日
血清钙（mmol/L）	3.41	3.72	2.37	2.36	2.5
游离钙（mmol/L）		1.6	1.2		

表48-2 血气变化

时间（2017年）	pH	PCO_2（mmHg）	PO_2（mmHg）	SB（mmol/L）	AB（mmol/L）	BE（mmol/L）
6月2日	7.458	47.0	78.2	33.6	32.7	9
6月5日	7.418	38.0	87.3	25.2	24.8	0.9

注：pH 酸碱度；PCO_2 二氧化碳分压；PO_2 氧分压；SB 标准碳酸氢根浓度；AB 实际碳酸氢根浓度；BE 血液碱剩余。

表48-3 院外用药情况（西药18种）

用药（药品名）	服用时间	用药（药品名）	服用时间
酒石酸美托洛尔（倍他乐克）	1年	骨化三醇	3～4年
单硝酸异山梨酯（欣康）	3～4年	碳酸钙D_3片（钙尔奇D）	3～4年
尼麦角林	1年	曲美他嗪	6个月
硫酸氢氯吡格雷（波立维）	3～4年	雷贝拉唑	5年
苯磺酸氨氯地平（络活喜）	2～3年	胞磷胆碱	10个月
氯沙坦钾片（科素亚）	2～3年	甲钴胺	10个月
瑞舒伐他汀钙片（可定）	2～3年	甲磺酸倍他司汀片（敏使朗）	10个月
氟哌噻吨美利曲辛片（黛力新）	6个月	盐酸多奈哌齐片（安理申）	10个月
阿卡波糖（拜糖苹）	2年	二甲双胍	1年

中药：稳心颗粒、培元通脑、便通片。

表48-4 入院后调整用药

用药（药品名）	停用原因	用药（药品名）	停用原因
酒石酸美托洛尔（倍他乐克）	窦性停搏	骨化三醇	高钙
单硝酸异山梨酯（欣康）	无胸痛	碳酸钙D_3片（钙尔奇D）	高钙
尼麦角林	无头晕	曲美他嗪	无症状
硫酸氢氯吡格雷（波立维）	维持	雷贝拉唑	维持

续表

用药 （药品名）	停用原因	用药 （药品名）	停用原因
苯磺酸氨氯地平（络活喜）	改倍博特	胞磷胆碱	无头晕
氯沙坦钾片（科素亚）	改倍博特	甲钴胺	无麻木
瑞舒伐他汀钙片（可定）	维持	甲磺酸倍他司汀片（敏使朗）	无头晕
氟哌噻吨美利曲辛片（黛力新）	维持	盐酸多奈哌齐片（安理申）	窦停、MMSE24
阿卡波糖（拜糖苹）	维持	二甲双胍	肾功能不全

8. 最终用药

瑞舒伐他汀钙片（可定）10mg，每晚睡前一次；

氟哌噻吨美利曲辛片（黛力新）1片，1次/日；

雷贝拉唑钠肠溶片（波利特）10mg 1次/日；

阿卡波糖片（拜糖苹）100mg 3次/日；

缬沙坦氨氯地平片（Ⅰ）（倍博特）1片，1次/日；

硫酸氢氯吡格雷片（波立维）75mg 1次/日。

【病例讨论】

本次讨论的是一个关于老年患者不合理用药引发的不良健康结局病例。WTO把合理用药定义为患者接受的药物适合临床需要，药物的剂量符合患者的个体需要，疗程足够、药价对患者及其社区最为低廉。它包括四个环节：正确选药，剂量适当，正确给药方法，合理联合用药。老年患者不合理用药原因很多，主要包括多种疾病与多重用药，医生相关的不合理用药，护士相关的不合理用药，患者相关的不合理用药[1]。

该患者同时患有冠状动脉粥样硬化性心脏病、多发腔隙性脑梗死、高血压3级、2型糖尿病、重度骨质疏松伴骨痛等多种疾病，之前服用西药18种，中药3种，明显存在多重用药。此次因自行加量骨化三醇、碳酸钙 D_3 片导致高钙血症引起头晕及肢体无力症状，为患者相关的不合理用药，具体原因考虑为依从性差。同时我们发现患者服用多种与医生相关的不合理用药，如肌酐大于1.5mg/dL仍在使用二甲双胍治疗，存在窦性停搏仍在应用酒石酸美托洛尔，近期未发作脑血管病相关的头晕症状，仍在应用敏使朗，近期未发作冠心病引起的胸痛，仍在服用硝酸酯类药物等，具体原因为用药指导不合理，经老年科多学科联合查房，调整药物治疗。

我国已经进入老龄化社会，老年人多病、多科就诊、多重用药问题普遍，据文献报道我国50%的老年人同时服用3种药物，25%服用4~6种药物[2]。加之老年患者肝、肾功能减退以及体脂变化可显著影响药物的代谢、排泄和分布，均可增加发生不良的药物－药物相互作用（adverse drug interactions，ADI）的风险，部分会导致严重临床后果甚至死亡。有调查统计显示：合用5种药物时ADI发生率为4.2%，合用6~7种药物时为7.4%，合用11~15种药物时为24.2%，合用16~20种药物时为40.0%，而合用21种及以上药物时为45.0%[2]。另有报道认为，合用5种药物可使ADI风险增加50%，合用8种药物增加100%[3]。我国40%的卧床老年人处于潜在ADI危险之中，其中27%的老年人处于严重危险状态[2]。故临床医生需要高度重视多重用药。

同时国内调查显示住院患者潜在不适当用药（PIM）使用率为50%~70%[4-6]，不适当用药与跌倒[7]、再住院等不良结局相关。我科早期研究发现对PIM影响最大的并不是老年人疾病本身的严重程度，而是医师的处方药种类[7]，故临床医生也需要重视临床不合理用药。1991年，美国老年医学会（AGS）、临床药理学、精神药理学及药物流行病学等专家在回顾相关文献后形成共识，建立了判断老年患者潜在不适当用药的比尔斯（Beers）标准。2015年美国老年医学会再次对 Beers 标准进行了更新，Beers 标准在识别老年患者潜在不适当用药、降低不合理用药和治疗费用等方面发挥了积极作用。中国老年保健医学研究会合理用药分会、中华医学会老年医学分会等 5 所学会组织相关领域专家，于 2017 年 11 月在北京联合发布《中国老年人潜在不适当用药判断标准》，成为保障我国老年患者用药安全的有效工具之一，老年科医生应该高度重视上述问题，应用此标准，为老年患者正确地选择药物，避免潜在不适当用药的同时指导患者合理用药，制订合理的药物疗程、药物相关指标监测计划，确保用药安全。

【诊疗流程】

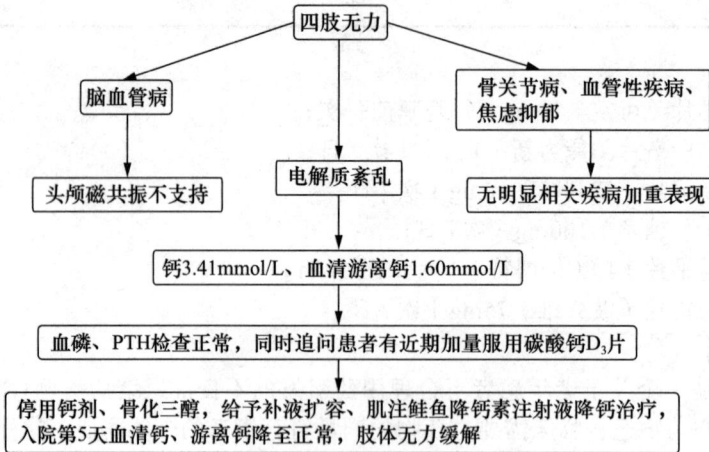

徐　颖　杨　玲

首都医科大学附属复兴医院综合科

参 考 文 献

［1］李月阳, 张四喜, 黄彧, 等. 539 例老年住院患者不合理用药原因分析 [J]. 药学与临床研究, 2017, 25 (3): 261-264.

［2］殷立新, 张立辉. 特殊人群用药指导丛书: 老年人用药指导 [M]. 北京: 人民卫生出版社, 2012.

［3］JOHNELL K, KLARIN L. The relationship between number of drugs andpotential drug-drug interactions in the elderly: a study of over 600, 000 elderly patients from the Swedish Prescribed DrugRegister [J]. Drug Saf, 2007, 30 (10): 911-918.

［4］ZHANG X, ZHOU S, PAN K, et al. Potentially inappropriate medications in hospitalized older patients: a cross-sectional study using the Beers 2015 criteria versus the 2012 criteria [J]. Clin Interv Aging, 2017, 12: 1697-1703.

［5］MO L, YANG X, HE J, et al. Evaluation of potentially inappropriate medications in older inpatients in China [J]. J Am Geriatr Soc, 2014, 62 (11): 2216-2218.

［6］LI H, PU S, LIU Q, et al. Potentially inappropriate medications in Chinese older adults: the Beers criteria compared with the screening tool of older persons'prescriptions criteria [J]. Geriatr Gerontol Int, 2017, 17 (11): 1951-1958.

［7］王鹏, 边萌, 王青, 等. 老年患者潜在不适当用药与跌倒的相关性 [J]. 中华老年多器官疾病杂志, 2019, 18 (2), 117-121.

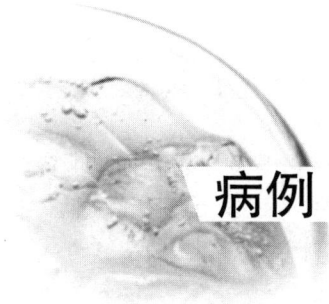

病例 49 肺部感染并发深静脉血栓形成及药物过敏诊治体会

【病例介绍】

1. **主诉及主要症状** 患者女性，87岁，主因"发热、咳嗽、咳痰3日"入院。患者3日前于家中摔倒后卧床，后出现发热，体温39.6℃，伴阵发性咳嗽，咳黄白黏痰，痰黏不易咳出，无畏寒、寒战，无腹痛、腹泻、恶心、呕吐，无尿频、尿急、血尿，查血常规提示白细胞计数升高，以中性粒细胞升高为主，行胸片检查提示左下肺感染，予头孢唑肟2.0 2次/日、莫西沙星0.4 1次/日静脉滴注抗感染3日，氨溴索化痰及补液、对症退热等治疗。后患者咳嗽、咳痰较前好转，但仍间断发热，体温波动在37.6~39℃。自发病来精神弱，食欲欠佳，睡眠可，偶有大小便失禁，体重无明显变化。

2. **既往史** 冠心病；陈旧性脑梗死、脑白质变性、脑萎缩；7年前因外伤后导致左膝、左胫骨骨折，予钢板内固定治疗。

3. **入院查体** 体温37.2℃、呼吸20次/分、血压166/78mmHg，神清，精神可，定向力尚可，计算力、记忆力减退，双肺呼吸音粗，双下肺可闻及湿啰音，心界扩大，心率72次/分，心律齐，各瓣膜区未闻及杂音，腹软，无压痛、反跳痛及肌紧张，双下肢水肿，左下肢活动时左髋关节疼痛。

4. **老年评估** 日常生活能力评定（ADL评分）10分，提示极重度功能障碍，日常生活完全需要依赖他人照顾；疼痛评分5分，提示中度疼痛；营养筛查（NRS 2002）5分，提示存在营养不良风险；简明精神状态量表（MMSE）评分20分，中度认知功能障碍，其定向力尚可，计算力、记忆力减退；Fried衰弱表型量表4分，提示衰弱；预测静脉血栓栓塞症（VTE）的Padua评分7分，为VTE高危；深静脉血栓形成（DVT）的Wells评分3分，提示DVT临床高度可能。

5. **化验及检查**

动脉血气分析（未吸氧）：乳酸1.1mmol/L，酸碱度7.459，二氧化碳分压（PCO_2）26mmHg，氧分压（PO_2）70.6mmHg，碱剩余（BE）−4.2mmol/L。

血常规：白细胞计数10.49×10^9/L，中性粒细胞百分比85.8%，血红蛋白116g/L，血小板计数131×10^9/L。

粪常规：粪便性状稀软便，粪便颜色棕黄色，隐血试验阴性（−）。

血生化：丙氨酸氨基转移酶17U/L，总胆红素11.54μmol/L，直接胆红素4.38μmol/L，白蛋白28.97g/L，天冬氨酸氨基转移酶21U/L，肌酸激酶同工酶10U/L，肌酐62μmol/L，葡萄糖8.92mmol/L，甘油三酯1.18mmol/L，总胆固醇4.14mmol/L，低密度脂蛋白2.74mmol/L，血钾3.09mmol/L，血钠138.6mmol/L。

凝血四项+D-二聚体：凝血酶原时间活动度55.0%，国际标准化比值（INR）1.49，凝血酶原时间18.0s，活化部分凝血活酶时间49.7s，纤维蛋白原5.01g/L，血浆D-二聚体14.01μg/mL。

心梗三项：肌钙蛋白I 0.009ng/mL，肌酸激酶同工酶（CK-MB）3.92ng/mL，肌红蛋白49.1ng/mL；N-末端脑钠肽前体NT-proBNP 3497pg/mL。

感染指标：血沉53mm/h；C反应蛋白80.20mg/L；降钙素原0.132ng/mL。

痰普通细菌培养：屎肠球菌（多重耐药菌），药敏示利奈唑烷、喹努普汀／达福普汀、替加环素、万古霉素敏感。

心电图：窦性心律，Ⅱ、Ⅲ、aVF、$V_4 \sim V_6$ 导联 T 波低平，$V_1 \sim V_3$ 导联 T 波双向、倒置。

超声心动图：左心扩大，主动脉瓣钙化，二、三尖瓣反流（轻度），左室舒张功能减低，心包积液（少量），射血分数 56%。

下肢静脉超声：右侧腓静脉浅支、腓肠肌间静脉血栓（完全型）。

胸部 CT：双肺感染，双肺间质病变，左肺下叶膨胀不全，双侧胸腔积液，动脉硬化改变（图 49-1）。

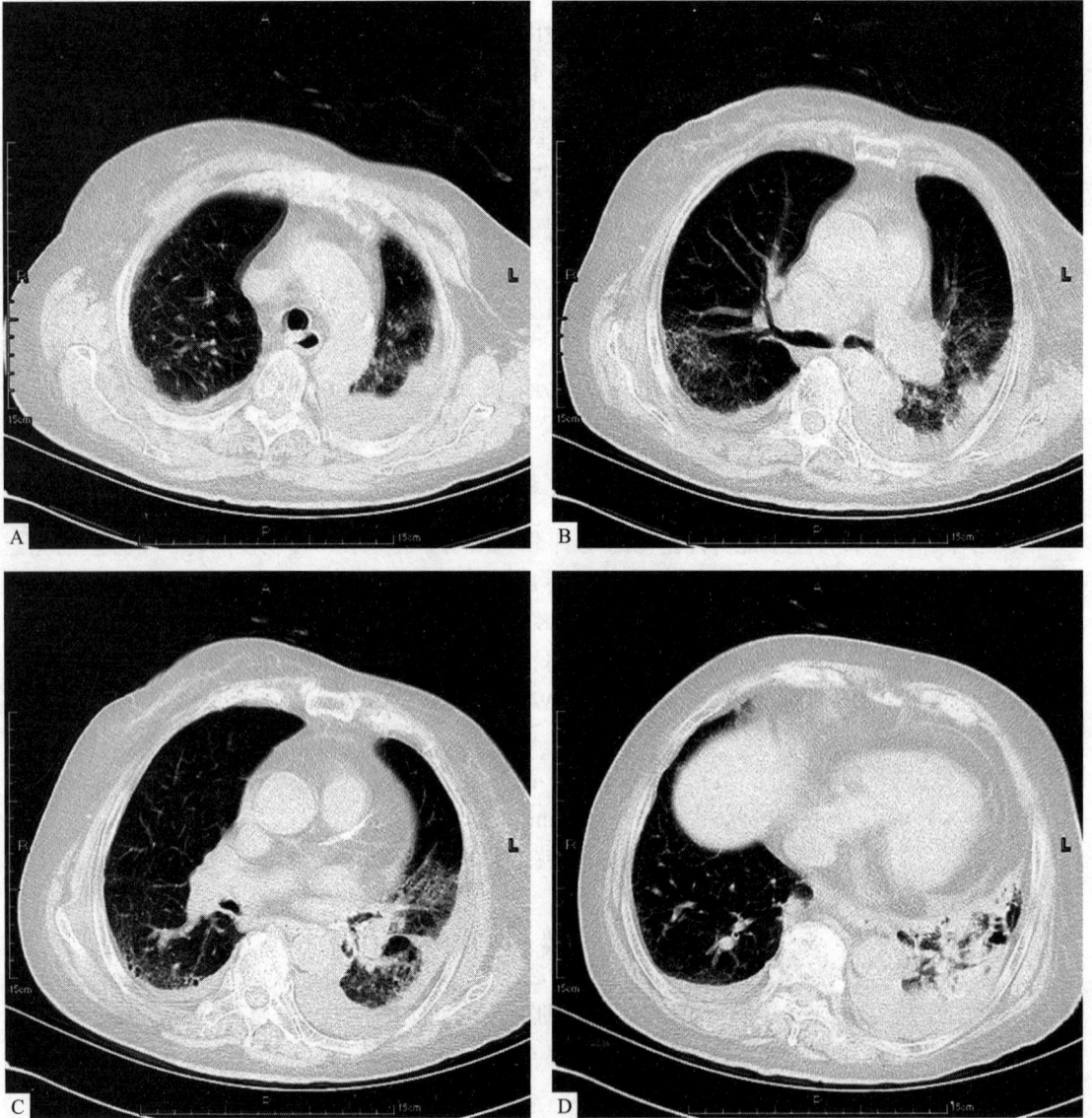

图 49-1　治疗前胸部 CT（A～D）

抗感染治疗 2 周后复查胸部 CT：双肺感染并胸腔积液复查，较前吸收好转，双肺间质病变，动脉硬化改变（图 49-2）。

6. 诊治经过及疾病转归　患者社区发病，以发热伴咳嗽、咳痰为主要表现，结合胸部 CT

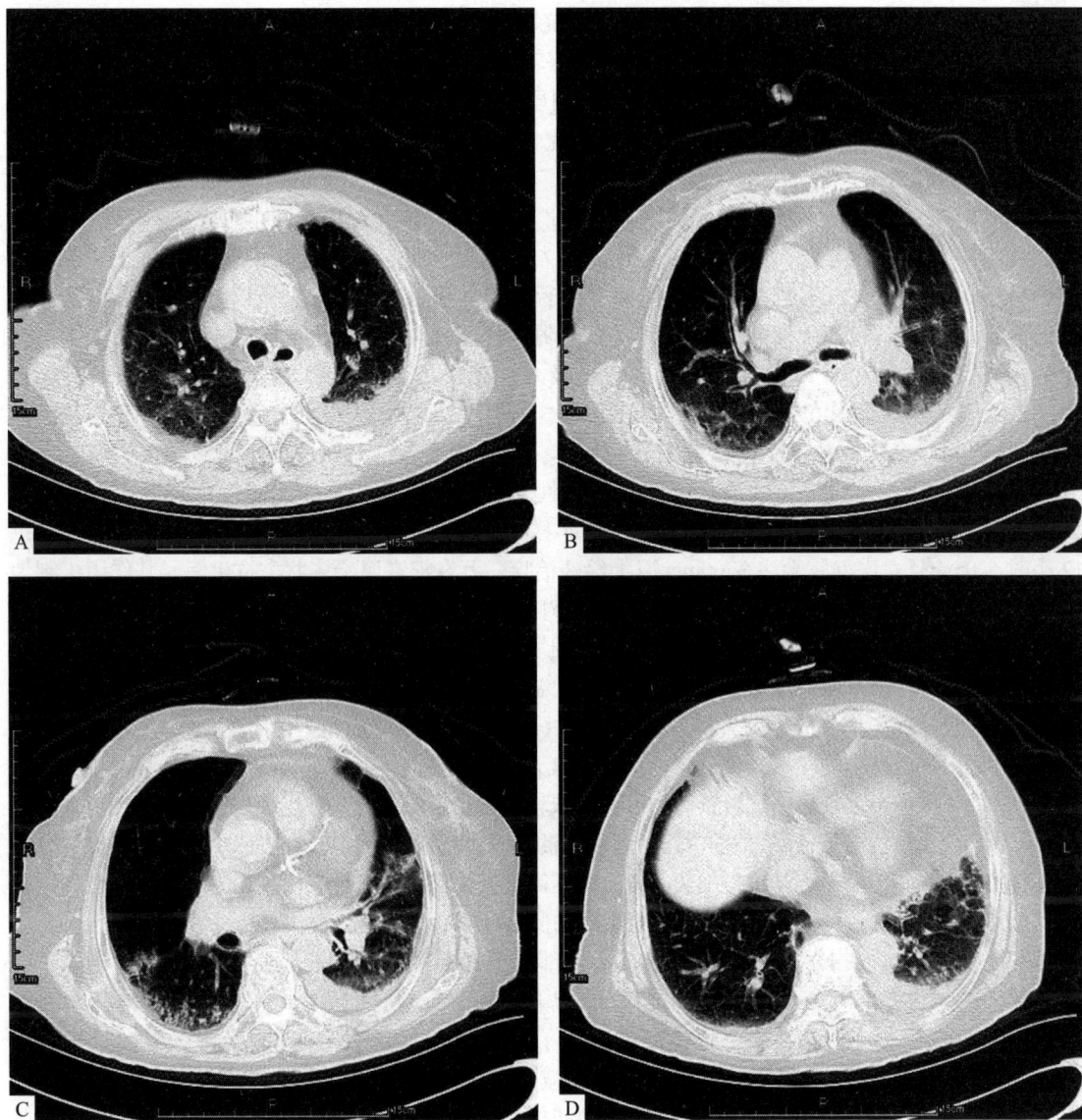

图 49-2　抗感染治疗 2 周后复查胸部 CT（A～D）

影像考虑双侧肺炎（社区获得性肺炎）、双肺间质性病变合并双侧胸腔积液，诊断明确且感染状况严重，予头孢哌酮 / 舒巴坦 3.0g 1 次 /12 小时联合莫西沙星 0.4g 1 次 / 日，治疗 6 日但治疗效果不佳，后痰培养提示多重耐药屎肠球菌，根据药敏情况，遂更改为头孢哌酮 / 舒巴坦 3.0g 1 次 /12 小时联合万古霉素 0.5g 1 次 /12 小时抗感染治疗。应用 3 日后患者出现背部及双下肢（以双膝及双踝为著）散在淡红色斑疹及斑丘疹，境界欠清楚，表面光滑干燥，压之褪色，伴有瘙痒，考虑与应用万古霉素相关的过敏性皮炎，遂停用万古霉素，予西替利嗪口服抗过敏，后皮疹开始逐渐消退，至停药后第 4 天皮疹完全消退。抗感染治疗方案调整为利奈唑胺 600mg 1 次 /12 小时联合头孢哌酮 / 舒巴坦 3.0g 1 次 /12 小时，治疗 7 天后患者体温正常，咳嗽、咳痰等呼吸道症状好转，复查胸部影像学提示肺部渗出影吸收好转，胸腔积液减少。患者入院前家中摔倒后卧床，下肢疼痛，行 X 线检查未见骨折，考虑软组织损伤，下肢静脉超声提示下肢 DVT。患者高龄、存在凝血功能异常且合并冠心病长期口服阿司匹林抗血小板治疗，因此加用抗凝治疗出血风险高。在充分监测出血病情基础上，住院期间暂停阿司匹林口服并加用依诺肝素 0.4mL 1次/日皮下注射抗凝 14 天。患者经治疗后病情好转出院，出院后予阿司匹林单联抗血小板治疗。

7. 临床诊断　双侧肺炎(细菌性)；双肺间质病变；双侧胸腔积液；下肢深静脉血栓形成；凝血功能异常；过敏性皮炎；冠状动脉粥样硬化性心脏病；陈旧性脑梗死。

【病例讨论】

肺炎是导致老年人生活质量下降或死亡的严重疾病。老年人常合并多种基础疾病，免疫力低下且组织器官功能退化，是发生肺炎的高危人群，而骨折、卧床，以及合并心脑血管疾病等则更易于罹患肺炎[1]。本例为高龄老年肺炎患者，虽然病原体仍以肺炎链球菌为主，但其伴有心脑血管疾病等多种基础疾病，亦需考虑革兰阴性杆菌感染可能。同时其为高龄失能老人，合并脑梗死且于家中意外摔倒导致卧床，均为吸入性肺炎的高危因素，而吸入性肺炎多为厌氧菌、革兰阴性菌及金黄色葡萄球菌感染，因此本例患者在起始经验性抗感染治疗中选择了头孢哌酮/舒巴坦联合莫西沙星广谱覆盖上述病原体。后续痰培养结果回报提示屎肠球菌，药敏显示对万古霉素敏感，遂将经验性治疗调整为针对性目标治疗。患者虽然无慢性肾脏病史，但其高龄，应用万古霉素需考虑其肾功能情况，经计算本例患者肌酐清除率约为 53.3mL/min，故予每12 小时 500mg 且每次静脉滴注在 60min 以上给药治疗。万古霉素属于多肽类抗生素，其作用机制为抑制细菌细胞壁的合成，对化脓链球菌、肺炎链球菌、金黄色葡萄球菌等球菌感染效果好，但其不良反应亦较多，主要表现在皮肤病变、肾损害、肝损害、过敏性休克及红人综合征等。与万古霉素药物过敏相关的皮疹、皮肤瘙痒及潮红的发生率在 0.1%～2%，且快速滴注药物更易发生过敏。患者用药第 3 天出现皮疹，考虑与应用万古霉素导致的过敏性皮疹相关。国内曾报道一例 78 岁患者应用万古霉素治疗后出现较严重的皮疹过敏反应[2]。包括红人综合征在内，万古霉素的不良反应多在用药输注中或治疗后 4 天内出现，应用抗组胺药物可有效减轻万古霉素所致的皮疹过敏反应。本例患者应用万古霉素后出现过敏性皮炎，停用万古霉素并应用抗组胺药物后皮疹消退。在临床中老年患者应用万古霉素治疗时，输注速度不宜过快，用药后 4 天内需高度警惕药物不良反应出现。老年患者存在病情急性期的应激状态及用药种类的多样化，应警惕启动变态反应状态下的高敏状态及过敏的泛化。

本患者凝血功能提示凝血酶原时间、活化部分凝血活酶时间延长，存在凝血功能异常，由于患者既往无血友病等遗传性凝血功能障碍疾病，且无严重肝病，因此应考虑可能与药物因素及感染因素等相关。患者在抗感染治疗中应用了头孢哌酮/舒巴坦，目前普遍认为头孢哌酮自胆管经肠道排出抑制肠道正常菌群生长，进而减少维生素 K 在肠道合成，可以引起凝血功能障碍，表现为凝血酶原时间、活化部分凝血活酶时间延长及出血倾向等。但本例入院时即发现存在凝血功能异常，且在抗感染治疗过程中监测凝血功能逐渐好转，至感染控制后凝血功能恢复正常，因此考虑其为严重感染伴发的凝血功能紊乱，其机制可能与感染导致异常炎症反应相关。

本例患者高龄、摔倒卧床及并发肺炎等均为 VTE 危险因素。Padua 评分用于预测内科非手术患者 VTE 风险，≥4 分提示 VTE 高危。Wells 评分是常用的 DVT 临床可能性评分量表，根据患者症状、体征和危险因素评估罹患 DVT 的可能性，>2 分提示 DVT 临床高度可能[3]。本例患者 Padua 评分 7 分为 VTE 高危，Wells 评分 3 分为 DVT 临床高度可能，进一步行下肢深静脉超声明确诊断为急性周围型 DVT。根据《中国血栓性疾病防治指南》[4]，其为持续卧床住院患者合并肺部感染，D-二聚体水平明显升高，且血栓累及多支静脉，存在多个血栓进展的危险因素。如血栓持续进展蔓延，一旦发生肺栓塞则会显著增加患者死亡风险。因此，为改善患者预后应予以抗凝治疗，但另一方面需要警惕抗凝治疗带来的出血并发症。年龄是抗凝后出血的重要危险因素，高龄患者出血并发症的发生率是正常患者的 5 倍，且颅内出血受年龄因素影响更为显著。根据《中国血栓性疾病防治指南》[4]及 CHEST 指南[5]，评估抗凝治疗的出血高危因素≥2 个即存在出血高风险。本例患者存在的出血高危因素包括年龄>75 岁、长期抗血小板治疗、合并多种基础疾病且凝血功能异常，因此评估其出血高风险。目前对于老年患者远端 DVT 的抗凝治疗方案尚未达成共识。对于本例患者，其为内科住院的 VTE 高危患者，出现了急性周围型 DVT 且存在明确的血栓进展因素，需要启动抗凝治疗，但评估其出血为高风险，且患者高龄、存在肾功能减退，因此在综合评估抗凝治疗获益及风险后，初始期抗凝治疗选择了小剂量低分子肝素皮下注射 14 日控制 DVT 病情并预防血栓进展，同时尽量减少抗凝药导致的出血风险。在长期抗凝及延期抗凝的方案选择上，本例患者完全失能，此次发生跌倒后可能导致长期卧床，诱发 DVT 的危险因素会持续存在或不能去除，因此应持续给予抗凝治疗，鉴于其出血风险高，对长期抗凝治疗耐受性差，虽然阿司匹林对于预防 VTE 的疗效不及抗凝药物，但研究显示其亦有助于预防 VTE 复发。此外，本患者同时合并冠心病，因此在出院后选择长期口服阿司匹林治疗。患者经治疗 DVT 病情控制未进展恶化，且未出现出血并发症。老年患者常因合并多种疾病而使治疗方案的选择变得棘手，尤其是同时罹患血栓性疾病及出血疾病存在治疗矛盾时，应结合患者病情及相关疾病指南建议，制订个体化治疗方案以最大化改善患者预后。

【诊疗流程】

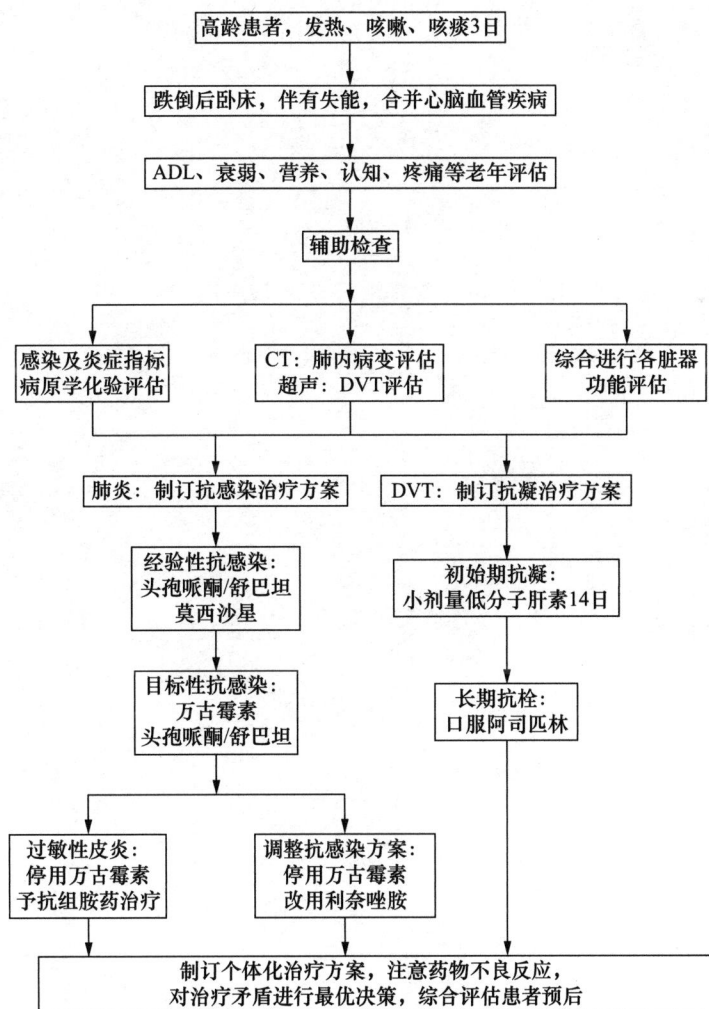

宋　雨
首都医科大学宣武医院老年医学科

参 考 文 献

［1］中华医学会呼吸病学分会. 中国成人社区获得性肺炎诊断和治疗指南 (2016 年版) [J]. 中华结核和呼吸杂志, 2016, 39 (4): 253-279.

［2］吴琳, 倪穗琴. 万古霉素致剥脱性皮炎 1 例 [J]. 今日药学, 2004, 14 (6): 49-49.

［3］WELLS P S, ANDERSON D R, Rodger M, et al. Evaluation of D-Dimer in the diagnosis of suspected deep-vein thrombosis [J]. N Engl J Med, 2003, 349 (13): 1227-1235.

［4］《中国血栓性疾病防治指南》专家委员会. 中国血栓性疾病防治指南 [J]. 中华医学杂志, 2018, 98 (36): 2861-2888.

［5］KEARON C, AKL E A, ORNELAS J, et al. Antithrombotic therapy for VTE disease: CHEST guideline and expert panel report [J]. Chest, 2016, 149 (2): 315-352.

病例 50
老年胸腔积液的病因探讨

【病例介绍】

1. **主诉及主要症状**　患者男性，87 岁，因"咳嗽、咳痰、喘息 2 周，加重 1 日"入院。患者 2 周前无明显诱因出现咳嗽，咳白色黏痰，痰多，难以咳出，并反复于进食后出现喘息气短，伴大汗。无发热，无夜间阵发性呼吸困难，无胸痛。入院前 1 日晚饭后出现呼吸急促、大汗，持续 20min 不缓解，于急诊科静脉滴注甲泼尼龙 40mg 后好转。

2. **既往史**　陈旧性肺结核病史 60 年；高血压 20 余年，规律服药，血压控制良好；高脂血症 10 年；脑血管病 2 年，否认糖尿病、冠心病、慢阻肺病史。

3. **入院时查体**　体温 36.4℃，呼吸 22 次 / 分，血压 131/88mmHg，脉搏 85 次 / 分；神志清，口唇无发绀，颈静脉无怒张，右肺闻及散在湿啰音，左肺呼吸音减低，心率 85 次 / 分，心律齐，各瓣膜区未闻及病理性杂音，腹软，无压痛、反跳痛，肝脾未触及，双下肢无水肿。

4. **化验及检查**

血常规：白细胞计数 13.35×10^9/L，中性粒细胞百分比 82.9%，血红蛋白 127g/L，血小板计数 471×10^9/L；

血气分析：pH7.52，氧分压 61mmHg，二氧化碳分压 36.0mmHg，血氧饱和度 94%，碱剩余 6.3mmol/L，碳酸氢盐 29.4mmol/L；

血生化：eGFR 84.64mL/min，肝功能、离子、白蛋白正常；

D- 二聚体：2.3μg/mL；B 型利钠肽：27.30pg/mL；血沉：38mm/h；

肿瘤标志物：未见异常；

胸腔积液常规：比重 1.036，Rivalta 试验阳性（＋），细胞数 12 960，多核 5%，单核 95%；

胸腔积液生化：乳酸脱氢酶 238.87U/L，Cl 99.01mmol/L，Glu 5.61mmol/L，蛋白质（Pr）3235mg/dL；

胸腔积液腺苷脱氨酶（ADA）54.2U/L；胸腔积液 T-SPOT. TB 阳性；

反复痰结核菌涂片、胸腔积液结核菌涂片均为阴性；

胸片：两下肺纹理重，两肺感染，左侧大量胸腔积液；

超声心动图：心脏各房室腔大小正常，室壁厚度及运动幅度正常，主动脉瓣退行性变，三尖瓣少量反流，轻度肺动脉高压，LVEF64%。

胸部 CT：（图 50-1 至图 50-3）两侧胸腔积液，两肺感染。

5. **诊治经过及疾病转归**　患者急性起病，主要表现为咳嗽、咳痰、喘息气短，既往有陈旧性肺结核、高血压、高脂血症、脑血管病史，入院时查体右肺散在湿啰音，左肺呼吸音减低，查血常规提示白细胞升高，胸片提示左侧胸腔积液、两肺感染，给予抗感染（注射用头孢哌酮钠 / 舒巴坦钠静脉滴注）、化痰（乙酰半胱氨酸雾化吸入、盐酸氨溴索静脉滴注）、解痉（异丙托溴铵雾化吸入），并完善胸腔超声。经上述治疗，患者喘息、气短症状无明显减轻，出现发作性喘憋，血氧饱和度较前降低，考虑为胸腔积液量增加导致肺组织受压，遂行胸腔穿刺置管术引流胸腔积液，行胸腔积液常规、生化、ADA、结核感染特异性 T 细胞检测（T-SPOT.TB）、胸腔积液找肿瘤细胞、

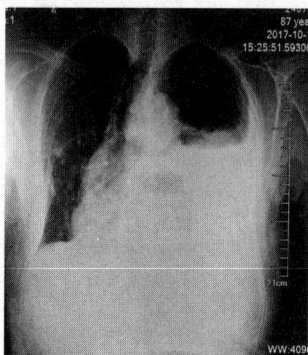

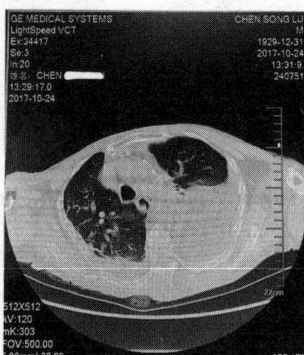

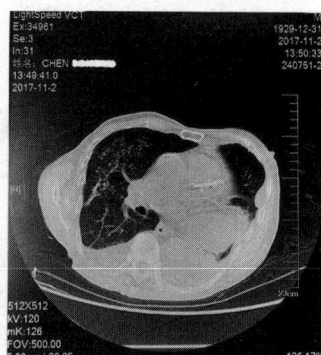

图 50-1 胸部 CT 扫描（1） 图 50-2 胸部 CT 扫描（2） 图 50-3 胸部 CT 扫描（3）

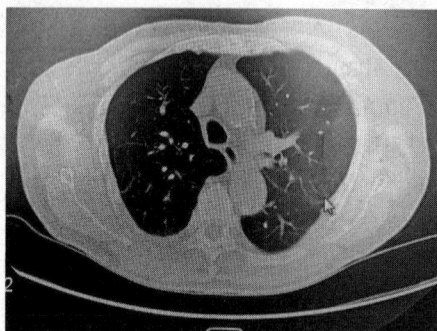

图 50-4 治疗后复查胸部 CT（4） 图 50-5 治疗后复查胸部 CT（5）

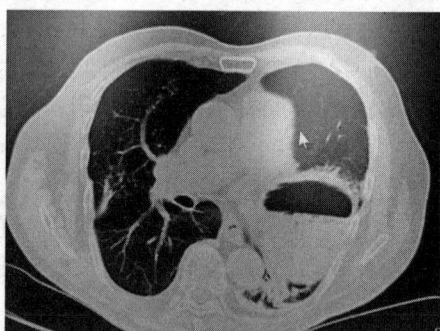

结核菌涂片等化验。但经积极抗感染治疗，患者症状减轻不明显，复查肺部 CT 亦提示病灶吸收不理想，分析胸腔积液可能的病因包括①结核性胸腔积液：患者既往有陈旧性肺结核病史，年老体弱后结核可能复发，胸腔积液为渗出性，其余化验结果也提示不能排除结核（结果如上述）；②恶性肿瘤：患者肿瘤标志物中 CA19-9、NSE 等升高，应考虑恶性肿瘤的可能，但患者起病急，缺乏消瘦、低蛋白血症、贫血等肿瘤慢性消耗症状；③心力衰竭：患者有高血压、高脂血症，可能合并高血压性心脏病、冠心病等心脏病，但患者缺乏颈静脉怒张、肝大、下肢水肿等其他心衰体征，B 型利钠肽水平不高，胸腔积液非漏出液，这些都不支持心源性胸腔积液；④低蛋白血症、肝性、肾性胸腔积液：根据化验结果可排除。综上分析，结核性胸腔积液可能性大，故请结核病医院专科会诊，同意我科诊断，建议口服异烟肼 0.3g，1 次 / 日、利福喷丁 0.45g 每周两次、左氧氟沙星 0.5g 1 次 / 日抗结核治疗，并转入专科医院监测隔离。出院后追踪随访患者，患者经抗结核治疗呼吸道症状逐渐减轻，病情稳定，1 年后于我院复查胸部 CT（图 50-4、图 50-5）明显好转。

【病例讨论】

肺结核为呼吸道慢性传染病，老年肺结核有其自身的特点：①发病率高，老年人免疫力低下，是导致肺结核的关键因素[1]；②肺结核以咳嗽、消瘦、食欲缺乏、咯血等为主要临床表现，而老年患者症状不典型，且通常合并慢性阻塞性肺疾病、支气管扩张、细菌性肺炎等呼吸道疾病，易误诊漏诊而影响预后；③合并多种基础性疾病，多脏器功能衰退，抗结核治疗的难度大、依从性差。

结核性胸膜炎是肺外结核最常见的形式之一，其中 4% 的结核病患者会出现胸腔积液。而本例患者就是以喘憋和大量胸腔积液为主要临床表现，患者既往有肺结核病史，结合临床表现和胸腔积液常规、生化检查的结果，排除恶性肿瘤、细菌性肺炎、心衰等因素，最后考虑为结核性胸膜炎。但值得强调的是，确定肺结核和结核性胸膜炎诊断的"金标准"是在痰、胸腔积液或胸膜活检组织标本中检测到抗酸杆菌或培养出结核杆菌，或在胸膜组织标本中观察到干酪性坏死肉芽组织。

该患者反复咳痰、胸腔积液涂片和结核菌培养均为阴性，这是本病例诊断的难点之一。

浙江省活动性肺结核流行病学分析显示：2005—2014 年结核菌阳性患者 125 542 例，其中老年菌阳肺结核 3824 例，占全部老年肺结核患者的 40.68%[3]，因此结核菌阴性的患者占一半还多，并不能以此排除结核病。其他诊断肺结核的方法包括①胸腔穿刺术：结核性胸腔积液多为渗出液，可为草黄色或微混，少数为血性外观，细胞多以淋巴细胞为主，比例一般大于 50%，ADA 诊断结核性胸膜炎的敏感性和特异性较高，ADA 浓度越高，罹患结核性胸膜炎的可能性越大；②影像学检查：胸部 CT 扫描可以发现结核性胸膜炎患者中有 86% 合并肺实质病变，其中 37% 为活动性肺结核。影像学表现不典型，多为双肺发病，病变范围广，密度不均，新旧病变同时存在；③胸膜活检术或胸腔镜检查术等。该患者胸腔积液常规显示为渗出液，细胞以单核细胞为主，ADA 明显升高，胸腔积液 TB-SPOT.TB 为阳性，胸腔积液引流后胸部 CT 发现两肺内散在斑片状、条片状密度增高影及大小不等结节，这些表现均提示为肺结核和结核性胸腔积液。

老年肺结核的治疗除遵照全程、早期、适量、联合以及规律等用药原则外，还应积极采取个体化用药的方式；因老年患者多合并有慢性疾病，抗结核治疗不良反应的发生风险较高，导致用药依从性降低，应在治疗的过程中加强监管力度。该患者采取异烟肼＋左氧氟沙星＋利福喷丁的治疗方案，治疗过程中未出现明显不良反应，抗结核治疗 6 个月后一般状态明显好转，体重增加，双侧胸腔积液和肺部病变吸收，最终预后良好，而抗结核治疗成功也间接证明了肺结核的诊断。

【诊疗流程】

```
          主诉
           │
         采集病史
           │
         体格检查
           │
         老年评估
           │
         化验检查
           │
   ┌───────┼───────┐
生物标本  影像学检查  相关的特殊检查
   └───────┼───────┘
       诊断及鉴别诊断
           │
    多学科团队会诊制订治疗方案
           │
        病情稳定出院
           │
        出院后随访
```

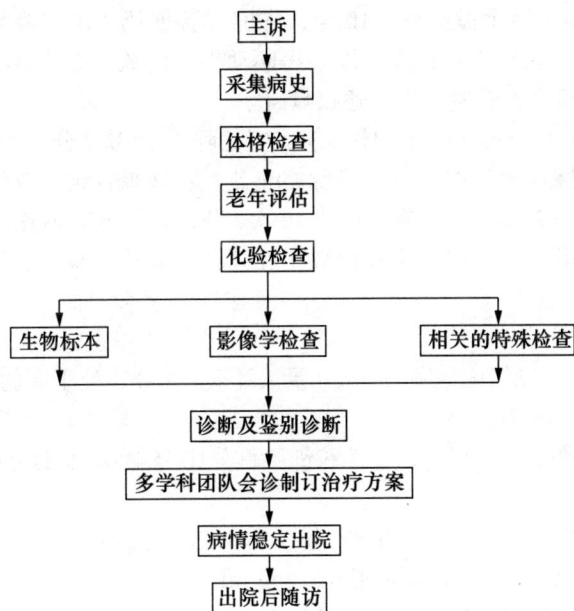

程晓玲　张铁梅
首都医科大学附属北京天坛医院综合内科

参 考 文 献

［1］ 李晓贞. 老年肺结核的诊治现状及进展 [J]. 中国卫生产业, 2016, 33 (8): 183-185.

［2］ 吴刚. 老年肺结核 160 例临床特点分析 [J]. 中国社区医师, 2017, 33 (34): 67-68.

［3］ 周琳, 陈松华, 张钰, 等. 2005—2014 年浙江省老年肺结核病流行病学特征分析 [J]. 疾病监测, 2016, 8 (31): 647-650.

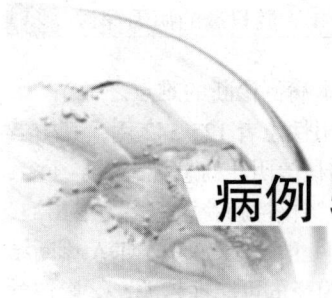

【病例介绍】

1. **主诉及主要症状**　患者女性，95 岁，因"间断咳嗽、咳痰，气喘伴下肢水肿 10 日，心悸 2 日"入院。10 日前患者受凉后出现间断咳嗽、咳少量白痰，伴气喘、下肢水肿，时有胸痛，多于咳嗽后出现，持续十几分钟可自行好转，无夜间阵发性呼吸困难、夜间平卧可。曾于外院化验血常规：白细胞计数 $2.45 \times 10^9/L$，中性粒细胞百分比 69.9%，血红蛋白 128g/L，血小板计数 $113 \times 10^9/L$；谷丙转氨酶 150U/L，谷草转氨酶 112U/L，肌酐清除率 84μmol/L，血钾 4.2mmol/L，TnI 0.067ng/mL，B 型利钠肽 2377pg/mL；胸片提示双肺中下野纹理增多、紊乱，诊断为肺部感染，予盐酸莫西沙星抗感染、甲泼尼龙抗炎及化痰、解痉、平喘、利尿等药物治疗后略好转；2 日来夜间心悸明显，伴气短、喘憋，夜间睡眠差。

2. **既往史**　高血压 3 级（极高危）10 年；陈旧性脑梗死 3 年，遗留左侧视野偏盲；发现右侧颈内、颈外动脉重度狭窄 3 年；阵发性心房颤动伴长间歇、起搏器植入 3 年，转为持续性房颤 1 年余；下肢动脉狭窄；骨质疏松；睡眠障碍。

3. **入院查体**　血压 105/80mmHg，体温 36.7℃，呼吸 18 次/分。神清，精神可，半卧位，皮肤巩膜无黄染，唇甲无明显发绀，双颈静脉略充盈，双肺吸音粗，双肺底闻及湿啰音及呼气相哮鸣音，心界不大，心尖部心音低钝，心率 90 次/分，心律绝对不齐，剑突下可闻及Ⅲ/Ⅵ级舒张期隆隆样杂音。腹软，无压痛，未及包块，肝脾肋下未及，双下肢轻度可凹性水肿（右侧为著），无杵状指（趾）。

4. **老年评估**

ADL 评估：72 分（功能轻度损害）；Frail 量表评分：4 分（处于衰弱期）。

5. **化验及检查**

血常规：白细胞计数 $2.45 \times 10^9/L \downarrow$，中性粒细胞百分比 75.4%↓，血红蛋白 128g/L，血小板计数 $113 \times 10^9/L$。

血生化：谷丙转氨酶 114U/L，谷草转氨酶 112U/L，肌酐清除率 61.2μmol/L；血钠 131.7mmo/L，血氯 96.4mmol/L，B 型利钠肽 614pg/mL。

心肌酶谱：CK 316U/L，CK-MB 1.2ng/mL，TnI 0.03ng/mL。

血气分析：pH 7.454，PaO_2 76mmHg，$PaCO_2$ 33mmHg，BE −0.8mmol/L（未吸氧状态下）。

心电图（图 51-1）：心房颤动，间断起搏节律，Ⅱ、Ⅲ、aVF T 波倒置，$V_5 \sim V_6$ 导联 T 波低平。

心脏超声：左房 45mm×65mm，右房 48mm×40mm，左室张张末期直径（LVED）54mm，室壁厚度 10mm，二尖瓣重度反流，三尖瓣重度反流，主动脉瓣轻度反流，心包积液（少-中量），左心功能减低，EF46%。

6. **诊治经过及疾病转归**

（1）患者由阵发性房颤转为持续性房颤伴长间歇已 1 年余，双腔起搏器植入状态且合并器质性心脏病——重度瓣膜关闭不全及轻度心功能不全，既往心律平等Ⅰc 类抗心律失常药物转复效果不佳，心室率控制欠佳，心悸时有发作，故改为 β 受体阻滞剂比索洛尔 5mg 1 次/日，

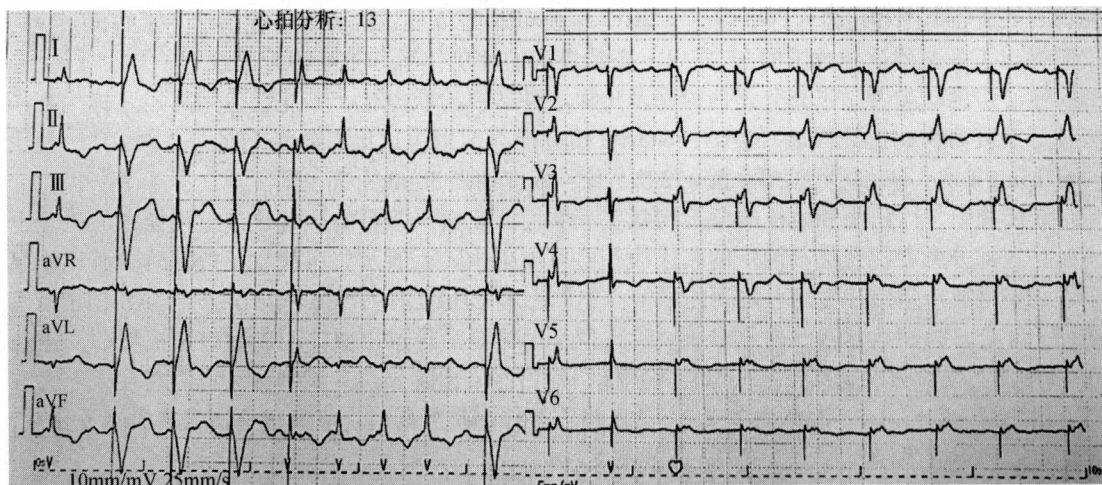

图 51-1　心电图

口服控制心室率，同时调节神经内分泌系统（螺内酯 20mg 隔日一次），改善患者预后。

（2）患者现为陈旧性脑梗死后遗症期、遗留左侧视野偏盲，考虑为心源性栓子导致脑梗死可能性大，其房颤卒中 CHA_2DS_2-VASc 评分 7 分，HAS-BLED 出血评分 4 分，为高危栓塞、高危出血风险人群，需长期口服小剂量抗凝药物治疗，首选阿哌沙班 2.5mg 2 次 / 日。

（3）患者入院后多次检测粪隐血均呈阳性，合并血红蛋白轻度减低，血红蛋白降至 115g/L，故暂停抗凝药物，加用质子泵抑制剂、保护胃黏膜药物治疗，此后监测粪隐血逐渐转为弱阳性、阴性；入院第 3 日突发左上肢疼痛、活动受限伴皮肤苍白、动脉搏动减弱，超声提示左上肢肱动脉栓塞，急诊行微创介入取栓术，术后肢体活动及皮温、皮色恢复正常，继续口服阿哌沙班 2.5mg 2 次 / 日抗凝治疗，好转后出院。

（4）患者基础疾病为老年性瓣膜性心脏病合并房颤，本次入院考虑为社区获得性肺炎导致心功能不全加重，经莫西沙星 0.4g，1 次 / 日静脉滴注抗感染、小剂量呋塞米联合螺内酯利尿，减轻心脏负荷；洋地黄类药物地高辛 0.125mg 隔日一次口服强心，同时应用解痉平喘、止咳化痰等药物治疗后症状逐渐缓解。

（5）患者长期睡眠欠佳，间断应用苯二氮䓬类药物改善睡眠；本次入院应用抗生素治疗第三天开始出现间歇性谵妄现象，表现为间断发作的焦虑、烦躁不安，恐惧、地点定向力障碍（对在家和医院的认知混乱）等，傍晚或夜间多发，清晨较轻，考虑不除外药源性谵妄可能，采取帮助患者重定向、改善睡眠 - 觉醒周期、鼓励适度下床活动及部分生活自理（穿衣、系扣子）、加强亲属陪护及护理、调整更换苯二氮䓬类药物等措施后逐渐缓解；停用莫西沙星后上述谵妄现象消失。

【病例讨论】

随着我国社会老龄化的愈演愈烈，房颤和心功能不全的发病率日益升高。既往我国的流行病学调查数据[1]显示年龄校正后，房颤患病率为 0.65%，随年龄增长患病率增加，在 80 岁以上人群中高达 7.5%。房颤导致患者死亡的主要原因包括心力衰竭、心搏骤停和脑卒中，且会导致女性全因死亡率增加 2 倍、男性增加 1.5 倍[2]。缺血性脑卒中及体循环动脉栓塞的风险在房颤患者中明显增加，其年发生率分别为 1.92% 和 0.24%。众所周知，亚裔人群缺血性脑卒中的发生率明显偏高；而体循环栓塞常见部位依次为下肢、肠系膜及内脏、上肢，60% 左右的患者需要介入或外科手术干预[3]。因此，预防房颤相关的血栓栓塞事件是房颤治疗策略中的重要一环。在血栓栓塞危险较高的房颤患者中，应用华法林或新型口服抗凝药物（NOAC）抗凝可明显减少血栓栓塞事件，并改善患者的预后。且 NOAC 和华法林相比，降低 75 岁以上老年房颤患者的缺血性卒中和出血事件更多[4]。2017 年公布的《75 岁以上老年抗栓治疗专家共识》就为我们提出了一系列适合我国的 75 岁以上高龄患者的评价体系和抗栓治疗建议[5]：75 岁以上非瓣膜性心房颤动患者，应充分评估栓塞及出血事件的风险获益比；不建议应用阿司匹林代替华法林等抗凝药物；抗凝首选 NOAC；NOAC 相应推荐剂量为达比加群酯 110mg 2 次 / 日、利伐沙班 15mg 1 次 / 日、阿哌沙班 2.5mg 2 次 / 日、依度沙班 30mg 1 次 / 日。

众所周知，因出血和血栓的危险因素交叉共存，出血风险高的患者往往血栓栓塞的风险也高，且这部分患者接受抗凝治疗的临床净获益可能更大。而所谓"净获益"指在减少血栓栓塞事件和不增加严重致死性出血之间的平衡。本例患者 CHA_2DS_2-VASc 评分 7 分；HAS-BLED 出血评分 4 分，为高危栓塞、高危出血风险人群；因可疑消化道出血停用新型口服抗凝药，停药 3d 后突发上肢动脉栓塞，经急诊取栓等积极治疗后好转出院。这一病例提示我们在临床上面临高血栓负荷（CHA_2DS_2-VASc＞2 或 3）的患者需要停用抗凝药时，应慎重评估相关风险及获益，以尽量避免不适当停药后所导致的不良后果。

心室率控制也是目前房颤管理的主要策略和治疗目标之一，可以明显改善房颤相关症状：心悸、乏力、胸闷、气短等。紧急情况下，如心衰失代偿、心肌缺血、低血压（循环不稳定）时应首选同步直流电复律；血流动力学稳定的快心室率者，可口服药物控制心室率。患者既往为阵发性房颤时曾应用普罗帕酮维持窦性心律，有效预防房颤复发；但随着病情进展，演变成持续性房颤，且本次发现合并心衰及重度的瓣膜关闭不全等器质性心脏病，此时应该停用普罗帕酮。既往研究表明β受体阻滞剂在房颤合并射血分数减低的心衰患者中，能改善症状和心脏功能，降低心衰的致死率和致残率，因此可作为房颤患者的一线治疗药物[6]。对于高龄老年人，其药物代谢清除能力减低，尤其要注意心动过缓的副作用，从小剂量起始逐渐滴定至症状明显改善的最大耐受剂量。

另外，房颤与心衰是可以相互促进和影响的。一方面，房颤是心衰进展的独立预测因素[7-9]，心衰患者中，随着心功能的恶化，房颤发生率逐渐升高；另一方面，房颤导致过快的心室率将使心肌纤维化、激活神经内分泌机制从而加重心衰的临床症状。心衰合并房颤的治疗目标同样是预防栓塞和控制症状。一般性治疗应首先去除诱因，如肺部感染、急性心肌缺血、急性肺栓塞、过量饮酒等；其次优化房颤的药物治疗方案或寻求更为有效的手术治疗方案：冷冻球囊或射频消融等。本例患者就是在肺部感染诱因作用下致使心衰、房颤症状加重，在积极治疗感染去除诱因的基础上，我们进一步优化了药物治疗方案：在β受体阻滞剂为基础的心室率控制基础上短期加用小剂量洋地黄类药物，改善心肌收缩力、减轻心肌耗氧，同时利尿减轻心脏负荷，逐渐恢复心功能。这也在一定程度上印证了 2018 年我国心衰指南中提到的洋地黄类药物在心衰治疗中的特殊地位。

【诊疗流程】

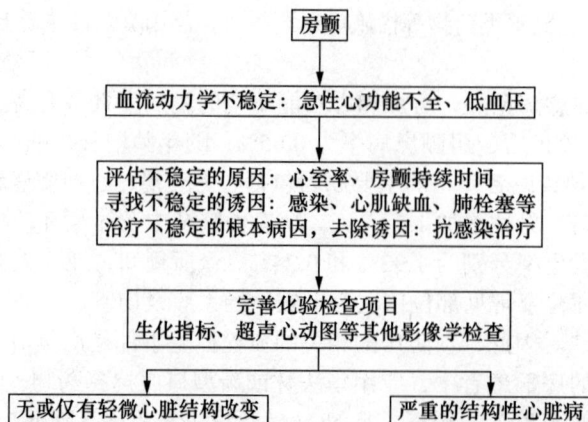

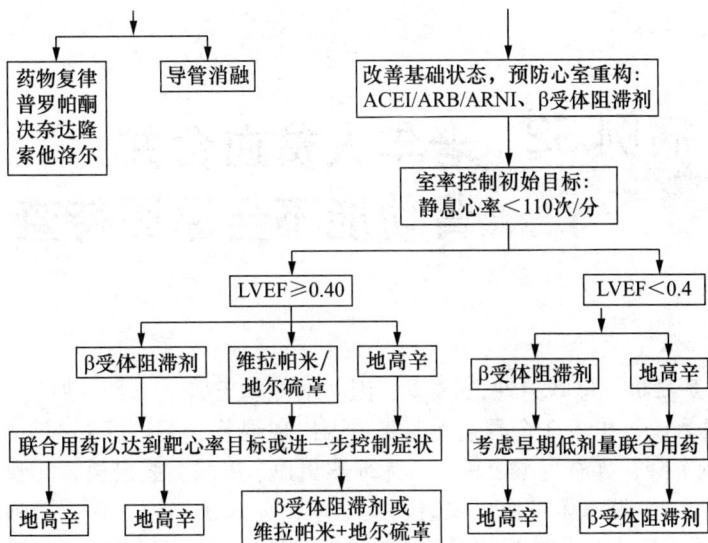

ACEI：血管紧张素转换酶抑制剂；ARB：血管紧张素Ⅱ受体拮抗剂；
ARNI：血管紧张素Ⅱ脑啡肽酶抑制剂；LVEF：左室射血分数

赵迎新　韩　伟　许晓晗
首都医科大学附属北京安贞医院干部医疗科

参 考 文 献

［1］ ZHOU Z, HU D. An epidemiological study on the prevalence of atrial fibrillation in the Chinese population of mainland China [J]. J Epidemiol, 2008, 18 (5): 209-216.

［2］ KIRCHHOF P, BENUSSI S, KOTECHA D, et al. 2016 ESC Guidelines for the Management of Atrial Fibrillation Developed in Collaboration With EACTS [J]. Eur Heart J, 2016, 37 (38): 2893-2962.

［3］ BEKWELEM W, CONNOLLY S J, HALPERIN J L, et al. Extracranial system icembolic events in patients with nonvalvular atrial fibrillation: incidence, risk factors, and outcomes [J]. Circulation, 2015, 132 (9): 796-803.

［4］ RUFF C T, GIUGLIANO R P, BRAUNWALD E, et al. Comparison of the efficacy and safety of new oral anticoagulants with warfarin in patients with atrial fibrillation: a meta-analysis of randomized trials [J]. Lancet, 2014, 383 (9921): 955-962.

［5］ 海峡两岸医药卫生交流协会老年医学专业委员会. 75 岁以上老年抗栓治疗专家共识 [J]. 中国循环杂志, 2017, 32 (6): 531-583.

［6］ KOTECHA D, HOLMES J, KRUM H, et al. Efficacy of beta blockers in patients with heart failure plus a trial fibrillation: an individual-patient data meta-analysis [J]. Lancet, 2014, 384 (9961): 2235-2243.

［7］ TSANG T S, GERSH B J, APPLETON C P, et al. Left ventricular diastolic dysfunction as a predictor of the diagnosed nonvalvular atrial fibrillation in 840 elderly men and women [J]. J Am Coll Cardiol, 2002, 40 (9): 1636-1644.

［8］ 夏文芳, 于胜波, 赵庆彦, 等. 心房颤动对慢性收缩性心力衰竭患者和射血分数正常心力衰竭患者预后的影响 [J]. 中国心脏起搏与心电生理杂志, 2014, 28 (5): 423-426.

［9］ 中华医学会心电生理和起搏分会、中国医师协会心律学专业委员会、心房颤动防治专家工作委员会. 心房颤动目前的认识和治疗的建议 2018 [J]. 中国心脏起搏与心电生理杂志, 2018, 32 (4): 315-368.

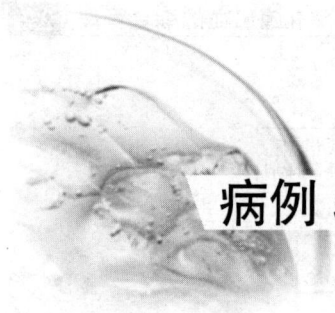

病例 52　老年人贫血合并肾功能不全原因待查

【病例介绍】

1. **主诉及主要症状**　患者男性，78 岁，因"纳差、乏力 3 个月，加重伴发热 1 个天"于 2018 年 4 月 12 日入院。患者 3 个月前无明显诱因出现纳差、乏力，主要表现为食欲欠佳、进食量少、活动耐量下降，伴有反酸、恶心，无牙龈出血、皮肤黏膜瘀斑，无腹痛、腹泻、便秘、腹泻交替，无黑粪、血粪，无咯血、呕血，无血尿，就诊于当地医院。查血常规提示：红细胞及血红蛋白偏低（具体化验结果未见），考虑为重度贫血，结合患者既往肾囊肿病史多年，考虑为肾性贫血，予"重组人促红细胞生成素 10 000U 皮下注射每周一次"促进造血，同时予补铁、补叶酸等治疗，效果欠佳。2 个月前患者无明显诱因出现上述症状加重，伴随症状较前无明显变化，就诊于我院急诊，查血常规提示：血红蛋白 42g/L，考虑重度贫血，予"悬浮红细胞 2U 静脉滴注"，过程顺利，无不适，乏力较前稍有改善。患者 1 日前无明显诱因出现发热，体温 37.7℃，纳差、乏力较前加重，无畏寒、寒战，体温变化无明显规律性，皮肤黏膜苍白，无咳嗽、咳痰，无胸闷、心悸，无头昏、耳鸣、失眠、多梦，无牙龈出血、皮肤黏膜瘀斑，无黑粪、血粪，无咯血、呕血，无血尿等不适，遂就诊于我院急诊，考虑为重度贫血、肾性贫血。

2. **既往史**　慢性支气管炎病史多年。肾囊肿病史多年。2013 年患脑出血，未遗留肢体活动障碍。否认高血压、糖尿病及冠心病史。3 个月前因重度贫血、肾性贫血输注悬浮红细胞治疗。否认食物、药物过敏史。

3. **入院查体**　体温：37.7℃，呼吸：18 次 / 分，血压：118/66mmHg，神清语利，精神可，查体合作。贫血貌，浅表淋巴结未触及肿大。胸廓正常，胸骨无压痛，双肺呼吸音低，未闻及明显干湿啰音。心界不大，心率 106 次 / 分，律齐，各瓣膜听诊区未闻及明显病理性杂音。腹软，左下腹压痛，无反跳痛，未及包块，肝脾肋下未及，肠鸣音正常，双下肢无明显水肿。足背动脉搏动正常。

4. **老年综合评估**　IADL 评分 7 分；Frail 量表评分 3 分；MNA-SF 营养评分 10 分；跌倒风险评分 10 分；MMSE 29 分。

5. **化验及检查**

血常规：白细胞计数 2.75×10^9/L，中性粒细胞百分比 44.6%，网织红细胞百分比 2.12%，未成熟网织红细胞百分比 18.9%，红细胞计数 1.10×10^{12}/L，血红蛋白 36g/L，血小板计数 142×10^9/L。

血生化：血钾 4.16mmol/L、血钠 146.8mmol/L、血氯 116.9mmol/L、血糖 4.91mmol/L、谷丙转氨酶 5.3U/L、谷草转氨酶 9.6U/L、ALP 140.8U/L、GGT 16.7U/L、TP 67.3g/L、ALB 33.8g/L、A/G 1.01、TBil 4.8μmol/L、Cr 350.0μmol/L、BUN 20.0mmol/L、UA 313.9μmol/L、血钙 1.84mmol/L、血磷 1.35mmol/L、TC 1.95mmol/L、TG 0.51mmol/L、HDL-C 0.83mmol/L、LDL-C 0.92mmol/L，HCO_3^- 12.2mmol/L。

血气分析＋血氧（未吸氧状态）：酸碱度 7.283，二氧化碳分压 23.5mmHg，剩余碱 −14.7mmol/L，碳酸氢盐 10.8mmol/L，氧分压 121.7mmHg，氧饱和度 98.2%。

心肌标志物：Myo 81.3ng/mL，CK-MB 1.69ng/mL，TnT 0.04ng/mL，B 型利钠肽 2574ng/L。

免疫组合 β_2 清蛋白比例 47.6%，α_1- 球蛋白 4.9%，α_2- 球蛋白 8.5%，β_1- 球蛋白 24.3%，β_2- 球蛋白 6.7%，γ- 球蛋白 8.0%，免疫球蛋白 -G 6.38g/L，免疫球蛋白 -A 12.63g/L，免疫球蛋白 -M 6.56g/L，免疫球蛋白 -E 14.55KU/L，免疫球蛋白轻链 -κ 6.0g/L，免疫球蛋白轻链 -λ 0.70g/L，补体成分 -3 0.16g/L，补体成分 -4<0.02g/L。

贫血组合：铁 13.9μmol/L，不饱和铁结合力 19.7μmol/L，总铁结合力 33.6μmol/L，转铁蛋白 1.57g/L，铁蛋白 144.9ng/mL，维生素 B_{12} 346.3pmol/L，叶酸>45.4nmol/L。

24h 尿量 1200mL，24h 尿总蛋白 1019mg/d，24h 白蛋白 73.7mg/d，24h 尿尿酸 1.81mmol/d，尿肌酐 4.22mmol/d，24h 尿钠 103mmol/d。

血浆 β_2 微球蛋白：17.84mg/L，24h 尿 β_2 微球蛋白：>88.0mg/L。

自身抗体组合阴性。肿瘤标志物正常。

胸片：双肺慢支样改变。

腹部超声：双肾形态大小未见异常，实质与集合系统分界清，右肾内可见一个无回声，大小 3.8cm×3.2cm，内可见多发分隔，壁薄，后方回声增强，考虑右肾囊肿。

心脏超声：二尖瓣关闭不全（少 - 中量反流），二尖瓣前叶瓣体、瓣尖脱垂，退行性主动脉瓣病变，主动脉瓣少量反流，左室舒张功能轻度受损。

全身骨显像：全身骨显像未见典型恶性病变累及骨征象。

骨髓形态检查：骨髓增生明显 - 极度活跃，大部分淋巴细胞形态异常，考虑：淋巴瘤，请结合其他检查。

流式细胞术检测：在本次检测范围内，① 44.37% 细胞（占有核细胞）为恶性单克隆成熟小 B 细胞；② 1.61% 细胞（占有核细胞）为单克隆浆细胞。考虑为有浆细胞分化的成熟小 B 细胞淋巴瘤。

骨髓活检：非霍奇金淋巴瘤，成熟小 B 细胞淋巴瘤。

染色体报告单：分析 20 个核型，19 个正常男性核型，另见 1 个核型存在 2 号染色体长臂部分缺失，未见异常克隆。

脱氧核苷酸测序报告单：送检标本中检测到 *MYD* 基因 *c. 794T>c/p. L265P* 位点突变。

6. 诊治经过及疾病转归　患者既往有肾囊肿病史，此次因重度贫血入院，入院后监测血红蛋白明显下降，分别于 2018 年 4 月 13 日、2018 年 4 月 14 日输注悬浮红细胞 1U 以补充血红蛋白、提高携氧能力，患者纳差、乏力症状较前好转。入院后生化提示血肌酐、尿素氮升高，BUN/Cr＝14，暂不考虑肾前性肾功能不全可能，计算肌酐清除率为 8.9mL/min，符合慢性肾脏病 5 期，血气分析提示代谢性酸中毒，考虑与慢性肾脏病有关，予碳酸氢钠口服纠酸治疗。患者重度贫血、慢性肾脏病终末期，既往无基础肾病以及高血压、糖尿病等可累及肾脏的基础病，腹部 B 超提示双肾无缩小，结合患者免疫球蛋白、血尿 β_2 微球蛋白偏高，警惕浆细胞病可能。经过老年综合评估，患者认知好，自理能力可，处于衰弱前期 - 衰弱状态，考虑可耐受进一步检查，请血液科会诊后完善骨髓穿刺活检，并行形态、流式、染色体、MYD 基因检测，诊为非霍奇金淋巴瘤，成熟小 B 细胞淋巴瘤。经与患者家属充分沟通后未进行进一步治疗。

【病例讨论】

世界卫生组织（WHO）对 65 岁以上老年人贫血的诊断标准：男性血红蛋白低于 130g/L，女性血红蛋白低于 120g/L。65 岁以上老年人贫血的发病率为 9.2%～23.9%（男）及 8.1%～24.7%（女）；85 岁以上老年人贫血的发生率可高达 30% 左右；老年贫血患者男性多于女性。65 岁以上老年人贫血多是比较轻的，仅<1% 的患者血红蛋白低于 100g/L。老年人贫血的病因可分为造血原料缺乏、非造血原料缺乏、恶性肿瘤、药物引起的贫血和不能解释的贫血。该患者为重度贫血合并肾功能不全，既往无可引起肾功能不全的基础疾病，贫血程度与肾功能情况不匹配，

且单克隆免疫球蛋白增多，患者虽无骨痛等症状，仍考虑浆细胞病可能性更大。经过老年综合评估，该患者认知好，自理能力可，衰弱前期－衰弱，生活质量可，故予骨髓穿刺活检检查，明确为非霍奇金淋巴瘤成熟小 B 细胞淋巴瘤。

成熟小 B 细胞淋巴瘤为血液系统肿瘤中的罕见病，属于 B 细胞慢性淋巴细胞白血病（B-CLL）/小淋巴细胞淋巴瘤（SLL），它是发生于淋巴造血组织的、克隆性持续增生的成熟小淋巴细胞肿瘤。WHO 在新的造血和淋巴组织肿瘤分类将 B-CLL 与 SLL 视为同一疾病的不同临床表现[1]。B-CLL/SLL 是以小淋巴细胞在外周血、骨髓、脾脏和淋巴结聚集为特征。中位发病年龄 60～75 岁，男女比例为 2∶1。2016 WHO 分型规定，CLL 诊断标准之一为外周血单克隆 B 淋巴细胞≥5×10^9/L，如果没有髓外病变，在 B 淋巴细胞<5×10^9/L 时即使存在血细胞减少或疾病相关症状也不诊断 CLL；2008 年国际 CLL 工作组则明确规定，外周血 B 淋巴细胞<5×10^9/L，如存在 CLL 细胞浸润骨髓所致的血细胞减少时诊断为 CLL[2]。此病起病时常无明显症状，进展缓慢、隐匿；中位生存时间为 6～7 年。患者就诊时病变多已广泛播散。少数患者可出现发热、消瘦或盗汗等全身症状。约 10% 患者可发生自身免疫性溶血，亦可出现低 γ 球蛋白血症（15%）、自身免疫性血小板减少症、粒细胞减少症及单纯红细胞减少性贫血。约 5% 患者发生大细胞转化（Richters 综合征），临床表现为病情短期内恶化，进行性淋巴结、肝、脾大，预后不良，大多数患者 1 年内死亡。

本患者既往有肾囊肿，但囊肿不大，而且肾功能不全与重度贫血同时被发现。此患者肾功能不全与非霍奇金淋巴瘤是否有关呢？非霍奇金淋巴瘤（NHL）是常见的血液系统恶性肿瘤，常侵犯结外淋巴组织，并可出现远处转移，但此患者外周淋巴结无肿大。朗科（Ronco）等[3]提出非霍奇金淋巴瘤可原发于肾脏，引起继发性肾小球肾炎和肾小管间质浸润，导致肾功能受损。同时 NHL 相关肾脏损害并不罕见，达斯（Da'as）等[4]发现在 700 例 NHL 和慢性淋巴细胞白血病中有 83 例（11.8%）伴急性肾脏衰竭。国外流行病学研究证实，在导致肾功能不全的恶性淋巴瘤中，以弥漫大 B 细胞淋巴瘤（36.2%）最为常见，其次是结外 T/NK 细胞淋巴瘤（鼻型）（11.0%），CLL/SLL 较为少见，仅 3.7%。而李世军等[5]对以肾脏损害入院的淋巴瘤患者进行研究发现：NHL 相关肾脏损害并不罕见，其中以 CLL/SLL 最多，其次是弥漫大 B 细胞淋巴瘤（DLBCL）和 T/NK 细胞淋巴瘤。NHL 相关肾脏损害临床症状轻重不一，多数有大量蛋白尿、急性肾损伤（AKI），部分患者以急进性肾小球肾炎（RPGN）起病。而且肾脏病理以膜增生性肾小球肾炎（MPGN）样病变最多见，其次是新月体形成，部分患者肾小球病变轻微，但肾小管间质病变重；另外淋巴瘤也可直接侵犯肾脏。故肾活检对淋巴瘤肾脏损害的诊断有重要意义，一方面有利明确淋巴瘤相关肾脏损害的病理类型；另一方面也可作为诊断原发于肾脏的淋巴瘤，并为淋巴瘤诊断提供线索。

孙新雅　张改改

清华大学第一附属医院（北京华信医院）老年医学科

参 考 文 献

[1] ARMLTAGE J O, WEISENBURGE D D. New approach to classifying non-Hodgkin's lymphomas: clinical features of the majorhistologic subtypes. Non-Hodgkin's Lymphoma Classification Project [J]. J Clin Oncol, 1988, 16 (8): 2780-2795.

[2] HALLEK M, CHESON B D, CATOVSKY D, et al. Guidelines for diagnosis, indications for treatment, response assessment and supportive management of chronic lymphocytic leukemia [J]. Blood, 2018, DOI:

10. 1182/blood-2017-09-806398.

［3］ RONCO P M. Paraneoplastic glomerulopathies: new insights into an old entity [J]. Kidney Int, 1999, 56 (1): 355-377.

［4］ DA'AS N, POL/IAEK A, COHEN Y, et al. Kidney involvement and renal manifestations in non-Hodgkin'S lymphoma and lymphocytic leukemia: a retrospective study in 700 patients [J]. Eur J Haematol, 2001, 67 (3): 158-164.

［5］ 李世军, 陈惠萍, 陈樱花, 等. 非霍奇金淋巴瘤相关肾脏损害 [J]. 肾脏病与透析肾移植杂志, 2013, 22 (6): 526-534.

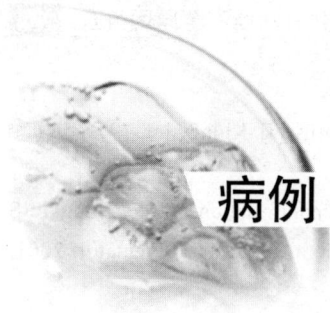

病例 53 老年多病共存患者合并焦虑的诊疗

【病例介绍】

1. **主诉及主要症状** 患者男性，78 岁，因"间断胸闷、气短 6 年余，加重 1 个月"入院。近 6 年余患者间断无明显诱因出现胸闷、气短，与体位、活动无关，休息不能缓解，无其他伴随症状；就诊于"中国人民解放军 309 医院"，完善冠状动脉造影检查（诉血管狭窄 <50%，未见报告），诊断"冠心病、心绞痛、心功能不全"，给予药物对症治疗（不详）后好转，出院后规律冠心病二级预防治疗。此后患者仍反复发作胸闷、气短，反复住院治疗。近 1 个月患者频繁发作胸闷、气短，与活动无关，每天数次发作，各项检查结果均不能解释患者症状。含服硝酸甘油或静脉泵入硝酸酯类症状可逐渐缓解（近期）。

2. **既往史** 高血压、高脂血症、焦虑抑郁状态、慢性胃炎、反流性食管炎、非血栓性肺栓塞、支气管哮喘、慢性阻塞性肺疾病、睡眠障碍、便秘。

3. **入院查体** 体温 36.3℃，心率 70 次 / 分，呼吸 20 次 / 分，血压 132/76mmHg。神清，精神可。皮肤巩膜无黄染，口唇无明显发绀。双肺呼吸音粗，下肺可闻及少量 Velcro 啰音，未闻及湿啰音及哮鸣音，无胸膜摩擦音。心律齐，各瓣膜听诊区未闻及杂音、额外心音及心包摩擦音。腹膨隆，无压痛、反跳痛，未及包块，肝脾肋下未及。双下肢无凹陷性水肿。无杵状指（趾）。

4. **老年评估** ADL 评分 100 分；Frail 量表评分 4 分；MNA-SF 评分 14 分；疼痛评分 0 分；焦虑抑郁评分 14 分。

5. **化验及检查**

血常规：白细胞计数 $5.93×10^9$/L，中性粒细胞百分比 72.9%，血红蛋白 120g/L，血小板计数 $176×10^9$/L。

血生化：肝肾功能、电解质、血脂等均正常。

心肌酶谱：TnI 0ng/mL，Myo 30.8ng/mL，CK-MB 1.4ng/mL，B 型利钠肽 23pg/mL。

血气分析：未见异常。

心电图：窦性心律，未见 ST-T 改变。

超声心动图示：主动脉瓣反流（少量），二尖瓣反流（少量），左室舒张功能减低，LVEF 63%。

肺功能（2019 年 1 月 28 日）：肺通气功能正常，残气 / 肺总量 % 轻度增高，弥散功能轻度减低，小气道阻力升高。气道激发试验强阳性。

CT 平扫（2019 年 5 月 16 日）：双肺多发小结节，请随诊复查。右肺轻度慢性炎性改变，请结合临床建议复查。少量心包积液。

CT 增强（冠状动脉）：冠脉 CTA 未见明显异常。

心肌核素显像：2018 年 5 月 31 日结果示：①左室下壁放射性分布减低，请结合其他检查；

②心功能正常。2019年7月3日复查未见异常。

肺灌注显像2019年1月29日结果示：①右肺中叶内侧段（亚段）及右肺下叶后基底段（亚段）栓塞；②双肺其余肺野通气、灌注显像符合COPD改变；③双下肢深静脉显像未见异常（给过短时间抗凝）；④双下肢浅静脉曲张。2019年6月19日复查后示：①右肺中叶内侧段（亚段）通气灌注不匹配改变，范围较前减小，建议再次复查；②原右肺下叶背段、左肺上叶舌段（均为亚段）肺栓塞病灶已不明显。

6. **诊治经过及疾病转归** 患者既往外院诊断为冠心病、心绞痛、心功能不全、支气管哮喘病史，COPD？此次入院后监测血常规、心肌酶、血凝五项、心脏四项均正常，心电图未见ST-T改变。入院查体未见喘憋貌、口唇发绀、肺部湿啰音及哮鸣音体征。完善肺功能检查提示肺通气功能正常，小气道阻力升高；既往肺通气灌注扫描提示右肺中下叶、左肺上叶亚段肺栓塞，符合COPD改变，复查后提示右肺中叶内侧段（亚段）通气灌注不匹配改变，范围较前减小；余病灶不明显。给予患者阿司匹林抗血小板、硝苯地平控释片＋马来酸依那普利叶酸片降压、普伐他汀调脂、单硝酸异山梨酯扩冠、盐酸曲美他嗪营养心肌、孟鲁斯特减轻气道高反应、化痰、改善微循环（舒血宁、前列地尔；患者主动要求）等治疗。患者在院期间，一会诉胸闷、气短，一会诉食管哽咽感，一会诉腹胀，器质性疾病无法除外。患者焦虑评分14分，长期应用氟哌噻吨美利曲辛片0.5mg，3次/日治疗，故请精神心理科会诊，调整抗焦虑药物为枸橼酸坦度螺酮10mg、5mg、10mg三餐，氟哌噻吨美利曲辛片0.5mg晨起控制焦虑症状。并建议患者"北京大学第三医院"就诊，外院亦告知其心脏无器质性疾病，患者后诉胸闷、气短症状缓解。

【病例讨论】

随着老龄化社会发展，因各种老年慢性疾病住院的患者越来越多，睡眠障碍、焦虑情绪、营养不良等，常常为慢性疾病存在的问题[1]。一项研究表明，超过50%以上的老年人存在5种及以上慢性疾病，随着慢病数量增加，日常长生活能力逐渐下降，导致血压升高、心肺功能下降等[2]。

焦虑是人类常见的一种情绪反应，大部分人在遇到种压力时都会出现焦虑症状，这并非病态；许多人在面对现实问题时表现出一种慢性担忧状态，即广泛性焦虑。焦虑、抑郁、躯体化症状患者除情感、认知症状外，多伴有全身症状或多个系统自主神经功能失调症状，大多会以不同躯体不适为主诉，可独立或与躯体疾病共同出现[3]。而情感症状与心理行为常被忽略。国内外关于焦虑障碍的多个指南，均推荐5-羟色胺受体部分激动剂作为焦虑障碍，尤其是广泛性焦虑障碍的一线治疗药物[4]。枸橼酸坦度螺酮无耐受性与依赖性，与苯二氮䓬类无交叉耐药现象，镇静作用轻，不易引起运动障碍，无呼吸抑制作用，推荐用于焦虑障碍的治疗[5]。

该患者合并冠心病、高血压、高脂血症、支气管哮喘、COPD等疾病，此次以胸闷、气短为主要临床表现就诊，在院期间发作症状较院外明显减轻（自诉），但相继诉咽部、胃肠道等不适症状，只要给予对症药物治疗，患者即诉症状缓解；反复向患者交代其无明显器质性疾病，患者表达不愿离院，出院后没有安全感。焦虑抑郁评分14分，精神卫生科会诊诊断为焦虑抑郁状态，调整药物为枸橼酸坦度螺酮联合小剂量氟哌噻吨美利曲辛片抗焦虑治疗；加之患者外院就诊得到相同答案后，随诊3个月余，患者躯体不适症状明显缓解，未再入院。在老年复合病态患者中，老年共性问题，即老年综合征（焦虑、抑郁等）与躯体疾病的诊治同样重要，甚至会起到"四两拨千斤"的效果。

【诊疗流程】

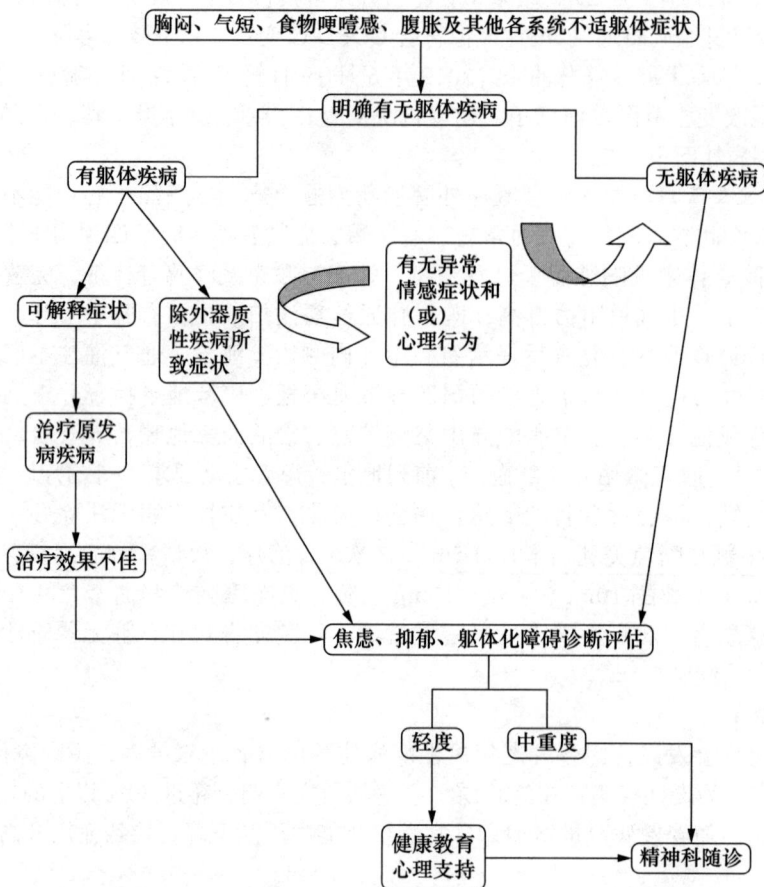

胸闷、气短、食物哽噎感、腹胀及其他各系统不适躯体症状
→ 明确有无躯体疾病
→ 有躯体疾病 / 无躯体疾病
有躯体疾病 → 可解释症状 / 除外器质性疾病所致症状
有无异常情感症状和（或）心理行为
可解释症状 → 治疗原发病疾病 → 治疗效果不佳
→ 焦虑、抑郁、躯体化障碍诊断评估
→ 轻度 / 中重度
轻度 → 健康教育心理支持
中重度 → 精神科随诊

张 云

北京老年医院老年示范病房

参 考 文 献

［1］殳儆. 探索多病共存患者的最优管理方案 [J]. 医师在线, 2018, 8 (5): 44.

［2］戴艳琼, 龙海燕. 综合心理护理干预对老年住院患者心理状态及生活质量的影响 [J]. 实用临床医药杂志, 2016, 20 (8): 147-149.

［3］吴文源, 魏镜, 陶明, 综合医院焦虑抑郁诊断和治疗的专家共识 [J]. 中华医学杂志, 2021, 92 (31): 2174-2181.

［4］黄素娟. 评价枸橼酸坦度螺酮治疗广泛性焦虑的疗效及安全性 [J]. 养生保健指南, 2017, 37: 260.

［5］中国医药卫生文化协会心身医学研究分会. 坦度螺酮在综合医院治疗患者焦虑状态临床应用的专家建议 [J]. 中国医药, 2019, 14 (6): 935-939.

病例 54 安宁疗护——让生命有尊严谢幕

【病例介绍】

1. **主诉及主要症状** 患者李某，女，80岁，汉族，无宗教信仰，因"确诊淋巴瘤1年余，复发9个月余，加重伴腹痛、纳差2个月余"于2019年2月1日入院。患者1年余前于北京同仁医院明确诊断为非霍奇金淋巴瘤，弥漫性大B细胞淋巴瘤（非生发中心来源），经多程化疗后好转，具体不详。9个月余前发现病情复发，再次行化疗后好转。2个月余前患者病情加重，出现腹痛、纳差，主要为上腹胀痛，不向腰背部放射，较剧烈，食欲不振，进食减少。再次就诊于同仁医院，行腹部＋盆腔CT、颈椎MRI等，诊断为"非霍奇金淋巴瘤疾病进展状态"，累及全身多个脏器及横膈上下多组淋巴结，剑突下巨大包块，再予化疗1次，具体不详。患者腹痛及颈部胀痛明显，间断给予盐酸吗啡缓释片及止痛泵镇痛治疗，患者疼痛有所缓解，现为行安宁缓和医疗来我院。患者自发病以来，神志清，精神弱，饮食睡眠欠佳，二便困难，留置大便引流管及尿管。体力较前下降，体重明显下降。

2. **既往史** 高血压3级（极高危），反流性食管炎、骨髓抑制，肝功能异常、严重营养不良、贫血、低蛋白血症、电解质紊乱、肠道菌群失调。甲型流感病毒感染1个月，已治愈。细菌性肺炎、Ⅱ型呼吸衰竭2个月余，于同仁医院给予抗炎祛痰及对症治疗后好转，未愈。气管切开术后伤口已愈合。有输血小板史，具体不详。

3. **入院查体** 体温37℃，呼吸20次/分，血压118/75mmHg。神志清，精神弱，言语流利，对答切题，双侧颈部可扪及多发肿大淋巴结，最大者位于右颌下，大小约5cm×5cm，质硬，边界清，活动度差，无触痛。左锁骨上亦可扪及一枚肿大淋巴结，大小约6cm×7cm，性质同前。骶尾部可见一约3cm×2cm皮肤破损，表面无渗血渗液。双肺呼吸音粗，可闻及干湿啰音，无哮鸣音。心率96次/分，律齐，未闻及病理性杂音。腹部膨隆，剑突下可扪及一巨大包块，大小约18cm×18cm，质韧，有压痛，无反跳痛及肌紧张，Murphy征阴性，移动性浊音阴性，肠鸣音正常。双下肢无水肿。四肢肌力Ⅴ级。病理反射未引出。

4. **入院诊断** 弥漫大B非霍奇金淋巴瘤Ⅳ-B期；全身多处淋巴结肿大；恶性肿瘤复发；细菌性肺炎；Ⅱ型呼吸衰竭；肺间质纤维化；高血压3级（极高危）；贫血；严重营养不良；肠道菌群失调；肝功能异常；反流性食管炎；电解质紊乱。

5. **入院评估** ADL评分10分，Frail量表评分5分；GCS评分E4M6V5；营养评分（NRS 2002）6分，疼痛评分9分，ECOG评分4级，KPS评分20分，PPSV2评分30%，淋巴瘤国际预后评分（IPI）5分。预期中位生存时间41日。

6. **化验及检查**

血常规（北京市隆福医院2019年2月1日）：白细胞计数12.69×10^9/L，红细胞计数3.08×10^{12}/L，HB 89g/L，血小板计数319×10^9/L，中性粒细胞百分比85.6%，淋巴细胞百分比5.7%。C反应蛋白44mg/L。

血生化（北京市隆福医院2019年2月1日）：谷丙转氨酶27U/L，谷草转氨酶25U/L，总蛋白（TP）52g/L，白蛋白（ALB）29g/L，乳酸脱氢酶954U/L，尿素氮（BUN）6.3mmol/L，肌酐（Cr）

45mmol/L，血钾 4.3mmol/L，血钠 135mmol/L，血氯 96mmol/L。

心肌酶、NT-proBNP（北京市隆福医院 2019-02-01）：正常。

凝血功能（北京市隆福医院 2019 年 2 月 1 日）：凝血酶原时间 7s，凝血酶原活动度 73%，凝血酶凝结时间 16.8s，D- 二聚体 322ng/mL。

肿瘤标志物（北京市隆福医院 2019 年 2 月 1 日）：糖类抗原 12-5（CA12-5）123U/mL，神经元特异性烯醇化酶（NSE）19.45ng/mL，余大致正常。

心电图（首都医科大学附属北京同仁医院 2019 年 1 月 28 日）：窦性心律，大致正常。

胸部 CT（首都医科大学附属北京同仁医院 2019 年 1 月 28 日）：双肺纹理增粗，左肺下叶前段高密度影，右肺中叶、左肺下叶细索条影，考虑纤维性病变，双肺炎性病变。

腹部 CT（首都医科大学附属北京同仁医院 2019 年 1 月 28 日）：腹腔内及腹膜后多发肿大淋巴结，脂肪肝，左侧肾上腺区团块影，左侧胸腔积液。

盆腔 CT（首都医科大学附属北京同仁医院 2019 年 1 月 28 日）：盆腔积液。

腹部 B 超（北京市隆福医院 2019 年 1 月 28 日）：脂肪肝，胆总管增宽，胆囊内沉积物，脾大。腹腔实性肿物（16.3cm×12cm×15cm）。

超声心动（北京市隆福医院 2019 年 2 月 18 日）：主动脉瓣、二尖瓣、三尖瓣少量反流，左室射血分数 59%。

胸部 B 超（北京市隆福医院 2019 年 2 月 18 日）双侧肩胛线至腋后线，第 8 到 10 肋间可见液性无回声区，深度均为 8.9cm。双侧胸腔积液。

7. 诊治经过及疾病转归　患者确诊淋巴瘤 1 年余，曾行多程化疗，近 2 个月病情进展，全身多发转移，其原发病无有效治疗手段。此次为行安宁缓和医疗收入笔者医院。入院后予完善相关检查及综合评估。根据淋巴瘤国际预后评分 IPI 评分为 5 分，属于高危，5 年生存率约为 26%，预期中位生存期 41 天。患者高龄，年老体弱，淋巴瘤疾病进展，剑突下巨大肿块，同时合并肺炎，目前患者为恶性肿瘤晚期伴多发转移，一般状态差，病情危重。经过多学科团队讨论，在其有限的生存期内，建议给予安宁疗护，以减轻患者痛苦、提高患者生活质量作为治疗目标。患者及子女均可以接受安宁疗护的理念，同意医生治疗方案，尽量减少不必要的痛苦，不行有创抢救及无效医疗。具体治疗方案：①症状控制：一方面减轻患者疼痛，患者疼痛明显，疼痛评分为 9 分，给予盐酸吗啡注射液控制爆发痛，同时逐渐滴定口服硫酸吗啡缓释片剂量至 90mg/d，分次按时给药。患者疼痛评分可降至 2 分，夜间睡眠尚可。但患者剑突下肿块越来越大，上腹部胀痛加重，原有药物无法达到预期镇痛效果，故予加用芬太尼透皮贴剂 8.4mg×3 贴 / 次外敷，患者疼痛明显减轻，评分为 1～3 分。另一方面给予营养支持，患者上腹部胀满，食欲差，进食量明显减少，患者不愿意放置胃管，故予经输液港进行适度静脉营养支持，维持水电解质平衡。若出现便秘间断应用通便药物，保持排便通畅。②控制感染：患者间断发热、咳嗽、咳痰，给予抗炎、祛痰、补液等药物治疗。③原发病：患者剑突下肿块及淋巴结越来越大，化验血乳酸脱氢酶指标逐步升高，考虑淋巴瘤仍持续进展，为减缓上腹部肿物生长速度，减轻患者痛苦，给予地塞米松 15mg 冲击治疗，患者胀痛有所减轻。④中医中药治疗：辨证施治，辅助缓解食欲下降、疼痛、便秘、恶心呕吐等不适症状，预防和控制药物不良反应。⑤舒适护理：保持患者居住环境整洁、光线、温度适宜，室内安静、温馨，布局合理，工作人员言语亲切，避免噪声，进行操作及走路动作轻柔，关心患者的身心健康。⑥心理、灵性关怀：患者丧偶，育有 1 子 1 女。儿子儿媳在北京，而小女儿远在广东。近年来，患者一直与儿子儿媳在北京居住，很少见到女儿。嘱家属尽快让其女儿及其他家属来看望患者。患者女儿很快来京陪伴母亲。医生引导患者家属给予亲情陪伴，完成患者遗愿，和患者告别，陪她走完最后一段路程，并做好患者随时离世的准备，如备好衣物、安排殡葬地点等。经上述治疗和安排，患者病情及心情均相对平稳，疼痛得到有效控制。2个月后，患者出现嗜睡，剑突下肿物及淋巴结均较前进一步增大，预计患者随时都有可能离开。向患者家属交代病情后，家属表示不再应用口服及静脉药物，不想增加无谓的痛苦。患者虽然嗜睡，但仍有痛觉，故继续给予芬太尼透皮贴剂进行疼痛控制。2日后患者血压、血氧、心率开始下降，最后患者安然离世，整个过程患者无疼痛、喘憋、咯血等躯体不适，面容安详，亲人陪伴在身旁，进行亲情告别，医务人员给予哀伤辅导，辅助料理后事。

【病例讨论】

虽然随着社会的进步和医疗技术水平的提高，现代人的平均寿命明显升高，然而生老病死是自然规律，死亡是无法避免的。当疾病无法治愈，我们希望患者活得有质量，有尊严。安宁疗护为恶性肿瘤或疾病终末期患者在临终前提供身体、心理、精神等方面的照料和人文关怀等服务，控制痛苦和不适症状，提高生命质量，帮助患者舒适、安详、有尊严地离世[1]。近年来安宁缓和医疗理念迅速进入我国医务人员及群众视野，并逐步开展起来，越来越多的人接受了安宁缓和医疗的帮助得以善终。2017年2月，原国家卫计委相继印发《安宁疗护实践指南（试行）》和《安宁疗护中心基本标准和管理规范（试行）》，旨在推动安宁疗护事业的发展，满足人民群众需求。文件中明确提出安宁疗护是以临终患者和家属为中心，为疾病终末期患者在临终前通过控制痛苦和不适症状，提供身体、心理、精神等方面的照护和人文关怀服务，以提高生命质量，帮助患者舒适、安详、有尊严地离世[2-3]。

本患为淋巴瘤晚期，原发病已无法治愈，患者本人及家属也做好心理准备放弃再治疗原发病，只想尽量减少痛苦。在她最后2个月的生命里，安宁疗护多学科团队为她制订了安宁疗护计划及生命末期关怀计划，使得她的躯体症状得到了有效控制，获得了亲人的陪伴，人生没有遗憾，心情平静，没有灵性痛苦，在人生的最后阶段没有痛苦地离世，是为善终。家属在陪伴中有了充分的时间陪伴、准备和告别，是为善别；家属在亲情陪伴中也获得了继续生活下去的力量，从而得以善生。死亡并非一定是痛苦挣扎，狰狞恐怖，安宁疗护旨在提高终末期患者及家属的生活质量，它让死亡变得平静从容、温暖而有尊严。

【诊疗流程】

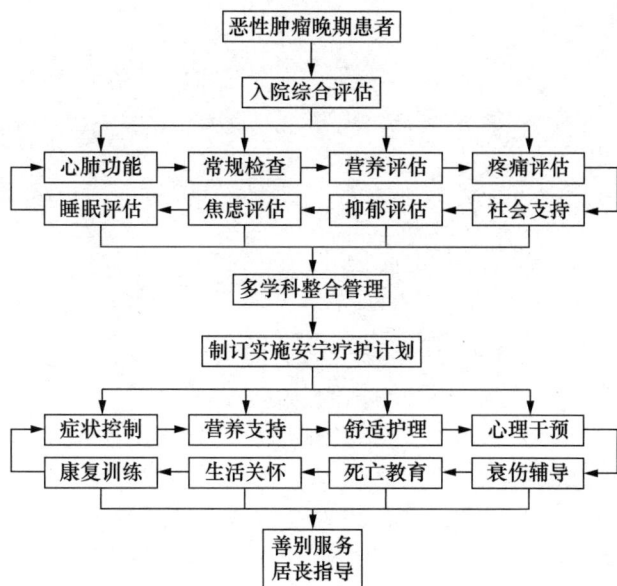

王 微

北京市隆福医院北苑院区

参 考 文 献

［1］ 国家卫生计生委. 对十二届全国人大五次会议第 1356 号建议的答复 [EB/OL]. (2017-12-21) [2018-11-24].

［2］ 341 国家卫生和计划生育委员会. 国家卫生计生委关于印发《安宁疗护中心基本标准和管理规范 (试行)》的通知 [EB/OL]. (2017-02-09) [2018-12-03].

［3］ 国家卫生和计划生育委员会. 国家卫生计生委办公厅关于印发《安宁疗护实践指南 (试行)》的通知 [EB/OL]. (2017-02-09) [2018-12-03].

病例 55

老年隐球菌肺炎

【病例摘要】

1. **主诉及主要症状** 患者男性，65 岁。主诉：咳嗽、咳痰、发热 10 日于 2017 年 1 月 11 日入院。患者 10 日前外地考察时（正在开发的旅游点）受凉，出现咳嗽咳痰，咳少量白色黏痰，自服中成药对症治疗，症状无明显缓解，6 日前患者开始口服头孢呋辛 0.25g 2 次 / 日，咳嗽加重，夜间明显，痰量增加，2 日前患者出现发热，体温最高 37.6℃，多于傍晚至夜间发热，无咯血、呼吸困难，无乏力、盗汗，夜间可平卧，于门诊查胸部 CT 提示双肺多发渗出病变收入院。患者饮食好，睡眠可，二便正常，近期体重无明显变化。

2. **既往史** 高血压病史 7 年，高脂血症病史 7 年，服用阿托伐他汀 10mg/d，定期体检，5 年前左下肺可见一个结节，直径约 0.8cm 大小，每年复查无变化，无肝炎、结核病史，无外伤、手术史，无食物、药物过敏史。患者无烟酒嗜好，本次外出考察未到蕈类、香料、特殊植物种植场所，无鸟类及其他动物接触史，无土壤密切接触，无特殊食物摄入，同行人无类似发病，无冶游史。无特殊遗传病史。

3. **入院查体** 体温 37.2℃，心率 78 次 / 分，呼吸 16 次 / 分，血压 140/70mmHg，一般情况良好，咽充血，扁桃体不大，双肺呼吸音粗，未闻及明显干湿啰音，右下肺语音震颤略增强，心脏及腹部查体无特殊阳性体征，神经系统查体无阳性体征。

4. **化验及检查** 入院前胸部 CT 检查（图 55-1）：双肺多发结节影，右下肺为著。

血常规：白细胞计数（WBC）：5.9×10^9/L，红细胞计数（RBC）：3.9×10^{12}/L↓，血红蛋白（Hb）：122g/L↓，血小板计数（Plt）：216×10^9/L，中性粒细胞百分比（N%）：60.7%，淋巴细胞百分比（L%）：28.0%。

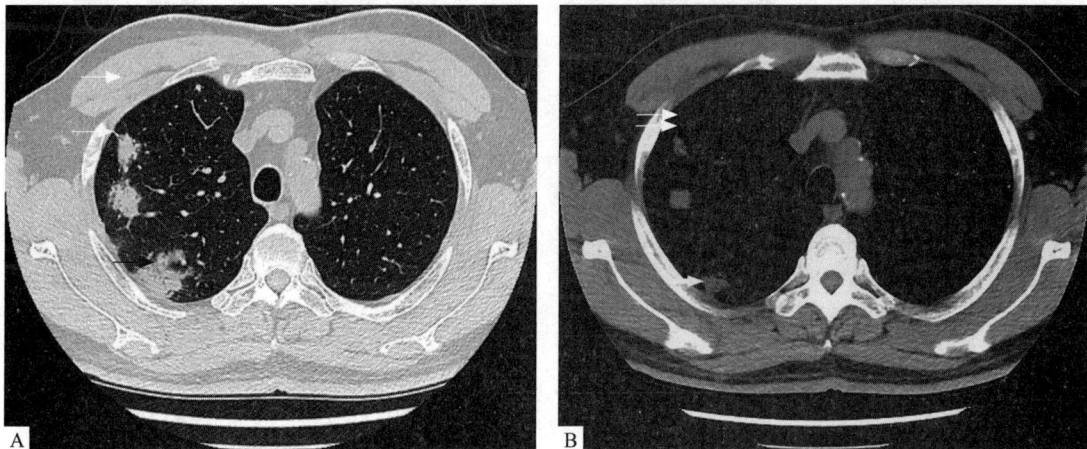

图 55-1 入院前胸部 CT 检查

右下肺野外带可见多发结节影，密度不均匀，边缘不规则（A、B）。

血生化：C 反应蛋白 32mg/L↑，前白蛋白 0.10g/L↓，总蛋白 63.4g/L↓，白蛋白 36.4g/L↓，空腹血糖 6.12mmol/L↑，总胆固醇 3.46mmol/L，甘油三酯 0.53mmol/L↓，高密度脂蛋白 0.95mmol/L，低密度脂蛋白 2.21mmol/L。

凝血四项：凝血酶原时间 14.0s，活化凝血酶原时间 34.0s，纤维蛋白原 591mg/L↑，D- 二聚体 0.36μg/mL。

血沉 62mm/h↑。

尿粪常规、电解质、糖化血红蛋白、呼吸道病原体检测、免疫球蛋白三项、G 试验、降钙素原、乙肝五项、抗丙肝抗体、甲功五项、抗 HIV、抗梅毒螺旋体抗体、PSA、肿瘤标志物均正常，血结核菌抗体阴性，ANCA、ANA、ENA 七项阴性。

痰找抗酸杆菌连续 3 次结果均为阴性，PPD 试验阴性，痰涂片革兰阳性球菌 10%～20%，革兰阴性球菌 80%～90%，痰培养呼吸道正常菌，军团菌抗体阴性。痰病理学检查 3 次均显示：巨噬细胞、炎细胞和上皮细胞，未见明显异型性。

气管镜检查提示：左下外后基底段黏膜慢性炎症伴渗出，三次支气管肺泡灌洗液（BALF）抗酸杆菌为阴性，BALF GM 试验阴性。

血 GM 试验阴性，结核感染特异性 T 细胞检测（T-SPOT.TB）阴性。淋巴细胞亚群检测正常。新型隐球菌抗原定性（＋）。

心脏超声、头颅磁共振检查未见异常。

5. 诊治经过及转归　患者入院后按细菌性肺炎给予莫西沙星 0.4g/d 联合拉氧头孢 1.0g，2 次 / 日静脉滴注抗感染治疗，治疗 7 日后复查胸部 CT 提示肺内多发结节影未见好转，密度转淡，面积增大，左肺新发片状渗出影，面积较大（图 55-2），提示常规抗感染治疗无效。结合肺内渗出形态，考虑真菌感染，停用莫西沙星，给予氟康唑 0.4g/d 静脉滴注治疗，疗效不佳，不除外隐源性机化性肺炎可能，加用泼尼松 20mg/d 口服，隐球菌抗原回报阳性后，诊断为新型隐球菌肺炎，改为氟康唑 400mg 2 次 / 日静脉滴注抗真菌治疗。

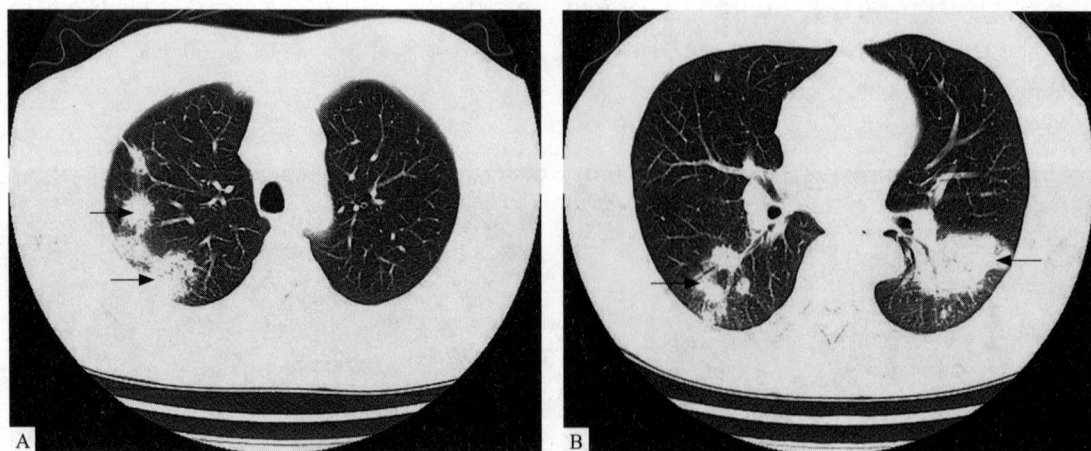

图 55-2　治疗 7 日后复查胸部 CT

入院后应用抗细菌药物治疗 7 日后复查，原右下肺多发结节密度变淡，但面积有所增大，右下肺新发结节影，左肺出现大片渗出，可见支气管充气征（A、B）。

最终治疗方案：①氟康唑400mg静脉滴注2次/日疗程14日，后续口服氟康唑600mg/d逐渐减量停药，疗程4个月；②护肝宁片5粒3次/日；③暂停降脂药物避免加重肝损害。

治疗4个月后胸部CT（图55-3）：双肺结节明显吸收消散，右肺仍有少量结节，密度转淡，较前明显缩小。

患者治疗4个月后右肺残留结节2个，行肺穿刺活检提示轻度炎性变，肺泡间隔增宽，纤维增生，未见肿瘤细胞。随访至2019年8月20日肺部残留结节较2017年9月CT无变化。

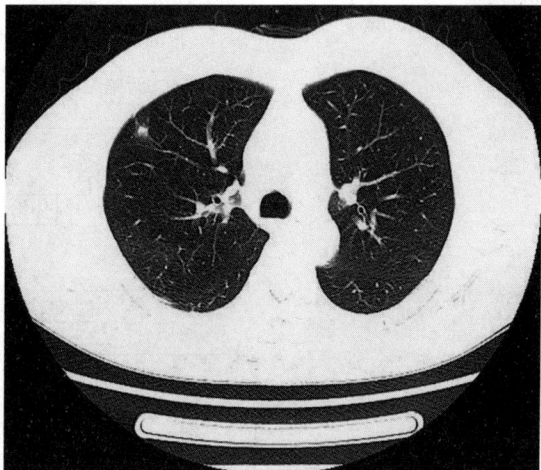

图55-3 治疗4个月后胸部CT

【病例讨论】

隐球菌感染属于真菌感染范畴，多发生于免疫力低下的患者，如艾滋病、放化疗以及长期应用大量激素及免疫抑制剂等，主要侵犯肺和中枢神经系统，但也可以侵犯骨骼、皮肤、黏膜和其他脏器。肺部感染最为常见，感染的初期，多数患者可无症状，少数患者出现低热、轻咳，咳黏液痰，偶有胸膜炎症状。部分病例呈急性肺炎表现，偶有胸痛或肺实变和胸腔积液的体征。当并发脑脊髓膜炎时，则症状明显而严重，常有中等度发热，偶可高热达40℃，并出现脑膜脑炎的症状和体征。在艾滋病患者及免疫功能重度受损的患者中，可以发生急性呼吸窘迫综合征（ARDS）。实验室检查可有血白细胞计数和中性粒细胞轻度和中度增高，中晚期病例可有贫血、血沉增快。X线表现可以是在任何一个肺叶，任何类型的浸润、结节或渗出都可以发生，所以X线表现无典型特征。目前常用的方法是用乳胶凝集抗原试验查出血液或脑脊液中的新型隐球菌的荚膜多糖抗原。当病变局限于肺内时，此试验结果为阴性，如果试验结果阳性时，则提示新型隐球菌的感染播散可能，但此试验偶有假阳性结果。而从患者的脑脊液、痰、支气管灌洗液、血、胸腔积液、肺穿刺活检等标本中培养出新型隐球菌为诊断金标准。

本例患者特殊之处在于，该患者无特殊接触史，无免疫功能低下等疾病，发病为肺部感染的表现，初起症状轻微，影像学表现较重，表现为双肺多发肺结节影及渗出病变，初始治疗时按照社区获得性肺炎，给予呼吸喹诺酮类药物联合三代头孢治疗，治疗后肺内病灶未见好转，因其肺内渗出病变形态特殊，考虑真菌感染，在追寻病原菌的同时，不除外隐源性机化性肺炎，曾给予泼尼松治疗，同时需考虑肺部肿瘤或其他肿瘤肺内转移。隐球菌感染确诊后，给予系统的抗真菌治疗。该患者疾病初期拒绝行肺穿刺活检，治疗4个月后仍有结节后行活检未获得阳性结果，穿刺时间点的选择不是最佳时间。遇到该类患者，气管镜检查及肺组织病理学检查对于排除恶性病变及协助诊断具有重要意义。乳胶凝集试验可检测新型隐球菌抗原，灵敏度为0.80，特异度为0.99[1]，是目前最为常用的检测手段。根据2010年美国感染病学会更新隐球菌病处理临床实践指南，对于非免疫抑制轻中症肺部隐球菌感染患者，给予氟康唑（400mg/d，口服）治疗6～12个月，血清学隐球菌抗原效价持续阳性并非是继续治疗的标准[2]。该患者即采取了上述方案，隐球菌肺炎的治疗需要大剂量长疗程的抗真菌药物治疗。其抗真菌疗程应持续肺内病灶吸收为止。用药时间长短取决于隐球菌培养及血清荚膜多糖抗原的转阴情况。单一肺部结节病灶的隐球菌感染，是否行外科手术切除目前还有争议[3]。

【诊疗流程】

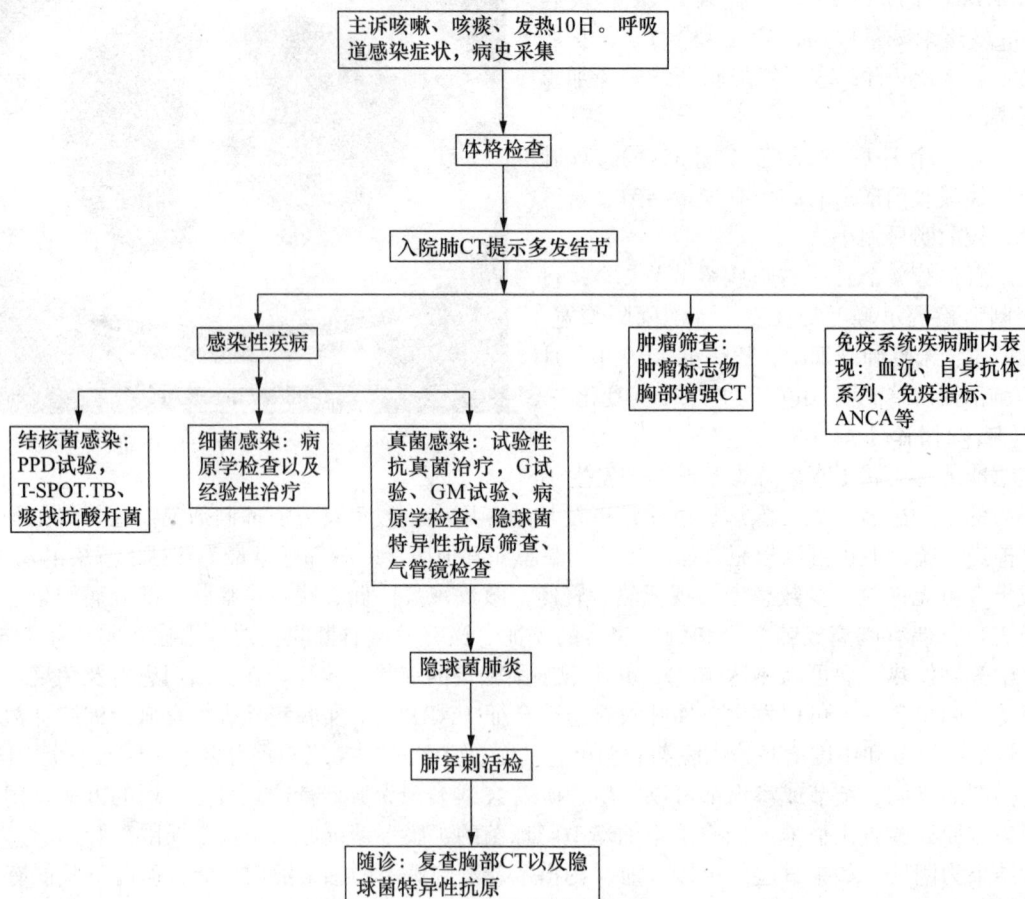

孙　莹　王春玲

应急总医院老年医学科

参 考 文 献

［1］吕群.乳胶凝集试验对肺隐球菌病诊断价值的 Meta 分析 [J]. 中华全科医学, 2017, 15 (3): 521-523.

［2］周颖杰, 李光辉. 隐球菌病处理临床实践指南: 2010 年美国感染病学会更新 [J]. 中国感染与化疗杂志, 2010, 10 (3): 161-166.

［3］《中国真菌学杂志》编辑委员会. 隐球菌感染诊治专家共识 [J]. 中国真菌学杂志, 2010: 5 (2): 65-68.

病例 56　高钙血症引发的老年人应用保健品的思考

【病例介绍】

1. **主诉及主要症状**　患者女性，79岁，因"乏力1周，加重1日"于2018年12月19日入院。入院前1周出现乏力、腰部不适、食欲下降，自服红糖水无好转。1日前症状加重，虚弱无力，说话气短，不能自己行走，遂来我院就诊。腰椎CT：腰4椎体骨质欠光滑。血钠134mmol/L，血氯95mmol/L，尿素氮22.24mmol/L，肌酐457μmol/L，尿酸340μmol/L，血清钙3.31mmol/L，血清磷1.12mmol/L。自发病以来精神极差，进食差，大便干燥，小便如常。

2. **既往史**　高血压、慢性肾功能不全、肾性骨病、肾性贫血、低蛋白血症、乙状结肠恶性肿瘤术后化疗后、2型糖尿病、下肢动脉粥样硬化性闭塞症等病史。

3. **入院查体**　体温36.1℃，呼吸20次/分，血压175/70mmHg，神清，淡漠，贫血貌。双侧瞳孔等大等圆，对光反射灵敏，双肺呼吸音清，未闻及干湿啰音，心律齐，心率46次/分，未闻及病理性杂音，腹软，肝脾未及，无压痛及反跳痛，双下肢轻度水肿，左足凉，外侧皮肤暗红色，触痛明显。

4. **老年评估**

听力：正常。视力：正常。

躯体功能评估：ADL量表评分5分，患者部分功能依赖。IADL 3分，患者工具性日常生活中度依赖。

NRS 2002营养风险筛查表：4分。（其中食物摄入不足正常需要量的50%为2分，有慢性疾病如糖尿病等评分1分，年龄大于70岁1分）

情绪评分：GDS-15评分3分。

认知能力：患者高中文化程度，MMSE评分27分。（计算力减2分，回忆力减1分）

疼痛：有疼痛。右足踝部疼痛剧烈。VAS评分6分。

跌倒评估：无跌倒史，有跌倒风险：服用降压、降糖、调脂药物、骨质疏松。

Frail量表评分：4分，衰弱。优势手握力：17.8kg。

睡眠：无睡眠障碍。

5. **化验及检查**

心电图（2018年12月19日）：图56-1。

血常规（2018年12月20日）：白细胞计数$7.39×10^9$/L，红细胞计数$3.20×10^{12}$/L，血红蛋白90g/L，血小板计数$233×10^9$/L，C反应蛋白（快速C反应蛋白）28mg/L↑。

血生化（2018年12月19日）：CK 28U/L，肌酸激酶同工酶16U/L，钠136mmol/L，氯96mmol/L，尿素氮16.79mmol/L，肌酐355μmol/L，尿酸268μmol/L，血清钙3.15mmol/L，血清磷1.10mmol/L。

全段甲状旁腺激素测定（2018年12月20日）：11.10pg/mL。

血气分析（2018年12月19日）：pH 7.424，PCO_2 34mmHg，PO_2 85.5mmHg，SO_2 95%，BE −1.1mmHg。

血钙（2018年12月20日）：2.87mmol/L；血钙（2018年12月22日）：2.76mmol/L；血钙（2018年12月24日）：2.59mmol/L；血钙（2018年12月27日）：2.32mmol/L。

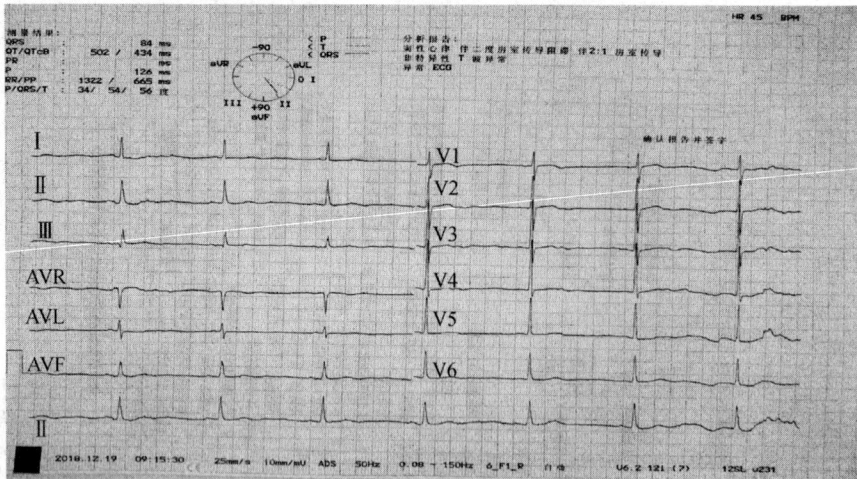

图 56-1　心电图

腰椎磁共振（2018 年 12 月 22 日）：腰椎及间盘退行性变，部分椎体终板炎。

6. **诊治经过及疾病转归**　患者入院后发现血钙明显升高，因患者既往有慢性肾功能不全的病史，可能出现血钙异常，但慢性肾功能不全患者的血钙异常通常表现为高磷低钙，以血钙降低为主，高钙血症多是继发于低钙血症刺激甲状旁腺功能亢进，从而出现血钙升高。入院完善PTH 全段甲状旁腺激素测定正常，故除外了原发或继发原因导致甲状旁腺功能亢进的可能；因患者存在恶性肿瘤病史，入院前诉腰部不适，完善腰椎 CT 不除外骨折可能，考虑是否存在恶性肿瘤骨转移骨破坏导致血钙升高可能？故入院后完善腰椎 MR 检查，未见骨破坏等异常，故暂时不支持骨破坏导致血钙升高可能。患者血钙升高为何原因导致？此患者于此次发病前 1 个月曾在我院住院治疗，阅既往病历血钙为 2.49mmol/L 正常（图 56-2），1 个月之内血钙明显升高原因不明。入院后完善老年综合评估，行多重用药记录时发现患者因骨质疏松除服用碳酸钙及骨化三醇等药物的同时，自行服用补钙及维生素 D 的药品及保健品（亲属从国外购买），品种过多，原因浮出水面：药物过量导致血钙升高可能性大。患者入院后予以扩容、利尿及降钙素治疗后，血钙逐渐下降至正常范围，患者乏力症状逐渐好转，经综合科、营养科、肾内科、骨科、药剂科多学科讨论后确定服药方案，加强用药教育，指导合理运动，病情平稳出院。于出院后3 个月来我院复诊，完善血钙检查为 2.51mmol/L（图 56-3），故印证了无骨破坏等继续导致血钙升高的诱因，药物过量诊断明确。向患者及家属做健康宣教及规范使用药物的宣教，防止类似事件再次发生。

【病例讨论】

高钙血症指血清离子钙浓度的异常升高。当进入细胞外液的钙（肠、骨）超过了排出的钙（肠、肾）则发生高钙血症。DOPPS 研究表明，与正常血清钙水平相比，血清钙＞2.50mmol/L 时，CKD 患者的全因死亡率和心血管死亡率均显著升高[1]。在众多引起高钙血症的病因中，原发性甲状旁腺功能亢进（PHPT）和恶性肿瘤最常见，占 80%～90%。PHPT 是普通人群中高钙血症的主要病因，约占 60%，而恶性肿瘤是住院患者的主要病因，占 54%～65%。癌症患者约 30%有高钙血症，预后较差。高钙血症的临床表现受起病速度和严重程度的影响。症状没有特异性，包括：乏力、虚弱、恶心、呕吐、腹痛、骨痛，严重者有多尿、意识不清和昏迷。高钙血症可导致心律不齐、肾血管收缩、容量减少伴急性肾损伤（AKI）和肾性糖尿病性尿崩症（NDI）。与高钙血症有关的常见情况常被分为两类：甲状旁腺激素（PTH）水平升高和 PTH 水平被适当抑制。PTH 依赖的过程包括：甲状旁腺腺瘤或增生导致的 PHPT，少见的分泌 PTH 的肿瘤和家族性低尿钙高血钙症(FHH)。PTH 不依赖的机制包括：大多数恶性肿瘤相关的高钙血症(MAH)、维生素 D 中毒、肉芽肿性疾病、维生素 A 中毒、甲状腺毒症和乳碱综合征。一旦证实高钙血症，应该详细询问病史和回顾用药史（是否有补充维生素 D、服用中草药制剂、饮食摄入情况和之前的血钙水平）。此患者为一例服用保健品导致血钙升高的病例，也由此引发我们对于老年人群用药及保健方面新的思考。随着生活水平的逐步提高，老年人的保健意识逐渐增强，但对于多重用药之间的相互作用，以及服用的保健品、食物是否与所服用的药物之间有相互作用，他们并不清楚，也由此可能导致一系列的药效不稳定，如药效加强甚至过量，药效减弱未能发挥应有作用等问题，也凸显了对于老年患者群做老年综合评估的重要性。

【诊疗流程】

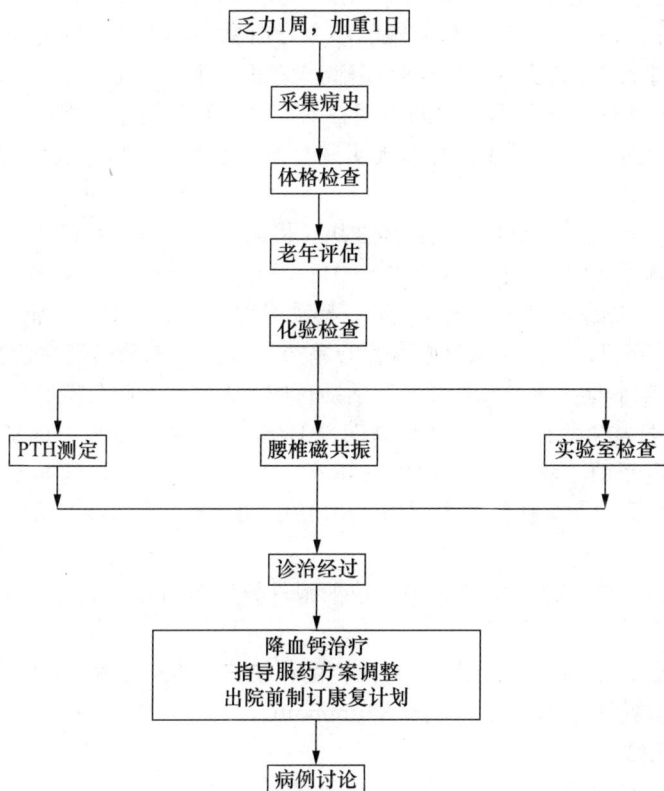

陈　静　苏燕玲
北京市房山区良乡医院综合科

参 考 文 献

［1］ TENTORI F, BLAYNEY M J, ALBERT J M, et al. Mortality risk for dialysis patients with different levels of serum calcium, phosphorus, and PTH: the Dialysis Outcomes and Practice Patterns Study (DOPPS) [J]. Am J Kidney Dis, 2008, 52 (3): 519-530.

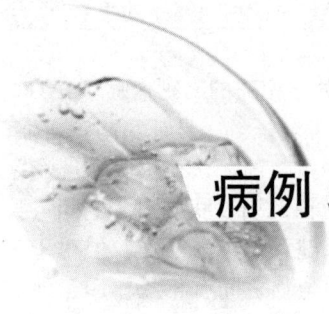

病例 57

老年患者不明原因发热

【病例介绍】

1. **主诉及主要症状** 患者男性，80 岁，主因"发热 1 个月"入院。1 个月前无诱因出现发热，体温 37.5℃，伴畏寒，无寒战，偶咳嗽、咳少量白黏痰，于社区医院化验血常规示白细胞计数 12.9×10^9/L 及中性粒细胞百分比 79.8% 升高，考虑"上呼吸道感染"，口服头孢克洛 5 天，体温降至 37.1℃，未继续监测体温，逐渐出现吞咽疼痛、吞咽困难、腹胀、食欲减退，继续口服莫西沙星 6 天、头孢地尼 5 天，上述症状无明显改善，复查白细胞计数无下降（12.6×10^9/L）。1 个月来体重下降 5kg。

2. **既往史** 可疑类风湿关节炎；高血压 3 级（极高危）；开角型青光眼；慢性胃炎。

3. **入院查体** 体温 37.3℃，血压 149/60mmHg，神清，精神可，全身皮肤黏膜未见皮疹，浅表淋巴结未及肿大，双侧颞动脉无突出及塌陷，搏动对称，右上颌窦区压痛，咽稍红，双侧扁桃体无肿大，双肺呼吸音粗，未及干湿性啰音，心率 78 次 / 分，未及病理性杂音；腹软，无压痛、反跳痛，未及包块，肝脾肋下未及；四肢关节活动自如，无关节红肿及畸形，无雷诺现象。

4. **老年评估** 日常生活活动能力评估 ADL（Barthel 指数）95 分，提示能独立完成部分日常活动，但需要一定帮助。营养状态评估（MNA）20 分，提示存在营养不良风险。衰弱评估（Frail）2 分，提示衰弱前期。认知能力评估（MMSE）25 分，提示轻度认知功能障碍。

5. **化验及检查**

血常规：白细胞计数 10.3×10^9/L，中性粒细胞百分比 76.4%，血红蛋白 116g/L，血小板计数 311×10^9/L。

血生化：白蛋白 29.2g/L，球蛋白 27.1g/L，前白蛋白 130g/L，谷丙转氨酶 16U/L，总胆红素 11.3μmol/L，乳酸脱氢酶 172U/L，肌酐 85μmmol/L。

尿、粪常规均正常。

血沉：73mm/h。C 反应蛋白：65mg/L。降钙素原：0.114ng/L。

T-SPOT. TB、G 试验、肺炎支原体冷凝集试验均为阴性。

痰、尿、粪病原学培养（细菌、真菌、抗酸杆菌），血培养（需氧＋厌氧）及病毒抗体无阳性检出。

甲功全项、肿瘤标志物均正常。

类风湿因子（RF）、抗环瓜氨酸多肽抗体（抗 CCP 抗体）、抗核抗体谱（ANA 谱）、抗中性粒细胞胞浆抗体（ANCA）均为阴性。

免疫球蛋白：IgM 0.22g/L，余正常范围。

补体 C3，补体 C4：正常范围。

中性粒细胞碱性磷酸酶（NAP）：阳性率 77%，积分 112 分。

T 细胞亚群：CD4$^+$/CD8$^+$ 6.71。

外周血涂片白细胞分类：正常范围。

骨髓涂片形态学：骨髓增生明显活跃，未见噬血现象，未见多核及异型。

骨髓流式及 MDS 基因无异常改变。

心脏超声：心包积液（少量），未见瓣膜赘生物。

全身浅表淋巴结超声：未见肿大淋巴结。

颞浅动脉超声：未见明显异常。

鼻窦 CT 平扫：双侧上颌窦炎（轻度）。

PET-CT：①左肺上叶舌段及右肺下叶外基底段钙化灶（图 57-1）；②两肺门区及纵隔内葡萄糖代谢增高影，考虑非特异性摄取所致（图 57-2）；③肝脏钙化灶；④肾囊肿；⑤膀胱小憩室；⑥动脉硬化；⑦脊椎退行性改变。

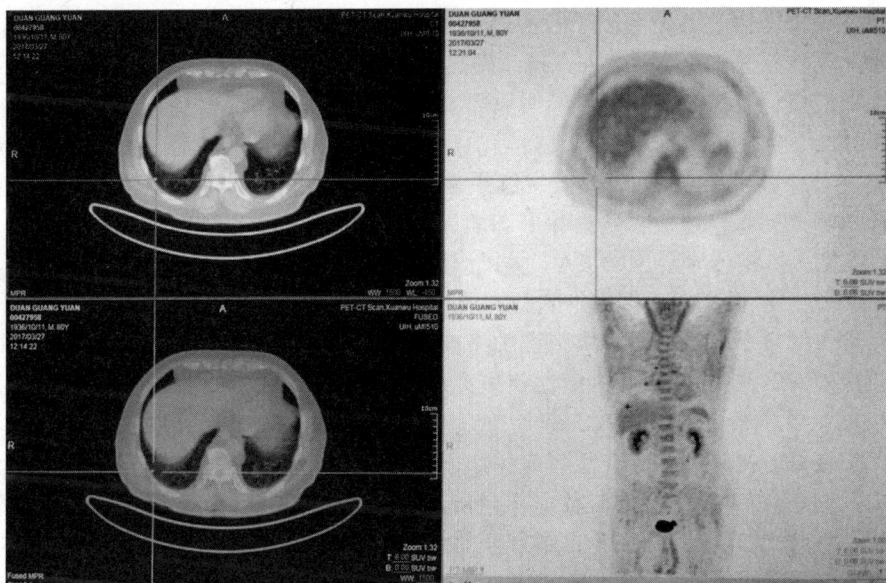

图 57-1　左肺上叶舌段及右肺下叶外基底段钙化灶

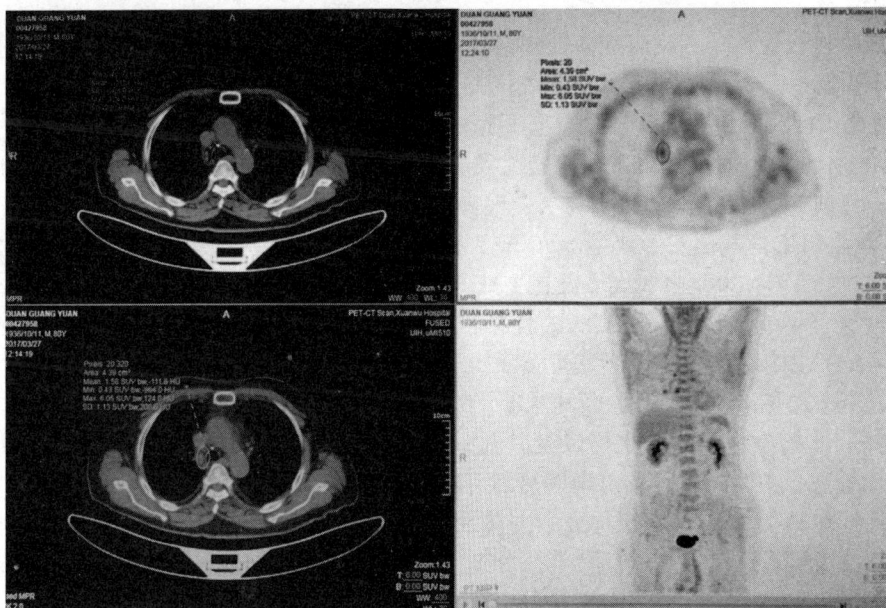

图 57-2　两肺门区及纵隔内葡萄糖代谢增高影

电子胃镜：反流性食管炎（LA-A 级），慢性萎缩性胃炎。

6. 诊治经过及疾病转归　患者入院后仍持续发热，热型不规则，体温高峰波动于 37.5～37.8℃，结合患者合并呼吸道症状、化验炎症指标升高，首先考虑感染性疾病引起发热可能，先后经验性应用头孢哌酮 / 舒巴坦、亚胺培南西司他丁联合万古霉素，及莫西沙星抗感染治疗，于抗生素治疗前及治疗过程中多次行细菌、真菌、抗酸杆菌、非典型病原体及病毒相关检查，均无阳性结果回报。根据患者吞咽困难症状、鼻窦区压痛体征，先后行电子胃镜及鼻窦 CT，以上均无特异性表现。抗感染治疗 2 周中，患者体温高峰未见明显下降，且呈上升趋势，波动于 37.8～38.7℃，白细胞计数升至 $16.4 \times 10^9/L$，C 反应蛋白升至 203mg/L，白蛋白降至 24.7g/L，多次化验嗜酸性粒细胞计数正常，血沉、降钙素原无显著变化，期间完善甲功、肿瘤标志物、抗核抗体谱、类风湿因子及心脏超声、浅表淋巴结超声、胸、腹、盆平扫 CT 均无有意义阳性发现。考虑患者高龄老人，持续发热＞3 周，多次测量体温＞38.3℃，伴全身消耗性表现，无特异性症状及体征，符合"不明原因发热"诊断。患者经常规抗感染治疗无效，予停用抗生素，并给予输注白蛋白、营养支持等治疗，进一步排查恶性肿瘤、血液系统疾病及结缔组织病可能。予患者完善 PET/CT 检查，结果未见恶性肿瘤、增大淋巴结、血管炎等异常高摄取表现。行骨髓穿刺术，送检骨髓涂片形态学、流式及基因检测不支持血液系统疾病。再次复查免疫相关指标：抗核抗体谱、ANCA、类风湿因子、抗环瓜氨酸多肽抗体仍为阴性，T 淋巴细胞亚群中 $CD4^+/CD8^+$ 升高，中性粒细胞碱性磷酸酶积分升高，行颞浅动脉超声未见异常。请风湿免疫科会诊，结合患者既往可疑类风湿关节炎病史，以发热、炎症指标升高为主要表现，化验 $CD4^+/CD8^+$ 升高，排除感染及肿瘤性疾病，最终诊断为"未分化结缔组织病"，建议应用激素治疗。根据患者年龄及一般情况，起始剂量予泼尼松 30mg 1 次 / 日口服，同时进行预防骨质疏松、保护胃黏膜等一般治疗，患者应用激素治疗第 3 日体温完全降至正常，于激素治疗第 6 日复查 C 反应蛋白（7.09mg/L）及血沉（8mmol/h）均较前明显下降，应用泼尼松 30mg 1 次 / 日口服 2 周，无不良反应发生，体温正常，将泼尼松减量至 20mg 1 次 / 日出院。患者院外规律用药，定期于风湿免疫科门诊随诊，激素缓慢减量，于应用激素治疗 16 个月后完全停药，期间未再出现发热。

【病例讨论】

发热是一种最为常见的临床症状，多数情况下均能找到病因并能及时给予治疗。但在实际临床工作中，有一部分发热患者虽经系统检查仍诊断困难，不仅严重影响其正常生活，更对临床工作者提出了极大的挑战。自 1961 年彼得斯多夫（Petersdorf）等[1] 首次对不明原因发热（fever of unknown origin，FUO）提出了明确定义及分类后，半个多世纪以来各国学者从未停止过研究的脚步。目前 FUO 主要分为以下 4 类：经典型 FUO、住院患者 FUO、粒细胞缺乏患者 FUO 和 HIV 感染者 FUO。我国对经典型 FUO 较为普遍被接受的定义为发热持续 3 周以上，口腔体温至少 3 次＞38.3℃（或至少 3 次体温在 1 日内波动＞1.2℃），经过至少 1 周在门诊或住院的系统全面的检查仍不能确诊的一组疾病，且患者无免疫缺陷相关疾病史[2]。引起 FUO 的病因超过 200 种[3]，病因诊断始终是困扰医学界的一大难题。老年人发热往往起病隐匿，缺乏典型的临床表现，更增加了诊断与鉴别诊断的难度。FUO 的病因可主要归纳为以下 4 类：感染性疾病、肿瘤性疾病、非感染性炎症性疾病以及其他疾病，有 13%～15% 的发热患者始终不能查明原因[2, 4]。传统观念中，老年患者出现发热多可能是感染性疾病或肿瘤性疾病所致，其实非感染性炎症性疾病在老年 FUO 的病因构成中占有重要地位。对欧洲大于 65 岁的老年 FUO 病因的研究显示，结缔组织病比例高达 30%[5]，部分老年患者缺乏典型症状而以全身非特异性症状起病，如发热、乏力、食欲下降、体质量减轻等，且老年患者基础疾病多，持续发热可能引起其生理功能快速下降，从而导致不良预后的发生，因此早期诊治十分关键。针对老年 FUO 患者应更加重视病史采集及体格检查，加强实验室和影像学检查的整合运用，充分依赖多学科合作。因老年患者耐受性下降，并发症发生率升高，故实施有创检查时应充分权衡利弊。老年发热患者多伴有衰弱及潜在营养不良风险，在诊治过程中还应关注其整体状态，给予充分的支持、对症治疗以及脏器功能维护，定期进行老年综合评估。老年 FUO 患者往往合并一种或多种慢性疾病，治疗原发疾病的同时需重视共病管理。如部分最终诊为结缔组织病的老年 FUO 患者涉及长期使用糖皮质激素，激素治疗剂量应结合患者实际情况给予个体化制订，对其可能合并的糖尿病、高血压、高脂血症、动脉粥样硬化症、慢性呼吸系统疾病、衰弱等慢病均应密切监测，防治骨质疏松、感染、消化道出血等激素不良反应同样需要及早提上日程。此外，对老年 FUO 患者及家属还要给予相应的疾病及护理宣教，做好心理疏导以及随访工作。非未分化结缔组织病，又称为系统性风湿病，是免疫系统紊乱导致的炎症性组织损伤。老年患者的治疗需遵循个体化原则，根据患者的老年综合评估状态，在充分告知病情和风险的情况下，严密监测和预防可能出现的不良反应。同时，也应考虑到免疫功能紊乱与恶性肿瘤具有共同的病理生理学基础，在随访的过程中也应注意恶性肿瘤的监测。

【诊疗流程】

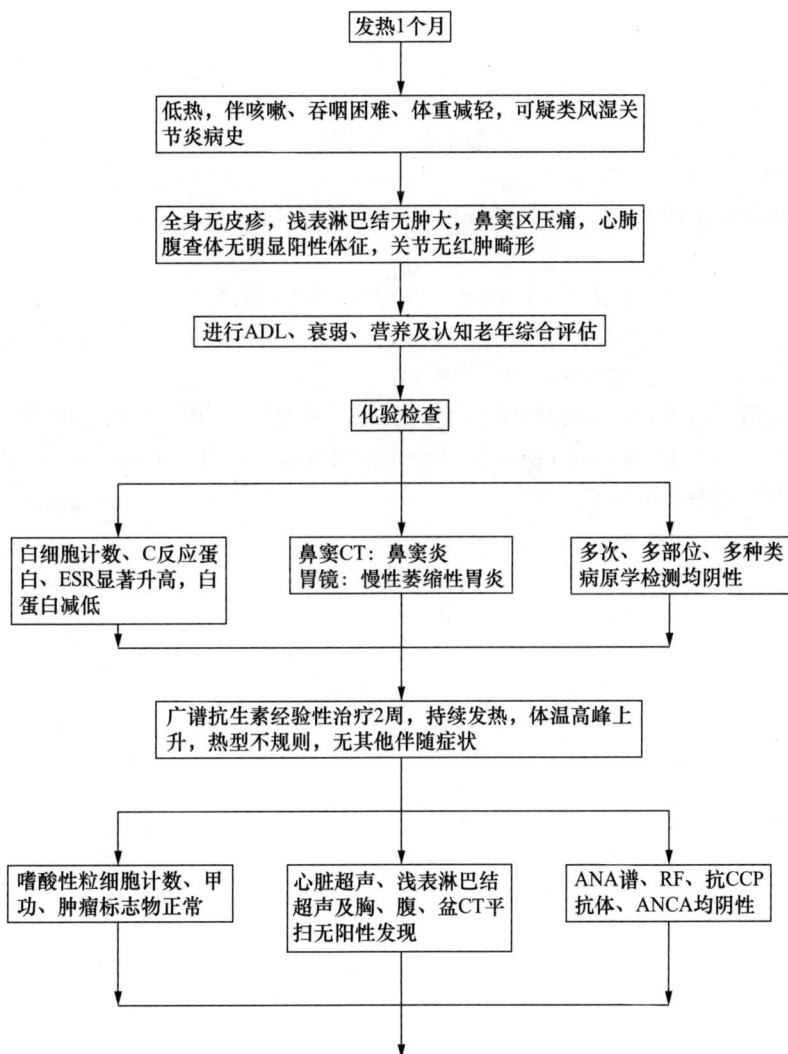

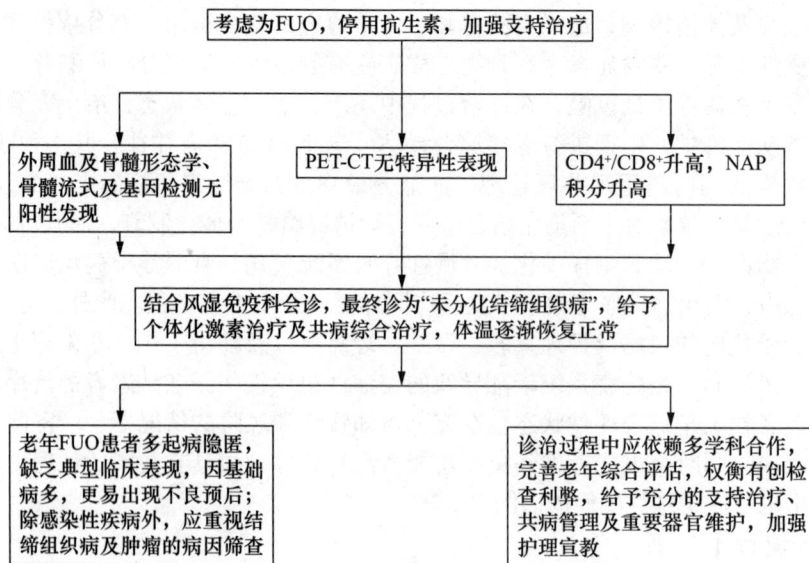

考虑为FUO，停用抗生素，加强支持治疗

外周血及骨髓形态学、骨髓流式及基因检测无阳性发现

PET-CT无特异性表现

CD4⁺/CD8⁺升高，NAP积分升高

结合风湿免疫科会诊，最终诊为"未分化结缔组织病"，给予个体化激素治疗及共病综合治疗，体温逐渐恢复正常

老年FUO患者多起病隐匿，缺乏典型临床表现，因基础病多，更易出现不良预后；除感染性疾病外，应重视结缔组织病及肿瘤的病因筛查

诊治过程中应依赖多学科合作，完善老年综合评估，权衡有创检查利弊，给予充分的支持治疗、共病管理及重要器官维护，加强护理宣教

高　歌

首都医科大学宣武医院老年医学科

参 考 文 献

［1］ PETERSDORF R G, BEESON P B. Fever of unexplained origin: report on 100 cases [J]. Medicine, 1961, 40 (1): 1-30.

［2］ 张文宏, 李太生. 发热待查诊治专家共识 [J]. 中华传染病杂志, 2017, 35 (11): 641-655.

［3］ UNGER M, KARANIKAS G, KERSCHBAUMER A, et al. Fever of unknown origin (FUO) revised [J]. Wien Klin Wochenschr, 2016, 128 (21/22): 796-801.

［4］ 马小军, 王爱霞, 邓国华, 等. 不明原因发热 449 例临床分析 [J]. 中华内科杂志, 2004, 43 (9): 682-685.

［5］ ZENONE T. Fever of unknown origin in rheumatic disease [J]. Infectious disease clinics of North America, 2007, 21 (4): 1115-35.

病例 58
浅谈高龄心肾综合征诊治

【病例介绍】

1. **主诉及主要症状** 患者男性，91 岁，主因"咳嗽，咳痰伴喘憋 4 日"入院。4 日前无诱因出现咳嗽，有痰不易咳出，曾发热 1 日，未测体温，无畏寒、寒战，咳嗽重时感胸痛，并出现活动后喘憋，尿量减少，下肢水肿，伴心悸，症状逐渐加重，轻微活动即感气促，平卧时咳嗽明显，1 日前于外院查血常规示白细胞计数 $4.84×10^9$/L，中性粒细胞百分比 73.40%，胸片示双下肺纹理增多，考虑肺部感染、心功能不全，予头孢曲松和呋塞米，喘憋仍无明显好转，后就诊于笔者医院急诊，予莫西沙星、多索茶碱静脉滴注，今日凌晨喘憋加重，偶有痰中带血，曾予甲泼尼龙 40mg 静脉滴注，喘憋略减轻。

2. **既往史** 冠心病，陈旧非 ST 段抬高型心肌梗死，冠状动脉旁路移植术后，阵发性心房颤动，心功能Ⅲ～Ⅳ级（NYHA 分级），2 型糖尿病，高血压病，血脂代谢异常，慢性肾脏病Ⅳ期，肾性贫血（轻度），肾囊肿，胆囊结石。

3. **入院查体** 神清，精神可，BMI $31.5kg/m^2$，轻度喘息貌，血压 160/90mmHg，唇甲无明显发绀，浅表淋巴结未及肿大。双肺呼吸音偏低，双下肺闻及湿啰音，偶闻及干鸣音。心界向左扩大，心率 76 次/分，律齐，各瓣膜区可闻及Ⅱ/Ⅵ级收缩期吹风样杂音。腹膨隆，无明显压痛、反跳痛和肌紧张，肝脾不大，移动性浊音阴性，Murphy 征阴性。双下肢轻度水肿，左侧足背动脉搏动减弱。

4. **老年评估** ADL 评分 45 分，NRS 2002 评分 4 分。

5. **化验及检查**

入院后查血常规：白细胞计数 $4.42×10^9$/L，中性粒细胞百分比 75.4%，血红蛋白 101g/L，血小板计数 $168×10^9$/L。

血生化：血钾 4.43mmol/L，血钠 126.4mmol/L↓，BUN 6.6mmol/L，肌酐 202μmol/L↑，谷丙转氨酶 14U/L，谷草转氨酶 18U/L。（1 月余前血肌酐 158.3μmol/L），白蛋白 24.5g/L↓。

心肌酶谱：CK 120U/L，CK-MB 8U/L，肌钙蛋白（TnT）0.003ng/mL。B 型利钠肽（BNP）385pg/mL。

血气分析：pH 7.425，PaO_2 63mmHg，$PaCO_2$ 34mmHg，BE 1mmol/L。

心电图（图 58-1）：窦性心律，偶发室上性期前收缩，T 波改变。

心脏超声：左心右房大，左室肥厚，节段性室壁运动异常。主动脉瓣瓣上血流速度增快并关闭不全（轻-中度）。二尖瓣关闭不全（中-重度），三尖瓣关闭不全（中度）。肺动脉高压（轻度），下腔静脉宽度 26mm，射血分数 57%。

肺 CT（图 58-2）：双肺间质性改变并感染可能性大，双肺肺气肿，并多发肺大疱形成，双侧胸腔积液（少量），心影增大；主动脉及冠状动脉粥样硬化改变。

腹部超声：胆囊壁毛糙增厚，胆囊结石，双肾弥漫性病变，双肾多发囊肿。

6. **入院诊断** 慢性心功能不全急性加重；肺间质病变合并感染；冠状动脉粥样硬化性心脏病；陈旧非 ST 段抬高型心肌梗死、冠脉旁路移植术后、心功能Ⅲ～Ⅳ级（NYHA 分级）；瓣膜

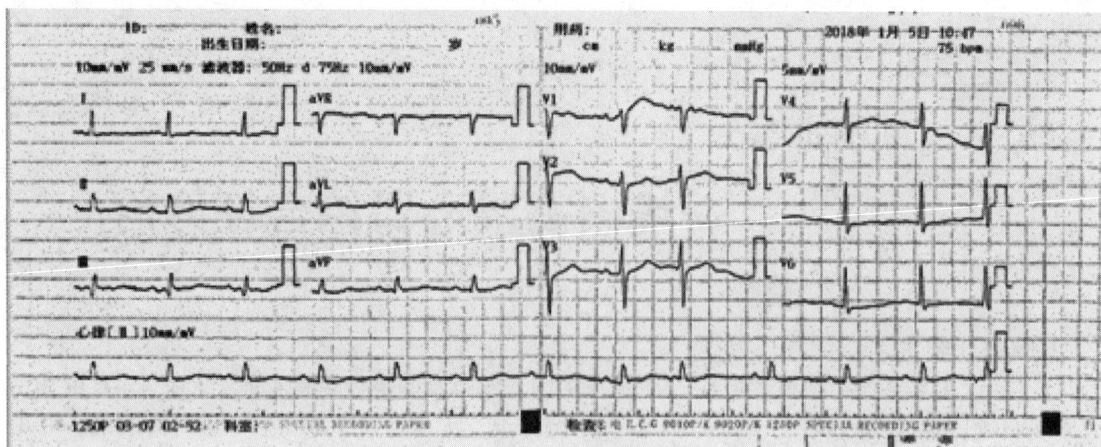

图 58-1　心电图

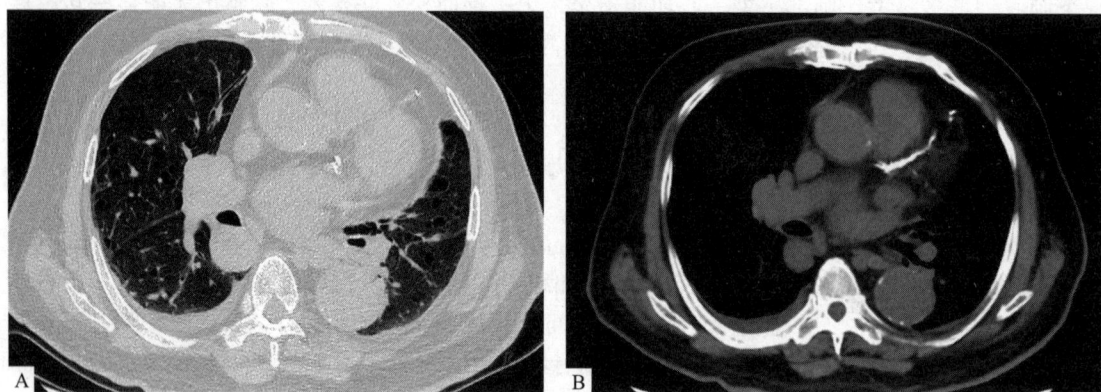

图 58-2　肺 CT

病：主动脉瓣关闭不全（轻 - 中度）、二尖瓣关闭不全（中 - 重度）、三尖瓣关闭不全（中度）；急性肾损伤；慢性肾脏病Ⅳ期：肾性贫血（轻度）、代谢性酸中毒；2 型糖尿病；高血压病 3 级，（极高危）；血脂代谢异常；高尿酸血症；腹主动脉瘤支架术后；多动脉粥样硬化症；肾囊肿；胆囊结石；电解质紊乱：低钠低氯血症。

7. 诊治经过及疾病转归　结合病史及症状、体征、辅助检查，考虑存在慢性心功能不全急性加重，分析诱发此次心功能恶化的原因，一方面是感染，另一方面是肾功能恶化和贫血。入院后从三方面开始着手治疗，首先是控制感染，根据病情逐渐升级抗生素，由莫西沙星换为头孢哌酮钠舒巴坦钠，但痰量仍较多且血常规白细胞及中性粒细胞百分比升高，故升级为亚胺培南，感染得到控制；第二方面，患者存在射血分数保留的心衰，所以利尿是核心，逐渐加强袢利尿剂的应用，尿量仍不满意，但肾功能出现进一步恶化，考虑患者肾功能差、合并低钠血症，于是加用了有肾功能保护的利尿剂托伐普坦，尿量曾有一度增加，但之后又减少。因为卧床，无法监测体重，观察出入量之间有显著差距，增加利尿剂的情况下，B 型利钠肽仍不断升高，且血肌酐升高，存在利尿剂抵抗，容量负荷持续增加，之后行床旁血滤，超滤量达 5000 多毫升，停用床旁血滤，改为继续应用托伐普坦联合袢利尿剂，患者对利尿剂的反应较前明显好转；第三方面，纠正肾性贫血。经过综合治疗，患者喘憋症状明显改善，心肾功能有所好转，顺利出院。

【病例讨论】

心力衰竭（以下简称心衰）指由于心脏结构或功能异常导致心室充盈或射血能力受损的一组临床综合征，为各种心脏疾病的严重和终末阶段，当今最重要的心血管病之一。目前我国有超 900 万心衰患者，约占全球心衰患者的 1/4，心衰已成为我国人口死亡的主要原因之一。一项英国注册登记研究显示，心衰死亡率随年龄的增长而逐渐增高，65 岁以下人群心衰死亡率为 10%，85 岁以上则高达 40%[1]。老年心衰常合并慢性肾脏病，使治疗难度增加，有研究发现一部分心衰患者高死亡率的原因就是与肾功能不全时出现的复杂的病理生理状况有关，如心肾综合征[2]。

心肾综合征（Cardiorenal Syndrome，CRS）指心脏或肾脏对另一器官的功能损害不能代偿，二者互为因果，形成恶性循环，最终加速心脏和肾脏功能的共同损害和衰竭。CRS 包括不同的临床急慢性心脏或肾脏功能衰竭，2008 年欧洲学者进一步划分为 5 个亚型[3]。Ⅰ 型：急性失代偿性心力衰竭引起急性肾损伤。血肌酐升高＞0.3mg/dL（26.5μmol/L）或比基础值升高 25%，且对利尿剂抵抗；Ⅱ 型：慢性心功能不全使慢性肾脏病进行性恶化；Ⅲ 型：原发性肾脏功能急剧恶化导致的急性心力衰竭；Ⅳ 型：慢性原发性肾脏疾病导致心功能减退、左心室肥厚、左心室舒张功能减退和（或）不良心血管事件增加；Ⅴ 型：急性或慢性全身性疾病所致的心肾功能不全。结合本病例，属于 Ⅰ 型和 Ⅱ 型的混合型，不排除同时存在 Ⅳ 型的可能。针对 CRS 的治疗：第一，控制危险因素。传统的动脉粥样硬化危险因素是心肾功能损伤共同的因素，如高血压、血脂代谢异常、糖尿病等。本例患者正是具备了上述多个危险因素，故仍需对这些因素加强管理；第二，查找 CRS 的易感因素，如大剂量利尿剂对肾脏的影响，对比剂肾病史、肾功能恶化史、失代偿性心衰史、肺动脉高压、严重的舒张性心衰、严重感染，使用肾脏毒性药物，肾动脉狭窄。本例患者入院时存在感染、失代偿性心衰、应用大剂量利尿剂等，均是 CRS 的诱因。其中，值得探讨的是利尿剂的应用，作为一把双刃剑，最适宜在水负荷过重时使用，但需根据下述情况调整袢利尿剂的剂量，包括肾功能、收缩压、长期使用利尿剂的情况。当发生利尿剂抵抗时应先查找原因，如钠盐摄入过多、使用 NSAIDs 药物、钠重吸收增多、血容量不足、低血压、袢利尿剂与阿米洛利、美托拉宗或噻嗪类合用、与多巴胺或多巴酚丁胺合用、使用小剂量 ACEI 等。治疗可选择血液净化治疗。本例患者在出现利尿剂抵抗时，通过血液净化治疗，使得全身容量负荷减轻的同时，还可以增加机体对利尿剂的反应，为后期使用利尿剂提供了帮助。故治疗 CRS 需要多学科的通力合作，包括心血管病、肾脏病以及危重症专家的参与。但目前 CRS 的治疗效果仍然欠理想，今后需要通过更多的前瞻性研究来探索其他干预措施，为心肾损伤治疗提供更大的帮助。

【诊疗流程】

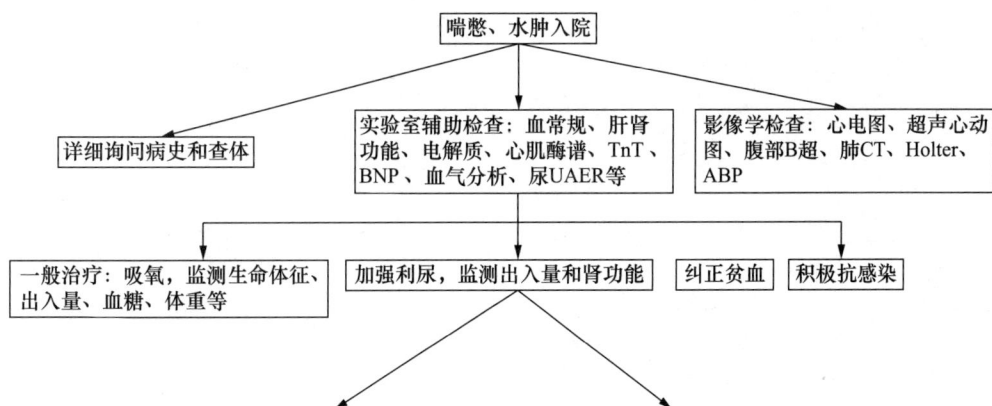

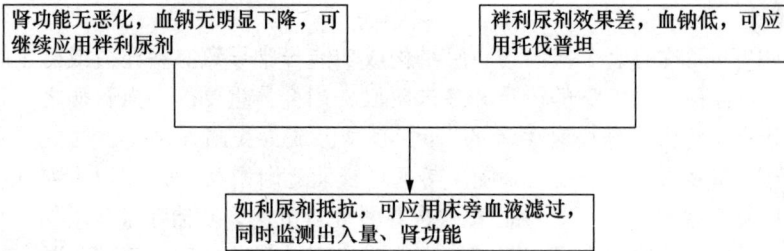

肾功能无恶化，血钠无明显下降，可继续应用袢利尿剂

袢利尿剂效果差，血钠低，可应用托伐普坦

如利尿剂抵抗，可应用床旁血液滤过，同时监测出入量、肾功能

侯银静

首都医科大学附属北京同仁医院老年医学科

参 考 文 献

［1］ MICHAEL CHAN, ROSS TSUYUKI. Heart failure in the elderly [J]. Curr Opin Cardiol, 2013, 28 (2): 234-241.

［2］ CLELAND J G F, COHEN-SOLAL A, Aguilar, et al. Management of heart failure in primary care (the Improvement of Heart Failure Programme): an international survey [J]. Lancet, 2002, 360 (9346): 1631-1639.

［3］ CLAUDIO R, MIKKO H, ANDREW A H, et al. Cardiorenal Syndrome [J]. Journal of the American College of Cardiology, 2008, 52 (19): 1527-1539.

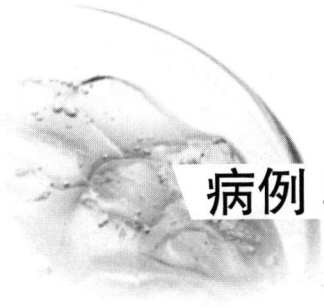

病例 59　老年严重营养不良合并肺部感染

【病例介绍】

1. **主诉及主要症状**　患者男性，89 岁，主因"发热 1 周"入院。患者 1 周前无明显诱因出现发热，体温最高达 38.9℃，伴畏寒、寒战、咳嗽、有痰不易咳出，自服头孢地尼治疗，1 周来体温仍在 37.5℃，咳嗽，有痰不易咳出，为进一步诊治以"肺部感染"收入我科。

患者近 3 个月来进食差，每日约 1 两主食，1 周前腹泻一次，后几乎无进食，连续 5 天无大便，小便如常，近 2～3 个月体重减轻 10～15kg。

2. **既往史**　曾患肺结核，已愈。心房颤动病史 20 余年，3 年前脑栓塞，后出现继发性癫痫、帕金森病综合征、血管性痴呆，前列腺增生病史 10 余年。

3. **入院查体**　身高 172cm，体重 35kg，BMI 11.8kg/m²。体温 36.5℃，呼吸 18 次／分，血压 120/80mmHg。痴呆状，查体不合作。双肺叩诊呈清音，双肺呼吸音低，双下肺可闻及少量湿啰音，未闻及干啰音，未闻及胸膜摩擦音。心界不大，心率 106 次／分，心律绝对不齐，第一心音强弱不等，各瓣膜听诊区未闻及杂音。腹软，无压痛、反跳痛，肝脾肋下未触及，未触及包块，双下肢无水肿。右侧 Babinski 征阳性，左侧 Babinski 征阴性。

4. **老年评估**　ADL 评分 0 分；Frail 量表评分 5 分，衰弱；NRS 2000 评分大于 3 分（疾病评分 1 分＋营养状态评分 3 分＋年龄评分 1 分），存在营养不良风险；MNA-SF 评分为 0 分，严重营养不良。

5. **化验及检查**

血常规：白细胞计数 14.39×10⁹/L，中性粒细胞百分比 91.6%，血红蛋白 122g/L，血小板计数 150×10⁹/L，C 反应蛋白 126.3mg/L。

血生化：电解质正常，血肌酐、转氨酶降低，白蛋白 23.8g/L。

肺 CT：左下肺少许炎性改变，双肺陈旧灶伴支气管扩张，双侧陈旧胸膜病变，胆囊结石。

头 CT：左侧枕叶、双侧颞叶、额叶及左侧顶叶多发软化灶，老年脑萎缩，脑白质脱髓鞘改变。

超声心动：双房轻度扩大，三尖瓣中量反流，二尖瓣少量＋反流，心房颤动。

HOLTER：异位心律，房颤（伴快速心室反应），偶发室性期前收缩，ST 段改变，异常 Q 波。

社区获得性肺炎相关抗体：肺炎衣原体抗体［IgM］CP-IgM 弱阳性（±）。

铁代谢血清铁（FEL）5.30μmol/L↓，不饱和血清铁结合力（UIBC）25.70μmol/L↓，总铁结合力（TIBC）31.00μmol/L↓，血清转铁蛋白饱和度 17.10%↓，转铁蛋白（TRF）0.89g/L↓。

叶酸、维生素 B₁₂ 未见明显异常。

支气管镜检查：主气管内黏膜光滑，隆凸锐利，右主支气管见脓性分泌物堵塞，反复吸引后见各支气管开口通畅，黏膜无充血，见大量脓性分泌物，予充分吸引，并于右下叶行灌洗，未见新生物和出血点。左支气管内各开口通畅，黏膜无明显充血，分泌物少，未见新生物和出血点。镜下炎性表现。

痰涂片：酵母样真菌。

肺泡灌洗液培养：检出热带假丝酵母。

降钙素原 0.12ng/mL↑。

鲎试验 5.40pg/mL，鲎试验［真菌 1-3-β-D 葡聚糖］＜10.00pg/mL。

痰革兰染色：G^+杆菌。

肺泡灌洗液培养：铜绿假单胞菌。

6. 入院诊断　肺炎；呼吸道真菌感染；低蛋白血症；严重营养不良：恶病质；心律失常：心房颤动；脑栓塞；继发性癫痫；血管性痴呆；帕金森综合征；前列腺增生。

7. 治疗经过及疾病转归

（1）患者为重度血管性痴呆状态，无主动进食，故下胃管，鼻饲饮食，增加营养。本患者为低体重者，可按体重×120% 来计算热量[1]，即 35×1.2＝42kg，按每日每公斤理想体重给予热量 20～30kcal（1kcal＝4.18kJ）计算[2]，每日需要 840～1260kcal。按 Harris-Benedict 公式计算基础能量消耗[3]，即静息代谢率估计（RMR，kcal/d）＝66＋［13.7×wt（kg)）］＋［5×ht（cm)］－6.8×age（wt＝体重，ht＝身高，age＝年龄），RMR 乘以调整因子估计总能量，每日总能量需要量＝RMR×1.3（轻度病情/创伤），RMR×1.5（中度病情/创伤），RMR×（1.7～1.8）（中度疾病/创伤）。本患者 RMR＝66＋13.7×35＋5×172-6.8×89＝800kcal/d，本患者按中度病情划分，则每日总能量需要为 800×1.5＝1200kcal，两种方法计算每日所需热量大致相同。所予鼻饲营养液每 500mL 为 500kcal，故所需为 800～1200mL/d。

因患者入院前 3 个月进食差，为避免再喂养综合征，逐渐增加饮食量，第 1 日 20mL/h×10h＝200mL，第 2 日 30mL/h×10h＝300mL，第 3～5 日 40mL/h×10h＝400mL，第 6 日以后加至 500mL，第 8 日加至 750mL，第 10 日加量至 1000mL。过程中无腹泻等不良反应，监测生化系列，生命体征等病情变化，积极口服补钾、维生素、补液，避免发生再喂养综合征。

（2）患者严重营养不良，免疫力低下，入院痰涂片检出真菌感染，后续病原学检出细菌，根据病原学及药敏结果，调整抗生素，积极抗炎、抗真菌、增强免疫治疗。

（3）患者低蛋白血症，输注白蛋白纠正低蛋白血症。

（4）化痰、抑酸保护胃黏膜、改善脑供血、补液及对症治疗。

经上述治疗患者体温正常，感染控制，营养状态有所好转。

【病例讨论】

患者 3 年前脑栓塞后血管性痴呆、帕金森综合征、长期卧床，进食量减少，近 3 个月来进食量减少明显，每日约 1 两主食，入院前 1 周腹泻后几乎无进食，长期饥饿、营养不良，重新摄入营养物质应警惕再喂养综合征（RFS）。RFS 为机体经过长期饥饿或营养不良，重新摄入营养物质后出现以低磷血症为特征的电解质代谢紊乱及由此产生的一系列症状。饥饿时期，胰岛素分泌下降伴胰岛素抵抗，分解代谢多于合成代谢，导致机体磷、钾、镁和维生素等微量元素的消耗，然而此时血清磷、钾、镁水平可正常[4]。重新开始营养治疗，特别是补充大量含糖制剂后，血糖升高，胰岛素分泌恢复正常，胰岛素作于机体各组织，导致钾、磷、镁转入细胞内，形成低磷血症、低钾血症、低镁血症；糖代谢和蛋白质合成的增强还大量消耗维生素 B_1[5]，FRS 的这种代谢特征，通常在营养治疗 3～4 天内发生。FRS 主要临床表现有心律失常、心力衰竭、呼吸困难、呼吸衰竭、手足抽搐、肌无力、肌肉震颤、谵妄、腹泻、便秘、肝功能异常、横纹肌溶解甚至休克、心搏骤停。对于本患者，我们遵循先少后多、先慢后快、先盐后糖、逐步过渡的原则，避免了 FRS 的发生。

本患者因肺部感染入院，相关检查提示肺炎、呼吸道真菌感染、低蛋白血症、营养不良、免疫力低下等诊断明确。入院期间反复发热，体温波动在 37～38℃。感染所致的病情严重程度与营养风险及营养不良相关，当机体处于感染状态并有高热症状时，机体能量消耗增加，蛋白质大量分解，大量尿氮被排出体外。感染又会影响到机体的消化酶功能，导致营养摄取不足或者不均衡, 从而发生营养不良; 而营养不良又会引起肠道黏膜萎缩, 屏障功能受损, 增加感染风险。另外, 营养不良使得胸腺萎缩, 免疫功能受到一定程度的破坏, 抵御外来伤害的能力下降。本患者以呼吸道真菌感染为首发表现, 提示患者免疫力严重低下。本患者肺炎不易控制, 营养不良难以纠正, 治疗时间长, 我们根据病原学选择敏感抗生素, 积极补充营养, 补充白蛋白、增强免疫及抗炎等治疗, 病情得到一定控制, 随着营养状态的好转炎症也逐渐得到控制。

张少景

首都医科大学附属复兴医院综合科

参 考 文 献

［1］中华医学会老年分会, 老年医学 (病) 科临床营养管理指导意 [J]. 中华老年医学杂志, 2015, 34 (12): 1388-1395.

［2］中华医学会肠外肠内营养学分会老年营养支持学组. 中国老年患者肠外肠内营养支持专家共识 [J]. 中华老年医学杂志, 2013, 32 (9): 913-929.

［3］李小鹰. 老年医学 [M]. 北京: 人民卫生出版社, 2015: 186.

［4］FLESHER M E, ARCHER K A, LESLIE B D, et al. Assessing the metabolic and clinical consequences of early enteral feeding in the malnourished patient [J]. J Parenter Enteral Nutr, 2005, 29 (2): 108-117.

［5］BIRMINGHAM C L, PUDDICOMBE D, HLYNSKY J. Hypomagnesemia during refeeding in anorexia nervosa [J]. Eat Weight Disord, 2004, 9 (3): 236-237.

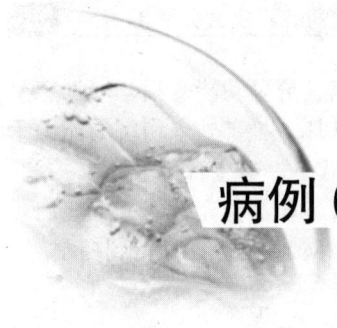

病例 60　双下肢无力 3 天伴言语不利 1 天背后的故事

【病例介绍】

1. **主诉及主要症状**　患者女性，83 岁，因"双下肢无力 3 日，加重伴言语不利 1 日"于 2019 年 3 月 15 日急诊以脑梗死收入院。入院前 3 日出现双下肢无力，无头晕、头痛、言语不利、饮水呛咳；入院当天晨起双下肢无力加重，伴间断言语不利，于口舌干燥时出现，饮水可缓解；急诊查体：神清、精神弱，左侧肢体肌力 IV 级，余神经系统查体阴性，心肺查体阴性。头 CT 多发腔隙性脑梗死及软化灶；血生化心肌酶、转氨酶升高，C 反应蛋白升高，D- 二聚体明显升高。自发病以来纳差，睡眠可，大小便如常。

2. **既往史**　高血压病史，3 个月前出现口干、舌痛，进食减少，体重下降 10kg。

3. **入院查体**　体温 38.7℃，心率 102 次 / 分，呼吸 20 次 / 分，血压 110/65mmHg，神清，语尚利，双侧瞳孔等大正圆，光反射灵敏，双眼活动可，未及眼震及复视，面纹对称，伸舌中，洼田饮水试验 1 级，余颅神经未见明显异常。口腔内唾液极少，舌面干燥，舌质红，无苔，舌面可见裂口，下唇干裂渗血，右上肢肌力 V 级，右下肢肌力 V⁻级，左侧肢体肌力 IV 级，肌张力正常，双侧病理征阴性。双肺呼吸音粗，未闻及明显干湿啰音，腹软、无压痛，双下肢轻度水肿。面颊部、后背、腰骶部及臀部、双上肢散在暗红色、淡红色斑片、鳞屑及痂，无破溃、糜烂，有瘙痒感。

4. **老年评估**

听力：听力下降，不影响生活。视力：有下降，不影响生活。

躯体功能评估：ADL 量表评分 5 分，患者部分功能依赖；IADL：7 分，患者工具性日常生活轻度依赖。

NRS 2002 营养风险筛查表：5 分，患者 1 个月内体重丢失＞5%，前一周食物摄入量为正常需要量的 25% 以下；患者有营养风险，营养需要明显增加。

情绪评分：GDS-15 评分 1 分。

认知能力：患者初中文化程度，MMSE 评分 23 分（注意力、计算力减 4 分，回忆力减 2 分，书写能力减 1 分。）

疼痛：无疼痛。跌倒评估：有跌倒史，有跌倒风险；视力下降、骨质疏松、年龄在 80 岁以上。

Frail 量表评分 4 分，衰弱。优势手握力：21kg。

睡眠：无睡眠障碍。

5. **化验及检查**

血常规（2019 年 3 月 15 日）：白细胞计数 7.95×10^9/L，红细胞计数 3.66×10^{12}/L，血红蛋白 110g/L，血细胞比容 29.8%，血小板计数 139×10^9/L，红细胞平均体积 92fl，平均血红蛋白含量 29.6pg，平均血红蛋白浓度 322g/L，淋巴细胞百分比 4.0%↓，粒细胞百分比 84.0%↑，单核细胞百分比 2.3%↓，嗜酸性粒细胞百分比 9.6%↑，嗜碱性粒细胞百分比 0.2%，淋巴细胞绝对值 0.2×10^9/L，粒细胞绝对值 5.2×10^9/L，单核细胞绝对值 0.19×10^9/L，嗜酸性粒细胞绝对值 0.73×10^9/L，嗜碱性粒细胞绝对值 0.01×10^9/L，快速 C 反应蛋白 98mg/L↑。

血生化（2019 年 3 月 15 日）：乳酸脱氢酶 557U/L，α- 羟丁酸脱氢酶 401U/L↑，磷酸肌酸激酶

702U/L↑，谷草转氨酶85U/L↑，谷丙转氨酶22U/L，谷草转氨酶/谷丙转氨酶3.45，总胆固醇3.63mmol/L，甘油三酯1.53mmol/L，高密度脂蛋白胆固醇0.64mmol/L，低密度脂蛋白胆固醇1.84mmol/L，前白蛋白50mg/L↓，总蛋白57g/L↓，白蛋白30g/L↓，球蛋白27g/L，白蛋白/球蛋白1.1↓，总胆红素6.4μmol/L，直接胆红素3.9μmol/L，间接胆红素2.5μmol/L，血钾3.65mmol/L，血钠133mmol/L↓，血氯95mmol/L↓，葡萄糖6.65mmol/L↑，尿素氮14.08mmol/L↑，肌酐（酶法）163μmol/L↑，尿酸499μmol/L↑，血清钙2.17mmol/L↓，血清磷0.88mmol/L。

凝血功能（2019年3月15日）：凝血酶原时间16.1s↑，凝血酶原比率1.38↑，凝血酶原百分比活动度52.5%↓，活化部分凝血酶原时间40.8s↑，D-二聚体33.70mg/LFEU↑。

血气分析（2019年3月15日）：酸碱度7.478↑，二氧化碳分压27.2mmHg↓，氧分压64.8mmHg↓，氧饱和度92%↓，血细胞比容21%，血红蛋白7.1g/dL↓，钠离子132mmol/L↓，钾离子3.3mmol/L↓，氯离子105.7mmol/L，乳酸0.9mmol/L，细胞外剩余碱-3.4mmol/L，剩余碱-2.0mmol/L，标准碳酸氢根浓度22.6mmol/L，碳酸氢根浓度20.4mmol/L↓，总二氧化碳21mmol/L↓，氧含量9mL/dL，肺泡内氧分压115.5mmHg，肺泡内动脉氧分压50.7mmHg，动脉、肺泡氧分压比0.6，P_{50} 26.1mmHg，氧合指数310mmHg，呼吸指数0.8，血红蛋白氧容量9.8mL/dL，阴离子间隙6mmol/L。

风湿系列（2019年3月18日）：抗U1-snRNP抗体0.94阴性（-），抗线粒体M2亚型抗体0.82阴性（-），抗SmD1抗体0.71阴性（-），抗SSA/Ro52kD抗体0.83（-），抗SSA/Ro60kD抗体0.84（-），抗SSB/La抗体0.73阴性（-），抗Sc170抗体0.76阴性（-），抗PM-Sc1抗体0.89阴性（-），抗Jo-1抗体0.69阴性（-），抗着丝点B蛋白抗体75.96强阳性（++），增殖细胞核抗原抗体0.90阴性（-），抗dsDNA抗体14.47阳性（+），抗核小体抗体0.73阴性（-），抗组蛋白抗体0.55阴性（-），抗核糖体P蛋白抗体0.84阴性（-），抗Mi-2抗体1.16阴性（-），抗Ku抗体0.91阴性（-）；抗"O阴性（-），类风湿因子12U/mL，IgE 633.1U/mL↑，IgG6.56g/L↓，IgM 0.45g/L，补体C3 0.61g/L↓，补体C4 0.2g/L，补体C1q 366mg/L↑，C反应蛋白108.1mg/L↑，免疫球蛋白A 2.07g/L。

皮炎系列结果示（2019年3月22日）：抗PL-7抗体阳性。

唇腺活检示（2019年3月28日）：（唇腺）黏膜组织内可见散在及小灶淋巴细胞浸润、腺体未见显著变。

肺CT（2019年3月15日，图60-1）：考虑双肺间质性纤维化，部分伴感染，请结合临床，建议治疗后复查；双肺多发慢性炎性病变或陈旧性病灶，双侧胸膜增厚伴钙化；考虎肺动脉高压；心包脂肪增多，心包少量积液，请结合临床；左侧肾上腺形态饱满，甲状腺双侧叶密度不均匀，必要时进一步检查。

肺CT（2019年3月25日，图60-2）：双肺上叶炎性病变？双侧胸腔积液；纵隔多发肿大淋巴结；建议病情稳定后复查。甲状腺异常改变，建议结合其他检查。

肺CT（2019年3月29日，图60-3）：双肺各叶可见散在条索、点片灶、斑片及磨玻璃密度灶，双肺下叶为著，双侧胸腔积液。以上较前变化不明显。

肺CTA（2019年3月15日）：未见明显动脉栓塞征象。

心电图（图60-4）：窦性心动过速，QRS低电压。

6. 诊治经过及疾病转归　患者急诊查体肢体肌力下降，但入院后发现为全身乏力，消瘦明显，因为舌干、痛进食困难，精神虽弱但神志清晰，思维敏捷，给予营养支持基础上寻找病因。在老年综合评估的基础上启动多学科查房。予肠内营养制剂，添加益生菌和B族维生素。查无神经系统定位体征，影像不支持脑血管病；肺CTA未见栓塞征象，呼吸科考虑D-二聚体升高、氧分压低，不除外穿支动脉栓塞，予经验性抗凝治疗7天；哌拉西林舒巴坦、盐酸莫西沙星抗感染治疗；入院后出现高热、寒战，体温最高40.5℃，予退热、抗感染、补液等对症治

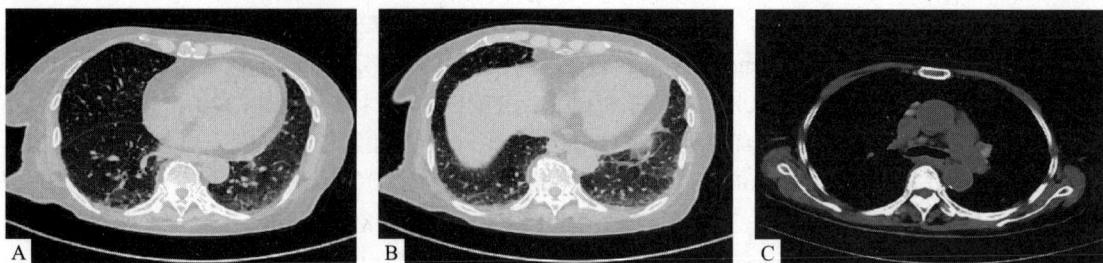

图 60-1　肺 CT（2019 年 3 月 15 日）

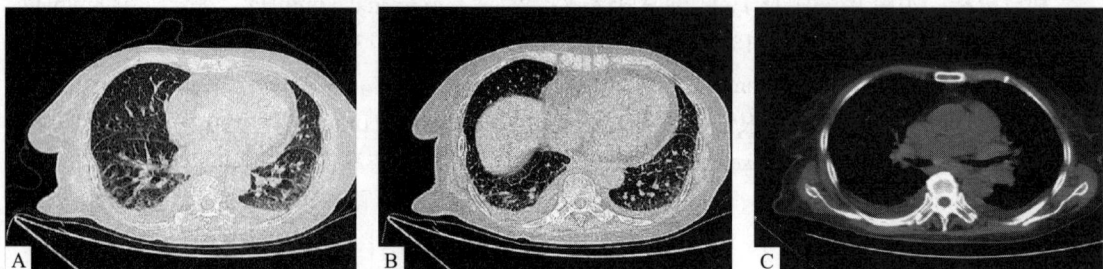

图 60-2　肺 CT（2019 年 3 月 25 日）

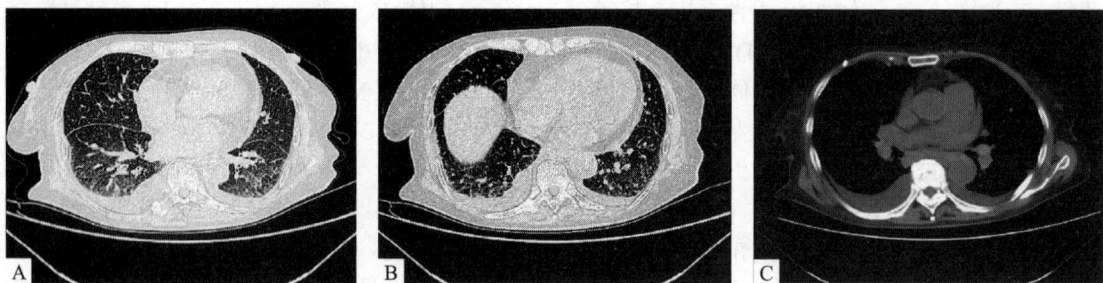

图 60-3　肺 CT（2019 年 3 月 29 日）

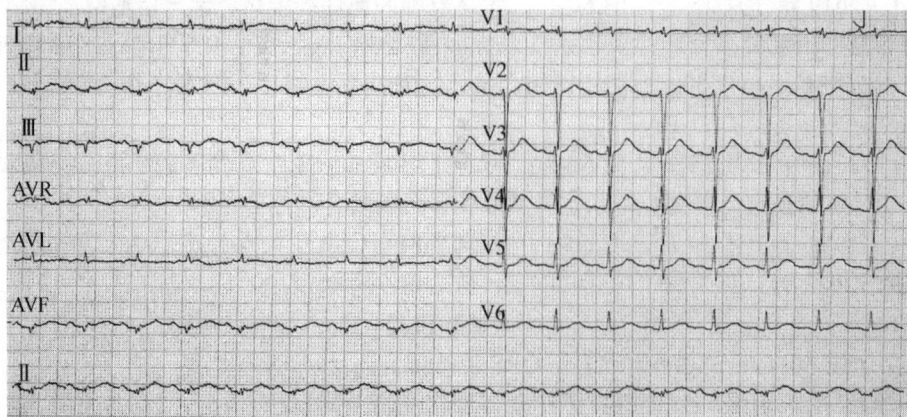

图 60-4　入院心电图

疗，3 月 27 日体温正常。分析病程虽有高热，但无明显呼吸道症状，肺内无干湿啰音，结合患者口干及皮损，考虑结缔组织病，皮肌炎？完善免疫相关检查：抗着丝点 B 蛋白抗体（＋），抗 dsDNA 抗体（＋），抗 PL-7 抗体（＋）。唇腺活检：黏膜组织内可见散在及小灶淋巴细胞浸润、腺体未见著变。3月29日复查肺CT：双肺间质病变较前无明显变化，双侧胸腔积液。综上考虑皮肌炎可能性大，加用雷公藤，甲泼尼龙40mg静脉滴注3日（3月29日至3月31日），皮损明显好转，皮肤变薄，色变淡，舌面干燥好转，进食舌痛缓解，全身乏力缓解，可自行下地活动；改为醋酸泼尼松片口服，好转出院。2周随诊，皮损明显好转，皮肤基本正常，进食正常，口腔唾液增多。2个月复查肺CT可见少量肺间质病变，仍小剂量激素维持治疗。

【病例讨论】

皮肌炎是属于特发性炎症性肌病，是以红斑、水肿为皮损特点，伴有肌无力和肌肉炎症、变性的疾病，主要累及皮肤和血管，临床多以四肢近端肌肉受累为表现的异质性疾病。我国发病率尚不清楚，国外发病率为（6～10）/10万，女性多于男性。皮肌炎可累及全身多个器官，其中肺部受累较为常见，多表现为间质性肺疾病（ILD）、肺纤维化、胸膜炎及合并肺癌等[1-3]。

该患者主因肢体无力入院，入院后查体可见后背部皮肤皮损，四肢肌力减弱，以左侧为著，血生化示肌酶升高，肺CT可见肺间质病变，风湿系列示：抗着丝点B蛋白抗体75.96（＋＋）P，抗dsDNA抗体14.47（＋）P。予患者送外检测皮炎系列结果示：抗PL-7抗体阳性。依据博汉（Bohan）和皮特（Peter）提出DM的5条诊断标准：①四肢近端肌肉对称性无力；②肌肉活检符合肌炎组织病理学改变；③血清肌酶升高，尤其以CK和醛缩酶升高最具意义；④有特征性的肌电图改变；⑤有特征性的皮损，即Heliotrope疹和Gottron征。当临床上符合上述3个或4个条件（有皮损）时即可确诊为DM；符合4个条件（无皮损）时可确诊为多发性皮肌炎（PM）；当符合2个条件（有皮损）时诊断DM的可能性大；当符合3个条件（无皮损）时诊断DM可能性很大；当符合1个条件时（有皮损）时即有可能诊断为DM；当符合2个条件（无皮损）时有可能诊断为PM[4-6]。激素治疗是临床治疗多发性肌炎和皮肌炎最为常用的药物，其中泼尼松龙运用最多，也是多发性肌炎和皮肌炎的一线药物[7]。结合患者临床表现与化验室检查结果考虑患者为皮肌炎（DM）。经风湿科会诊后予患者糖皮质激素治疗后患者症状好转，表现为肌肉无力、后背部皮损均较前好转。

【诊疗流程】

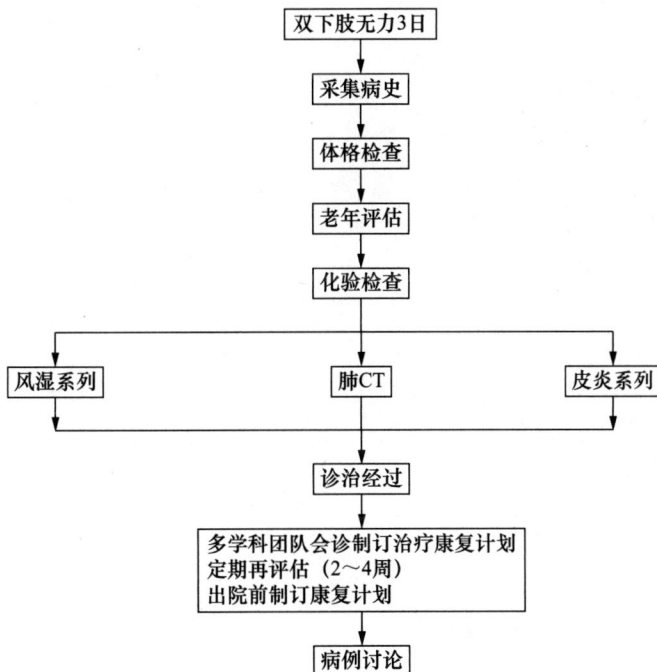

高　婷　王　健　苏燕玲
北京市房山区良乡医院综合科

参 考 文 献

［1］ BOHAN A, PETER J B. Polymyositis and derm atomyositis [J]. N Engl J Med, 1975, 292: 403-407.

［2］ RAGHU G, COLLARD H R, EGAN J J, et al. An Official ATS/ERS/JRS/ALAT Statement: Idiopathic Pulmonary Fibrosis: Evidence-based Guidelines for Diagnosis and Management [J]. Am J Respir Crit Care Med, 2011, 183: 788-824.

［3］ The Chinese Medical Association of Rheumatology. The diagnosis and treatment guidelines of Polymyositis and dermatomyositis [J]. Chin J Rheumatol, 2010, 14 (12): 828-831.

［4］ KRAIN L. Dermatomyositis in six patients without initial muscle involvement [J]. Arch Dermatol, 1975, 111 (2): 241-245.

［5］ PEARSON C M. Polymyositis and Dermatomyositis [M]. McCarty DJ. Arthritis (and allied conditions). 9th ed. Philadelphia: Lea& Febiger, 1979: 742.

［6］ EUWER R L, SONTHEIMER R D. Amyopathic dermatomyositis. Presentation of six cases and review of the literature [J]. J Am Acad Dermatol, 1991, 24 (6 Pt 1): 959-966.

［7］ KOZACI N, AY M O, BEYDILLI I, et al. Right-sided electrocardiogram usage in acute pulmonary embolism [J]. American Journal of Emergency Medicine, 2016, 34 (8): 1437-1441.

病例 61

谵妄患者的病例讨论

【病例介绍】

1. **主诉及主要症状** 患者女性，82 岁，主因"间断躁动 3 个月，加重伴易哭 3 日"入院。3 个月前因摔倒行左侧肱骨干骨折固定术后出现夜间躁动，自言自语，白天嗜睡，可叫醒，对答尚切题，行头颅 CT 未见异常，考虑老年脑萎缩引起，谵妄可能性大。半个月前出院后家中进行康复锻炼，仍间断发作，程度较前加重，家属自行予艾司唑仑 2mg 每晚一次口服 2 周，效果欠佳。3d 前出现情绪激动，易哭，四肢无力，右侧为主。

一般情况：神志清，精神差，睡眠如上，食欲可，携带纸尿裤，小便可，大便偶干燥，1 次 / 日，黄软便，体重下降 10kg。某剧院的歌剧退休职员。平素与老伴生活在一起，老伴因脑梗瘫痪在床，家庭和睦，生活自理。2 儿 1 女，均体健，平素性格好强。

2. **既往史** 高血压 15 年；2 型糖尿病 15 年；脑出血 5 年；3 个月前摔倒后左侧肱骨近端骨折切开复位内固定术，左桡骨近端切开复位内固定术，后取出钢板，后续进行 3 次清创及 1 次引流术，同时合并右腿股骨颈、双侧耻骨及坐骨多发骨折；3 个月前住院时发现冠状动脉粥样硬化、高脂血症；胆囊切除术、甲状腺部分切除术、乳腺囊肿切除术多年。

3. **入院查体** 体温 36.4℃，血压 131/81mmHg，HR 86 次 / 分，RR 19 次 / 分，平车入室，神志嗜睡，表情忧虑，浅表淋巴结无肿大，双肺呼吸音粗，未闻及明显干湿啰音，心律齐，各瓣膜未闻及杂音，腹平坦，腹软，无压痛，肠鸣音 3 次 / 分，双下肢无水肿。双上肢肌力 2～3 级，双下肢肌力 3～4 级，右侧肌力较弱，左侧肱骨干皮肤处可见瘢痕，无红肿，病理征阴性。双下肢不肿。

4. **老年评估**

日常能力评分：Barthel 指数测定 5 分（极严重功能缺陷）、社会支持评定量表评估 39 分；

营养评分：微营养评定法 MNA-SF 4 分（营养不良）、营养评分（NRS-2002）5 分（营养不良风险）；

精神心理评分：汉密尔顿焦虑量表 18 分（肯定有焦虑）、老年抑郁评定量表因 MMSE 降低，未评估；

护理评分：尿失禁评定量表携带尿管未评估、Wsterlow 压疮风险评估 30 分、跌倒风险评定量表 15 分（高危）。

5. **化验及检查**

血常规：白细胞计数 $4.98×10^9$/L，中性粒细胞百分比 59.9%，血红蛋白 114g/L，血小板计数 $177×10^9$/L。

血生化：血钾 4.17mmol/L，血钠 137mmol/L，血氯 102mmol/L，血糖 21.5mmol/L，肝肾功能正常；ALB 32.6g/L，前白蛋白 145.4mg/L。

心肌酶谱：cTnI 0.025ng/mL，肌红蛋白 22ng/mL，CK-MB 2.6ng/mL，B 型利钠肽 490pg/mL。

血气分析：pH 7.412↑，PO_2 77.6mmHg↑，PCO_2 39.1mmHg，碱剩余 0.3mmol/L，乳酸 1.6mmol/L。

凝血五项：D- 二聚体 1.28mg/L，其余阴性（－）。

炎症指标：血沉 23mm/h↑，C 反应蛋白 13.3mg/L，降钙素原＜0.1ng/mL。

肿瘤标志物：CY21-1 6.21（＜0.3），其余正常。

甲功：TSH 0.375μU/mL，余正常。

尿、粪常规：尿比重 1.030，尿蛋白阳性（＋＋），隐血阳性（＋＋＋），白细胞（镜检）40/μL，红细胞（镜检）9000/μL，酮体阴性（－）；粪：OB 阴性（－）。

心电图：窦性心律，未见明显的 ST 段改变。

头颅 CT：双侧放射冠及右侧基底节区腔隙性脑梗死，脑白质病，老年性脑改变。

X 线胸片：右肺纤维灶。

心脏彩超：主动脉瓣钙化伴反流（少量），二尖瓣钙化伴反流（少量），三尖瓣反流（少量），左室舒张功能减低，射血分数 61%。

腹部超声：肝实质回声稍增粗尚均，胆囊切除术后。

下肢血管超声：右小腿肌间静脉血栓形成。

颈动脉超声：多发板块形成。

6. **诊治经过及疾病转归**　患者入室后存在嗜睡，头颅 CT 未见明显异常，考虑为镇静药物引起，从而导致躯体查体出现假阳性，停用镇静药物后，患者神志转清。请精神卫生科会诊，明确诊断焦虑、抑郁状态、谵妄，先后予劳拉西泮、草酸艾司西酞普兰抗焦虑抑郁，患者易哭症状稍好转，不每次都泪流满面，但仍认不清楚家人、表情忧虑，结合之前的职业，口中总是哼歌；先后予喹硫平、酒石酸唑吡坦片、氯硝西泮镇静，曾出现嗜睡，后停药。1 个月后突发下肢活动不利、言语不利、进食呛咳，完善相关头颅 CT 可见新发的梗死灶，当天心电图存在 $V_3 \sim V_6$ 导联的 T 波倒置，心肌酶明显上升，考虑非 ST 段抬高型心肌梗死，因躯体情况故停用一切精神用药，予双抗联合低分子肝素 0.4mL 每 12 小时一次治疗，5 日后出现眼底出血，将低分子肝素减量为 1 次/日、氯吡格雷减量为 50mg 1 次/日，间隔 1 日复查心肌酶较前上升，心电图 T 波倒置加深，同时发现胃隐血阳性，但粪隐血阴性，血红蛋白未见明显的下降，考虑出血量小，综合考虑改为依诺肝素 0.6mL 1 次/日，联合奥美拉唑泵入抑酸，10 日后患者心肌酶明显下降，T 波直立，后出现腹股沟皮下出血，停用依诺肝素，改为双抗。随着躯体治疗的好转，患者躁动、易哭情况逐渐缓解，并逐渐认清家人，在治疗心梗、脑梗 1 个月后，患者已经可以和家人正常交流，自己完成吃饭、穿衣等动作。

【病例讨论】

该病例主要过程是患者以典型的术后焦虑、抑郁、谵妄的表现入院，对症药物治疗欠佳，后出现心梗、脑梗的器质性疾病，故停用一切精神用药，随着器质疾病的治疗好转，焦虑、抑郁、谵妄也随之好转。该病例提醒临床大夫应多注意老年人的心理健康，据刘佩等[1]研究，65 岁以上骨折患者焦虑抑郁发生率为 11.8%，说明创伤骨科老年患者的心理状况值得关注。分析引起患者上述情绪的原因，对于临床大夫来讲可能是感染、术后疼痛、药物、手术应激刺激、术中脑部缺氧等方面，但经过多次耐心与患者家属沟通，考虑直接来源可能是因为做完手术后患者生活自理能力明显下降，结合之前好强的性格，老伴还是卧床，自己成了孩子们的负担，同时对自己极大否定，导致了患者焦虑、抑郁的情绪，所以对于一个老年科医师来说，躯体的好转不代表治愈，更多地是要关注患者的心理健康，要关注老人的方方面面，从而减轻家庭、社会的负担，也正是因为这个更加深刻地理解了老年医学是一个多学科合作的专业。

其次需要考虑的问题是，患者的情绪随着心梗、脑梗躯体疾病的治疗而好转，是否可以认为这种情绪是躯体病变发生的一个信号。近些年来，情绪障碍与身体健康之间的关系越来越受到人们的重视，成为当今的热门话题。冠心病与焦虑抑郁障碍是相互关联的，两种疾病相互影响各自的发生、发展及预后。多项研究表明，冠心病患者并发焦虑、抑郁等情绪障碍的比例很高，焦虑症、抑郁症是冠心病病理生理进展中的一个独立危险因素，其贯穿于疾病治疗、康复和预防的整个过程，同时增加冠心病患者的死亡风险[2]。这就提醒临床医生，情绪是我们关注躯体疾病的警钟。

同时患者的整个治疗过程也是艰难的，具体如图 63-1 所示，所以对于老年人急性心梗、脑梗的药物治疗合并消化道出血的问题值得我们共同探讨。根据《2018 欧洲心脏病学会》指南提出，个体化治疗是降低出血风险的重要措施，包括早期识别出血的危险因素、药物剂量、使用质子泵抑制剂、选择合适的 P_2Y_{12} 抑制剂等。评估 DAPT 风险的分层工具（PRECISE-DAPT）可以帮助识别高危出血患者，建议 ≥1 个月的双抗治疗，低危建议 12 个月，高危组建议联合质子泵抑制剂，在质子泵抑制剂中奥美拉唑、埃索美拉唑与氯吡格雷合用产生的药物相互作用最大，泮托拉唑和雷贝拉唑最小，但对替格瑞洛无相互作用。对于 ACS 患者，指南中强调了替格瑞洛的使用，除非有禁忌证，建议入院后尽早更换为替格瑞洛，但我国却因为费用的问题，至今没有普及。再者为阿司匹林剂量，指南推荐为 75～100mg，但在我国常联合 100mg，出血发生率更高，导致患者自行停用，故在临床工作中应根据患者情况选择 25～75mg 阿司匹林（图 63-1）。除了反复发生不良事件的患者外，目前不建议血小板功能和基因检测指导 DAPT 治疗。指南对服用双抗期间出现出血，并根据出血量的轻中重有相应的推荐。希望临床医生在治疗过程中规范使用相关药物，减少出血的发生[3]。

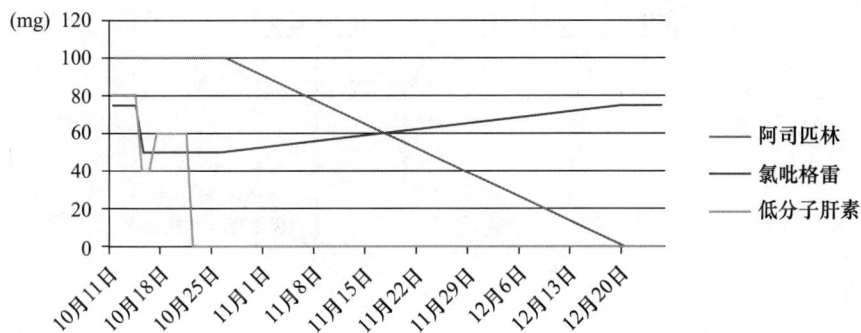

图 63-1　药物对比分析

【诊疗流程】

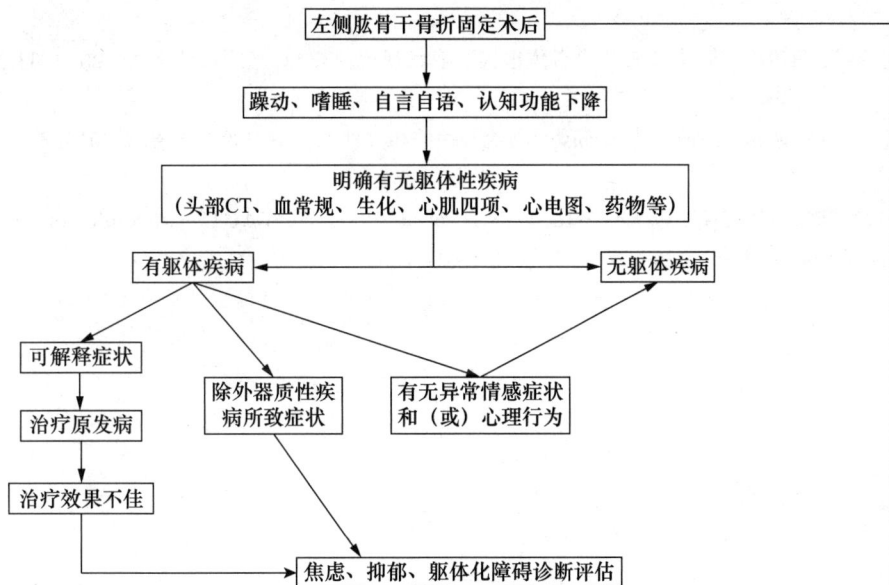

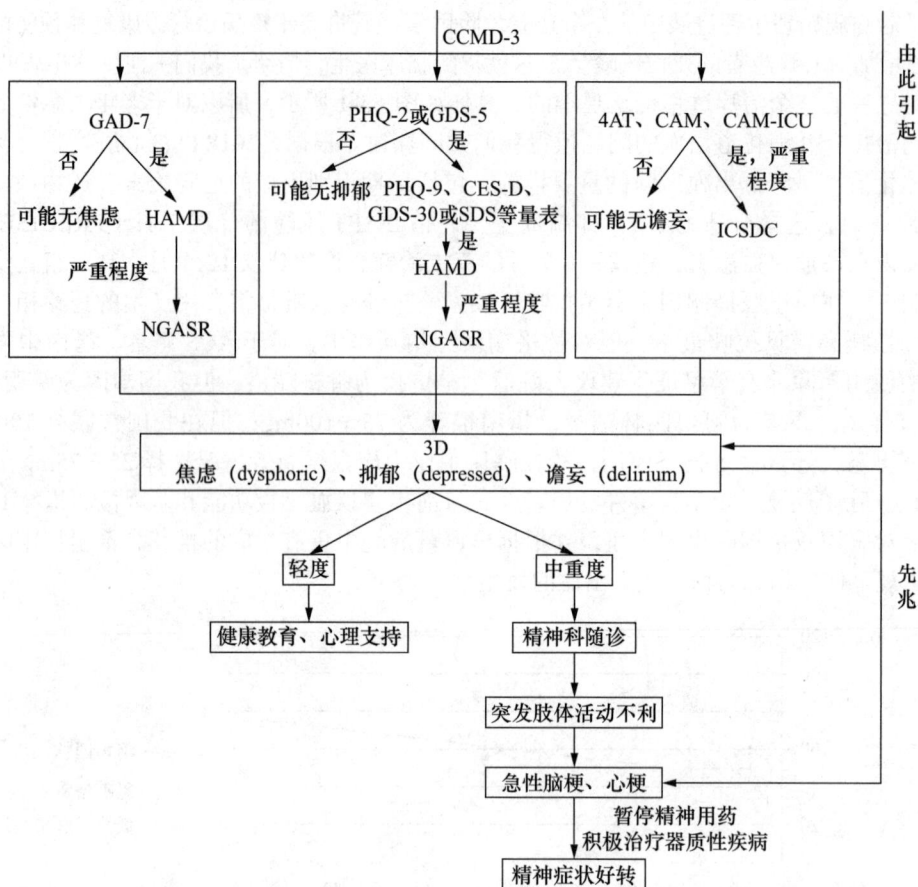

CCMD-3   由此引起

```
┌─────────────────────┐  ┌──────────────────────────┐  ┌──────────────────────────┐
│        GAD-7        │  │     PHQ-2或GDS-5         │  │   4AT、CAM、CAM-ICU      │
│     否      是       │  │    否         是         │  │    否      是，严重       │
│      ↓      ↓        │  │     ↓          ↓         │  │    ↓          程度        │
│  可能无焦虑  HAMD    │  │ 可能无抑郁 PHQ-9、CES-D、 │  │ 可能无谵妄     ↓          │
│             ↓        │  │         GDS-30或SDS等量表 │  │             ICSDC        │
│          严重程度    │  │              ↓           │  │                          │
│             ↓        │  │            HAMD          │  │                          │
│          NGASR       │  │              ↓           │  │                          │
│                      │  │           严重程度        │  │                          │
│                      │  │              ↓           │  │                          │
│                      │  │           NGASR          │  │                          │
└─────────────────────┘  └──────────────────────────┘  └──────────────────────────┘
```

┌──┐
│ 3D   │
│ 焦虑（dysphoric）、抑郁（depressed）、谵妄（delirium）   │
└──┘

```
        ┌────────────┐              ┌────────────┐
        │   轻度     │              │  中重度    │
        └────────────┘              └────────────┘
              ↓                           ↓
    ┌──────────────────┐          ┌──────────────┐
    │ 健康教育、心理支持 │          │ 精神科随诊    │
    └──────────────────┘          └──────────────┘
                                        ↓
                                ┌──────────────────┐
                                │ 突发肢体活动不利   │
                                └──────────────────┘
                                        ↓
                                ┌──────────────┐
                                │ 急性脑梗、心梗 │
                                └──────────────┘
                                  暂停精神用药
                                  积极治疗器质性疾病
                                        ↓
                                ┌──────────────┐
                                │ 精神症状好转  │
                                └──────────────┘
```

先兆

沙贵明
北京老年医院老年示范病房

参 考 文 献

［1］刘佩, 赵久波, 颜瑞莲, 等. 老年骨折患者焦虑抑郁症状现状调查 [J]. 实用老年医学, 2019, 33 (5): 487-490.

［2］辛若丹, 李文森, 管考华, 等. 焦虑抑郁障碍与冠心病的相关性 [J]. 中国老年学杂志, 2017, 37 (6): 1556-1559.

［3］NEUMANN F J, SOUSA-UVA M, AHLSSON A, et al. 2018 ESC/EACTS Guidelines on myocardial revascularization [J]. Kardiol Pol, 2018, 76 (12): 1585-1664.

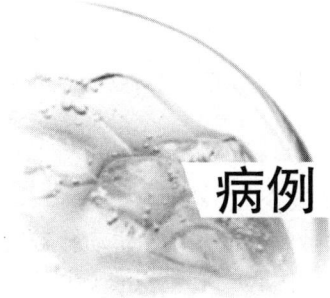

病例 62 慢性难治性心功能不全的治疗体会

【病例介绍】

1. **主诉及主要症状** 患者男性，80岁，主因"间断胸闷、憋气10余年，加重伴咳嗽咳痰3天"入院。患者10余年前无明显诱因出现胸闷、憋气，就诊于阜外医院，行超声心动图检查，诊断"肥厚型心肌病"，未予特殊治疗。此后胸闷、憋气反复发作，未予重视。3年前患者活动后出现胸闷、憋气，休息30min可缓解，此后活动耐量逐步降低，行走50步即出现胸闷、憋气，夜间高枕卧位，有阵发性夜间呼吸困难。于我院心内科住院治疗，诊断为"扩张型心肌病、心包积液、心衰"，治疗上予米力农强心、呋塞米及螺内酯利尿、阿司匹林抗血小板聚集、降糖、降脂等治疗后胸闷憋气症状好转，活动耐力改善出院。2年前及1个月前患者再次出现胸闷、憋气加重，伴有夜间不能平卧休息反复于我院住院。3日前，患者上述症状加重，端坐呼吸，不能平卧，伴有咳嗽咳痰，为少量白痰、难以咳出。无发热寒战，无胸痛心悸，无腹痛腹泻，为进一步诊治收入我科，神清、精神较差、言语流利、舌红、苔薄白、脉沉，饮食可，睡眠差，大便干燥，少尿。

2. **既往史** 2型糖尿病、糖尿病肾病、糖尿病周围血管病变、糖尿病周围神经病变、高脂血症、高尿酸血症、慢性胆囊炎、甲状腺功能低下、高同型半胱氨酸血症、右侧颈动脉重度狭窄、前列腺增生、便秘等病史多年；心律失常：一度房室传导阻滞、二度I型房室传导阻滞、三度房室传导阻滞、室性期前收缩、阵发性室性心动过速、心脏起搏器植入术后7年；否认药物及食物过敏史。

3. **入院查体** 血压117/45mmHg，神清，语利，精神略差，皮肤巩膜无黄染，唇甲轻度发绀，双颈静脉略充盈，双肺呼吸音粗，可闻及少量湿啰音，右下肺呼吸音低，右下肺叩诊呈浊音。心界向左扩大，心率54次/分，律齐，各瓣膜区未及震颤，未闻及杂音，腹平软，无压痛、反跳痛、肌紧张，肝脾肋下未及，双下肢对称性、可凹性水肿，无杵状指（趾），足背动脉不可及。

4. **老年评估**

日常生活能力评分：Barthel指数评定量表80分。

焦虑自评量表（SAS）：50分（轻度焦虑）。

谵妄评定（CAM-CR）：20分（可疑有谵妄）。

Zung抑郁自评量表（SDS）：41分（轻微至轻度抑郁）。

5. **化验及检查**

血常规：白细胞计数 9.82×10^9/L，中性粒细胞百分比90.6%，血红蛋白105g/L，血小板计数 417×10^9/L，C反应蛋白129.12mg/L。

血生化：白蛋白36g/L，尿素氮18.3mmol/L，肌酐116.0μmol/L，葡萄糖10.62mmol/L，同型半胱氨酸21.58μmol/L。

心肌酶：肌红蛋白63.91ng/mL；B型利钠肽 22 716.10pg/mL。

甲功：T_3 0.37ng/mL，TSH 7.74μU/mL。

凝血功能：凝血酶原时间 13.4s，凝血酶原活动度 74%，国际标准化比值 1.25，*D-* 二聚体 2430.00ng/mL，纤维蛋白原降解产物 12.48μg/mL。

血气分析：pH 7.40，PaO_2 57mmHg，$PaCO_2$ 35mmHg，SO_2 91.7%，BE −3.1mmol/L。

心电图（图 62-1）：起搏心率，50 次 / 分，房室传导阻滞，ST-T 改变。

超声心动图（图 62-2）：符合起搏器安装术后，左心增大，左室收缩功能减低，主动脉瓣反流（少量），二尖瓣反流（少量），三尖瓣反流（少量）。肺动脉高压（中度），心包积液（少量）。

胸腔积液超声（图 62-3）：双侧胸腔积液（右侧为著）。

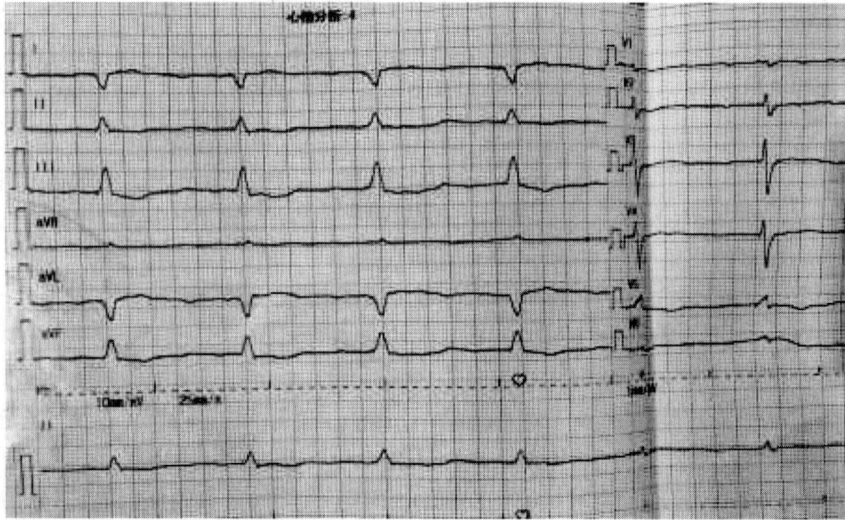

图 62-1　心电图

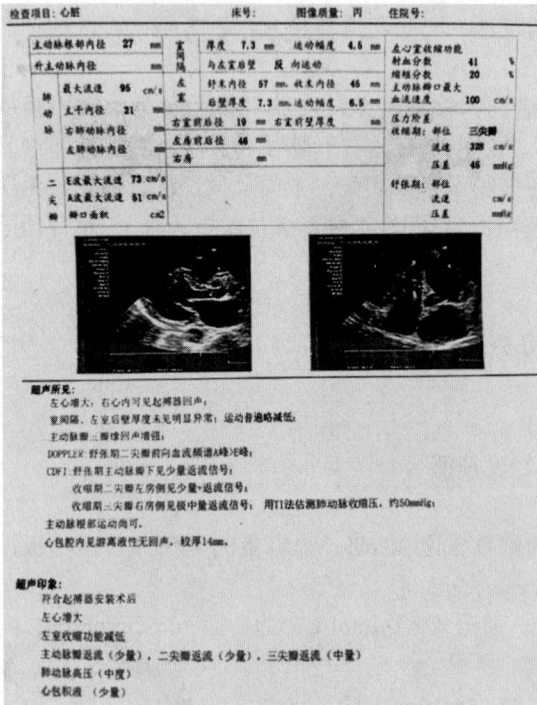

图 62-2　超声心动图

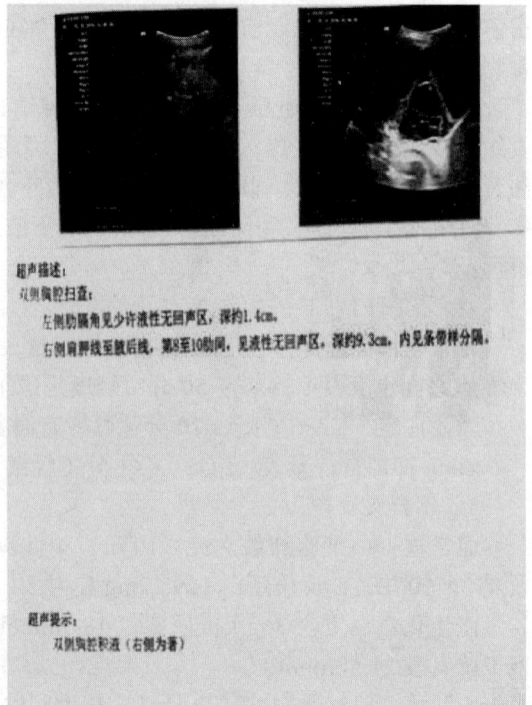

图 62-3　胸腔积液超声

6. 入院诊断

扩张型心肌病：心功能Ⅳ级（NYHA级）、三度房室传导阻滞，室性期前收缩、心脏起搏器植入术后、心包积液；2型糖尿病：糖尿病性肾病、糖尿病周围血管病变、糖尿病周围神经病变；肺部感染；高脂血症；高尿酸血症；慢性胆囊炎；甲状腺功能低下；低蛋白血症；电解质紊乱；高同型半胱氨酸血症；右侧颈动脉重度狭窄；前列腺增生。

7. 诊疗经过　患者入院后予完善常规检查及综合评估，患者扩心病、顽固性心衰，肺部感染诱发心衰加重，同时合并多种慢性病，病程长，静息下反复出现心衰症状，应用利尿剂及血管扩张剂疗效越来越差。经多学科团队讨论考虑患者为终末期心脏病，预后不良，生存期有限。建议给予安宁疗护，进行症状控制，提高患者生活质量。向患者和家属交代病情，患者家属表示理解并同意安宁疗护治疗方案。在症状控制方面包括①呼吸困难：患者呼吸困难，咳嗽、喘憋明显，平卧受限，双下肢水肿。除了心衰原因外，患者还存在肺部感染、大量胸腔积液（右侧为著）。治疗上，除了继续给予抗心衰、抗感染治疗外，我们考虑到胸腔穿刺引流虽然不能治疗原发病，但对于迅速缓解患者呼吸困难仍是有益的。跟家属详细交代胸腔穿刺的过程和穿刺后的护理要点，家属表示理解，同意行胸腔穿刺，引流胸腔积液约600mL，放置引流管。患者术后症状明显好转，可平卧休息，一周后拔除了引流管。②焦虑抑郁：患者情绪低落，夜间间断出现幻觉、躁动不安。结合焦虑抑郁量表，患者存在轻度焦虑抑郁，故给予劳拉西泮0.5mg每晚一次，必要时临时给予奥氮平控制夜间躁动症状。经治疗后患者上述症状明显减轻。③心肺康复训练：请康复师完善康复评定，制订康复计划，给予心肺康复训练，帮助患者改善心肺功能，提高了日常生活活动能力。④舒适护理：保持患者居住环境整洁、光线、温度适宜，室内安静、温馨，布局合理，工作人员言语亲切，避免噪声，进行操作及走路动作轻柔，关心患者的身心健康。⑤心理支持与哀伤辅导：治疗中医务人员充分跟患者爱人及女儿交代病情，帮助患者及家属接受患者病重，随时可能离世的事实，给予情绪疏导和哀伤辅导，做好善别准备。建议患者家属给予亲情陪伴，并对家属进行饮食及护理的指导。家人的每日陪伴对患者的情绪稳定起到了良好的作用。治疗1个月后，患者病情好转出院返家，进行居家安宁疗护。

【病例讨论】

随着社会的发展，疾病谱不断发生变化，急性病和传染病的发病率逐渐降低，慢性病的发病率逐年增高，患者的生存时间明显延长，因此，慢性病患者及其照顾者的生活质量日益受到关注，以控制症状为首要任务，以提高生存质量为目的的安宁缓和医疗越来越引起重视。它秉承全人照护的理念，以患者和家属作为一个照护单元，为终末期患者提供身、心、社、灵的全方位照护，并可在不同的健康照顾场所进行。主要任务包括：提供有效的疼痛和其他症状控制；识别患者和家属的心理、社会和精神需求，并根据需求制订整体照料计划；恰当地应用治疗性沟通技巧为患者和家属提供辅导和支持；尊重患者的意愿，促成符合伦理和法规的治疗决策；为失落、悲伤和居丧期的家属提供支持等[1-2]。安宁缓和医疗不同于安乐死，既不促进也不延缓患者的死亡，需要充分尊重患者和家庭成员的愿望，努力预防和减轻患者的不适症状、改善其生活质量，减轻或消除患者及家属的心理负担和消极情绪，帮助临终患者以舒适和有尊严的方式度过最后的时光。患者及家属虽然开始拒绝有创抢救，要求舒缓医疗，但身为医生的我们应该具有同理心和不怕困难的勇气，在全面评估分析的情况下给予患者和家属合理的建议，引导他们做出适当的决策。同时指导家属与患者进行坦诚沟通，表达爱与关怀，共同应对终末期的各种问题。

【诊疗流程】

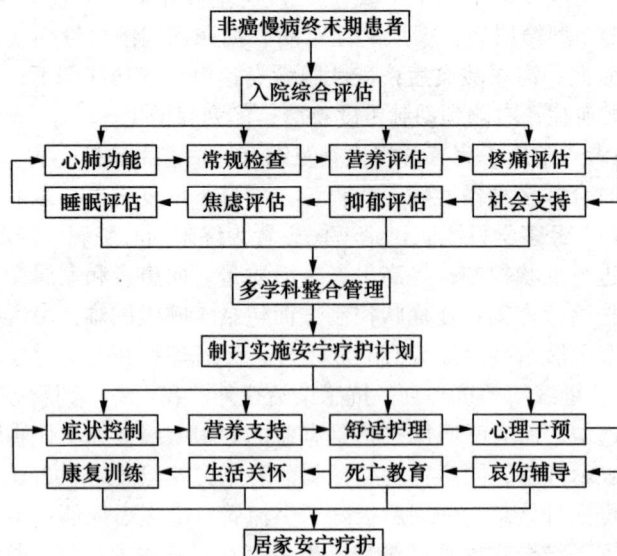

许研杰

北京市隆福医院北苑院区

参 考 文 献

［1］ BECKER R. Palliative care 1: principle of palliative care nursing and end-of-life care [J]. Nursing Times, 2009, 105 (13): 14-16.

［2］ BECKER R. Palliative care 2: exploring the skills that nurses need to deliver high quality palliative care [J]. Nursing Times, 2009, 105 (14): 18-20.

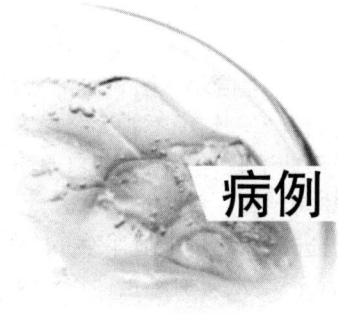

病例 63 机械瓣膜患者持续出血 抗凝治疗何去何从

【病例介绍】

1. **主诉及主要症状**　患者男性，83 岁，主因"间断胸闷、活动后呼吸困难 10 年余，加重伴咳嗽咳痰 2 日"于 2019 年 01 月 25 日入院。10 年余前出现胸闷、乏力，活动后呼吸困难，逐渐加重，诊断"风湿性心脏病、心力衰竭"，予利尿、扩管后好转。此后上述症状反复加重住院，加强利尿、扩管、强心等治疗后症状缓解。2 日前受凉后出现咳嗽、咳痰伴喘息，夜间不能平卧，尿少伴双下肢水肿加重。

2. **既往史**　风湿性心脏病、二尖瓣狭窄伴关闭不全、心房颤动，二尖瓣机械瓣置换术后，长期口服华法林抗凝治疗；因 RR 长间歇行起搏器置入。反复消化道出血病史，缺铁性贫血，反流性食管炎。高血压病，2 型糖尿病。前列腺增生。左肾萎缩、慢性肾功能不全。腰椎间盘突出、腰椎管狭窄。胆囊多发结石。右侧全髋关节置换术后。重度骨质疏松。

3. **入院查体**　体温 37.4℃、呼吸 20 次 / 分、血压 143/70mmHg，谵妄状态，喘息貌，查体不合作。双肺呼吸音粗，双下肺可闻及湿啰音，左下肺为著。心率 107 次 / 分，心音强弱不等，心律绝对不齐，心尖部可闻及金属瓣音。腹部膨隆，肝脾触诊不满意，无压痛、反跳痛和肌紧张。双下肢重度水肿。

4. **化验及检查**

血常规：白细胞计数 $2.96×10^9$/L↓、红细胞计数 $3.35×10^{12}$/L↓，血红蛋白 103.0g/L↓，血小板计数 $96.0×10^9$/L↓，中性粒细胞百分比 76.1%↑。

C 反应蛋白 4mg/L；降钙素原 0.056ng/mL↑。

血生化：丙氨酸氨基转移酶 21.9U/L，天冬氨酸氨基转移酶 23.3U/L，白蛋白 38.4g/L↓，肌酸激酶 72U/L，肌酸激酶同工酶 MB 18.7U/L，乳酸脱氢酶 252U/L↑，尿素 9.2mmol/L↑，肌酐 133μmol/L↑，血钾 3.38mmol/L↓，估算和肾小球滤过率（eGFR）42.33mL/（min·1.73m²）。

脑利钠肽前体 298.5pg/mL。

超敏肌钙蛋白 -T 21.01ng/L。

凝血功能：凝血酶原时间 38.3s↑，活动度 20%↓，国际标准化比值 3.49↑，D- 二聚体 0.079μg/mL。

心电图：心房颤动，起搏心律。

胸片：双肺纹理增重模糊，双肺可见斑片、条片状模糊影。结论：双肺炎症。

腹部超声：脂肪肝，肝静脉及下腔静脉增宽，左肾萎缩。

超声心动图：左房前后径 5.6cm，左室射血分数 53%，起搏器置入术后，二尖瓣人工瓣膜置换术后，双房增大，三尖瓣反流（中重度）。

5. **诊疗经过及疾病转归**　患者既往有风湿性心脏瓣膜病、房颤病史，反复出现心力衰竭，此次再次因感染诱发心力衰竭入院，EF 53%，射血分数保留的心力衰竭诊断明确。入院后予抗感染、利尿减轻心脏负荷、硝酸酯类泵入扩张血管等治疗，效果欠佳，加用重组人脑利钠肽泵入后患者水肿明显减轻，呼吸困难缓解，拟出院。

但患者出现下腹部胀痛，泌尿系超声示"膀胱残余尿量 400mL"，予保留导尿，次日出现淡红色血尿，予膀胱冲洗效果欠佳，血尿逐渐加重，为洗肉水样尿液伴少许血凝块（图 63-1）。因机械瓣膜置换术后故未停用华法林，联系泌尿外科考虑患者基础疾病较重、烦躁不能配合局麻膀胱镜检查，更换为三腔导尿管予持续膀胱冲洗，并予氨基己酸局部冲洗联合云南白药口服止血、间苯三酚缓解尿路刺激症状、手工抽吸血凝块及预防泌尿系感染等治疗，并将华法林减量，期间监测国际标准化比值 1.4～1.6，血小板计数 $97×10^9$/L，血尿仍进行性加重，血尿第 14 天（图 63-2）起间断有血凝块从尿袋中排出，反复堵管，每日更换尿管 1～2 次。血红蛋白逐渐下降至 73g/L，血小板计数 $92×10^9$/L。床旁泌尿系超声见膀胱大量血凝块。

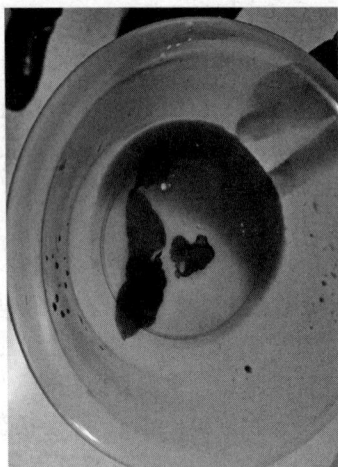

图 63-1　血尿第 5 日　　　　　　图 63-2　血尿第 14 日

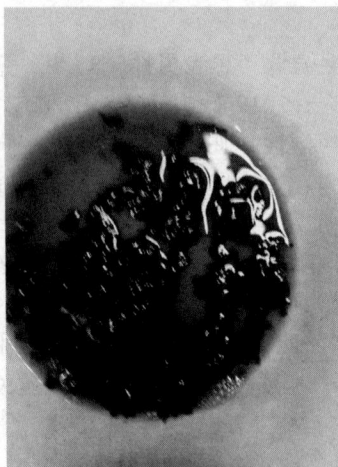

临床评估为大出血，停用华法林，并输注新鲜冰冻血浆，积极查找出血原因。再次联系泌尿外科，行紧急膀胱镜检查，镜下示"膀胱三角区周边黏膜充血水肿、糜烂，膀胱三角区、颈部及前列腺尿道部见少许活动渗血，膀胱区底部可见一明显活动出血点"，予电凝止血并持续膀胱冲洗。术后当日尿色明显变淡，为淡红色尿液伴少许血凝块，次日血尿再次加重，并逐渐出现心力衰竭加重、重症肺炎、Ⅱ型呼吸衰竭、凝血功能异常及血小板减少等合并症，期间三次拔除尿管失败，皆因尿潴留再次留置尿管并出现血尿反复，予持续膀胱冲洗、反复输血、重组人脑利钠肽联合呋塞米泵入减轻心脏负荷、抗感染（亚胺培南西司他丁＋利奈唑胺）、无创呼吸机辅助通气等治疗，终于在住院长达 90 日后症状缓解出院。患者出院时日常生活能力评分较入院未见下降。

【病例讨论】

心脏机械瓣膜置换术后，为了预防血栓的形成和循环栓塞的发生需要终生抗凝，但与抗凝相关的并发症不同程度地影响着患者的生活质量和生存时间。

该患者高龄，基础疾病较多，因心脏机械瓣膜置换术后，长期口服华法林抗凝，近期无国际标准化比值控制不良等表现。导尿后出现血尿，考虑与操作导致局部黏膜损伤及长期抗凝等有关，予膀胱冲洗后血尿仍逐渐加重。

导致血尿[1]的原因包括泌尿系统疾病（急慢性肾小球肾炎、IgA 肾病、尿路感染、泌尿系统结石、结核、肿瘤）、全身性疾病（感染性疾病：败血症、流行性出血热；血液病：白血病、再生障碍性贫血、血小板减少性紫癜；免疫和自身免疫性疾病：系统性红斑狼疮、皮肌炎等引起肾损害；心血管疾病：慢性心力衰竭、亚急性感染性心内膜炎等）、尿路邻近器官疾病（急慢性前列腺炎、急性阑尾炎、直肠和结肠癌）、化学物品或药品对尿路的损伤（如磺胺药、重金属对肾小管的损害；环磷酰胺引起的出血性膀胱炎；抗凝剂如肝素过量导致血尿）以及功能性血尿等。综合本患者情况，考虑患者存在前列腺增生基础疾病，前列腺黏膜毛细血管充血、小血管曲张，黏膜和毛细血管壁菲薄，前列腺尿道及膀胱颈部黏膜下血管受到增生腺体牵拉，极易出现血尿。心力衰竭、用力排便、反复更换导尿管、剧烈体位变动及应用抗凝药物等综合因素，导致血尿进行性加重。

患者同时存在出血及必须抗凝的基础疾病，治疗相互矛盾。对于出血患者的评估包括病史采集、体格检查和实验室检查，以了解血流动力学是否稳定，出血的部位、时间和程度。严重出血[2]指伴有血流动力学不稳定、发生于关键部位、血红蛋白下降 2g/dL 或输血需要 2 个单位及以上的出血。临床评估本患者为严重出血，停用抗凝治疗并积极完善膀胱镜检查，查找可能存在的出血原因并积极干预[3]。

本患者病情稳定后，存在需继续口服抗凝药物的临床指征，原则上应启动抗凝治疗[2]，但患者及家属不希望此时启动抗凝治疗，向家属充分告知栓塞风险后出院。门诊随访过程中将再次对患者进行评估，并尽快启动抗凝治疗。见诊疗流程（图 63-3）。

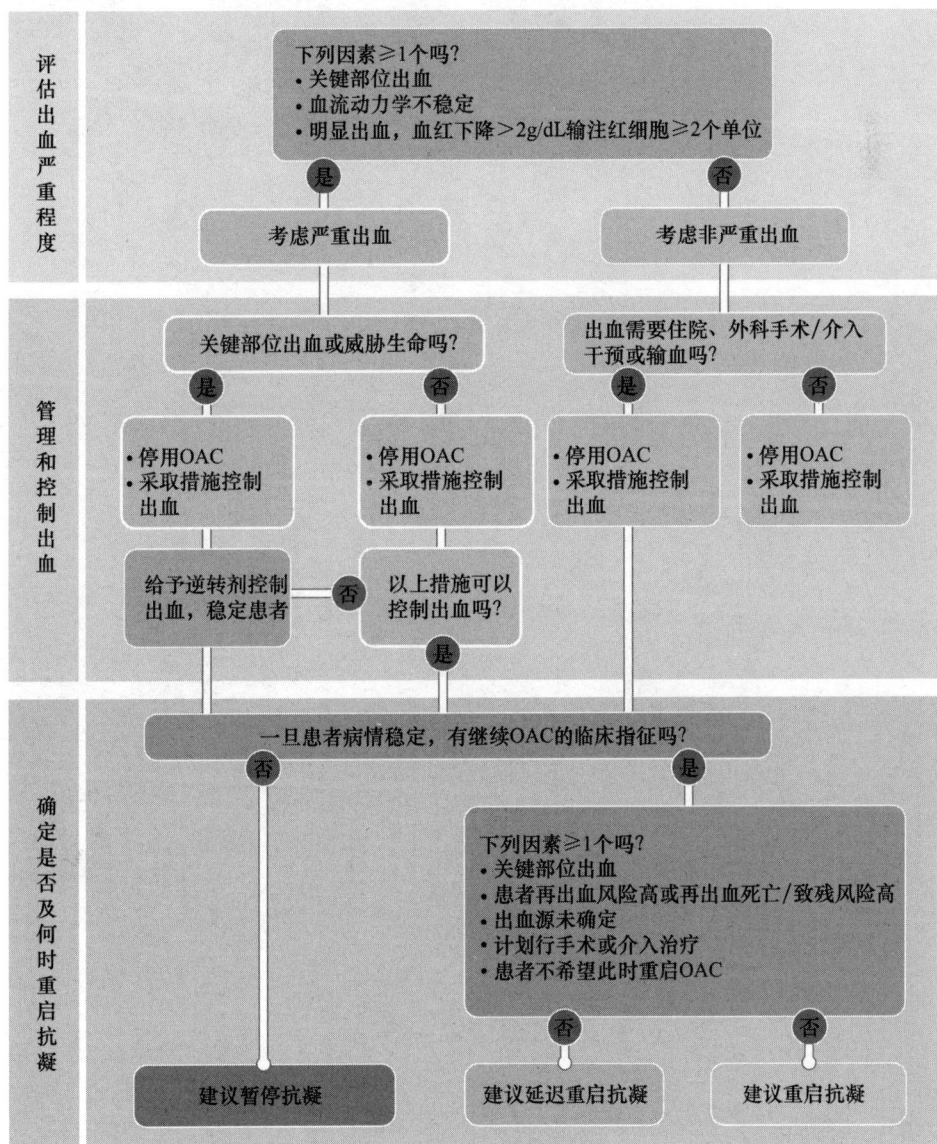

图 63-3 诊疗流程

支攀攀

北京市海淀医院老年内科

参 考 文 献

［1］陈文彬, 潘祥林. 诊断学 [M]. 北京: 人民卫生出版社, 2011: 57.

［2］GORDON F, TOMASELLI, KENNETH W, et al. 2017 ACC Expert Consensus Decision Pathway on Management of Bleeding in Patients on Oral Anticoagulants: A Report of the American College of Cardiology Task Force on Expert Consensus Decision Pathways [J]. Journal of the American College of Cardiology, 2017, 70 (24): 3042-3067.

［3］中华医学会心血管病学分会. 华法林抗凝治疗的中国专家共识 [J]. 中华内科杂志. 2013, 52 (1): 76-83.

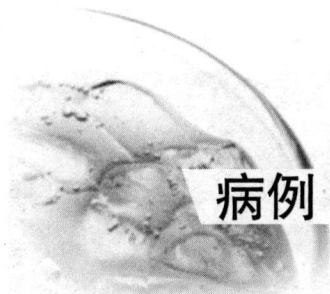

病例 64
普外科术前的老年综合评估

【病例介绍】

1. **主诉及主要症状**　患者男性，80岁，因"便中带血4个月余"入我院普外肿瘤科治疗。患者4个月前无诱因出现便中带血，为鲜血，每次量30～50mL，伴头晕，无呕血、腹痛、腹泻，皮肤巩膜无黄染，皮肤黏膜无瘀点瘀斑，无心悸、乏力、黑蒙、晕厥，于中日医院急诊，给予止血、禁食、抑酸、补液等治疗，未再排鲜血便，偶排黑便，电子肠镜检查结果：距肛门18cm可见环周性肿物，管腔明显狭窄。病理回报：高级别上皮内瘤变，至少为黏液内癌。患者以"直乙交界处癌并不全梗阻、下消化道出血"收入院并拟行手术治疗。

2. **既往史**　高血压病史27年，最高血压160/90mmHg，口服氯沙坦钾氢氯噻嗪片、富马酸比索洛尔片降压，血压控制在120/70mmHg左右。27年前因腹主动脉瘤行人工血管置入术，术后再发动脉瘤，瘤体有增大趋势。房颤病史22年，慢性浅表性胃炎史22年。1年前患脑梗死，未遗留后遗症。否认糖尿病、肾病病史。否认肝炎、结核病史。吸烟史20年，每日20支，已戒烟20年，无饮酒史。

3. **入院查体**　体温36.0℃，呼吸16次/分，血压130/83mmHg，体重78kg，BMI 24.2kg/m²，神志清楚，睑结膜无苍白，巩膜无黄染，无肝掌、蜘蛛痣，双肺呼吸音粗，双肺未闻及干湿啰音，心率75次/分，律不齐，第一心音强弱不等，各瓣膜听诊区未及病理性杂音，腹软，叩诊鼓音，无气过水声，全腹无压痛、反跳痛，肝脾未扪及，Murphy征阴性（-），麦氏点无压痛。双下肢无水肿，无下肢静脉曲张，双侧腓肠肌围32cm。双侧Babinski征阴性（-）。

4. **化验及检查**

血常规：白细胞计数 6.0×10^9/L，血红蛋白14.0g/dL，血小板计数 120×10^9/L，B型利钠肽4600pg/mL↑。

尿常规：Pro阳性（+），余未见异常。

粪常规正常，OB阳性（+）。

血沉、血凝3项、血同型半胱氨酸、糖化血红蛋白正常。

D-二聚体：12.2mg/L。

血生化：总胆固醇4.18mmol/L，甘油三酯1.43mmol/L，低密度脂蛋白2.24mmol/L，白蛋白38.4g/L↓，肝功能正常，血肌酐199μmol/L，血尿酸499μmol/L，肾小球滤过率27mL/（min·1.73m²），电解质正常。

CEA：10.97ng/mL↑。

血气分析：pH 7.42，PO_2 89.0mmHg，PCO_2 36.0mmHg，HCO_3^- 23.4mmol/L。

超声心动：双房增大，老年性退行性心脏瓣膜病，肺动脉高压（轻度），射血分数60%。

下肢血管彩超：双下肢动脉硬化，未见静脉血栓形成。

肺CT：双肺间质性病变，考虑寻常型间质性肺炎，双肺多发小结节，最大约5mm，主动脉、冠脉硬化同前，左肺上叶舌段点状钙化灶。

腹部CT（图64-1）：新见直肠-乙状结肠交界区肠管内软组织增厚影，范围为7～8cm，腹

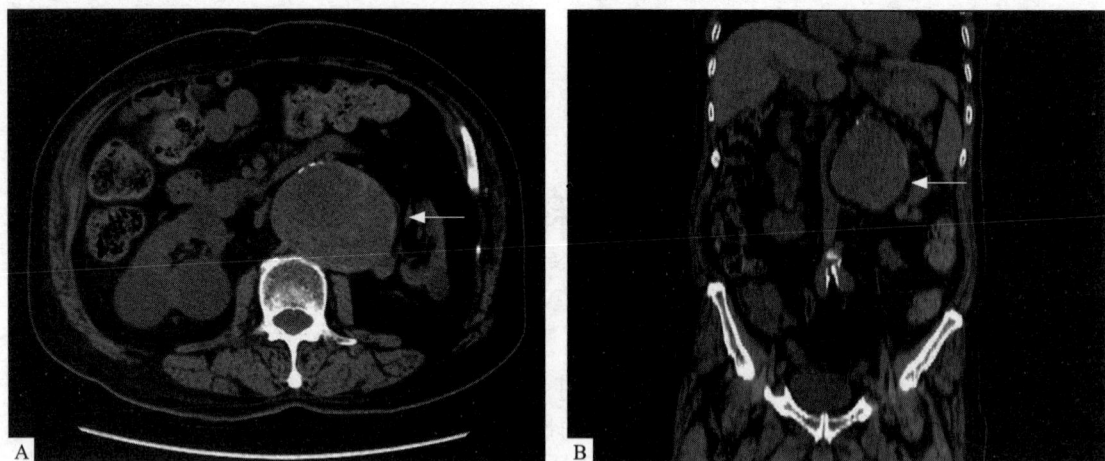

图 64-1　腹部 CT（A、B）

主动脉瘤较前增大（此次约 8.1cm，上次约 7.6cm），腹主动脉下段支架术后，肠系膜上动脉近段、右侧髂内动脉局限性瘤样扩张，肝脏多发囊肿，胆囊多发结石，左肾萎缩，双肾多发囊肿，部分考虑复杂囊肿。

　　5. 围手术期综合评估　评估内容主要参照国内相关指南及美国 ACC/AHA 老年患者围手术期管理指南，其中关于血栓风险评估和营养不良风险评估的内容参考国内外相关领域的进展改为更为常用的评估方法。评估的实施中，为了更简便明了，把所有评估内容分为自评、他评两部分，评估结果见表 64-1。

表 64-1　围手术期老年综合评估

自评部分	他评部分
1）衰弱评分：（1）分，衰弱前期	1）躯体疾病：高血压、持续性房颤、腹主动脉瘤支架置入术、慢性浅表性胃炎、脑梗死等病史。否认其他病史。
2）日常生活能力 ADL 评估：（100）分：生活能力正常	2）易神经状态评分 MMSE：（27）分，无认知功能障碍
3）过去一年跌倒病史：（0）次	3）谵妄评分量表：（0）分，无谵妄
4）SAS 焦虑评分：（47）分，无焦虑状态，定期复测	4）改良心脏危险指数评分：（3）分，心脏并发症发生率为 11.0%
5）老年抑郁评估 GDS：（2）分，无抑郁状态	5）不同部位非心脏手术的心血管风险：中度风险
6）运动耐量分级：（12）METs，运动耐量良好	6）卒中风险评分量表 ESSEN：（5）分，卒中极高危风险
7）简易营养状况评估：（12）分，目前无营养不良	7）肾功能评估 CKD 分期：（G4）期，肾功能重度受损
8）视力评估：（2）分，视力较差	8）血栓风险评估（Caprini 评分）：（5）分，极高危血栓风险
9）听力评估：（3）分，听力良好	9）手术出血风险：（高）危
10）吞咽功能评估：（0）分，无异常	10）营养风险评估：（3）分，存在营养风险

　　6. 诊治经过及疾病转归　患者卧床休息，吸氧，少量进食流食，给予脂肪乳、丙氨酰谷氨酰胺、复方氨基酸注射液及糖盐静脉营养支持，口服氯沙坦钾氢氯噻嗪片（1 片 1 次 / 日）、富马酸比索洛尔片（5mg 1 次 / 日）降压及控制心室率，云南白药胶囊口服止血。

　　术前综合评估解读及干预：患者活动耐量、生活能力良好，无认知功能障碍，无谵妄、焦虑抑郁情绪，视听功能尚可；肾功能重度受损，避免使用加重肾功能恶化的药物，同时给予保肾治疗。患者有肿瘤史，血液高凝状态，入院后卧床，评估血栓、卒中风险为极高危，D- 二聚体升高、下肢血管彩超无静脉血栓形成，给予抬高下肢、足踝活动，足底泵或弹力袜等物理方式预防下肢血栓，由于患者下消化道肿瘤合并出血，故不给予抗凝治疗，防止加重出血；根据改良心脏风险指数、不同部位非心脏手术的心血管风险评估，结合患者 B 型利钠肽升高、巨大腹主动脉瘤病史，考虑手术心血管风险为极高危，且血压波动后瘤体破裂风险高，故应密切监测血压，完善动态血压监测检查，调整降压药物，使血压控制在 120/70mmHg 以下；营养状态评估虽无营养不良，但营养风险评估存在营养风险，给予静脉营养支持，预防营养不良结局。

由于患者既往患腹主动脉瘤，并行人工血管置入术，术后再发动脉瘤，瘤体不断增大，目前直径约为 8.1cm，随时有破裂风险，同时患有直 - 乙状结肠肿瘤、不全肠梗阻，麻醉、手术风险高，患者目前无呕吐、腹痛等急腹症表现，有排气，无急诊手术指征，根据术前综合评估结果及整体病情，最终治疗方案为：非手术治疗，如靶向治疗、化疗，如出现完全性肠梗阻、不可控的肿瘤出血等急症，充分交代风险后再行手术治疗。给予替吉奥 60mg 2 次 / 日口服单药化疗，患者血压控制在（110～120）/（60～70）mmHg，其他生命体征平稳，有排气、排便，为黄色软便，未排鲜血便，病情稳定出院，院外继续口服药物治疗，普外科及老年科随访。

【病例讨论】

我国已进入老龄化社会，老年疾病如肿瘤、骨折、严重骨性关节炎等，使手术治疗更加普遍。由于老年患者衰老、共病、衰弱等多方面因素，手术发生不良事件的风险显著增加。因此，对老年人术前进行整体状态的评估，明确手术风险及可行性，同时通过评估可降低围手术期风险、减少并发症、维护术后功能状态，已成为广大临床工作者重点关注的问题。

术前评估内容如下：

1. 衰弱状态的评估　衰弱反映了老年患者的生理储备能力下降、不足以对抗应激状态，是健康曲线由健壮至失能甚至死亡之间的一个阶段。衰弱患者在围手术期更容易发生各种不良事件（如心脑血管意外、感染、血栓、谵妄等），是手术不良并发症的首位独立风险因素。对于老年进行术前衰弱状态的评估，并通过临床医生的干预，可预防潜在不良事件，以保证安全诊疗。

2. 功能状态和跌倒风险评估　老年患者的功能状态与其生活自理能力、生活质量直接相关。评估功能状态、步态、判断跌倒风险，有助于判断手术获益程度，决定术后康复锻炼方式，及采取预防跌倒和坠床的措施。评估包括以下内容。

（1）首先应用功能 / 体力状态的简短筛查试验，判断是否进行日常生活活动能力评定（ADL量表）。

（2）记录视力、听力或吞咽功能下降情况。

（3）询问跌倒病史（过去 1 年你跌倒过吗？）。

（4）建议采用起立行走试验（TUGT）表对患者步态、运动受限情况进行评估。评分标准为TUGT≥15s 提示有功能减弱。TUGT 多用于骨科评价术后功能的恢复情况。

3. 认知功能评估　很多老年患者在术前可能已经有认知功能下降却未被识别，术后容易出现谵妄等，采用简易智力状态检查量表（Mini-mental State Examination，MMSE）进行筛查，可对有认知功能下降者尽早采取预防等措施，因为认知障碍或痴呆会导致随后的功能状态和（或）药物使用评估结果不可靠。

4. 精神状态评估　术前焦虑抑郁状态可导致术后多种不良后果，造成死亡率升高、住院时间延长、术后疼痛明显及麻醉药物使用增加等。选用焦虑自评量表（self-rating anxiety scale，SAS）、老年抑郁量表（geriatric depression scale，GDS）进行焦虑抑郁的初筛，如存在严重问题建议心理咨询及药物干预。

5. 谵妄　术后谵妄与不良预后有关。谵妄是由多种原因导致的临床综合征，临床表现为意识障碍、行为无章、没有目的、注意力无法集中，通常起病急，病情波动明显，常见于老年患者。

术后谵妄可导致病死率和并发症发生率增高，且使花费及医疗资源的使用增加、住院时间延长及功能恢复较差。根据谵妄评定量表（confusion assessment method-simple，CAM-S）可准确地评估谵妄的严重程度并给予干预。

6. 心脏评估　心血管事件是手术后最具危险的并发症之一，术前做好心脏危险的评价，明确是否可进行手术，并采取积极措施，有效减少手术后的心脏事件。评估内容包括运动耐量的评估、改良心脏危险指数、不同部位非心脏手术的心血管风险评估。

7. 肺部并发症评估　肺部并发症使住院费用增多、平均住院时间增长，而且还是≥70岁接受非心脏手术患者远期死亡率增加的预测因素之一。通过肺功能、肺CT等检查的评估，采取合适的术前干预以降低术后肺部并发症的风险。术前肺功能与血气检查结果对老年患者手术麻醉风险评估具有重要意义，若一秒用力呼气容积（FEV_1）≤600mL、第一秒用力呼吸容积占预计值百分比≤50%、一秒率≤27%正常值、肺活量（VC）≤1700mL、第一秒用力呼吸容积占用力肺活量百分比≤32%～58%、动脉血氧分压（PaO_2）≤60mmHg（1mmHg=0.133kPa）或呼气高峰流量（PEFR）≤82L/min，则提示患者存在术后通气不足或咳痰困难之风险，易发生术后坠积性肺炎、肺不张，可能出现呼吸衰竭。术前干预内容包括：①术前治疗和控制COPD和哮喘等疾病至最佳状态，有感染征象者术前应加用抗生素治疗；②戒烟；③术前加强呼吸肌训练和有效的咳嗽训练，尽可能采用创伤小的麻醉和手术方式，术后控制疼痛，呼吸功能锻炼。

8. 卒中风险评估　卒中风险预测评分是术前评估的重要内容，根据评估结果，可以将不同卒中风险的患者分层。对老年患者术前采用Essen量表进行卒中风险评估，根据评估结果选择有效的预防性措施。

9. 血栓及出血风险评估　许多需要接受非心脏手术的老年患者同时接受抗凝治疗或抗血小板治疗，因此必须对围手术期血栓及出血风险进行评估。根据评估结果合理制订围手术期抗凝药物管理方案。外科患者围手术期主要应避免出现深静脉血栓及肺栓塞，因此我们除了做指南中推荐的血栓风险评估外，参考国内外相关指南推荐的外科患者血栓评估，增加了Caprini风险评估量表。

10. 肾功能评估　术前合并慢性肾脏病是术后发生急性肾损伤、消化道出血、新发心房颤动、低心排血量的独立危险因素，也是冠状动脉旁路移植术围手术期发生并发症的独立危险因素。老年患者进行常规肾功能评估，对手术患者推荐根据慢性肾脏病流行病学合作（CKD-EPI）公式估算肾小球滤过率（eGFR），以评估患者的肾功能状况及术后发生急性肾损伤的风险，同时指导用药剂量等。

11. 营养评估　老年患者发生营养不良的比例很高，术前及时将营养不良或存在营养风险的患者筛选出来并选择合理的营养支持途径，对帮助老年患者安全度过手术期、减少并发症、缩短住院时间、减少医疗费用有重要的意义。本文没有采用国内老年术前综合评估专家建议中推荐的方法，而是采用国际更为通用的住院患者营养不良风险评估方法NRS 2002来筛查营养风险。

老年外科术前评估从患者的营养状态、活动能力、自理能力、情绪状态、认知功能、心脑血管并发症风险、血栓及出血风险等十大方面，进行全面的综合评估，帮助甄别可能影响手术结果的并发症，评价可能发生的概率、风险性及严重程度等，及时给予预防及干预，从而减少手术风险，可谓是外科手术患者术前必备项目。术前评估的开展是外科医生的得力帮手，是手术患者的安全保障。在实际操作过程中，仍然需要不断的总结经验，尽量做到简化评估流程，识别高危患者。

本例患者高龄，诊断结肠乙状结肠交界区恶性肿瘤伴不全肠梗阻、下消化道出血，术前综合评估患者吞咽功能、自身功能状态、日常生活能力、精神状态及认知功能等均良好；但患者为衰弱前期状态、存在营养风险，手术血栓卒中极高危风险，手术出血中危风险，手术风险高，同时患者有腹主动脉瘤病史，既往行支架植入术，目前再发动脉瘤，瘤体直径 8.1cm，动脉瘤有手术指征，但结合患者高龄、重度肾功能不全等病情，无法行手术干预，故需严格控制血压，防止动脉瘤破裂。对于肿瘤手术，患者肺间质纤维化、肺功能不良、心脏功能不全，对手术耐受性差，同时腹主动脉瘤随时有破裂风险，如行手术治疗，整体预后不良，故根据患者整体病情及评估，暂停手术治疗，如发生肠梗阻，必须急诊手术时可以选择手术时间短、术后恢复快、对麻醉要求少的造瘘术。通过术前综合评估可充分了解患者手术风险，权衡利弊，选择有利于患者延长生存时间、提高生活质量的合理治疗方法。

【诊疗流程】

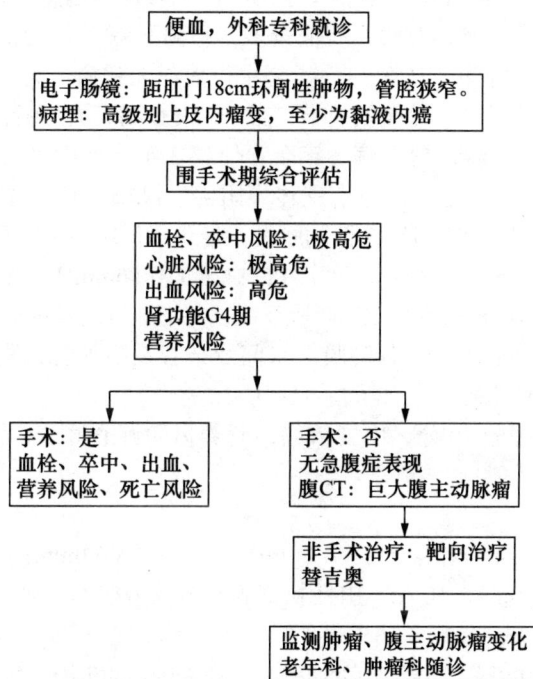

赖　杰　王春玲
应急总医院老年病科

参 考 文 献

［1］朱鸣雷，黄宇光，刘晓红，等. 老年患者围手术期管理北京协和医院专家共识 [J]. 协和医学杂志, 2018, 9 (1): 36-41.

［2］中华医学会老年医学分会，解放军总医院老年医学教研室. 老年患者术前评估中国专家建议 (2015) [J]. 中华老年医学杂志, 2015, 34 (11): 1273-1280.

［3］中华医学会麻醉学分会. 围手术期深静脉血栓/肺动脉血栓栓塞症的诊断、预防与治疗专家共识 (2014). 2014 版中国麻醉学指南与专家共识 [M]. 北京: 人民卫生出版社. 2014: 228-233.

［4］袁丁, 赵纪春, 王家嵘, 等, 2018 年美国血管外科学会 (ASVS) 腹主动脉瘤诊治临床实践指南解读 [J]. 中国循证医学杂志, 2018, 18 (12): 1273-1280.

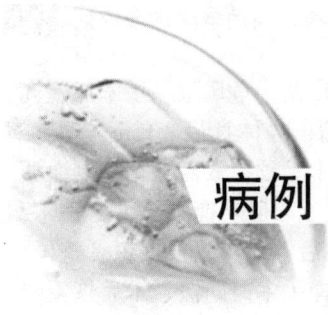

病例 65

肺炎合并难治性心力衰竭

【病例介绍】

1. **主诉及主要症状** 患者男性，90 岁，主因"咳嗽咳痰伴喘息气短 3 日"入院，3 日前患者无明显诱因出现咳嗽咳痰，咳白黏痰，痰液较多，黏稠不易咳出，床边活动即有喘息、气短，伴有双下肢水肿，伴有食欲下降，无发热，无痰中带血，无胸痛，无心悸，无夜间阵发性呼吸困难，于急诊经拉氧头孢抗感染、盐酸氨溴索口服溶液化痰等对症治疗后症状无明显好转。

2. **既往史** 贫血病史 1 年，胃溃疡 2 年余，便秘 3 年，重度骨质疏松伴骨痛 6 年，失眠 10 余年，冠心病、频发室早、完全性左束支传导阻滞、陈旧性前间壁心肌梗死病史 20 余年，前列腺增生 20 余年，30 余年前曾患结核性胸膜炎，经正规抗结核治疗后治愈。无吸烟史。

3. **入院查体** 体温 36.5℃，呼吸 20 次 / 分，血压 110/56mmHg，神清，精神弱，口唇、甲床无发绀，桶状胸，双肺叩诊过清音，双肺呼吸音粗，左下肺可闻及少量湿啰音，心率 88 次 / 分，心律不齐，可及期前收缩 6 次 / 分，各瓣膜区未闻及杂音及附加音，腹软，无压痛，肝脾肋下未触及，双下肢轻度可凹性水肿，无杵状指（趾）。

4. **老年评估** ADL 评分 50 分，中度依赖；营养风险筛查 0 分，无风险；疼痛评分 0 分，无疼痛。

5. **化验及检查**

血气：酸碱度 7.427，二氧化碳分压 37.9mmHg，氧分压 66.0mmHg；

血常规：白细胞计数 5.34×10^9/L，中性粒细胞百分比 67.7%，血红蛋白 99g/L↓，血小板计数 169×10^9/L；

血生化：白蛋白 29.09g/L↓，肌酐 82μmol/L，血钾 4.07mmol/L；

肿瘤：癌胚抗原 17.07ng/mL↑，肿瘤相关抗原 125 159.70U/mL↑，肿瘤相关抗原 19-9 40.44U/mL↑，神经元特异性烯醇化酶 20.23ng/mL↑，前列腺特异抗原 23.84ng/mL↑，游离前列腺特异性抗原 1.97ng/mL↑；

N 末端 B 型利钠肽（NT-proBNP）：2399pg/mL↑。

动态心电图：窦性心律、短阵房性心动过速、房性期前收缩未下传、频发多源性室性期前收缩（部分成对及二、三联律）、多发短阵室性心动过速、加速的室性及交界性逸搏伴干扰性房室分离、完全性左束支传导阻滞（图 65-1）。

心脏彩超：左房增大（左房径 43mm↑），室壁节段运动异常，主动脉瓣钙化，主动脉瓣、二尖瓣轻度反流，左室射血分数减低（LVEF34.8%↓）。

胸片提示双肺感染并双侧胸腔积液，慢性支气管炎改变，左肺陈旧性病变，左侧胸膜增厚、粘连伴钙化（图 65-2）。

6. **临床主要诊断包括以下各个系统**

（1）肺炎（双侧，细菌性），呼吸道真菌感染，呼吸衰竭（Ⅱ型），慢性支气管炎，双侧胸腔积液。

（2）难治性心衰，冠心病，陈旧性心肌梗死，频发室性期前收缩，短阵室性心动过速，频

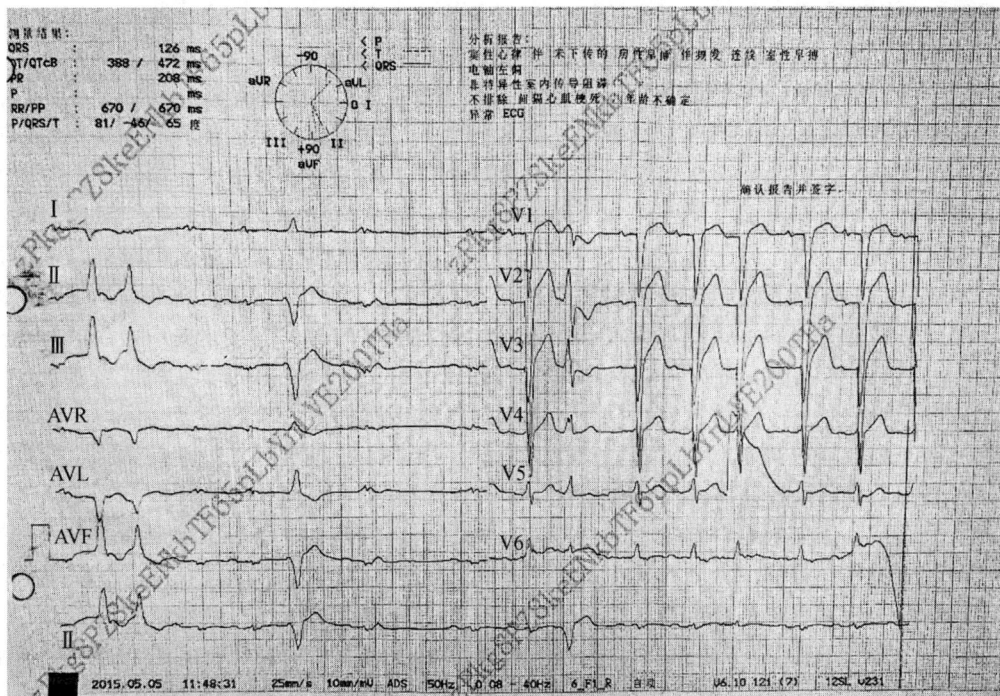

图 65-1　心电图

窦性心律，心率 89 次 / 分，多发房性期前收缩，频发室性期前收缩，
完全性左束支传导阻滞，陈旧性前间壁心肌梗死，ST-T 改变。

发房性期前收缩，短阵房性心动过速，完全性左束支传导阻滞。

（3）慢性肾脏病 CKD4 期。

（4）胃溃疡伴消化道出血。

（5）肿瘤标志物升高，肝功能异常，低蛋白血症，贫血（中度），高尿酸血症。

（6）重度骨质疏松伴骨痛，前列腺增生，便秘，失眠。

7. 诊治经过及疾病转归　患者以咳嗽咳痰为主要表现，查体左下肺可闻及少量湿啰音，胸片提示双肺感染，考虑患者肺炎，同时患者床边活动即有喘息、气短，结合患者既往冠心病、左室射血分数（LVEF）30%～40%，考虑患者由于感染导致了慢性心功能不全的急性加重，故入院后治疗上予低流量吸氧，限制入量，拉氧头孢抗感染及化痰、解痉平喘，硝酸异山梨酯注射液改善心肌供血，曲美他嗪促进心肌能量代

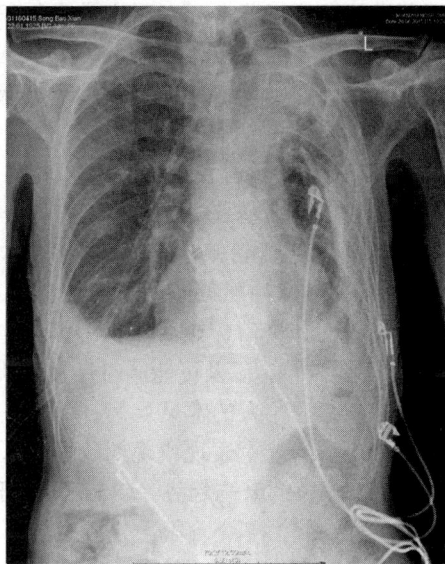

图 65-2　胸片示双肺感染并双侧胸腔积液

谢，阿司匹林肠溶片抗血小板、阿托伐他汀降脂、胺碘酮抗心律失常、纠正电解质紊乱等治疗，尿量偏少，加强利尿治疗后双下肢水肿逐渐消退，体温正常，但咳嗽、咳痰较前加重，平静状态下即有喘息、气短，伴有胸闷，夜间间断端坐呼吸，无胸痛及心悸，心率水平较前增快，有频发室性期前收缩、房性期前收缩及短阵室性心动过速，肺部听诊干湿啰音均较前增多，复查胸片提示肺部感染加重，考虑患者感染控制不佳，但当时无有效病原学依据，故入院 7 天时抗

生素升级为美平联合替考拉宁，以经验性广谱抗菌治疗。上述治疗后喘息、胸闷、气短症状无好转，心律失常无好转，心功能逐渐恶化，予重组人脑利钠肽纠正心衰，但效果不佳，并出现低血压副作用，复查 B 型利钠肽上升至 9964pg/mL，停用重组人脑利钠肽，加强利尿治疗，咳嗽咳痰等症状及肺部体征无好转，复查中性粒细胞百分比及炎症指标较前升高，胸片提示双肺感染进一步增重，考虑治疗困难，结合患者长期应用广谱抗生素，且多次痰涂片均找见真菌孢子及假菌丝，考虑存在真菌性肺炎，加予氟康唑注射液静脉滴注治疗真菌感染，后患者咳嗽咳痰较前减轻，喘息、气短较前好转，夜间可平卧，尿量较前增多，双下肢水肿减轻，中性粒细胞水平及炎症指标降至正常，B 型利钠肽降至 2059pg/mL，心律及心率较前平稳，室性期前收缩明显减少，复查胸片提示肺部感染及胸腔积液均较前明显减轻，但生化提示血肌酐有上升趋势，考虑抗感染治疗有效，肌酐升高与过度使用利尿剂有关，故根据药敏结果抗生素减至头孢他啶，并将利尿剂减量。但患者病情反复，喘息、气短再次加重，夜间不能平卧，并出现阵发房扑及房颤，复查胸片及超声提示感染加重，右侧胸腔积液明显增多，中性粒细胞百分比及炎症指标升高，考虑感染控制不佳，根据痰培养结果为铜绿假单胞菌及克柔假丝酵母菌，升级抗生素为美平并联合伏立康唑加强抗感染治疗，监测血压水平偏低，予多巴酚丁胺、多巴胺持续微量泵入升压以提高肾灌注，同时适当加强利尿，间断予毛花苷（西地兰）强心，后胸片提示感染较前好转，恢复窦律，心律及心率水平趋于平稳，尿量较前增多，喘息气短较前减轻，但肌酐水平逐渐上升，最高 125μmol/L，美平应用 2 周后痰培养提示耐药，考虑到患者临床症状及检查结果均提示感染较前好转，故降级为头孢他啶。但患者炎症指标持续未将至正常，且多次痰培养出现热带假丝酵母菌，故加用氟康唑注射液联合头孢他啶抗感染，后患者症状逐渐好转，心律及心率水平平稳，复查胸片感染好转，胸腔积液减少。入院 10 周后突起发热，最高 39.8℃，伴有寒战，喘息、气短再次明显加重，复查白细胞、中性粒细胞百分比、B 型利钠肽均较前升高，痰培养再次出现克柔假丝酵母菌，考虑到院内多为阴性杆菌，故升级抗生素为美平联合伏立康唑抗感染，考虑到患者进行了高级别强效抗真菌及杆菌药物，容易出现球菌的增殖，故在上述药物基础上加用替考拉宁抗球菌治疗，同时继续心衰治疗，但感染及心衰、肾衰进一步加重，出现Ⅱ型呼衰、肝衰，生命体征不稳定，发热 2 天后抢救无效死亡。

【病例讨论】

65 岁及以上人群的死亡中有 1/3 是由感染造成的。导致老年人感染增加、死亡风险增高的原因包括免疫衰老、严重共存疾病［如糖尿病、慢性阻塞性肺疾病（COPD）、慢性心功能衰竭、癌症、认知功能减退］以及出院后 30 日内再住院，居住在长期护理机构等。结合本例患者，社区获得性肺炎治疗预后不良的因素包括 85 岁以上高龄、基础肺功能减退（结核病史 / 慢支 / COPD 待除外），以及可能同时存在未明确的消化道肿瘤（多项肿瘤标志物 3～4 倍增高）。

肺炎是老年人的常见疾病，而且是导致老年人多脏器功能衰竭的重要始动因素。心衰是各种心脏疾病的严重表现或晚期阶段，医疗水平的提高使心脏疾病患者生存期延长，导致我国心衰患病率呈持续升高趋势。China-HF 研究显示住院心衰患者的病死率为 4.1%。根据心衰发生发展的过程，分为 4 个阶段，分别为前心力衰竭阶段、前临床心力衰竭阶段、临床心力衰竭阶段、难治性终末期心力衰竭阶段。第 4 阶段即为难治性心衰，指患者器质性心脏病不断进展，虽经积极的内科治疗，休息时仍有症状，常伴有心源性恶病质，且需反复长期住院，死亡率高。有文献报道，诱发老年人心力衰竭的因素中以呼吸道感染最常见，与此同时，发生急性左心衰时，由于血流缓慢，容易造成细菌在心血管内聚集，从而易发生肺部感染。

该患者既往有明确的冠心病及心律失常病史 20 余年，LVEF＜40%，存在射血分数降低的心力衰竭，此次以肺部感染为诱因，出现慢性心衰的急性加重，同时存在频发室性期前收缩、频发房性期前收缩早、短阵室速、短阵房速等多种心律失常，贫血及肾功能不全，平静状态下即有喘息、气短、胸闷不适，入院后在积极抗感染去除诱因的同时予限制入量、积极利尿、改善心肌供血及冠心病二级预防、抗心律失常治疗，但心衰症状难以纠正，心律失常无好转趋势，且在治疗过程中有新发房颤、房扑出现，血压的下降及肌酐的逐渐升高，进入了难治性终末期心力衰竭阶段。难治性心衰的治疗重点为去除诱因、控制液体潴留、应用神经内分泌抑制剂、静脉应用正性肌力药物或血管扩张药、纠正电解质紊乱。该患者在住院期间根据肺部症状、体征及炎症指标、胸片、痰培养等多次调整抗感染方案，但病情未得到有效控制。在控制液体潴留方面，应用袢利尿剂效果不佳后，给予了重组人脑利钠肽提高肾灌注以改善利尿效果，同时扩张动脉和静脉以降低前后负荷，但出现低血压，肾灌注不足导致尿量少，且肌酐开始出现上升趋势，故停用，开始予正性肌力药物多巴酚丁胺及多巴胺以增加心排血量，升高血压，缓解组织低灌注，在上述治疗的同时持续予改善心肌供血及抗血小板、改善心肌能量代谢、抗心律失常及纠正电解质紊乱治疗。尽管 ACEI/ARB 及 β 受体阻滞剂具有改善心衰预后的作用，但是本患者血压无法耐受，住院期间有支气管痉挛表现，故未选用。

老年患者共病问题普遍存在，不仅影响患者的功能状态及生活质量，还增加疾病的临床管理难度。呼吸系统疾病与心血管系统疾病共存是老年共病的常见形式之一，心衰与 COPD 及哮喘的症状有重叠，鉴别诊断存在一定困难，有研究报道肺部超声的"彗星尾征"有助于鉴别 COPD 和哮喘与心衰引起的呼吸困难。在慢性病急性加重的过程中，肺炎和心衰虽然常常并存，但有先后主次之分，通常都是肺炎诱发慢性心衰的急性加重，因此控制感染是影响疾病转归的决定因素，而及时迅速控制心衰也能为控制感染创造机会。β 受体阻滞剂虽然能改善心衰患者的症状及生活质量，但是也会诱发及加重支气管痉挛，因此心衰合并气道高反应时建议使用心脏选择性 β_1 受体阻滞剂。利尿虽然是控制急性心衰的首选，但是过度利尿也会导致排痰困难，干扰感染的控制，因此需要适度利尿，同时予化痰治疗，并不能将利尿作为控制心衰的唯一手段。慢性心衰急性发作后容易出现低血压状态，主要是由于血容量不足（常见于急性右心衰）及心脏收缩无力排血功能差（常见于急性左心衰），因此急性左心衰患者出现低血压时可以在应用正性肌力药物及血管扩张药物的同时继续予利尿治疗，而急性右心衰患者出现低血压时则需适当补充血容量，并不以利尿及强心为主，对于充分扩容而血压仍低者，可给予正性肌力药物，如在补液过程中出现左心衰竭，应立即停止补液，此时若动脉血压不低可小心给予血管扩张药。心衰患者住院期间常出现肾功能的进行性下降，主要与应用利尿剂及其他损害肾功能的药物相关，出现肾功能进行性下降时需对肾动脉、血容量及药物进行评估，以去除可以干预的诱因，并注意调整经肾脏代谢药物的剂量和电解质水平，肌酐＞221μmol/L 时慎用 ACEI/ARB 类药物，在 ACEI/ARB 使用过程中若肌酐升高＞30% 应减量，若升高＞50%，应停用。目前针对心肾综合征的临床研究数量仍相对较少，没有针对心肾交互作用的可靠治疗措施。这将指向未来需要更多针对心肾综合征的预防及早期诊断的相关研究。心衰患者常合并各种类型的心律失常，其治疗的重点是治疗基础病，改善心功能，纠正感染、电解质紊乱、心肌缺血等诱发因素，不论是房性还是室性心律失常都需要进行心室率的控制。

研究发现＞65 岁的老年人中超过 40% 具有 5 个以上合并症，由于合并用药多，易发生药物相互作用和不良反应，易发生水电解质紊乱及酸碱平衡紊乱。老年心衰患者的最佳剂量多低于年轻人的最大耐受剂量，而相关心衰指南推荐的药物对于衰弱老人获益并不确定，因此在老年群体中提倡个体化用药，并严格掌握适应证，以获得最佳风险收益比，使老年共病患者能够最大化获益，改善其功能状态及提高生活质量。

【诊疗流程】

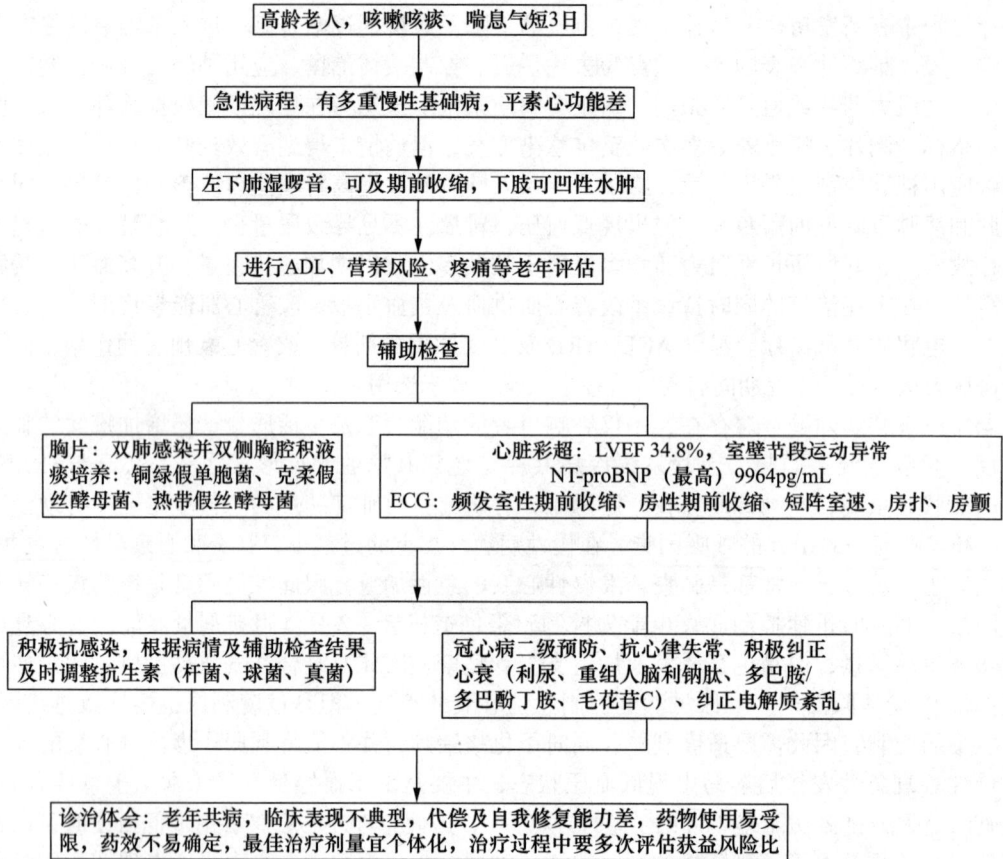

高龄老人，咳嗽咳痰、喘息气短3日

↓

急性病程，有多重慢性基础病，平素心功能差

↓

左下肺湿啰音，可及期前收缩，下肢可凹性水肿

↓

进行ADL、营养风险、疼痛等老年评估

↓

辅助检查

↓

胸片：双肺感染并双侧胸腔积液
痰培养：铜绿假单胞菌、克柔假
丝酵母菌、热带假丝酵母菌

心脏彩超：LVEF 34.8%，室壁节段运动异常
NT-proBNP（最高）9964pg/mL
ECG：频发室性期前收缩、房性期前收缩、短阵室速、房扑、房颤

↓

积极抗感染，根据病情及辅助检查结果
及时调整抗生素（杆菌、球菌、真菌）

冠心病二级预防、抗心律失常、积极纠正
心衰（利尿、重组人脑利钠肽、多巴胺/
多巴酚丁胺、毛花苷C）、纠正电解质紊乱

↓

诊治体会：老年共病，临床表现不典型，代偿及自我修复能力差，药物使用易受
限，药效不易确定，最佳治疗剂量宜个体化，治疗过程中要多次评估获益风险比

曲歌乐
首都医科大学宣武医院老年医学科

参 考 文 献

［1］ 中华医学会心血管病分会, 中华心血管病杂志编辑委员会. 中国心力衰竭诊断和治疗指南 2018 [J]. 中华心血管病杂志, 2018, 46 (10): 769-789.

［2］ YANCY C W, JESSUP M, BOZKURT B, et al. 2013 ACCF/AHA guideline for the management of heart failure: a report of the American College of Cardiology Foundation/American Heart Association task force on practice guidelines [J]. J Am Coll Cardiol, 2013, 62: e147-e239.

［3］ YANCY C W, JESSUP M, BOZKURT B, et al. 2017ACC/AHA/HFSA focused update of the 2013 ACCF/AHA guideline for the management of heart failure: a report of the American College of Cardiology/American Heart Association Task Force on clinical practice guidelines and the Heart Failure Society of America [J]. J Card Fail, 2017, 23: 628-651.

［4］ 张云霞, 董碧蓉. 临床医生应重视老年共病 [J]. 中国老年学杂志, 2019, 2 (39): 1003-1006.

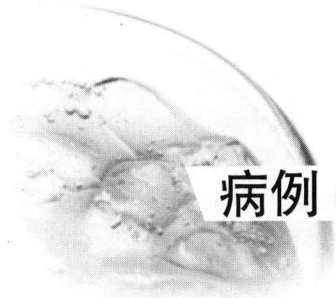

病例 66 以排便习惯改变起病的老年缺血性肠病

【病例介绍】

1. **主诉及主要症状** 患者男性，76岁，因"排便习惯改变4日"入院。患者于入院前4日外出游玩劳累、生活不规律后出现排便习惯改变，平素大便每日1次，性状正常，4日来未解大便，有排气，无腹痛，无恶心呕吐，无烧心反酸，无少尿汗出，为进一步诊治来我院，门诊立位腹平片示"腹部肠积气"，血常规提示"白细胞计数8.99×10⁹/L，中性粒细胞计数7.04×10⁹/L，中性粒细胞百分比78.4%，红细胞计数4.00×10¹²/L，血红蛋白125g/L，血小板计数66×10⁹/L"，门诊以"不全肠梗阻"收住院。自患病以来，精神可，纳差，夜间睡眠可，小便正常，大便如上所述，近期体重未见明显变化。

2. **既往史** 7年前急性下壁心肌梗死，行冠脉造影检查提示三支病变，累及右冠、回旋支及前降支，于回旋支植入支架1枚，前降支植入支架2枚，入院前口服氯吡格雷75mg 1次/日、倍他乐克25mg 2次/日治疗，发病前一般体力活动无明显受累。高血压病史10年，血压最高165/90mmHg，未规律服药治疗及监测血压。高脂血症7年，长期口服阿托伐他汀钙20mg 1次/晚治疗。慢性肾脏病（CKD 3期）5年，长期口服百令胶囊治疗。5年前胸部CT检查提示主动脉夹层（DeBakey Ⅱ型）；3年前复查胸部CTA示主动脉夹层（DeBakey Ⅱ型），无名动脉及右颈总动脉完全闭塞，右侧锁骨下动脉及椎动脉充盈，左肾动脉重度狭窄，左肾萎缩，双侧髂总动脉瘤形成伴附壁血栓。发现腔隙性脑梗死3年。前列腺增生病史10年，长期口服非那雄胺5mg 1次/日、可多华4mg 1次/日治疗。

3. **入院查体** 体温36.9℃，呼吸21次/分，血压110/80mmHg。神清，精神可，双肺呼吸音清，未闻及干湿啰音。心率80次/分，律齐，各心脏瓣膜听诊区未闻及病理性杂音。腹软，无压痛、反跳痛及肌紧张，Murphy征阴性，未扪及包块，肝脾肋下未及，四肢自主活动无肿胀。

4. **老年综合评估** MMSE评分26分；ADL评分70分；Frail衰弱筛查量表评分4分，提示衰弱。

5. **化验及检查**

门诊立位腹平片（2015年7月25日）：腹部肠积气。

腹部超声（2015年7月28日）：肝静脉扩张，考虑瘀血肝超声改变，肝多发囊肿，左肾缩小，双肾实质回声增强，考虑弥漫性病变，双侧胸腔积液。

腹部CT（2015年7月28日）：腹主动脉粥样硬化，双侧髂总动脉瘤、腹主动脉壁内血栓形成，双侧胸腔积液，双肾囊肿，肝多发囊肿，脾脏实性低密度结节。

肺功能（2015年7月29日）：肺通气功能严重减退，呈重度限制和阻塞性通气功能障碍，弥散功能重度减退。

胸部平扫CT（2015年7月29日）：双肺肺气肿，左上肺、右中肺少许慢性炎症，双侧少量胸腔积液伴左下肺少许肺不张；升主动脉根部、主动脉弓夹层或壁间血肿可能，建议增强扫描，降主动脉动脉瘤。

床旁腹部超声：（2015 年 8 月 1 日）肝胆未见异常。

肠系膜上动脉超声（2015 年 8 月 3 日）：腹主动脉粥样硬化形成，腹主动脉瘤，中下段附壁血栓形成合并闭塞，左髂动脉血流速度减低，右髂动脉未见血流信号，肠系膜上动脉血流通畅。

腹部 CT（2015 年 8 月 4 日）：结肠及小肠多发积气积液，肝脏多发囊肿，双肾多发囊肿，动脉粥样硬化改变；腹主动脉夹层形成可能；双侧髂总动脉动脉瘤可能，建议进一步 CTA 检查，左侧胸腔积液。

腹部 CTA（图 66-1）（2015 年 8 月 5 日）：腹主动脉夹层，真腔局限性闭塞，腹腔干、肠系膜上动脉、左肾动脉起始部管腔重度狭窄，肠系膜下动脉未显影；腹主动脉假腔粥样硬化，弥漫附壁血栓伴溃疡形成；双侧髂总动脉瘤，延伸至右髂内动脉近端，管壁大量附壁血栓；肠道广泛积气；左肾萎缩，灌注差，双肾囊肿；肝多发囊肿，右侧少量胸腔积液，左侧中量胸腔积液。

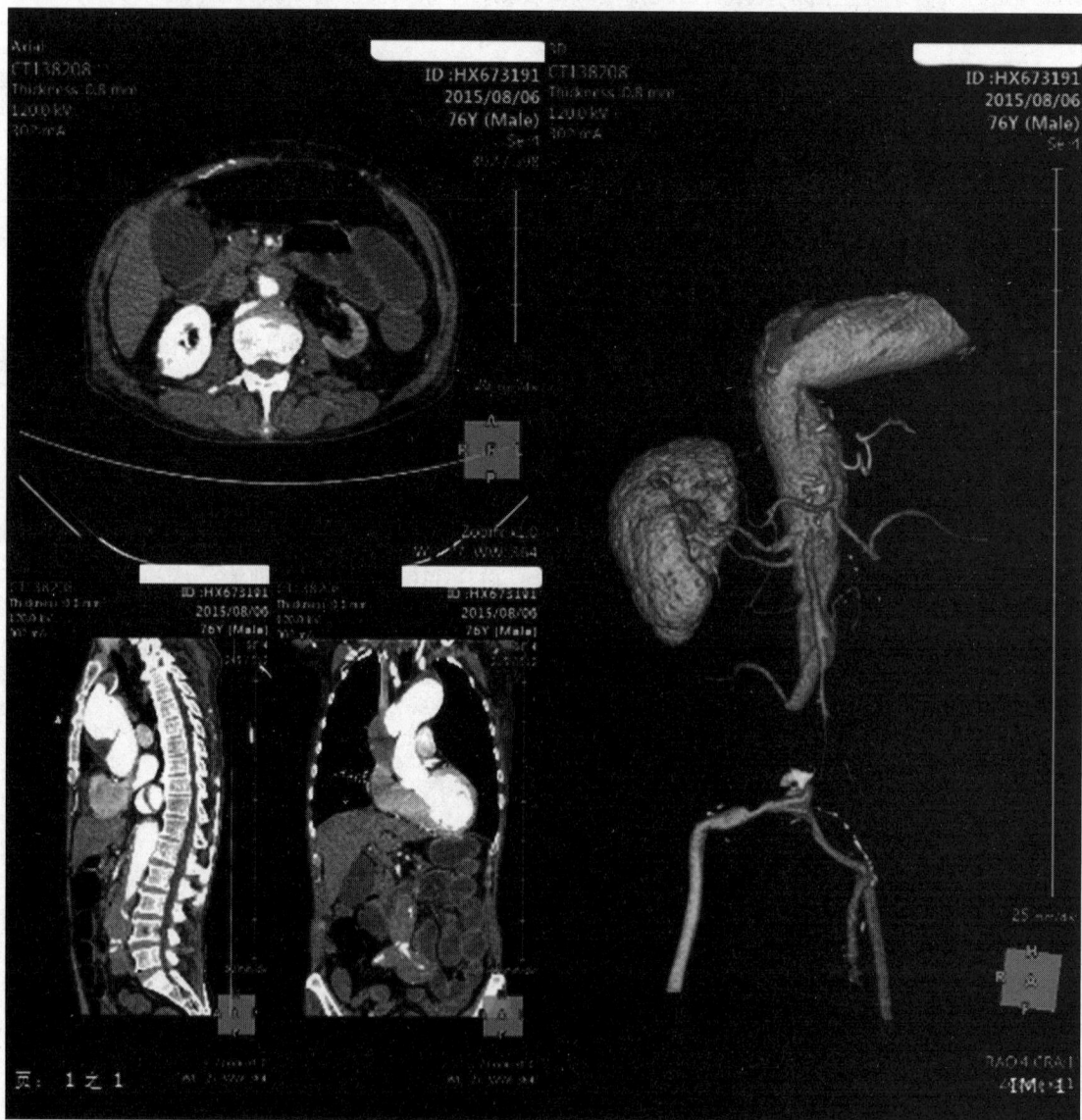

图 66-1　腹部 CTA 检查

心脏超声（2015年8月6日）：节段性室壁运动异常，左室收缩功能受损（LVEF40%），主动脉夹层（DeBakey三型），主动脉瓣少量反流，退行性二尖瓣及主动脉瓣改变。

常规化验见表66-1。

表66-1 检查项目

项目	化验时间									
	7月25日（门）	7月25日	7月30日	7月31日	8月1日	8月2日	8月3日	8月4日	8月5日	8月6日
白细胞计数（×10⁹/L）	8.99	937		10.61		13.4	30.76	33.45	20.4	27.2
NEUT（×10⁹/L）	7.04	7.49		8.76		12.53	27.81	29.53	16.5	
N%	78.4	79.9		82.6		92.2	90.5	88.3	79.6	
红细胞计数（×10¹²/L）	4.0	4.27		3.71		4.20	4.28	4.29	4.3	4.45
血红蛋白（g/L）	125	133		114		132	130	131	133	137
HCT（%）	39.4	42.4		37.9						
血小板计数（×10⁹/L）	66	68		84		130	145	133	88	47
凝血酶原时间（s）		11.6				13.4	14.3			13.4
活化部分凝血活酶时间（s）		41.6				37.2				
DD						3.609	2.731	3.221	大于3.680	
纤维蛋白原（g/L）		3.16				3.81	4.22	4.22		
肌酐清除率（μmol/L）		125	119	119	136	141	134	151		273.0
谷丙转氨酶（U/L）		11.3			（－）	83.7	456.3	552.4	大于700	600.0
谷草转氨酶（U/L）		31.4			（－）	105.4	292.2	382.3	506.9	371.8
Alb		38.4	38.3			37.6	36.0	32.3	29.8	27.7
TBil（μmol/L）						23.2	41.4	79.9	91.5	129
DBil（μmol/L）						11.7	30.0	66.9	79.0	109.5
C反应蛋白（mg/L）		71.1	62.1				217.4		242.7	206
降钙素原（ng/mL）			0.094		54.3					3.03
CK-MB（U/L）			（－）			1.61				
B型利钠肽（ng/L）					5696	5909	16 746	11 050	7052	7408
pH				7.363	7.354	7.47				
PCO₂（mmHg）				63.0	71.1	49.1				
PO₂（mmHg）				40.9	62.9	50.8				
SpO₂（%）				78	92.3	90.5				
K⁺（mmol/L）		5.53				3.3	4.11			5.98
体温（℃）	36.9	38.5				38.2		38.2		
大便情况	质硬黑粪球			黄色成形便			暗红色血便			

6. **诊治经过及疾病转归** 老年男性，因生活习惯改变后便秘入院，入院后考虑不全肠梗阻，予甘油灌肠剂药物灌肠，当日夜间排出黑色质硬粪球2次，粪隐血化验阳性，考虑存在消化道出血，予禁食、静脉营养、质子泵抑制剂等对症治疗。入院当日化验提示血小板减低至66×10⁹/L，患者入院前长期口服氯吡格雷75mg/d治疗，入院后停用抗血小板药物治疗；入院后查血钾增高，予呋塞米20mg静脉注射对症治疗。入院当日夜间出现寒战、发热，体温最高

38.5℃，考虑合并肺部感染，加用头孢呋辛抗感染治疗，次日晨起体温正常，次日下午排出黄色成形大便，后体温在 37.0～37.8℃，每日自主排便，黄色成形软便。入院后第 4 日（7 月 29 日）出现喘憋及双侧下肢轻度指压性肿胀，加用呋塞米利尿治疗。患者喘憋较前进行性加重，考虑慢性心功能不全进行性加重；肺内啰音加重，感染指标进行性增高，肺内感染加重，入院后第 5 日（8 月 1 日）抗生素调整为美罗培南。入院第 5 日（8 月 1 日）19:30 出现间断上腹部压痛不适，21:40 稀便 2 次，便中可见血性物质，肠鸣音稍活跃。8 月 2 日凌晨间断腹痛腹泻，解稀水样便 5 次，3 次为暗红色血便，总量约 400mL，排便后腹痛改善，予质子泵抑制剂、生长抑素泵入。8 月 2 日 7 时许出现恶心、呕吐，腹部绞痛，呕吐物为非咖啡渣样胃内容物，胃液隐血化验阳性，予山莨菪碱（654-2）肌内注射症状可改善，20:30 出现呕吐淡粉色胃内容物，排暗红色血便，畏寒、寒战，体温 38.2℃。8 月 3 日凌晨腹部反复出现痉挛性疼痛伴大汗，血压偏高 150/70mmHg，心率 120 次 / 分，脐周及下腹部疼痛明显，伴有肌紧张及反跳痛，654-2 肌内注射症状可短时间缓解，化验提示感染指标进行性增高，肝酶及 B 型利钠肽等指标进行性增高，皮肤黏膜黄染，考虑缺血性肠病可能，停用生长抑素泵入。8 月 3 日超声提示腹主动脉瘤伴中下段附壁血栓形成合并闭塞，左髂动脉血流速度减低，右髂动脉未见血流信号，肠系膜上动脉血流通畅，存在消化道出血，有抗凝禁忌，故加用前列地尔扩张血管治疗。消化科会诊考虑为缺血性肠病可能，但患者高龄，一般状态差，行肠镜检查风险大，缺血性肠病不能确诊，未行抗凝治疗；普外科会诊，考虑手术风险大，建议内科保守治疗。8 月 4 日患者腹痛症状进行性加重，予盐酸罂粟碱肌内注射解痉，夜间出现左足疼痛，双足皮温低，右侧股动脉及双侧足背动脉搏动未扪及，左侧股动脉搏动微弱。8 月 5 日腹部 CTA 检查示肠系膜上动脉近中段重度狭窄，肠系膜下动脉开口未见，肠系膜下动脉血流未见，腹主动脉闭塞（L4 水平上缘至髂动脉分叉处长约 2cm 未见血流），左肾动脉重度狭窄，左肾萎缩，详见图 66-1。患者病情进行性加重，合并出现急性肾损伤、肝坏死肝衰竭、急性坏死性胰腺炎、感染中毒性休克，行全院多学科会诊，考虑患者主动脉夹层进展至腹腔脏器广泛缺血，多器官功能衰竭，预后不良，向家属告知病情，同意保守治疗。8 月 6 日国际血栓和止血协会（ISTH）弥散性血管内凝血（DIC）评分 5 分，考虑弥漫性血管内凝血，患者病情进一步加重，8 月 7 日临床死亡。

【病例讨论】

缺血性肠病（ischemicbowel disease，IBD）分为急性肠系膜缺血（acute mesenteric ischemia，AMI）、慢性肠系膜缺血（chronic mesenteric ischemia，CMl）和缺血性结肠炎（ischemic colitis，IC），随着人口老龄化、动脉硬化相关疾病发病率增加，缺血性肠病亦有所增加[1]。引起缺血性肠病主要病理基础为局部血管病变、血流量不足或血液高凝状态。危险因素主要有心力衰竭、心律失常、各种原因导致的休克、动脉血栓形成、机械性肠梗阻、近期手术史、女性、老年人等[2]。地高辛、雌激素、利尿剂、非甾体抗炎药等药物亦可导致老年人缺血性肠病发生[3-4]。缺血性肠病无特有临床表现，故误诊、漏诊率极高。

AMI 三联征：剧烈上腹痛或脐周痛而无相应体征、器质性心脏病、强烈的胃肠道排空症状（恶心、呕吐或者腹泻）[5]。AMI 常以突发剧烈腹痛伴频繁呕吐和腹泻为主要症状，大约 75% 患者粪隐血阳性，15% 患者可伴有血便，部分患者可出现肠梗阻、溃疡及穿孔。本病起病急，病死率高，约 80% 的患者肠系膜动脉阻塞是由动脉粥样硬化和风湿性心脏病引起，其次是血管造影后动脉粥样硬化斑块脱落所致。该患者急性起病，且腹痛进行性加重，以上腹部及脐周疼痛为主，伴有便血、恶心、呕吐，符合急性肠系膜缺血诊断。患者既往有广泛动脉粥样硬化及明确诊断的主动脉夹层病史，入院后相关检查提示主动脉夹层进展累及腹主动脉，腹腔广泛脏器缺血，后期合并感染中毒性休克、多器官功能衰竭，预后极差。肠系膜上动脉严重狭窄，考虑为动脉粥样硬化所致，肠系膜下动脉闭塞，考虑为主动脉夹层所致。此外，该患者入院时血小板减低合并消化道出血，入院后停用抗血小板药物治疗，以及入院后禁食水补液治疗后出现心功能衰竭，曾予利尿药物治疗，均可诱发及加重疾病进展，广泛肠系膜缺血引起便血、腹痛及严重腹腔感染。老年人缺血性肠病诊疗流程详见诊疗流程图[6]。

【诊疗流程】

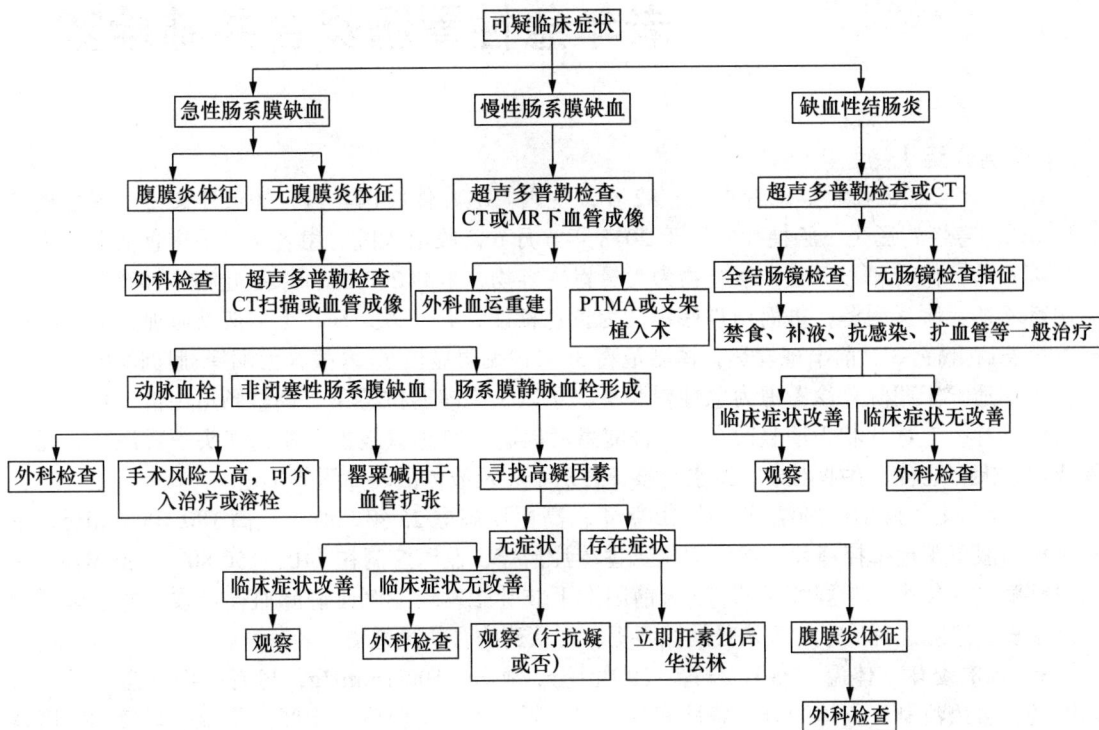

PTMA：经皮肠系膜动脉成形术

梁丽君　张改改
清华大学第一附属医院（北京华信医院）老年医学科

参 考 文 献

[1] PEPERSACK T. Colopathies of the old adults [J]. Acta Gastroenterol Belg, 2006, 69 (3): 287-295.

[2] PESCATORI M, MILITO G, FIORINO M. et al. Complications and reinterventions after surgery for obstructed defecation [J]. Int J Colorectal Dis, 2009, 24 (8): 951-959.

[3] ASSAR A N, ZARINS C K. Acute mesenteric ischaemia: facts and perspectives [J]. Br J Hosp Med (Lond), 2008, 69 (12): 686-691.

[4] THEODOROPOULOU A, KOUTROUBAKIS I E. Ischemic colitis: clinical practice in diagnosis and treatment [J]. World J Gastroenterol, 2008, 14 (48): 7302-7308.

[5] BRANDT L, BOLEY S, GOLDBERG L, et al. Colitis in the elderly. A reappraisal [J]. Am J Gastroenterol, 1981, 76 (3): 239-245.

[6] 缺血性肠病诊治中国专家建议 (2011) 写作组, 中华医学会老年医学分会,《中华老年医学杂志》编辑委员会. 老年人缺血性肠病诊治中国专家建议 (2011) [J]. 中华老年医学杂志, 2011, 30 (1): 1-6.

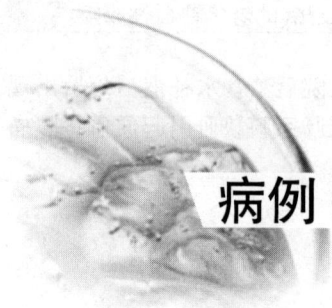

病例 67

老年急性胃肠炎合并肺栓塞

【病例介绍】

1. 主诉及主要症状　患者男性，82 岁，主因"呕吐伴腹泻 4 日，加重伴头晕、视物模糊 1 天"以"急性胃肠炎、脑梗死？"于 2018 年 6 月 6 日收治入院。患者 4 日前进食面条后突发上腹部不适，伴有恶心呕吐，呕吐物为大量胃内容物，量约 200mL，未呕吐咖啡样物质，呕吐后腹部不适无明显缓解，进而出现腹泻，为黄色稀便，4～6 次 / 日，无黏液及脓血，无明显腹痛及里急后重感。3 日前出现发热，体温最高 38℃，无明显畏寒、寒战，无咽痛、肌肉酸痛、咳嗽、咳痰等不适，于我院急诊考虑为急性胃肠炎，予以头孢唑肟抗感染、调整肠道菌群、止泻及补液对症治疗，上述症状无明显改善。1 日前患者晨起后突感双眼视物模糊伴头部昏沉感，无视物成双、天旋地转、吞咽困难、饮水呛咳、言语不利及肢体活动障碍等不适。

2. 既往史　陈旧性肺结核病史 50 余年；高血压病史 25 年，血压最高 180/100mmHg，平素规律口服硝苯地平控释片、缬沙坦氢氯噻嗪片治疗，血压控制在 140～150/80～90mmHg；高脂血症病史 5 年余，未规律用药；2 天前因左下肢肿胀发现左侧腓静脉血栓形成，并予以低分子肝素皮下注射抗凝治疗；否认吸烟饮酒史；否认药物食物过敏史。

3. 入院查体　体温 37.3℃，呼吸 20 次 / 分，血压 150/81mmHg，患者一般状态尚可，神志清楚，言语流利，查体配合，急性病容，双肺听诊呼吸音清晰，未闻及干湿啰音及胸膜摩擦音，心音可，心律齐，心率 72 次 / 分，各瓣膜听诊区未闻及病理性杂音，腹部软，无压痛及反跳痛，肝脾肋下未触及，左下肢肿胀，四肢肌力、肌张力正常，腱反射对称引出，病理征阴性。

4. 化验及检查

血生化：谷丙转氨酶 18.3U/L，谷草转氨酶 22.4U/L，GGT 及电解质正常。

血常规：白细胞计数 19.98×10⁹↑，中性粒细胞百分比 88.3%↑，血红蛋白浓度 118g/L，血小板计数 380×10⁹↑。

肿瘤标志物：AFP 3.23ng/mL，CEA 0.36ng/mL，CA242 1.25U/mL，t-PSA 1.060ng/mL，Cyfra 3.06ng/mL，未见异常。

凝血功能：纤维蛋白原降解产物 93.50μg/mL↑，D- 二聚体 33.00μg/mL↑，凝血酶原时间（PT）10.90s，凝血酶原时间国际标准化比值（INR）0.95，活化部分凝血活酶时间（APTT）33.80s，纤维蛋白原（Fbg）3.67g/L，凝血酶时间（TT）16.1s。

降钙素原：0.21ng/mL，正常。

粪常规：黄色稀便，隐血阳性，白细胞偶见。

尿常规：比重 1.020，pH 6.00，酮体弱阳性（±），隐血阴性（−），蛋白阴性（−），白细胞阴性（−），亚硝酸盐阴性（−）。

易栓症筛查：AT-Ⅲ 86%，蛋白 S 活性 62.3%（略减低），蛋白 C 活性 84%。

下肢静脉超声（2018 年 6 月 4 日）：左侧腓静脉血栓形成。

头颅 CT（2018 年 6 月 5 日）：脑内（右小脑半球、右枕、双底节放射冠及侧脑室旁）散在斑片状梗死灶及脱髓鞘白质病变。

头磁共振（2018年6月12日）：右枕梗死灶，脑内散在斑点状梗死灶及脱髓鞘改变；MRA：双侧椎基底动脉粗细不均，右侧大脑中动脉分叉部粗细不均（图67-1）。

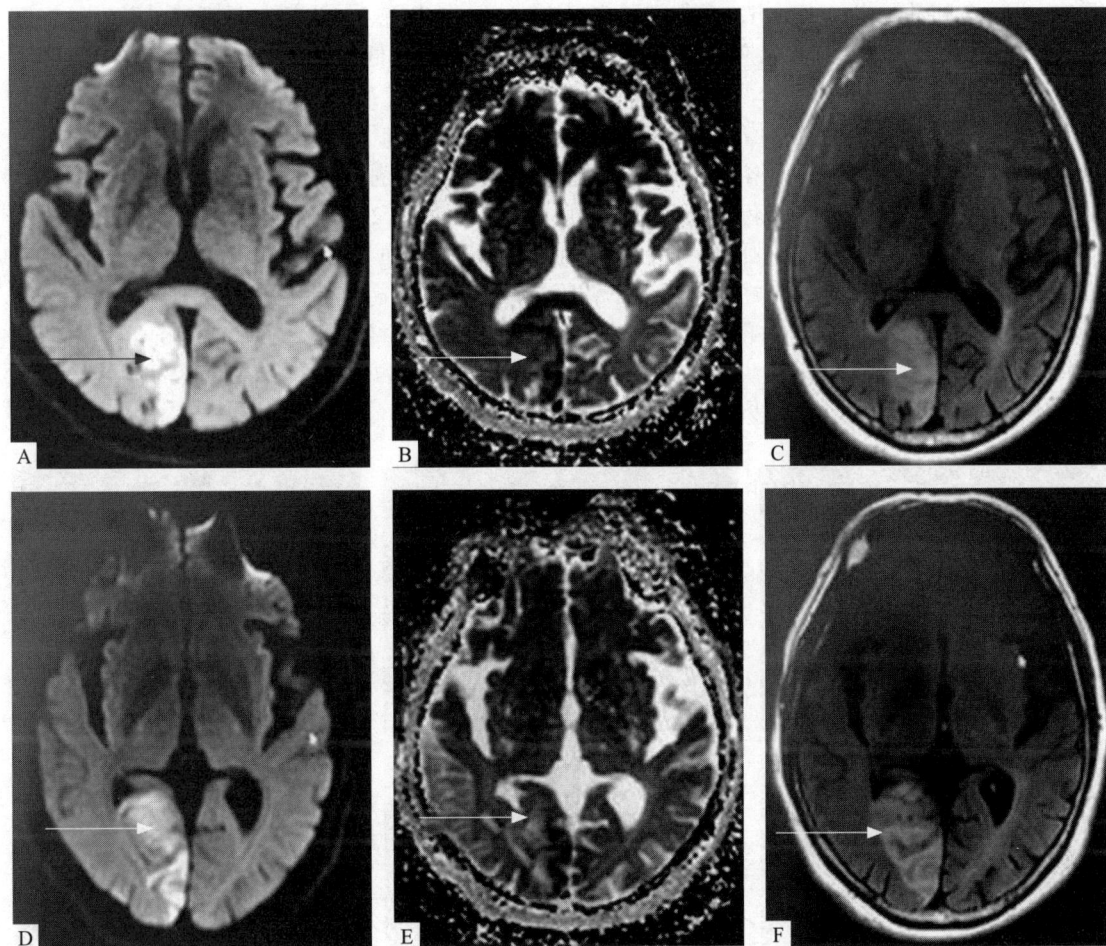

图67-1　头部磁共振（A～F）

A. DWI，层次14；B. ADC，层次14；C. T2 Flair，层次14；D. DWI，层次13；E. ADC，层次13；F. T2 Flair，层次13。

超声心动图（2018年6月8日）：左室舒张末期内径53mm，肺动脉主干内径25mm，左房内径35mm，右房32mm×44mm，二尖瓣、三尖瓣少量反流，主动脉瓣少量反流，射血分数57%。

胸部X线片（2018年6月8日）：两肺纹理增重、紊乱，胸主动脉局部硬化，双侧胸膜病变。

5. 诊治经过及疾病转归　结合患者病史及相关辅助检查，初步诊断为急性胃肠炎、脑梗死、下肢静脉血栓形成、高血压3级（极高危），高脂血症、陈旧性肺结核。患者入院后予以下列治疗。①消化系统感染方面：拉氧头孢抗感染、调整肠道菌群及补液对症支持治疗；②脑梗死方面：阿司匹林抗血小板聚集、阿托伐他汀降脂稳定斑块、长春西汀及血栓通静脉滴注改善脑供血；③下肢静脉血栓方面：低分子肝素抗凝治疗（0.4mL每12小时一次皮下注射）。患者体温及消化道症状逐渐缓解。患者住院期间拟行肠镜检查，于肠道准备过程中再次出现恶心呕吐，伴有寒战、高热，复查血象白细胞计数及中性粒细胞百分比等感染指标显著升高，考虑感染性发热，升级抗生素为美罗培南，其余治疗同前。患者病程中突发活动后心悸、胸闷、憋气，心率增快，末梢血氧饱和度下降，鼻导管吸氧 2L/min，血氧饱和度为 88%，复查心电图示窦性心动过速，血气分析（面罩吸氧，氧浓度 45%）氧分压 64mmHg，二氧化碳分压 36mmHg，氧饱和度 94%。超声心动图（2018 年 6 月 22 日）：肺动脉主干及右肺动脉增宽，肺动脉主干内径 28mm，右肺动脉内径 18mm，左肺动脉内径 13mm，二尖瓣、三尖瓣少量反流，肺动脉轻度高压（37mmHg），左室舒张末期内径 51mm，左室舒张功能减低，射血分数 71%。肺动脉 CTA（2018 年 6 月 20 日，图 67-2）两肺多发肺动脉栓塞，两肺炎症，两肺间质改变，肺气肿、肺大疱，双侧胸腔积液，双侧胸膜增厚。肺栓塞诊断明确。患者经低分子肝素抗凝期间出现肺栓塞，无急性血流动力学异常，暂无溶栓指征，予以上调低分子肝素剂量，并逐渐过渡至华法林抗凝，根据国际标准化比值调整抗凝药剂量，目标国际标准化比值为 2～3。由于患者国际标准化比值波动较大，出血风险高，停用阿司匹林，调整为利伐沙班 15mg 2 次 / 日口服。治疗 1 周后患者胸闷气短症状缓解，氧合功能好转，逐渐下调吸氧浓度，复查超声心动图（2018 年 7 月 17 日）肺动脉稍增宽，肺动脉主干内径 27mm，肺动脉压力正常，左室舒张末期内径 48mm，主动脉瓣、二尖瓣退行性变，二、三尖瓣少量反流，左室射血分数 57%，随访半年后停用利伐沙班。服药过程中安全性良好，未有皮肤黏膜出血及内脏出血并发症。

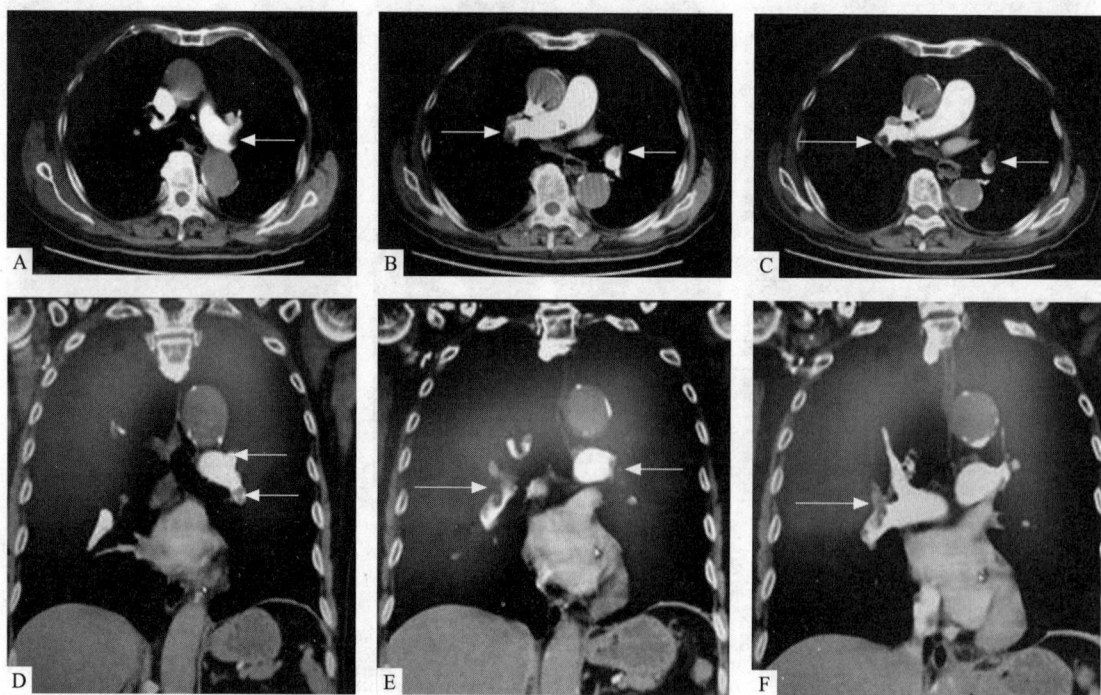

图 67-2　肺动脉 CTA（A～F）

【病例讨论】

该患者以消化系统症状起病，疾病早期出现了头晕、视物模糊、行走不稳等神经系统症状，经头颅影像学检查明确新发脑梗死。这可能是大量恶心呕吐、腹泻、进食减少以及补液不足引起血压一过性减低，使得脑灌注在原有血管狭窄的基础上进一步下降，从而引起神经细胞缺血坏死有关。因此实际临床工作中，在加强抗感染治疗的同时应注意适当补液支持治疗，既避免脏器灌注不足，又不加重心肾负荷。

此外，有效血容量的减少加重了血液高凝状态；严重感染时机体过度激活的炎症反应活化了体内多种促血栓形成机制[1]。这也解释了患者在急性感染后相继出现下肢深静脉血栓形成及急性肺栓塞。事实上，老年人胃肠炎合并血栓栓塞并发症并不少见。早在2001年我国即有文献报道在老年急性胃肠炎患者中存在诱发急性心脑血管血栓性疾病的个案[2]。国外也有多篇文献报道巨细胞病毒性胃肠炎患者合并深静脉血栓的案例[3-4]。李继东（音译）（Gi Dong Lee）等[5]对258例确诊肺栓塞患者的临床特征分析比较，发现同时合并感染性疾病的患者比例占25.9%，其中大约3%的患者合并胃肠道感染。

目前，抗凝依然是治疗肺血栓栓塞（PTE）的基础治疗手段，不但可以有效防止血栓的再形成和复发，同时能够促进机体自身纤溶机制溶解已形成的血栓。一旦明确急性PTE，尽早启动抗凝治疗是合理的[6]。然而，由于伦理及现实等多方面的限制，一些临床研究并未纳入老年患者群体，老年患者的药物治疗仍缺乏规范的指南。因此，临床实践中我们需根据患者的体表面积、肝肾功能、药物相互作用等情况制订个体化的治疗方案。以抗凝治疗为例，由于年龄为出血风险增加的高危因素，临床中存在许多抗凝治疗不足的情况，尤其在高龄老年患者中比例更大。该患者在发现下肢深静脉血栓形成后即启动了低分子肝素抗凝治疗，但抗凝过程中仍然发生了急性肺栓塞，原因可能与患者抗凝剂量不足、血栓进展、脱落等因素有关。同时由于老年人处于共病状态，服用药物较多，许多药物之间相互影响，导致了某些特殊药物的血药浓度不稳定，影响了药效的发挥，也从一定程度上限制了这些药物的临床应用。华法林正是这类药物的代表。该患者发生PTE由低分子肝素向华法林过渡阶段，国际标准化比值水平波动极大，反复多次采血不但增加了患者的痛苦，也增加了出血的风险。已有的国内外数据表明在老年人群中新型口服抗凝剂具有优越的疗效性及很高的安全性。根据患者的肾功能水平制订个体化的药物治疗方案（药物种类选择及剂量）并严密监测，是避免严重出血并发症的有效措施[7-8]。

综上所述，"牵一发而动全身"的现象在老年患者中尤为常见，老年疾病的诊治更需体现整体观念。在积极治疗原发病的同时应注意内环境的稳定及重要脏器的灌注，减少并发症的发生。同时，临床工作中应警惕早期细微的异常变化，如乏力、头晕、低血压、食欲下降、肝肾功能的轻微异常等，对病情的变化、并发症的发生做到早发现、早治疗。

【诊疗流程】

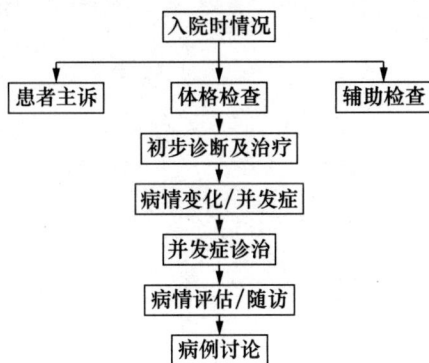

赵　慧　张铁梅
首都医科大学附属北京天坛医院综合内科

参 考 文 献

[1]　IBA T, LEVY J H. Inflammation and thrombosis: roles of neutrophils, platelets and endothelial cells and

their interactions in thrombus formation during sepsis [J]. J Thromb Haemost, 2018, 16 (2): 231-241.

［2］张良, 齐风玲. 老年人急性胃肠炎诱发急性心脑血管血栓性疾病 3 例分析 [J]. 临床荟萃, 2001, 16 (19): 3.

［3］CHOU J W, CHENG K S. Pulmonary embolism in an immunocompetent patient with acute cytomegalovirus colitis [J]. Intest Res, 2016, 14 (2): 187-90.

［4］RAJA G R EDULA, KAMRAN QURESHI et al. Acute cytomegalovirus infection in liver transplant recipients: An independent risk for venous thromboembolism [J]. World J Hepatol, 2013, 5 (12): 692-695.

［5］GI DONG LEE, SUNMI J U, et al. Risk Factor and Mortality in Patients with Pulmonary Embolism Combined with Infectious Disease [J]. Tuberc Respir Dis (Seoul), 2020, 83 (2): 157-166.

［6］肺血栓栓塞症诊治与预防指南 [J]. 中华医学杂志, 2018, 98 (14): 1060-1087.

［7］新型口服抗凝药物在老年非瓣膜病房颤患者的安全应用 [J]. 药物不良反应杂志, 2016, 18 (3): 201-204.

［8］杨媛华, 张萌. 老年患者使用新型口服抗凝药物治疗时需要注意的问题 [J]. 中华老年多器官疾病杂志, 2015, 14 (12): 936-939.

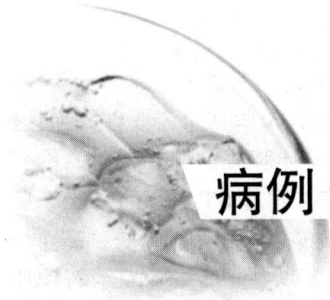

病例 68　抗中性粒细胞胞浆抗体相关性血管炎

【病例介绍】

1. **主诉及主要症状**　患者男性，68 岁，主因"间断头痛 1 个月伴腹胀、纳差 1 周"收住院。患者入院 1 个月前吹空调后出现头痛，为前额阵发性钝痛，程度轻，无放射，持续数小时，经按摩后可好转，伴恶心，无呕吐，无头晕，无发热，无咳嗽、咳痰，无胸闷、憋气，头痛时未测血压，未予诊治。1 周前丹东旅游后出现上腹胀、厌油腻，伴纳差，恶心未吐，无发热，无腹痛、腹泻、无皮肤或巩膜黄染，于我院急诊就诊行头颅 CT：老年性脑改变，腹部 CT 示胆囊结石、胆囊炎、肝囊肿；胸部 CT 提示肺多发结节影考虑感染性病变可能（真菌感染），为进一步诊治收入我科。患者自发病以来，精神、睡眠、食欲欠佳，二便如常，近 1 个月体重下降 5kg。

2. **既往史**　既往高血压病史 10 年；糖尿病史 3 年；慢性鼻窦炎 3 年；对酒精、化工香料过敏。

3. **个人史**　10 年前饲养鸽子，近期常去花鸟市场；1 周前丹东自驾游。吸烟 52 年，7 支／日。

4. **家族史**　1 兄及 1 姐患肺恶性肿瘤。

5. **入院查体**：体温 37.3℃，呼吸 20 次／分，血压 125/80mmHg；神清，双肺呼吸音粗，未闻及干湿啰音及胸膜摩擦音；叩诊心界不大，心率 60 次／分，律齐，各瓣膜区未闻及杂音；腹软，无压痛，肝脾肋下未触及，左踝轻度非可凹性水肿，局部皮温正常。神经系统：神清语利，双侧瞳孔等大等圆，直径 2.5mm，对光反射灵敏，双眼动充分，眼震未引出，双侧面纹对称，伸舌居中，四肢肌力 V 级，双侧肌张力对称正常，巴氏征阴性（-），颈抵抗阴性（-）。

6. **老年综合评估**　ADL 评分 95 分；Frail 量表评分 3 分，存在衰弱；营养评分（MNA）16.5 分，存在营养不良。疼痛评分（NRS）4～5 分，中度疼痛。精神心理评估 - 汉密尔顿焦虑量表 27 分，有明显焦虑。

7. **化验及检查**

血常规：白细胞计数 7.79×10^9/L，中性粒细胞百分比 80.6%，血红蛋白 124g/L，血小板计数 190×10^9/L。1 周后白细胞百分比 12.48×10^9/L，中性粒细胞百分比 87.1%，血红蛋白 119g/L，血小板计数 221×10^9/L。C 反应蛋白 19.9mg/dl；血沉（ESR）36mm/h。

血生化：总蛋白 58.5g/L，白蛋白 32.7g/L，肌酐 117.5μmol/L，血钠 132mmol/L，血钾 3.5mmol/L，余大致正常。

血气分析：pH 7.45，PaO_2 108.2mmHg，$PaCO_2$ 27.5mmHg，BE -4.8mmol/L。

心电图：窦性心律，ST-T 改变。

心脏超声：升主动脉增宽 35mm，LVEF 73%。

下肢静脉超声：双侧小腿肌间静脉扩张。

肺功能：轻度阻塞性通气功能障碍，气道可逆试验（-），呼出气一氧化氮（FeNO）49ppb。

胸部 CT（图 68-1）：双肺多发结节灶，考虑感染性病变，（真菌感染可能？）双下肺条索影，双肺气肿。

全腹部 CT：胆囊结石，胆囊炎，肝囊肿可能，骶骨左侧、右侧髂骨及股骨头、股骨颈点状

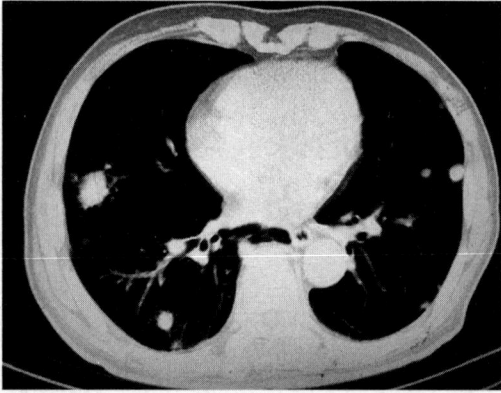

图 68-1 胸部 CT 提示肺部多发结节影

高密度影，请结合临床。

8. 诊治经过及疾病转归 患者既往高血压、糖尿病史，此次因头痛伴腹胀、纳差入院，胸部CT提示肺部多发结节，腹部CT提示胆囊炎，胆囊结石。初步诊断为头痛、肺部阴影待查，高血压病1级（极高危组）；2型糖尿病；胆囊结石伴胆囊炎。患者头痛，不伴有其他神经系统症状，无恶心、呕吐，查体血压轻度升高，无神经定位体征，不能解释头痛原因。予完善头CT示老年性脑改变。患者腹CT提示胆囊炎、胆石症，但是入院后即无腹痛症状，查体Murphy征阴性，故不考虑急性胆囊炎发作。患者肺部阴影待查，完善感染（结核、真菌、隐球菌）检查，同时完善自身免疫和肿瘤相关检查。结果提示降钙素原0.26ng/mL，C反应蛋白19.9ng/dL；ESR 26mm/s；真菌D-葡聚糖检测阴性；GM试验0.14；痰细菌真菌涂片阴性；T-SPOT.TB阴性，痰抗酸杆菌阴性。患者肺部多发结节影，需除外肿瘤，完善全身PET-CT示：双肺多发结节灶，伴代谢增高，考虑感染性病变较恶性病变可能性大；胃窦部胃壁增厚，未见明显代谢异常，建议胃镜检查；肾周多发条絮影，未见明显代谢异常；部分结肠条状代谢增高区，考虑非特异性摄取。请感染科会诊，建议完善检查除外隐球菌感染，隐球菌荚膜抗原阴性。请呼吸科会诊：建议行支气管镜或肺部结节穿刺活检，但患者及家属拒绝。完善胃镜提示反流性食管炎（LA-A级），十二指肠球部息肉，慢性非萎缩性胃炎伴糜烂。患者自身抗体阴性，抗中性粒细胞胞浆抗体（ANCA）结果迟迟未出。基于此，患者检查提示感染可能，但是临床征象不支持，细菌、真菌都没有证据，因此暂未给予抗感染治疗。患者住院期间病情进展，出现发热，体温波动于37.2~38.2℃，但无明显咳嗽、咳痰，无腹痛、腹泻，无尿频、尿急、尿痛。血常规：白细胞10.56×10⁹/L，中性粒细胞百分比90.3%，降钙素原0.75ng/mL，提示有较严重感染。给予头孢哌酮/舒巴坦抗感染治疗。患者出现血尿，尿沉渣提示红细胞250/μL阳性（++++），形态正常，后多次复查主要为异常形态；尿白细胞阴性（-）；尿蛋白150mg/dL阳性（+++）。血生化示肌酐由117mmol/L升高至271mmol/L。完善肾输尿管超声提示双肾实质回声增强，右肾多发囊肿，前列腺增生伴钙化。患者出现结膜充血、耳鸣、右耳听力下降，鼻堵，踝部紫癜样皮疹。行鼻窦CT提示双侧上颌窦及筛窦轻度炎症，鼻中隔轻度偏曲。考虑患者病情显示累及多系统，不除外ANCA相关性血管炎。追查检查结果提示c-ANCA 2.88RU/mL，PR3 436.38RU/mL，抗肾小球基底膜抗体（Anti-GBM）阴性。请眼科、耳鼻喉科、肾内科、风湿免疫科会诊明确诊断为肉芽肿性血管炎，给予糖皮质激素冲击及免疫抑制剂治疗。患者病情过展转至风湿免疫科继续治疗，给予激素及免疫抑制剂环磷酰胺进行治疗，患者肾功能仍恶化，给予血液透析治疗。经积极治疗，患者症状有所控制，但需要透析维持治疗。

【病例讨论】

ANCA相关性血管炎（ANCA-associated systemic vasculitis，AASV）是一组累及多个器官系统的全身性自身免疫性疾病，它包括肉芽肿性多血管炎（GPA）、显微镜下多血管炎（MPA）和嗜酸性肉芽肿性多血管炎（EGPA）。GPA是一种肉芽肿性多血管炎，典型特征包括上呼吸道受累（几乎100%）和下呼吸道受累（90%）和肾脏受累（80%）的临床三联征。

以肺部结节为主要表现的需要鉴别：①自身免疫性疾病引起肺部结节，其中ANCA相关小血管炎引起肺部CT表现是肺结节和肿块，并在70%的患者体内可见。其中GPA肺部表现为双肺多发性病变，下肺多见，病灶可呈结节状、粟粒状、局灶样浸润，可有空洞形成，病灶有迁徙性。②感染性疾病如肺曲霉菌病、隐球菌感染、化脓性细菌感染、肺结核均可出现肺部结节影，病史及影像学检查各有不同。患者无明显呼吸道症状，有体重减轻，但无低热、自汗等结核中毒症状，检查无阳性发现，感染尤其是结核感染不支持。患者有饲养鸽子及常去花鸟市场史，CT 提示真菌感染，因此应注意除外真菌感染，尤其是隐球菌，但临床表现不典型，G 试验、GM 试验阴性，隐球菌荚膜抗原阴性，因此不支持。③转移性肿瘤，血行转移表现为双肺多发或弥漫结节状、粟粒样病灶，密度高、部分分叶、实性结节中可有空洞。患者经 CT 及 PET-CT 检查提示肿瘤诊断证据不足。

　　患者最初以头痛为主要表现，但是无其他神经系统症状，查体无神经定位体征；头 CT 未见明显病变。考虑头痛定位于颅内痛敏结构。定性诊断依照 MIDNIGHTS 原则，M- 代谢性疾病、I- 炎症性 / 免疫性、D- 变性、N- 肿瘤、I- 感染、G- 腺体 / 内分泌、H- 遗传、T- 中毒 / 外伤、S- 卒中；根据患者表现及检查结果，代谢性疾病、变性、腺体 / 内分泌、遗传、中毒 / 外伤、卒中均不支持，仅有感染性、肿瘤和炎症 / 免疫性需要除外。患者虽有发热、受凉史，ESR、C 反应蛋白升高，但是患者无明确的感染定位征象，细菌、结核及隐球菌检查阴性，因此不支持。患者有吸烟史及肺恶性肿瘤家族史，CT 发现肺部结节，需警惕肿瘤，但完善 PET-CT 可除外肿瘤。另患者双肺多发结节灶，PET-CT 显示有多脏器损害（肺、胃、肾、结肠），病变进展累及眼、耳、鼻窦，伴有血尿、肾功能下降，因此自身免疫性疾病不能除外。自身免疫疾病如系统性红斑狼疮和 Wegener 肉芽肿、巨细胞动脉炎、白塞病等可继发性中枢神经系统血管炎，表现为头痛、认知功能障碍、癫痫、反复短暂脑缺血发作、脑梗死等，GPA 患者 11%～50% 合并中枢神经系统症状，其中 33%～50% 为头痛。头痛经激素治疗可好转。

　　患者入院后即有明显焦虑，进食少，营养不良，衰弱状态，经评估后给予请营养科会诊，给予营养支持治疗；另外进行心理疏导，减轻患者焦虑状态。提示老年人除了疾病本身外，还会伴有相关营养问题及衰弱，给予支持治疗能够改善患者身体状态，促进疾病康复。另外患者由于疾病问题，会出现焦虑状态，及时发现并进行心理护理非常重要。但是由于患者疾病进展，未能进行康复训练，待病情平稳后可考虑进行相关处理。

【诊疗流程】

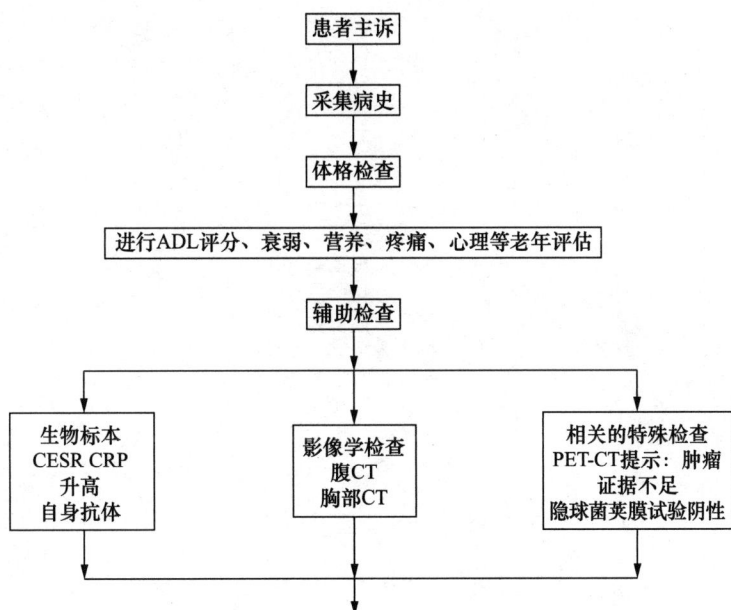

诊治经过
病情进展：发热、耳鸣、鼻堵、
听力下降、踝部紫癜样皮疹
肾功能恶化
c-ANCA：阳性
PR3升高

病例讨论
多学科团队会诊制订治疗
康复计划定期再评估（2～4周）
出院前制订康复计划

肾功能进行性恶化
激素+免疫抑制剂+透析治疗
转至风湿科定期随访

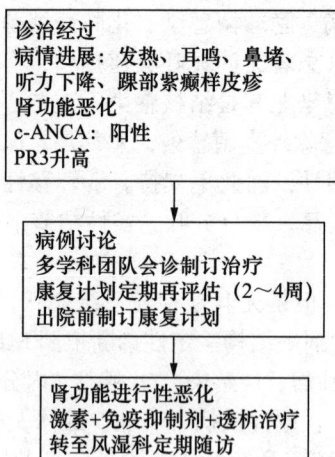

吴金玲　常　晶　陈　清　王晓娟
首都医科大学附属北京朝阳医院综合科

参 考 文 献

［1］ LIM IGS, SPIRA P J, MCNEIL H P. Headache as the initial presentation of Wegener's granulomatosis [J]. Ann Rheum Dis, 2002, 61 (6): 571-572.

［2］ FRAGOULIS G E, LIONAKI S, VENETSANOPOULOU A, et al. Central nervous system involvement in patients with granulomatosis with polyangiitis: a single-center retrospective study [J]. Clin Rheumatol, 2018, 37 (3): 737-747.

［3］ DE LUNA G, TERRIER B, KAMINSKY P, et al. Central nervous system involvement of granulomatosis with polyangiitis: clinical-radiological presentation distinguishes different outcomes [J]. Rheumatology, 2015, 54 (3): 424-432.